Kauffmann · Rau · Roeren · Sartor (Hrsg.)

Röntgenfibel

Springer

Berlin
Heidelberg
New York
Barcelona
Hongkong
London
Mailand
Paris
Singapur
Tokio

Kauffmann   Rau   Roeren   Sartor   (Hrsg.)

Röntgenfibel

Praktische Anleitung
für Eingriffe in der Röntgendiagnostik
und interventionellen Radiologie

Mit einem Geleitwort von W. WENZ

3. überarbeitete Auflage

Mit 44 Abbildungen und 8 Tabellen

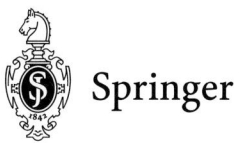 Springer

Prof. Dr. med. G.W. Kauffmann
Radiologische Universitätsklinik, Abteilung Radiodiagnostik
Im Neuenheimer Feld 110, 69120 Heidelberg

Prof. Dr. med. W.S. Rau
Klinikum der Justus-Liebig-Universität
Medizinisches Zentrum für Radiologie
Klinikstraße 36, 35385 Gießen

Prof. Dr. med. T. Roeren
Kantonsspital Aarau
Institut für Diagnostische & Interventionelle Radiologie
CH-5001 Aarau

Prof. Dr. med. K. Sartor
Universitätsklinik Heidelberg, Abteilung Neuroradiologie
Im Neuenheimer Feld 110, 69120 Heidelberg

ISBN 3-540-41018-X 3. Auflage Springer-Verlag Berlin Heidelberg NewYork

ISBN 3-540-57821-8 2. Auflage Springer-Verlag Berlin Heidelberg NewYork

Die Deutsche Bibliothek – CIP-Einheitsaufnahme
Röntgenfibel: praktische Anleitung für Eingriffe in der Röntgendiagnostik und interventionellen Radiologie
/ Hrsg.: G.W. Kauffmann.... – 3., überarb. Aufl.. – Berlin; Heidelberg; New York; Barcelona; Budapest; Hong-
kong; London; Mailand; Paris; Singapur; Tokio: Springer, 2001
    ISBN 3-540-41018-X

Springer-Verlag Berlin Heidelberg New York
ein Unternehmen der BertelsmannSpringer Science+Business Media GmbH

http://www. springer.de

© Springer-Verlag Berlin Heidelberg 2001
Printed in Germany

Herstellung: PRO EDIT GmbH, 69126 Heidelberg
Umschlaggestaltung: design & production, 69121 Heidelberg
Satz: TBS, 69207 Sandhausen
Gedruckt auf säurefreiem Papier   SPIN 10773142   21/3130/Re – 5 4 3 2 1 0

Geleitwort

Die kontinuierliche Wissensausweitung erschwert das Erlernen eines neuen Fachgebietes vor allem in Anbetracht der heutigen oft beklagten Überspezialisierung. Genügte früher das Studium radiologischer Techniken bei einem „Meister", von dessen fachlicher und didaktischer Kompetenz die Qualität der Ausbildung abhing, sind heute zahlreiche Spezialisten, die nicht einmal immer unter einem Dach arbeiten, für eine solche Aufgabe notwendig.

Meine früheren Mitarbeiter G.W. Kauffmann, W.S. Rau und Th. Roeren haben 1984 versucht, alle jene Dinge im Vorfeld einer Untersuchung wie Indikationsstellung, Instrumentarium und Apparaturen sowie deren praktische Anwendung am Patienten zusammenzustellen, um aus den Erfahrungen unseres Freiburger Instituts eine Anleitung zur alltäglichen Arbeit in der radiologischen Diagnostik zu schaffen. Ihr Ziel war eine einfache und übersichtliche Anleitung für den Radiologen am Beginn seiner Ausbildung. Das Buch fand sich in den darauffolgenden Jahren an Röntgengeräten und Befundplätzen als Begleiter im Alltag des Radiologen. Es entsprach in den letzten Jahren jedoch nicht mehr dem Stand neuester technologischer Entwicklungen.

Die hier vorliegende dritte Auflage aus Heidelberg, Gießen und Aarau (Schweiz) geht über den früher im Vordergrund stehenden Rahmen konventioneller Röntgendiagnostik weit hinaus; reichen doch die übliche Nativaufnahme, Durchleuchtung und Kontrastverfahren nicht mehr aus, aktuelle klinische Fragestellungen erschöpfend zu beantworten. Trotzdem sind Vorbereitung und Durchführung der Übersichtsaufnahmen, der Durchleuchtung und der konventionellen Tomographie Grundlage der neuen „Fibel" geblieben. Neben der Kontrastdarstellung des Magen-Darm-Traktes und der ableitenden Harn- und Gallenwege sind bewährte Spezialverfahren wie Lymphographie und Myelographie unverändert berücksichtigt worden.

Hervorzuheben sind die aus den konventionellen Techniken hervorgegangenen digitalen Subtraktionsverfahren und die aus den Kathetermethoden entwickelten radiologischen Interventionen, bei denen die Autoren aus einem überdurchschnittlich großen Fundus eigener Erfahrungen schöpfen können. Daneben wird noch eine Reihe weiterer spezieller Methoden durch entsprechende Fachleute aus Aarau, Gießen und Heidelberg bearbeitet, wie die interventionelle Neuroradiologie, schnittbildgesteuerte Verfahren und die perkutane Katheteranlage. Die praktische Durchführung der Computertomographie einschließlich der erst kürzlich eingeführten Multislice-CT nimmt ebenfalls einen angemessenen Raum ein.

Auch die neu hinzugekommenen Spezialgebiete der Neuroradiologie und Kinderradiologie wurden überarbeitet und repräsentieren den neuesten Stand.

Definitionsgemäß ist die Fibel ein erstes Lehr- und Lesebuch, das Wissen möglichst anschaulich vermitteln soll. Ich bin sicher, dass die vorliegende Deutsch-
Schweizerische Gemeinschaftsarbeit ihr Ziel bei den in Facharztausbildung Stehenden als Lernhilfe für die Praxis erreichen wird. Wünschen würde ich dem Buch
die zweite Deutung des Begriffes „Fibel", der weit in die Bronzezeit zurückreicht,
nämlich „Sicherheitsnadel" beziehungsweise „Ansteckbrosche" zu sein: Dem Ler-
nenden als Orientierungshalt inmitten der auf ihn einstürmenden Probleme, den
Lehrenden als Schmuckstück ihrer didaktischen Fähigkeiten.

Freiburg, April 2001   Prof. em. Dr. med. W. Wenz

Vorwort

Das Buch enthält Basisanleitungen für sämtliche röntgenologische Verfahren, wie Indikationen, Kontraindikationen, Komplikationen, Vorbereitung des Patienten und der Untersuchung, Vorsichtsmaßregeln und die Beschreibung des eigentlichen Untersuchungsganges. Neben den rein diagnostischen Verfahren sind auch die Basiseingriffe der minimal invasiven bildgesteuerten Therapie, wie Rekanalisation, Dilatation und Lyse, Embolisation, bildgesteuerte Biopsie, Katheteranlagen sowie Gallendrainagen, abgehandelt. Eine umfassendere Darstellung minimal invasiver Techniken hätte den Rahmen dieser Fibel gesprengt. Hier muß auf die einschlägige Fachliteratur verwiesen werden.

Die dritte Auflage trägt in erster Linie der Weiterentwicklung der bildgebenden Verfahren Rechnung. Auf der einen Seite haben wir uns dazu entschlossen, Untersuchungsprozeduren, die nur noch selten durchgeführt werden, in leicht gekürzter Form zu belassen, da abzusehen ist, dass diese Verfahren bei Spezialindikationen weiter durchgeführt werden und eine Festlegung der standardisierten Abläufe sonst nicht mehr in der Literatur zu finden wäre. Andererseits mussten in zahlreichen Kapiteln Anpassungen an die derzeitigen diagnostischen und therapeutischen Standards vorgenommen werden, so dass das gesamte Buch überarbeitet wurde. Insbesondere mussten die Kapitel Vorsichtsmaßnahmen bei intravenöser Kontrastmittelgabe und Kontrastmittelzwischenfälle an geänderte Standards angepaßt werden. Besonders dürfen wir auf neue Kapitel hinweisen, wie z. B. die Untersuchung des Magens nach „gastric banding", die Dakryozystographie, die Anlage perkutaner zentralvenöser Katheter und Ports sowie die computertomographisch gesteuerte periradikuläre Infiltration.

Gemäß dem Titel „Röntgenfibel" sind in dem Buch fast ausschließlich röntgenologische Verfahren abgehandelt. Dies schließt die Beschreibung sonographischer Untersuchungsverfahren mit Ausnahme der Doppler- und Farbdopplersonographie und der magnetresonanztomographischen Verfahren aus. Auch hier sei auf die spezielle Fachliteratur verwiesen.

Die Röntgenfibel soll keinesfalls nationale Standards für diagnostische Untersuchungsabläufe festlegen. Ziel ist vielmehr, dem zukünftigen Facharzt, aber auch der MTRA eine Orientierungshilfe zu geben, die selbstverständlich nicht frei von subjektiven Einflüssen der Autoren ist. Sie stellt somit eine Basis dar, von der aus sich in den verschiedensten deutschsprachigen Instituten radiologische Methoden weiterentwickeln werden. Deshalb sind auch Anregungen aus dem Kreis der Leser willkommen, wie wir sie bei den vorherigen Auflagen erhielten und auch dankbar übernahmen.

Aarau, Gießen, Heidelberg,   Prof. KAUFFMANN, Prof. RAU,
April 2001   Prof. ROEREN, Prof. SARTOR

Inhalt

Mitarbeiterverzeichnis

Dr. Katrin Aretz
Universitätsklinikum Heidelberg, Abt. Radiodiagnostik
Im Neuenheimer Feld 110, 69120 Heidelberg

Dr. Mathias Brado
Schröderstraße 5, 69215 Heidelberg

Dr. Andreas Breithecker
Universitätsklinikum Gießen
Klinikstraße 36, 35385 Gießen

PD Dr. Markus Düx
Universitätsklinikum Heidelberg, Abt. Radiodiagnostik
Im Neuenheimer Feld 110, 69120 Heidelberg

Dr. Gunter Erb
Universitätsklinikum Heidelberg, Abt. Neuroradiologie
Im Neuenheimer Feld 110, 69120 Heidelberg

Prof. Dr. Michael Forsting
Universitätsklinik Essen, Abt. Neuroradiologie
Hufelandstraße 55, 45122 Essen

Prof. Dr. Dietrich von Fournier
Universitätsklink Heidelberg
Abt. Gynäkologische und Geburtshilfliche Radiologie
Voßstraße 9, 69115 Heidelberg

Dr. Alexander Gindele
Universitätsklinik Köln
Institut und Poliklinik für Radiologische Diagnostik
Joseph-Stelzmann-Str. 9, 50924 Köln

Dr. Stefan Hähnel
Universitätsklinikum Heidelberg, Abt. Neuroradiologie
Im Neuenheimer Feld 400, 69120 Heidelberg

Dr. PETER HALLSCHEIDT
Universitätsklinikum Heidelberg, Abt. Radiodiagnostik
Im Neuenheimer Feld 110, 69120 Heidelberg

Dr. MARIKA HAHMANN
Universitätsklinikum Heidelberg, Abt. Radiodiagnostik
Im Neuenheimer Feld 110, 69120 Heidelberg

Dr. JUTTA HANSMANN
Universitätsklinikum Heidelberg
HNO – Abt. für Phoniatrie und Pädaudiologie
Im Neuenheimer Feld 400, 69120 Heidelberg

Dr. JOCHEN HANSMANN
Universitätsklinikum Heidelberg, Abt. Radiodiagnostik
Im Neuenheimer Feld 110, 69120 Heidelberg

Dr. HARALD HAUEISEN
Kantonsspital Aarau
Institut für Diagnostik & Interventionelle Radiologie
Buchser Straße, CH-5001 Aarau

Dr. OLAF HERGESELL
Sektion Nephrologie
Bergheimer Straße 56a, 69115 Heidelberg

Dr. V. HOFFMANN
Schering AG
Strategie Geschäftseinheit Diagnostik und Radiopharmaka
Klinische Entwicklung
Müllerstraße 178, 13342 Berlin

Prof. DR. OLAF JANSEN
Neuroradiologie, Neurochirurgische Universitätsklinik
Weimarer Straße 8, 24106 Kiel

Prof. Dr. GÜNTER W. KAUFFMANN
Universitätsklinikum Heidelberg, Abt. Radiodiagnostik
Im Neuenheimer Feld 110, 69120 Heidelberg

Prof. Dr. RÜDIGER VON KUMMER
Universitätsklinikum, Technische Universität Dresden, Abt. Radiodiagnostik
Fetscher Straße 74, 01307 Dresden

Dr. MARTIN LIBICHER
Universitätsklinikum Heidelberg, Abt. Radiodiagnostik
Im Neuenheimer Feld 110, 69120 Heidelberg

Dr. Beate Limberg
Radiologische Gemeinschaftspraxis
Styrumstraße 10, 76646 Bruchsal

Dr. Ulrich Mädler
Universitätsklinikum Heidelberg, Abt. Radiodiagnostik
Im Neuenheimer Feld 110, 69120 Heidelberg

Prof. Dr. Gerd Nöldge
Universitätsklinikum Heidelberg, Abt. Radiodiagnostik
Im Neuenheimer Feld 110, 69120 Heidelberg

Dr. Boris Radeleff
Universitätsklinikum Heidelberg, Abt. Radiodiagnostik
Im Neuenheimer Feld 110, 69120 Heidelberg

Prof. Dr. Wigbert Rau
Universitätsklinikum Gießen, Abt. Diagnostische Radiologie
Klinikstraße 36, 35385 Gießen

Prof. Dr. Götz M. Richter
Universitätsklinikum Heidelberg, Abt. Radiodiagnostik
Im Neuenheimer Feld 110, 69120 Heidelberg

Prof. Dr. Thomas Roeren
Kantonsspital Aarau
Buchser Straße, CH-50001 Aarau

PD Dr. Wiltrud Rohrschneider
Universitätsklinikum Heidelberg, Abt. Pädiatrische Radiologie
Im Neuenheimer Feld 153, 69120 Heidelberg

Dr. Harald Sahl
Städtisches Klinikum, Röntgendiagnostik
Salzdahlumer Straße 90, 38126 Braunschweig

Prof. Dr. K. Sartor
Universitätsklinikum Heidelberg, Abt. Neuroradiologie
Im Neuenheimer Feld 400, 69120 Heidelberg

Dr. Johann Scharf
Institut für Klinische Radiologie
Theodor-Kutzer-Ufer, 68167 Mannheim

Dr. Günter Scherer
Bahnhofstraße 17, 91154 Roth

Dr. Iris Theobald
Westfälische Wilhelms-Universität, Abt. Pädiatrie
Albert-Schweitzer-Straße 33, 48149 Münster

Prof. Dr. Jochen Tröger
Universitätsklinikum Heidelberg, Abt. Pädiatrische Radiologie
Im Neuenheimer Feld 153, 69120 Heidelberg

PD Dr. Markus Uhl
Abt. Röntgendiagnostik, Klinikum der Albert-Ludwigs-Universität Freiburg
Mathildenstraße 1, 79106 Freiburg

Dr. Rainer Wunsch
Universitätsklinikum Heidelberg, Abt. Pädiatrische Radiologie
Im Neuenheimer Feld 153, 69120 Heidelberg

KAPITEL 1

Ärztliche Aufgaben 1

G.W. Kauffmann und W.S. Rau

Die Patienten sollten vor jeder Untersuchung über ihre Erkrankung befragt werden, um Informationen, die die Untersuchung beeinflussen, zu berücksichtigen. Die Eröffnung dieses Gesprächs beginnt mit der Vorstellung von Person und Funktion des Untersuchers. Dabei sollte das Gefühl vermittelt werden, dass die Erkrankung des Patienten und nicht die Untersuchungstechnik im Vordergrund steht. Der Patient setzt verständlicherweise voraus, dass sich jeder Untersucher mit den Problemen des in der Klinik behandelten und somit bekannten Patienten bereits vertraut gemacht hat. Daher wird sich der Schwerpunkt der Befragung im Sinne des Mitfühlens zunächst seinem subjektiven Empfinden widmen müssen. Ist der Patient bereits in der eigenen Abteilung voruntersucht, sollte vor dem Gespräch eine detaillierte klinische und radiologische Hintergrundinformation eingeholt werden. Bei invasiven, kostenintensiven und/oder interventionellen Eingriffen ist ein direkter Kontakt mit dem zuweisenden Stationsarzt ohnehin bei der Diskussion über die Indikation erfolgt. Die Befragung des Patienten wird daher individuell sehr verschieden ausfallen und sich am Gesamtbild der jeweiligen klinischen Situation orientieren müssen. Andererseits führt die Untersuchung des Patienten im hochtechnisiertem medizinischen Umfeld *ohne* ärztliches Gespräch zum Vertrauensschwund in diese Medizin schlechthin.

Vorbefunde

Die bei dem zu untersuchenden Patienten bereits vorliegenden radiologischen diagnostischen Untersuchungen müssen aus strahlenhygienischen Gründen individuell abgefragt werden. Darüber hinaus wird – je nach Untersuchungsart und untersuchtem Organ – ein besonderer Katalog von beizubringenden Voraufnahmen unerlässlich sein, von dem im folgenden nur einige Beispiele genannt seien: die *Computertomographie* des Ösophagus zum Staging beim Ösophaguskarzinom bedarf der konventionellen *Ösophagographie,* die *Dünndarmdarstellung* nach Sellink mit der Frage nach Verwachsungen der *Abdomennativaufnahme* zum Zeitpunkt des Maximums der klinischen Beschwerden, die *Arteriographie* peripherer Gefäße vorangegangener *dopplersonographischer Untersuchungen* ebenso wie anderer physikalischer Messmethoden zur Definition des Erkrankungsstadiums. Bei *interventionellen Eingriffen* müssen die vorangegangenen *diagnostischen* Untersuchungen beigebracht werden. Je invasiver und kostenintensiver eine Untersu-

chung ist, desto zwingender ist das Beschaffen von Voraufnahmen, wobei schriftlich protokollierte Untersuchungsergebnisse häufig nicht ausreichen.

Stellung und Überprüfung der Indikation

Grundsätzlich obliegt dem diagnostischen Radiologen die Aufgabe, nach der
Strahlenschutzverordnung die Indikationsstellung zu überprüfen. Dabei ist es entscheidend, dass die diagnostische Leistung des Radiologen – vergleichbar einer
Medikamentengabe – wohldosiert appliziert wird. Es muss ein vernünftiges Verhältnis zwischen der zugrundeliegenden oder vermuteten Diagnose bzw. Grundkrankheit und dem diagnostischen Aufwand bestehen. Dies betrifft in ähnlicher
Weise Strahlenschutz und Kostenkalkulationen.

Die Indikationsstellung erfolgt im allgemeinen durch den zuweisenden Kollegen, der, anhand seiner anamnestisch erhobenen Daten, Laboruntersuchungen
und seines physikalischen Untersuchungsbefundes unter Einbeziehung eventueller bildgebender Vordiagnostik eine spezifische radiologische Fragestellung for-
muliert. Der radiologische Kliniker überprüft, ob die angeforderte Untersuchung
die Fragestellung beantworten kann und ob sie angemessen ist angesichts von
Grundkrankheit, Voruntersuchung, Kosten sowie den Erfordernissen des Strahlenschutzes.

Patientenaufklärung

Das Aufklärungsgespräch sollte den Patienten in die Lage versetzen eine Güterab-
wägung zwischen der Schwere seiner Erkrankung, deren Behandlungsmöglichkei-
ten, sowie Notwendigkeit und Risiko der anstehenden Untersuchung zu treffen.
Das Gespräch muss bei differenzierten und ängstlichen Patienten mit besonderem
Einfühlungsvermögen geführt werden, so dass mögliche Komplikationen nicht
überbewertet werden und in schädigender Weise zum Unterlassen einer gesund-
heitlich wichtigen Untersuchung führen.

Das Aufklärungsgespräch, das aus praktischen Gründen mit der Erhebung einer kurzen Anamnese beginnt, sollte am *Vorabend* der Untersuchung außerhalb
des eigentlichen Untersuchungsbereiches stattfinden. Je invasiver eine Untersuchung ist, desto peinlicher ist auf diese Prämisse zu achten. Falls die Dringlichkeit
der Untersuchung keinen Aufschub duldet, muss dem Patienten außerhalb des
Untersuchungsraumes ausreichend lange Zeit zur Entscheidungsfindung gewährt
werden. In Zweifelsfällen – insbesondere dann, wenn der Patient den Wunsch
äußert, mit Angehörigen zu sprechen – ist die Untersuchung bzw. der Eingriff
aufzuschieben.

Ein Gespräch kann auch auf ein Minimum beschränkt werden, falls dies der
Patient wünscht oder eine Notfallsituation vorliegt. Durch *Rückfragen* sollte man
sich in jedem Fall versichern, dass der Patient das Gesagte auch verstanden hat
und der Inhalt des Gespräches sollte durch den Arzt *und einen Zeugen* bestätigt

MERKE

Der Untersucher trägt die Verantwortung für das Aufklärungsgespräch.

Die Aufklärung des Patienten im Untersuchungsraum oder gar *auf dem Untersuchungstisch* gilt juristisch als *Nötigung*.

Mit einfachen, auch für den *Laien* verständlichen, kurzen Sätzen ohne Fremdwörter aufklären!

Die Aufklärung muss um so *schonungsloser* durchgeführt werden, je *elektiver* der Eingriff ist und je geringer die therapeutischen Konsequenzen sind.

Nie *ohne Zeugen und ohne Unterschrift aufklären!*

Bei Kindern ist eine *pauschale* Einständniserklärung der Eltern, die bei der stationären Aufnahme gegeben wurde, *unzureichend*.

Bei Kindern ist bei invasiven Eingriffen oder bei interventionellen Maßnahmen eine Einständniserklärung *beider Elternteile* einzuholen

Bei Kindern kann, falls *Gefahr* besteht, auch eine *telefonische* Einverständniserklärung (nur mit Zeugen!) als Ersatz für das schriftlich fixierte Aufklärungsgespräch gelten

Die Aufklärung des *prämedizierten* Patienten ist juristisch ungültig, die Untersuchung muss daher verschoben werden.

Die Konsequenzen der eventuellen *Ablehnung* eines Eingriffs (im Hinblick auf diagnostische Genauigkeit und therapeutische Tragweite) müssen dem Patienten sorgfältig erläutert werden und zum Inhalt des unterzeichneten Protokolls gemacht werden.

werden. Eine vorbereitete Aufklärung durch Dritte (z. B. Stationsarzt) ist wünschenswert, kann jedoch nicht als Ersatz für das persönliche ärztliche Gespräch durch den untersuchenden Radiologen gelten.

Klinische Untersuchung

Anamnese, Aufklärungsgespräch und körperliche Untersuchung gehen fließend ineinander über. Die körperliche Untersuchung ist der Grundkrankheit, der radiologisch-klinischen Fragestellung und der Untersuchungsmodalität anzupassen. So ist die zu untersuchende Region auf Narben zu inspizieren, sichtbare oder palpable Befunde müssen u. U. über das Ertasten hinaus markiert werden (Bleikugeln o. ä.) und Regionen, die spontan oder auf Palpation schmerzhaft sind, müssen entsprechend vermerkt werden, um bei der Beurteilung kritisch bewertet zu werden. Vor Gefäßuntersuchungen ist ein Pulsstatus zu erheben.

Befundung

Grundsätzlich beginnt der Befund mit einer kurzen, stichpunktartigen
- Zusammenfassung der *Anamnese* und
- klinischen *Fragestellung* sowie Nennung des
- *Untersuchungsdatums.*
  Dem folgt eine knappe, prägnante Beschreibung des
- *Untersuchungsganges* und der radiologisch relevanten
- *diagnostischen Befunde.* Jeder Befund wird mit einer
- *Beurteilung* abgeschlossen. Der Beurteilung kann sich eine
- *kritische Würdigung* der Gesamtdiagnostik unter Einbeziehung von Vorunter-
  suchungen und eventuellen weiteren Untersuchungsvorschlägen anschließen.

Die *Länge* des Befundes richtet sich nach Aufwand, Ergebnis und klinischer Relevanz einer Untersuchung: So wird die Länge der Befundung einer Sonographie
sämtlicher abdominalen Organe ein Vielfaches die einer Skelettaufnahme zum
Frakturausschluss überschreiten. Andererseits kann die Nativaufnahme des Ske-
letts mit dem Ziel der Beantwortung der Dignität einer Knochenläsion außerordentlich umfangreich sein. Die *Qualität* der Befundbeschreibung wird definiert
durch Prägnanz und Kürze, die der Beurteilung durch Beantwortung der klinischen Fragestellung.

Der schriftliche Befund muss auf alle Informationen eingehen, die den dokumentierten Aufnahmen nicht zu entnehmen sind, wie Bewegungsabläufe (Thoraxdurchleuchtung) und zeitliche Zusammenhänge (Magen-Darm-Untersu-
chung) oder Besonderheiten einer digitalen Subtraktionsangiographie, die auf
den zur Dokumentation ausgewählten Aufnahmen nicht erkennbar sind. Bei digital erstellten Bildern (Durchleuchtung, Computertomographie, etc.) ist bei der
Befundbeschreibung die Bildnummer anzugeben, die den gerade erwähnten morphologischen Befundbaustein enthält. Die Befundung muss exakte Größenanga-
ben (Durchmesser, longitudinale Ausdehnung in der Z-Achse: Schichtdicke mal
Anzahl der Schnitte, etc.) enthalten, also z. B. nicht: metastasenverdächtige
Lymphknoten, Kirschkerngröße, sondern 3,5 × 2 cm großer LK. Zusätzlich sind
folgende Größen zu nennen: bei der Computertomographie die Hounsfieldeinhei-
ten vor und nach Kontrastmittelgabe, einschließlich einer kritischen Wertung
(Cave Artefakte, Partialvolumeneffekte etc.), bei der Magnetresonanztomographie
der Sequenztyp (z.B. T_1, T_2, Fettunterdrückung etc.) und die Sequenzparameter
(TR, TE, Schnittebene).

Ein handschriftlicher Befund kann auf Wunsch der zuweisenden Kollegen dem
Patienten sofort mitgegeben werden; dies empfiehlt sich, falls die Befundschrei-
bung aus technischen Gründen auf sich warten lässt. Es sollte jedoch dem Zuweisenden erklärt werden, dass dieser Befund meist vorläufigen Charakter hat, da die
Absicherung durch den Erfahrenen meist erst später im Rahmen einer abteilungs-
internen Revision mehrerer Untersuchungen erfolgt.

Der radiologische Diagnostiker sollte sich mit seinem Befund möglichst festle-
gen und diese Festlegung auch überzeugend vertreten. Er muss jedoch immer im
Bewusstsein handeln, dass die radiologische Diagnostik nur ein Teilaspekt im
Mosaik der Gesamtdiagnostik darstellt. Dies muss als übergeordnete Leitidee bei

der Befundmitteilung an Patienten und Angehörige akzeptiert werden. Dies muss aber auch – bei allem Selbstbewusstsein – bei der Diskussion mit den zuweisenden Kollegen berücksichtigt werden.

Eine kritische Würdigung sollte die Zuverlässigkeit oder Irrtumswahrscheinlichkeit unter Einbeziehung von klinischen, laborchemischen sowie aller, auch vorangegangenen, radiologischen Untersuchungen angeben. Es kann dabei hilfreich sein, gewisse Kategorien der Wahrscheinlichkeit anzugeben wie z. B.: höchstwahrscheinlich, sehr wahrscheinlich, möglich, aber nicht beweisbar, unwahrscheinlich, jedoch nicht ausschließbar etc.

Es kann sich in einigen Fällen die Notwendigkeit ergeben, Differentialdiagnosen mit abnehmender Wahrscheinlichkeit zu nennen. Die Empfehlung zu weiterführenden Untersuchungen sollte als Eröffnung eines Gesprächs mit dem zuweisenden Kollegen verstanden sein, der meist einen intensiveren Einblick in das klinische Umfeld des Patienten hat als der radiologische Diagnostiker.

Strahlung

Die vom Gesetzgeber vorgeschriebenen technischen Strahlenschutzmaßnahmen sind vor jedem Untersuchungsbeginn erneut zu überprüfen: Während in der Projektionsradiographie ein optimaler Kompromiss zwischen Erfordernissen der Aufnahmequalität und des Strahlenschutzes durch Belichtungsautomatik fest eingestellt ist und nur ganz individuelle patientenbezogene Handeinstellungen vorgenommen werden sollten, findet der untersuchende Arzt an Durchleuchtungs- und Angiographie-Geräten, neben einer Belichtungsautomatik, variable, an jeden Untersuchungsgang anzupassende Einstellmöglichkeiten vor. Zur Reduktion der Strahlendosis wird eine gepulste Durchleuchtung verwendet. Dabei wird der Röhrenstrom in sehr kurzen Intervallen abgeschaltet. Diese Intervalle sind so kurz, dass sie vom Betrachter je nach Pulsfrequenz kaum oder nur wenig wahrgenommen werden. Eine Pulsfrequenz von vier Pulsen pro Sekunde bedeutet somit, je nach Hersteller, eine Reduktion um 90%, von 16 Pulsen/Sekunde um 50% einer angenommenen Ausgangsdosis mit kontinuierlicher Durchleuchtung. Rasche Bewegungen erscheinen z.B. bei niedriger Pulszahl wie bei einem alten Film abgehackt, bei hoher Pulszahl werden sie eher als fließende Bewegung wahrgenommen. Je nach Wahl der Belichtungsparameter können Strahlendosis und Bildeindruck zusätzlich variiert werden. Grundsätzlich wird die Durchleuchtungs-Untersuchung ohne Vergrößerung und mit niedriger Pulszahl begonnen. In der Computertomographie, die aus technischen Gründen keine Belichtungsautomatik integriert hat, muss je nach Alter des Patienten, klinischer Fragestellung und darzustellender anatomischer Region ein angepasstes Strahlenprotokoll verwendet werden (Galanski, 2000).

KAPITEL 2

Nativdiagnostik 2

G.W. Kauffmann und W.S. Rau

Thoraxdurchleuchtung

Die Thoraxdurchleuchtung kann nicht als Ersatz für Thoraxübersichtsaufnahmen herangezogen werden. Vor jeder Durchleuchtungsuntersuchung ist die Beurteilung qualitativ einwandfreier p.-a.- (u. U. auch seitlicher) Aufnahmen zu fordern. Dies hängt mit der höheren Strahlendosis und geringeren Detailauflösung der Durchleuchtung zusammen. Die subtile Beurteilung der Thoraxübersichtsaufnahme geht daher der Thoraxdurchleuchtung immer voran, wobei sich ein schematisches Vorgehen – gleichgültig nach welchem Muster – bewährt hat; z. B. sollten Zwerchfelle, Randsinus, Transparenz, Lungengrenzen, Hili, Herz, Gefäße, Flüssigkeitsgehalt, Mediastinum, Luftwege, Verdichtungen des Lungenparenchyms, Aufhellung des Lungenparenchyms, Thoraxskelett, Thoraxwand und Weichteile wie Fremdkörper beurteilt werden.

Indikationen zur Thoraxdurchleuchtung sind meist unklare Rundherde, Fragen nach Lokalisation von Veränderungen sowie funktionelle Bewegungsabläufe wie Verschieblichkeit, Durchatmen, Kontraktionsfähigkeit des Herzens oder Zwerchfellbewegungen. Thoraxdurchleuchtung beinhaltet die Kurzanamnese und Inspektion des Patienten, z. B. auf Fremdkörper, Hautveränderungen u. ä.

Bei der Thoraxdurchleuchtung wird zweckmäßigerweise nach einem festen Schema vorgegangen, z. B.:

1. *Atemexkursion des Zwerchfells.* Symmetrische Bewegungen? Nachhinken einer Seite? Bei einseitigem Hochstand Waagebalkenphänomen während des Schnupfversuchs?
2. *Pulsation des Herzens und der großen Gefäße.* Vermehrt oder vermindert? Akinetische Zonen? Fortgeleitete oder expandierende Pulsation von Raumforderungen? Tanzende Hili?
3. *Mediastinum.* Mediastinalflattern? Fortgeleitet oder expandierend? Pulsierende Raumforderung?
4. *Lokalisation von Raumforderungen.* Wird der Patient in die Fechterstellung gedreht *(RAO:* rechte Körperseite nach vorne), wandern in der vorderen Thoraxhälfte gelegene Prozesse nach links und in der dorsalen Thoraxhälfte gelegene Prozesse nach rechts. Wird der Patient in die Boxerstellung gedreht *(LAO:* linke Seite nach vorn), wandern in der vorderen Thoraxhälfte gelegene Prozesse zur rechten Seite, in der hinteren Thoraxhälfte gelegene Prozesse zur linken Seite des Patienten.

5. *Differenzierung von Verdichtungen.* Rundherd z. B. durch Mamille oder Warze vorgetäuscht (Lageveränderung durch Verschiebung der Haut)? Kugelförmiger Kallus bei Rippenfrakturen? etc.
6. *Pleuraerguss.* Ein frei beweglicher Pleuraerguss sammelt sich im Stehen basal an und läuft beim Kippen des Tisches in Horizontallage aus.
7. *Trachea.* Bleibt ihr Durchmesser bei plötzlicher Inspiration (Müller-Versuch: Inspiration durch ein enges Rohr, z. B. abgeschraubte Kugelschreiberhülle) oder forcierter Exspiration (Valsalva-Manöver) konstant?
8. *Retrokardiale Verschattung.* Ein Breischluck zur Verifizierung von Hiatushernien ist auch ohne Rücksprache mit den überweisenden Kollegen möglich.

Pathologische Befunde, die sich nicht durch Bewegungsabläufe zu erkennen geben, sollten durch Zielaufnahmen festgehalten werden.

Markierung eines Pleuraergusses zur Punktion

Die Markierung eines Pleuraergusses zur Punktion erfolgt üblicherweise mit der Ultrasonographie, wobei entsprechend der vorwiegenden Lage und Haltung des Patienten der tiefste Punkt des Ergusses zur optimalen Drainage eingestellt werden muss. Die Markierung durch Ultraschall hat gegenüber der durch Durchleuchtung den Vorteil der freien Verfügbarkeit, auch auf Intensiv- und Wachstationen, so dass die Ergusspunktion unter Durchleuchtung oder nach Markierung durch Durchleuchtung kaum mehr praktiziert wird. Nach erfolgreicher Pleurapunktion abschließende Kontrollaufnahmen in Exspirationsstellung (Pneumothorax!) nicht vergessen.

Tracheazielaufnahmen

Häufig ist es üblich, hier gleichzeitig den Ösophagus darzustellen, um den Abstand zwischen Ösophagus und Trachea zu definieren (sog. Interposition: bei Struma maligna gehäuft). Außerdem kann der Ösophagus bei Raumforderung im Bereich des Halses und der oberen Thoraxapertur ebenfalls verlagert sein. Die Beobachtung der Funktion der Trachea in forcierter In- und Exspiration erleichtert die Diagnostik bei unklaren Atemnotzuständen, die z. B. mit Stridor einhergehen; die Breipassage kann die Art der Diagnose einer Raumforderung besser definieren helfen.

■ Vorbereitung des Patienten, Indikationen, Kontraindikationen

Eine besondere Vorbereitung ist nicht erforderlich, die Patienten müssen nicht nüchtern sein. Die Zielaufnahme der Trachea ist in erster Linie vor Strumaoperationen erforderlich. Eine Indikation zu dieser Aufnahme kann jedoch auch die Einengung der Trachea bei der präoperativen Thoraxaufnahme darstellen (insbe-

sondere vor Intubationsnarkosen). Leichtes Verschlucken und Verdacht auf ösophagotracheale Fistel sind Kontraindikationen zu dieser Untersuchung (Ausnahme: Verwendung eines Bronchographie-Kontrastmittels, z. B. Hytrast [Suspension
von Iopydol und Iopyclon; in Deutschland nicht mehr verfügbar]).

Untersuchungsgang und Röntgenaufnahmen

1. **Aufnahme:** Darstellung des zervikalen und thorakalen Anteils der Trachea a.-p.
mit minimaler Drehung, so dass die Dornfortsätze eben neben der Randkontur
der Trachea liegen. Anschließend kleiner Probeschluck mit Bariumsulfat unter
Durchleuchtung, um den Vorgang zu üben und die Zeit zwischen Aufforderung
zum Schlucken und tatsächlichem Schluckakt zu bestimmen.

2. **Aufnahme a.-p.:** Der Patient nimmt einen mittelgroßen Schluck Bariumsulfat
in den Mund und wird in dem Moment zum Schlucken aufgefordert, in dem der
Untersucher zur Zielaufnahme bereit ist. Ziel ist es, den zervikalen Anteil des
Ösophagus im Augenblick der Aufnahme zu kontrastieren.
Vor der 3. Aufnahme wird der Patient um 45° nach links gedreht. Er nimmt
nochmals einen Schluck Bariumsulfat in den Mund.

3. **Aufnahme in Fechterstellung.** Ziel dieser Aufnahme ist es, Trachea, Ösophagus
und Wirbelsäule hintereinander abzubilden.

Technische Daten: Das Minimalprogramm besteht aus 2 Belichtungen, digital oder
analog, 4 Expositionen sollten nur ausnahmsweise überschritten werden.
100–110 KV. Kontrastmittelmenge: ca. 150 ml Banumsulfat.

■ Komplikationen, Vorsichtsregeln

Aspiration; bei fraglicher Aspiration in der Anamnese Schluckakt mit wenigen
Schluck Wasser üben.

Nasennebenhöhleneinstellung

Die Nasennebenhöhlen werden bei entsprechender Einübung des technischen
Personals und besonderer Belastung der Durchleuchtungsgeräte vorzugsweise
ohne Durchleuchtung angefertigt. In Einzelfällen kann jedoch die durchleuchtungsgezielte Aufnahme zweckmäßig sein. Indikationen vor dem Eingriff sind der
Verdacht auf Nebenhöhleninfekt (insbesondere die Herdsuche beim transnasal
intubierten Patienten), Herdsuche vor immunkompromittierenden Maßnahmen,
z. B. vor Transplantation oder Chemotherapie.

Untersuchungsgang

Im Bereich von HNO-Kliniken wird vielfach die okzipitomentale (o. m.) und die okzipitofrontale (o. f.) Einstellung gefordert. Der Patient wird so zwischen Strahlenquelle und Aufnahmeeinrichtung plaziert, dass er mit dem Gesicht zur Aufnahmeeinrichtung (z. B. Film) sieht (Schonung der Augenlinse!). Unter Durchleuchtung wird nun durch Neigen des Kopfes die Position eingestellt, die Orbitae, Siebbeinzellen und Kiefer- sowie Stirnhöhlen frei projiziert.

1. *Okzipitomental* (o. m.): Kopf um 30° rekliniert, der Mund geöffnet. Der Boden der Kieferhöhlen ist frei projiziert.
2. *Okzipitofrontal* (o. f.): Kopf in Normalposition. Der Boden der Stirnhöhle und die Siebbeinzellen sind frei projiziert.

KAPITEL 3

Kontrastdarstellung des Ösophagus 3

W. S. Rau, G. Scherer, G. M. Richter und H. J. Hansmann

3.1
Standardaufnahmen

W. S. Rau

Für die Darstellung des Ösophagus kommen unterschiedliche Untersuchungstechniken in Frage, die entsprechend der klinischen Symptomatik auszuwählen sind. Ebenso wie im übrigen Magen-Darm-Trakt ist das Ausmaß von Stenosen bei der Prallfüllung zu bestimmen, während sich oberflächliche Veränderungen besser im Doppelkontrast darstellen. Wenn die Möglichkeit einer Ösophagusperforation oder einer postoperativen Nahtdehiszenz besteht, ist wasserlösliches Kontrastmittel zu verwenden. Speziell für den Ösophagus gelten die Regeln:
- Schluckstörungen und kleine Veränderungen des Hypopharynx lassen sich in der Regel nur mit einem Röntgengerät erfassen, das schnelle Serienaufnahmen oder eine Röntgenkinematographie ermöglicht.
- Falls aufgrund von Anamnese oder Symptomatik damit zu rechnen ist, dass der Patient aspiriert und Kontrastmittel in das Tracheobronchialsystem übertritt, sollte ein wasserlösliches Kontrastmittel verwendet werden.

■ Indikationen

Sowohl morphologische Veränderungen können erfasst werden als auch funktionelle Störungen, die der endoskopischen Untersuchung entgehen.

Morphologische Veränderungen:
- Zenker-Divertikel, Traktionsdivertikel, epiphrenische Divertikel, intramurale Divertikel,
- Ösophagitis durch Reflux, Morbus Crohn,
- refluxösophagitische Stenosen, Verätzungsstrikturen,
- Soorbefall,
- ektope Magenschleimhaut,
- iatrogene oder akzidentielle Perforationen,
- spontane oberflächliche Einrisse (Mallory-Weiss),
- spontane Ösophagusruptur (Boerhaave),
- angeborene oder erworbene Fisteln, z. B. zum Bronchialsystem,
- axiale, paraösophageale oder gemischtförmige Hiatushernien,

- Ösophagusvarizen,
- Kompressionseffekte von außen (Herz, Aorta, Gefäßanomalien, retrotracheale Struma, Spondylophyten, vergrößerte Lymphknoten, Tumore, Abszesse),
- Tumore des Ösophagus (Karzinome, Leiomyome, Sarkome),
- Fremdkörper und Nahrungsbrocken mit Passagebehinderung,
- Therapiefolgen und -komplikationen (Operationen, Strahlentherapie).

Funktionelle Veränderungen:
- Schluckstörungen mit und ohne Aspiration,
- Störungen der Peristaltik, Wandstarre,
- Störungen der Kardiaöffnung beim Schlucken,
- Störungen des Verschlussmechanismus der Kardia mit Reflux von Mageninhalt.

■ Kontraindikationen

Bestehen Anhaltspunkte für eine schwere Schluckstörung mit Aspirationsneigung, für eine frische Fistel oder eine Nahtdehiszenz, darf kein Bariumsulfat verabreicht werden.

MERKE

Kleine Mengen Bariumsulfat, die den Tracheobronchialbaum als Wandbeschlag benetzen, aber nicht in die Alveolen gelangen, schädigen das Lungenparenchym weniger als gleiche Mengen eines hyperosmolaren, wasserlöslichen Kontrastmittels. In großen Mengen sind alle Kontrastmittel gefährlich.

■ Komplikationen

Die im Magen-Darm-Trakt angewandten wasserlöslichen Kontrastmittel sind hyperosmolar[1] und wirken hygroskopisch. Dies kann bei geschwächten, dehydrierten Patienten und vor allem bei Säuglingen und Kleinkindern zur Exsikkose und zum lebensbedrohlichen Kollaps führen. Bei Patienten in schlechtem Allgemeinzustand muss der Untersucher jederzeit auf einen Kreislaufkollaps gefasst sein.

In der Lunge erreicht wasserlösliches Kontrastmittel sehr schnell die Alveolen, wo es sein Volumen durch hygroskopische Wasseraufnahme vervielfacht. Hierdurch werden einerseits die Epithelien geschädigt, vor allem aber wird der Gasaustausch durch die Flüssigkeit in den Alveolen in einem sehr viel größeren Areal behindert als dies bei Aspiration einer nicht osmotisch wirksamen Substanz der Falle wäre (Bariumsulfat).

Überempfindlichkeitsreaktionen auf die jodhaltigen wasserlöslichen Kontrastmittel sind nicht auszuschließen, aber extrem selten. Die Funktion der Schilddrüse und nuklearmedizinische Untersuchungsverfahren können durch die Resorption von Jod beeinflusst werden.

---

[1] Gastrografin z. B. ist eine 76prozentige Lösung der Natrium- und Megluminsalze des ionischen Kontrastmittels Amidotrizoat und besitzt eine Osmolarität von 1900 mosmol/l.

Bariumsulfat, das in die Alveolen gelangt, kann nicht resorbiert werden und ruft eine chronische Entzündung hervor. Schließlich bildet sich ein Narbengewebe, in dem das Bariumsulfat in Granulomen eingeschlossen ist. Wenn Bariumsulfat nicht bis in die Alveolen aspiriert wird, sondern nur in das Tracheobronchialsystem, kann es bei intakter mukoziliarer Clearance innerhalb mehrerer Tage oder Wochen wieder abgehustet werden.

Wegen der nur relativen Indikation zu Untersuchungen in Hypotonie sollte besonders bei älteren Patienten die intravenöse Gabe von N-Butylscopolamin (Buscopan) restriktiv gehandhabt werden (Gefahr eines starken Blutdruckabfalls). Nebenwirkungen und Kontraindikationen von Buscopan s. S. 21.

Vorbereitung des Patienten

In der Regel muss der Patient nüchtern sein. Nur bei Kontrolluntersuchungen oder anderen Ausnahmefällen, bei denen auf die orientierende Durchleuchtung des kontrastmittelgefüllten Magens im Anschluss an die Darstellung des Ösophagus verzichtet werden kann, darf die Untersuchung durchgeführt werden, wenn der Patient vorher gegessen oder getrunken hat.

Vorbereitung der Untersuchung durch MTRA

In den meisten Fällen liegen aktuelle Thoraxübersichtsaufnahmen des Patienten vor, die herausgesucht werden. Handelt es sich um eine Wiederholungsuntersuchung, sind die Vergleichsaufnahmen vorzulegen, damit z. B. eine Aspirationstendenz oder die genaue Lokalisation einer Läsion erkannt werden können.

Es versteht sich von selbst, dass keine Kontrastmittelspritzer – womöglich von einem vorangegangenem Kontrasteinlauf – oder andere Verschmutzungen am Durchleuchtungsgerät zurückgeblieben sind.

Die Wahl des bereitzustellenden Kontrastmittels hängt von Anamnese und Beschwerdebild des Patienten ab. Sind die klinischen Angaben auf dem Anmeldungsschein unvollständig, ist zunächst – wie vor jeder anderen Untersuchung auch – der Patient zu befragen und/oder eine telefonische Rücksprache zwischen dem überweisenden Arzt und dem untersuchenden Radiologen zu vermitteln.

Fragestellung	Vorbereitung
Standarduntersuchung bei Patienten ohne Aspirationstendenz: Tumor, Divertikel, Entzündung, Hiatushernie, gastroösophagealer Reflux	100 ml Bariumsulfat (gebrauchsfertige Suspension[2], ggf. unter Beimischung von 5 bis 10 ml Ösophaguspaste[3])

[2] Z. B. Mikropaque flüssig.
[3] Z. B. Mikrotrast Ösophaguspaste.

Ösophagusvarizen	100 ml Bariumsulfat, Medikament für Hypotonie[4] zur Injektion bereithalten (Aufziehen erst wenn erforderlich)
Verdacht auf Ruptur oder Perforation, postoperative Kontrolle, Nahtdehiszenz, frische Fistel in die Umgebung oder zur Hautoberfläche,	50 ml wasserlösliches Kontrastmittel[5] (Bei chronischen ösophagokutanen Fisteln darf auch Bariumsulfat benutzt werden.)
Kleiner Tumor oder kleines Divertikel im oberen Ösophagus oder im Pharynx	100 ml Bariumsulfat, Röntgenaufnahmen in Schnellserientechnik ($\geq$6 Bilder/s oder Röntgenkinematographie).
Schluckstörungen ohne Aspiration	100 ml Bariumsulfat, Röntgenaufnahmen in Schnellserientechnik ($\geq$6 Bilder/s oder Röntgenkinematographie). Kleiner, dünner Katheter zur Kontrastierung der nasalen Kontur des weichen Gaumens[6], dazu passende Spritze mit ca. 3 ml Bariumsulfat

Standarduntersuchung

Untersuchungsgang

Anamnese und Vorbefunde

Der Untersucher informiert sich über die Fragestellung des überweisenden Kollegen und die bereits erhobenen Befunde. Falls vorhanden, beurteilt er die Thoraxübersichtsaufnahmen und frühere Kontrastdarstellung des Ösophagus. Er fragt den Patienten nach seinen Beschwerden, speziell nach Dysphagie, Aspiration, Sodbrennen, Erbrechen, Regurgitation, Hämatemesis, Spasmen, Dauerschmerz. Eine schriftliche Einverständniserklärung ist wegen der geringen Komplikationsquote bei der Kontrastuntersuchung des Ösophagus in der Regel nicht erforderlich.

Durchleuchtung

Falls keine Thoraxübersichtsaufnahmen vorhanden sind, oder falls diese einen pathologischen Befund zeigen, beginnt die Untersuchung mit einer kurzen orientierenden Durchleuchtung des Thorax (Aspirationspneumonie?, Mediastinalverbreitung?, Raumforderung oder Knochendestruktion in der Umgebung des Öso-

---

[4] Z. B. N-Butylscopolamin (Buscopan) oder Glucagon (Ampulle mit 1 mg + Ampulle mit Lösungsmittel).

[5] Z. B. Meglumin-Ioxitalamat (Telebrix Gastro [Geschmacksnote: bittere Orangen]) oder Natrium- und Megluminamidotrizoat (Gastrografin [Geschmacksnote Anis/Pernod]).

[6] Z. B. weiblicher Einmalblasenkatheter F 8.

phagus?, Ösophagus spontan luftgefüllt?, Flüssigkeitsspiegel?, Hinweis auf Hiatushernie?). Der Patient steht dabei aufrecht, um sich ggf. leicht drehen zu können.

Probeschluck

Das Durchleuchtungsgerät wird um ca. 20–30° geneigt, der Patient nimmt einen ersten Schluck Kontrastbrei und wird angehalten, den Brei zunächst im Mund zu behalten und erst auf Aufforderung zu schlucken. Der Untersucher richtet das Zielgerät auf den Pharynx und das obere Ösophagusdrittel, blendet seitlich eng ein, lässt den Patienten den Kopf etwas nach hinten neigen und fordert ihn auf zu schlucken.

Der erste Schluck des Kontrastmittels dient zur Gewöhnung des Patienten an den Geschmack des Kontrastmittels und zur Bestimmung der Reaktionsdauer.

1. Aufnahme: Prallfüllung des oberen und mittleren Ösophagus a.-p. im Stehen

Erfolgt die Kontrastmittelpassage regelrecht und aspiriert der Patient nicht, kann die Aufnahmeserie beginnen (Filmformat: 35 × 35 cm, dreigeteilt). Bei Bildverstärkerradiographie: großes Feld [≥30 cm Ø], seitlich eingeblendet).

Der Patient nimmt einen kräftigen Schluck in den Mund, die Aufnahme wird ausgelöst und der Patient wird gemäß der zuvor bestimmten Reaktionszeit zum Schlucken aufgefordert. (Bei älteren Damen muss man häufig gut zureden, um einen ausreichend großen Schluck zu erzielen. Bei manchen männlichen Patienten muss der Becher schon für den zweiten Schluck nachgefüllt werden).

Ziel: Prallfüllung des oberen und mittleren Ösophagus a.-p. im Stehen

Der Untersucher muss die Vorlaufzeit seines Durchleuchtungsgerätes (Auslösen des Schusses, ggf. Einfahren der Filmkassette, Beschleunigung der Drehanode und tatsächliche Belichtung des Films bzw. Umschalten des Bildverstärkers vom Durchleuchtungs- auf den Aufnahmemodus) gut kennen und „im Gefühl haben". Diese gerätetypische Verzögerung ist von der individuellen Reaktionszeit des Patienten zu subtrahieren, damit die Belichtung in genau dem Augenblick erfolgt, in dem der Ösophagus vom Kontrastmittelbolus maximal gefüllt ist. Bei Patienten, deren Reaktionsgeschwindigkeit nicht wesentlich verlangsamt ist, bedeutet dies in der Regel, dass die Aufnahme kurz vor der Aufforderung zum Schlucken ausgelöst wird. Wenn keine ausreichende zeitliche Kooperation zwischen Untersucher und Patient möglich ist, kann an einem digitalem Durchleuchtungsgerät auch eine Aufnahmeserie mit 2 Bildern/s angefertigt werden. Die sichere Erfassung des Kontrastmittelbolus ist gegen die höhere Strahlendosis abzuwägen.

2. Aufnahme: Prallfüllung des mittleren und unteren Ösophagus in RAO-Position im Stehen

Der Patient bleibt stehen, beschreibt eine halbe Drehung nach links (RAO-Position, Fechterstellung) nimmt wiederum einen großen Schluck in den Mund und wird kurz vor dem Auslösen des Schusses zum Schlucken aufgefordert. (Bei guten Durchleuchtungsgeräten ist während der Aufnahme das zugehörige Durchleuchtungsbild kurz auf dem Bildschirm zu erkennen. Sollte bei der ersten Aufnahme der Kontrastmittelbolus zu früh oder zu spät erfasst worden sein, lässt sich bei den folgenden Aufnahmen der Abstand zwischen Aufforderung zum Schlucken und Auslösen des Schusses entsprechend korrigieren.)

3. Aufnahme: Schleimhautdarstellung des mittleren und unteren Ösophagus in RAO-Position im Liegen

Der Patient nimmt den dritten großen Schluck in den Mund und gibt den Becher an den Untersucher zurück. Der Kipptisch wird in die Horizontale gedreht. Meist ist noch ein kleiner Kontrastmittelrest im Ösophagus zu erkennen. Der Untersucher hält mit einer Hand Kontakt zur Schulter des Patienten und unterstützt ihn dabei, seine RAO-Position so zu korrigieren, dass sich der Ösophagus gerade nicht mehr über die Wirbelsäule projiziert. Jetzt wird der Patient zum Schlucken aufgefordert, die Aufnahme jedoch etwas später als bei den Prallfüllungsaufnahmen ausgelöst, damit ein Schleimhautbild zustande kommt. Nötigenfalls ist der Kipptisch in leichte Kopftieflage zu bringen und das Abdomen des Patienten vom Untersucher mit der freien Hand zu komprimieren. (Der Einfachheit halber wird in Analogie zum Darm von einer „Schleimhautdarstellung" gesprochen, obwohl der Ösophagus von mehrschichtigem Plattenepithel ausgekleidet ist.)

Zusätzliche Doppelkontrastaufnahmen

Sehr flache, oberflächliche Veränderungen des Ösophagusepithels können nur erfasst werden, wenn eine Darstellung im Doppelkontrast erreicht wird (z. B. intramurale Ösophagusdivertikel, Soorbefall, ektope Magenschleimhaut, Mallory-Weiss-Läsionen). Gelegentlich ist der Ösophagus schon spontan luftgefüllt, z. B. bei Motilitätsstörungen, oder der Patient schluckt neben dem Kontrastbrei eine größere Menge Luft mit hinunter. Ist dies nicht der Fall, sollte die Untersuchung in Hypotonie durchgeführt werden (Nebenwirkungen und Kontraindikationen von Buscopan s. S. 21). Anzustreben sind 2 zueinander senkrecht stehende, im Liegen angefertigte Aufnahmen (RAO- und LAO-Projektion), bei denen die Speiseröhre nicht durch die Wirbelsäule überlagert wird. Der Patient wird im Anschluss an einen zusätzlichen Breischluck aufgefordert, den Mund voll Luft zu nehmen und diese bei geschlossener Nase herunterzuschlucken.

Technische Daten: Filmformat 35 × 35 cm, dreigeteilt, oder 2 Filme 24 × 30 cm jeweils zweigeteilt, oder eine ausreichende Zahl von Aufnahmen als digitale Radiographien (Bildverstärker 24 bis 30 cm Ø, dabei seitlich streng einblenden: Strahlenschutz und korrekte Belichtung!). Im Prinzip muss der Ösophagus in voller Länge in zwei Ebenen abgebildet sein. Ob dies am zweckmäßigsten in Prallfüllung, als „Schleimhaut"bild oder im Doppelkontrast erfolgt, hängt von den Beschwerden des Patienten und der klinischen Fragestellung ab.

Besonders bei funktionellen Störungen oder nur bei flüchtig zu erkennenden Veränderungen können Serienaufnahmen mit z. B. 2 Bildern/s (als digitale Bildverstärker-Radiographien) hilfreich sein. Eine unnötige Dosiserhöhung durch redundante Aufnahmen ist zu vermeiden.

Pharynx

Form und Oberfläche pathologischer Veränderungen der Mundhöhle und des Pharynx lassen sich in der Regel durch die direkte Inspektion oder durch die Spiegeluntersuchung erfassen. Die Ausdehnung von Tumoren, Entzündungen oder Abszessen in die Umgebung kann mit Hilfe der Sonographie, der Computertomographie oder der Magnetresonanztomographie bestimmt werden. Die Suche nach pathologischen Gasansammlungen ist dagegen eine klassische Indikation für Zielaufnahmen dieser Region. Die Kontrastdarstellung von hartem und weichem Gaumen, Zungengrund, Rachenhinterwand und Hypopharynx wird meist als ergänzende Dokumentation, zur Funktionsprüfung oder zur Verlaufskontrolle z. B. bei der Strahlentherapie eingesetzt.

Nativaufnahmen a.-p. und seitlich

Die Aufnahmen erfolgen im Stehen, sehr große Patienten setzen sich auf die saubere, in Sitzhöhe hochgefahrene Trittplatte des Durchleuchtungsgerätes.

Bei der a.-p.-Projektion rekliniert der Patient den Kopf soweit nach hinten, dass harter und weicher Gaumen nicht vom Unterkiefer überlagert werden.

Bei der seitlichen Projektion zieht der Patient die Schultern abwärts („Versuchen Sie, mit den Fingerspitzen die Knie seitlich zu berühren!"). Alle Halswirbelkörper und die Trachea müssen abgebildet sein.

Technische Daten: Filmformat 24 × 30 cm, zweigeteilt oder Bildverstärker 24 cm Ø seitlich eingeblendet.

Kontrastdarstellung des Hypopharynx

In der Regel erfolgt die Kontrastdarstellung des Hypopharynx im Anschluss an die Untersuchung des Ösophagus. Der Untersucher hat sich dann schon informiert, ob der Patient aspiriert oder nicht. Soll der Hypopharynx isoliert dargestellt werden, muss der Radiologe ebenso wie bei der Untersuchung des Ösophagus damit beginnen, einen kleinen Probeschluck zu verabreichen (das Kontrastmittel soll relativ viskös sein und gut an der Schleimhaut haften).

Besteht keine Aspirationsgefahr, nimmt der Patient einen großen Schluck Bariumsulfat in den Mund, stellt sich streng seitlich und schluckt nach Aufforderung. Der Radiologe beobachtet den Schluckvorgang unter Durchleuchtung. Anschließend, wenn vom Kontrastmittel nur ein feiner Beschlag an der Schleimhautoberfläche zurückgeblieben ist, erfolgt die erste Aufnahme in streng seitlicher Projektion. Dann dreht sich der Patient in die a.-p.-Richtung zurück. Die 2. Aufnahme erfolgt ebenso wie die Nativdarstellung bei hochgehobenem Kinn und rekliniertem Kopf. Ist der Kontrastmittelbeschlag nicht mehr ausreichend, muss vorher nochmals etwas Bariumbrei geschluckt werden.

Die 3. Aufnahme prüft die symmetrische Entfaltbarkeit der Valleculae und der Recessus piriformes. Wandinfiltrationen lassen sich durch mangelnde Aufdehnung erkennen, auch wenn keine intraluminale Raumforderung vorliegt. Die hierzu erforderliche Untersuchungstechnik muss vorher mit dem Patienten geübt werden: Nach einem erneuten Kontrastmittelschluck, der einen frischen Wandbeschlag erzeugt, holt der Patient tief Luft, drückt die Lippen zusammen und presst die Luft wie ein Trompetenspieler mit aufgeblasenen Wangen gegen den Widerstand der Lippen aus seiner Lunge hinaus. Im Augenblick der maximalen Druckentfaltung und Aufblähung des Hypopharynx wird eine Aufnahme in a.-p.-Projektion angefertigt. Der Patient wird um so besser mitarbeiten, je plastischer und hörbarer ihm der Untersucher das Hinauspressen der Luft vorgemacht hat.

Ösophagusvarizen

Ösophagusvarizen 2. und höheren Grades sind in der Regel bereits bei der normalen „Schleimhaut"-Aufnahme des Ösophagus im Liegen zu erkennen. Ist dies nicht der Fall und besteht der klinische Verdacht auf eine portale Hypertension, ist eine spezielle Untersuchungstechnik anzuwenden:
   Der Patient erhält eine Amp. Buscopan i. v. (Nebenwirkungen und Kontraindikationen von Buscopan s. S. 21) und nimmt einen großen Schluck Bariumbrei in den Mund. Das Durchleuchtungsgerät wird in Kopftieflage gebracht, der Patient schluckt und wird sofort nach der Ösophaguspassage des Kontrastmittels zum tiefen Einatmen und zum Pressen aufgefordert („wie bei hartem Stuhlgang").

1. **Aufnahme:** Schleimhautrelief des distalen Ösophagusdrittels während Pressens a.-p. Nach einem weiteren Schluck Bariumsulfat erfolgt die

2. **Aufnahme:** Schleimhautrelief des distalen Ösophagusdrittels während Pressens nahezu in Linksseitenlage (keine Überlagerung durch die Wirbelsäule).

Technische Daten: Filmformat 24 × 30 cm, zweigeteilt oder Bildverstärker 24 cm Ø.

Hiatushernien und gastroösophagealer Reflux

Die Frage nach einer Hiatushernie oder nach einem gastroösophagealen Reflux wird meist in Zusammenhang mit einer Kontrastdarstellung des Magens geklärt. Soll im Rahmen der Ösophagusuntersuchung darauf eingegangen werden, müssen im Magen 150–200 ml Bariumbrei vorhanden sein; der Magen darf jedoch nicht mit Luft überbläht sein. Die Wirkung einer evtl. Prämedikation mit Glucagon oder Buscopan muss abgeklungen sein.
   Der Patient wird auf dem Kipptisch in leichte Kopftieflage gebracht. Der Untersucher legt seine freie Hand auf das Abdomen des Patienten und fordert ihn auf, tief Luft zu holen und zu pressen („wie bei hartem Stuhlgang"). Der Untersucher kontrolliert mit der palpierenden Hand, ob die Bauchmuskeln tatsächlich ausreichend angespannt sind und verstärkt den Druck noch etwas durch leichte Kompression. Anschließend wird der Patient aufgefordert, zunächst tief durchzuatmen und dann zu husten. Unter Durchleuchtungskontrolle dreht sich der Patient dann nach rechts, aber nur soweit, dass noch ausreichend Kontrastmittel im Magenfun-

dus vor der Kardia vorhanden ist. Jetzt erneutes Luftholen, Pressen, Palpieren, Atmen und Husten. In der Regel lässt sich ein gastroösophagealer Reflux am leichtesten in unvollständiger Rechtsseitenlage auslösen. Zur Komplettierung kann das ganze Manöver dann noch einmal in Bauchlage wiederholt werden.

Dokumentierende Aufnahmen werden in dem Augenblick angefertigt, in dem das Kontrastmittel in den Ösophagus zurückgeflossen ist. Eine abschließende „Schleimhaut"- oder Doppelkontrastaufnahme des distalen Ösophagus sollte eine Aussage darüber gestatten, ob refluxösophagitische Veränderungen, Ulzerationen oder ektope Magenschleimhaut vorliegen.

Orientierende Durchleuchtung des Magens

Sind alle Aufnahmen des Ösophagus angefertigt, wird das im Magen befindliche Kontrastmittel ausgenutzt, um eine kurze Durchleuchtung des Magens in 2 Ebenen anzuschließen (a.p. in Rückenlage, seitlich im Stehen). Dies ermöglicht eine grobe Beurteilung z. B. zum Ausschluss eines fortgeschrittenen Tumors. Eine regelrechte Doppelkontrastuntersuchung des Magens kann durch eine derartige Durchleuchtung nicht ersetzt werden.

■ Komplikationen

Die wichtigste Komplikation bei der Kontrastdarstellung des Ösophagus ist die *Aspiration* von Kontrastmittel. Bei den einzelnen Untersuchungstechniken wurde auf die Notwendigkeit eines Probeschlucks hingewiesen. Eine kleine Menge Kontrastmittel, die in die Trachea übertritt, erreicht praktisch nie die Alveolen, sondern wird abgehustet. Ein verbleibender Wandbeschlag wird durch die mukoziliare Clearance aus dem Tracheobronchialsystem hinaustransportiert. (Die mukoziliare Clearance ist jedoch bei Rauchern und bei Patienten mit Bronchialkarzinomen oder HNO-Tumoren vermindert bis aufgehoben).

Der Untersucher muss darauf gefasst sein, dass auch Patienten, bei denen der Probeschluck ohne Schwierigkeit in die Speiseröhre gelangt ist, bei einem späteren Schluck noch aspirieren können.

Größere Mengen Bariumsulfat, die in das Bronchialsystem gelangen, erreichen die Alveolen. In diesen Lungenalveolen bildet sich – nach einer meist blanden Entzündung – Granulationsgewebe, das betroffene Lungenareal vernarbt und wird für den Gasaustausch wertlos. Eine Pneumonie mit hohem Fieber als Aspirationsfolge ist die Ausnahme.

Selbstverständlich darf Bariumsulfat nicht verwendet werden, wenn ein akutes Abdomen auf die Möglichkeit einer Ulkus- oder Divertikelperforation hinweist. Die Bariumperitonitis beim Austritt des Kontrastmittels in die freie Bauchhöhle hat auch bei sofortiger chirurgischer Intervention eine schlechte Prognose.

Unerwünscht ist konzentriertes Bariumsulfat im Intestinaltrakt, wenn eine Computertomographie oder Untersuchungen der Gallen- und Harnwege durchgeführt werden sollen. Die Untersuchungsstrategie sollte daher auch vor einer Kontrastdarstellung des Ösophagus logisch geplant werden, damit nicht Kontrastmittelreste mehrere Tage lang weitere Maßnahmen blockieren.

Dünnflüssige, wasserlösliche, ionische Kontrastmittel fließen sofort in die Alveolen und vervielfachen aufgrund ihrer Hyperosmolarität ihr Volumen. Die 76prozentige Lösung von Natrium- und Meglumin-Amidotrizoat (Gastrografin) besitzt beispielsweise eine Osmolarität von 1900 mosmol/l. Bei Patienten mit eingeschränkter Diffusionskapazität kann der funktionelle Ausfall von einem oder von beiden Lungenunterlappen eine respiratorische Insuffizienz verursachen.

Die wasserlöslichen, ionischen Kontrastmittel entfalten aufgrund ihrer Hyperosmolarität nicht nur in der Lunge Nebenwirkungen, sondern auch dann, wenn sie bestimmungsgemäß in den Magen-Darm-Trakt gelangen. Besonders bei Säuglingen und Kleinkindern, aber auch bei geschwächten, älteren, dehydrierten Patienten kann der osmotische Wassereinstrom in das Darmlumen eine Exsikkose und einen hypovolämischen Kollaps auslösen.

Es heißt, dass manchmal Chirurgen diese hyperosmolaren Kontrastmittel bei Patienten favorisieren, deren Darm postoperativ paralytisch ist. Einerseits erhoffen sich die Operateure den Nachweis, dass keine iatrogene Passagebehinderung besteht (was der Radiologe aufgrund der zunehmenden Verdünnung des Kontrastmittels in den dilatierten Darmschlingen meist gar nicht bestätigen kann), andererseits wird auf Beobachtungen hingewiesen, denen zufolge das Kontrastmittel gelegentlich als osmotisches Laxans wirkt und einen positiven Effekt auf die Darmperistaltik haben soll.

Überempfindlichkeitsreaktionen auf die jodhaltigen wasserlöslichen Kontrastmittel sind nicht auszuschließen, aber extrem selten. Die Funktion der Schilddrüse und nuklearmedizinische Untersuchungsverfahren können durch die Resorption von Jod beeinflusst werden.

Wegen der nur relativen Indikation zu Untersuchungen in Hypotonie sollte besonders bei älteren Patienten die intravenöse Gabe von Buscopan restriktiv gehandhabt werden (Gefahr eines starken Blutdruckabfalls). Weitere Nebenwirkungen von Buscopan s. S. 21.

■ Vorsichtsmaßregeln

Vor jeder Kontrastdarstellung des Ösophagus ist der Patient zu befragen, ob er sich manchmal verschluckt. Auch wenn eine Aspirationsneigung verneint wird, ist die Untersuchung mit einem kleinen Probeschluck zu beginnen.

Bestehen Anhaltspunkte für eine schwere Schluckstörung mit Aspirationsneigung, dürfen allenfalls ganz kleine Kontrastmittelportionen gegeben werden, wenn eine eindeutige Indikation für die Kontrastuntersuchung besteht. Notfalls muss das Kontrastmittel über eine weiche Magensonde verabreicht werden, die in das proximale Ösophagusdrittel eingeführt wurde.

Besteht die Möglichkeit einer frischen Fistel oder Nahtdehiszenz, darf kein Bariumsulfat verwandt werden.

Die Menge des verabreichten wasserlöslichen, ionischen Kontrastmittels ist besonders bei Säuglingen, Kleinkindern und geschwächten, dehydrierten Patienten so gering wie möglich zu halten, um einen hypovolämischen Kreislaufkollaps zu vermeiden.

■ Nebenwirkungen von Medikamenten in der Diagnostik des Ösophagus und Magen-Darm-Traktes

Bei der Anwendung von N-Butylscopolamin *(Buscopan)* sind vor allem der ambulante Berufstätige oder ein KFZ-lenkender Patient auf die Möglichkeit einer vorübergehenden Akommodationsstörung und/oder einer Hypotonie hinzuweisen. Weitere Nebenwirkungen und damit unter Umständen Kontraindikation für Buscopan sind: Erhöhung des Augeninnendrucks bei Glaukom, Harnsperre bei Prostataadenom und Tachyarhythmien bei Neigung zu tachykarden Herzrhythmusstörungen. Bei älteren Patienten sollte die intravenöse Gabe von Buscopan wegen der Gefahr eines schlecht tolerierbaren Blutdruckabfalls restriktiv gehandhabt werden.

Ersatzweise kann *Glukagon* gegeben werden, es sind jedoch auch hier folgende Kontraindikationen zu berücksichtigen: Diabetes mellitus (Gefahr der Entgleisung), Phäochromozytom (Gefahr der hypertonen Krise) und Insulinom (Gefahr der Hypoglykämie).

Atropin wird weniger am Ösophagus und Magen als beim Colon verwendet. Es bewirkt in höheren Dosen: Tachykardie, Mundtrockenheit, Erweiterung der Pupillen, Dysphagie und Harnverhalt. Es ist beim Prostataadenom, Glaukom oder bei gleichzeitiger Applikation mit anderen Anticholinergika kontraindiziert.

Weitere Medikamente s. Kap. 31!

3.2
Darstellung des operierten Ösophagus und der Ösophagotrachealfistel

Jochen Hansmann und G. Scherer

Eine wichtige Voraussetzung für einen suffizienten Untersuchungsablauf ist die genaue Kenntnis der durchgeführten Operation anhand des Operationsberichtes. Nach Ösophagusoperationen wird in der Regel in der frühen postoperativen Phase am 3.–5. Tag die erste Röntgenuntersuchung durchgeführt. Hierzu wird ausschließlich wasserlösliches Kontrastmittel verwendet. Es gilt, unmittelbar postoperative Komplikationen wie *Anastomoseninsuffizienz* und *Anastomosenstenose* zu erkennen. Der röntgenologische Nachweis dieser Komplikationen erfordert von dem routinierten Untersucher ein sorgsames und schnelles Vorgehen bei den meist bettlägerigen, frischoperierten Patienten, da die Untersuchung für den Patienten sehr anstrengend ist und besondere Mitarbeit erfordert. Im Gegensatz hierzu geht es bei den Spätkontrollen in erster Linie um die Erfassung von Rezidiven und Narbenstrikturen. Die Untersuchung wird daher mit Barium im Doppelkontrastverfahren zur optimalen Darstellung der Schleimhautverhältnisse im Anastomosenbereich durchgeführt.

■ Indikationen

In der frühen postoperativen Phase muss die Frage nach einer Anastomoseninsuffizienz, Perforation, Stenose oder Ischämie beantwortet werden. Bei der Spätkontrolle richtet sich das Augenmerk auf Narbenstrikturen und Tumorrezidive.

■ Kontraindikationen

Bei Schluckstörungen mit *Aspirationsneigung* und ösophagotrachealen Fisteln dürfen weder Bariumsulfat noch Gastrografin eingesetzt werden. Die Untersuchung wird dann mit isoosmolarem wasserlöslichen Kontrastmittel als Kinematographie des Schluckaktes durchgeführt (siehe Seite 27). Bei Verdacht auf Nahtdehiszenz und Perforation darf Bariumsulfat ebenfalls nicht zum Einsatz kommen.

Vorbereitung des Patienten

In der frühen postoperativen Phase ist auf eine sichere Lagerung des bettlägerigen und geschwächten Patienten zu achten. Ferner ist dafür zu sorgen, dass Infusionen, Drainagen, Urinbeutel, Blasenkatheter etc. sorgfältig platziert werden, damit ein reibungsloser Untersuchungsablauf gewährleistet wird. Eine Kopfunterlage und ein Bauchgurt sind zweckmäßig. Bei den Spätkontrollen sollte der Patient nüchtern sein.

Vorbereitung der Untersuchung durch MTRA

Vorbereitung des jeweiligen Kontrastmittels in der vorgegebenen Verdünnung, d. h. unmittelbar postoperativ Gastrografin und bei späteren Kontrollen Bariumsulfat. Bereitstellung des Buscopan für die Darstellung des Ösophagus im Doppelkontrast.

■ Vorsichtsmaßregeln

Es gilt zu prüfen, ob postoperativ eine Schluckstörung vorliegt oder sich während der Durchleuchtungskontrolle ein Hinweis auf eine Aspirationspneumonie ergibt.

Untersuchungsgang

Nachdem der Patient auf den Kipptisch umgelagert ist, wird der Tisch in eine 45°-Schrägstellung gebracht. Vor der ersten Kontrastmittelgabe bekommt der Patient einen Probeschluck mit Wasser. Es empfiehlt sich zunächst einen kleinen Schluck, dann einen etwas größeren Probeschluck zur Überprüfung einer eventuellen Aspiration zu geben. Ebenso wird mit der Kontrastmittelgabe verfahren. Nach einem kleinen initialen Schluck erfolgt ein größerer diagnostischer Schluck. Beim geringsten Zweifel erfolgt der erste Kontrastmittelschluck mit isoosmolarem Kontrastmittel (z. B. nichtionisches Kontrastmittel) und hoher Bildfrequenz. Bei Fehlen eines Influx in den Larynx kann mit Gastrografin oder ähnlichem weiter untersucht werden.

1. **Aufnahme:** Noch erhaltener Ösophagus, Operationsgebiet (z. B. Anastomose) und anschließendes Intestinalsegment, a.p.

2. **Aufnahme:** Dieselbe Region nach einem weiteren großen Schluck Kontrastmittel, seitlich.

3. **Aufnahme:** Distale Anastomose bei Interpositionen oder Zwerchfellzwinge bei hochgezogenem Magen.

Die Aufnahmen müssen die Fragen der Durchgängigkeit der Anastomose(n) und Suffizienz der Nähte klären. Hat das Kontrastmittel die ersten Dünndarmschlingen passiert, erfolgt die

4. **Aufnahme:** Übersichtsaufnahme des Oberbauchs, um die Entleerung des Magens und evtl. weitere Anastomosen im Abdomen zu beurteilen.

Bei der Spätkontrolle können die Aufnahmen mit Bariumsulfat angefertigt werden, da der Patient inzwischen wieder Nahrung zu sich nimmt. Die Untersuchung wird wie bei der Routinedarstellung des Ösophagus durchgeführt:

1. **Aufnahme:** a.-p. im Stehen, angedeutete Boxerstellung.

2. **Aufnahme:** seitlich im Stehen.

3. **Aufnahme:** a.-p. in Rückenlage mit leichter Drehung in Fechterstellung, so dass sich der Ösophagus links neben die Wirbelsäule projiziert.

Die Anastomosen werden zusätzlich mit 4 Zielaufnahmen dokumentiert und zwar in Boxer- und Fechterstellung, seitlich und in Bauchlage. Bei schwer darstellbaren Anastomosen und fragwürdigen Schleimhautverhältnissen kann die Untersuchung der betreffenden Region in Hypotonie nach Gabe eines Spasmolytikums (z. B. Buscopan oder Glucagon) wiederholt werden, sofern keine Kontraindikationen bekannt sind.

Technische Daten: a) Digitale Aufnahmetechnik: Großer BV für Übersichtsaufnahmen, Zielaufnahmen mit dem mittleren BV, gegebenenfalls Serienaufnahme mit 2 Bildern pro Sekunde, Matrix 512, bei Doppelkontrastaufnahmen 1024 oder höher; b) Filmfolientechnik: Filmformat 35 × 35, dreigeteilt oder 2 Kassetten 24 × 30 cm zweigeteilt und 24 × 30 cm ungeteilt, 85–90 KV.

Ösophagotrachealfistel

Bei Patienten mit rezidivierenden Aspirationspneumonien, bei denen eine Schluckstörung, ein Ösophaguskarzinom und Ösophagusdivertikel ausgeschlossen werden können, kann als Ursache die seltene ösophagotracheale Fistel vermutet werden. Die Anamnese dieser Patienten und die Röntgendiagnostik sind richtungweisend. Zur exakten Lokalisation einer ösophagotrachealen Fistel ist der Ösophagusbreischluck praktisch ungeeignet. In der Regel wird hierzu eigens eine Sonde in den Ösophagus eingeführt

■ Indikation

Rezidivierende Pneumonien mit klinischem Verdacht auf eine ösophagotracheale Fistel. Eine primäre oder sekundäre Aspiration muss durch eine Kinematographie ausgeschlossen sein.

■ Kontraindikationen

Bei klinischem Verdacht auf ösophagotracheale Fisteln dürfen auf keinen Fall Bariumsulfat oder Gastrografin eingesetzt werden.

■ Komplikationen

Auf dem Weg der Sonde durch den Nasen-Rachen-Raum und die Ösophagusengen bis zur Kardia ist mit allen Komplikationen des instrumentellen Vorgehens in diesen Regionen zu rechnen (Blutung, Perforation, akzidentielle Trachealintubation, Vagusreizung mit Bradykardie bis zum Herzstillstand). Da bei klinischem Verdacht auf eine ösophagotracheale Fistel nur isoosmolares Kontrastmittel (Isovist oder ähnliches) verwendet wird, sind von dieser Seite keine weiteren Komplikationen zu erwarten.

Vorbereitung des Patienten

Oberflächenanästhesie der Nasenschleimhaut (Xylocain-Spray und -Gel) bei transnasalem Einführen der Sonde. In einem nächsten Schritt wird die Nasensonde gelegt.

Vorbereitung der Untersuchung durch MTRA

Benutzt wird eine Magensonde mit nur einem Seitloch an der Spitze. Als Kontrastmittel wird ein isoosmolares jodhaltiges Kontrastmittel z. B. Isovist eingesetzt.

Untersuchungsgang

Die Magensonde wird transnasal eingeführt. Ist dies nicht möglich, muss ersatzweise der perorale Weg gewählt werden. Unter Durchleuchtungskontrolle sollte sichergestellt sein, dass die mit leichter Hand vorgeführte Magensonde korrekt im Lumen des Ösophagus läuft. Zur Erleichterung der Passage wird der Patient mehrfach zum Schlucken aufgefordert. Entstehen schon in Höhe des Pharynx Probleme beim Vorführen der Sonde, kann eine seitliche Durchleuchtung den Vorgang abkürzen und es dem Untersucher erleichtern, die Sonde am Larynx vorbei in die Speiseröhre einzuführen. Die Sondenspitze sollte die Kardia erreichen. Nach Anschluss der mit Kontrastmittel gefüllten Spritze stellt sich der Patient mit erhobenen Armen seitlich; ggf. werden die Arme von einem Helfer unterstützt. Die Magensonde wird jetzt langsam zurückgezogen, während gleichzeitig Kontrastmittel injiziert wird. Die Injektion sollte so langsam erfolgen, dass das Kontrastmittel nicht weiter im Ösophagus nach kranial steigt, als es der Lage der Sondenspitze entspricht.

CAVE

Eine spastische Kontraktion durch einen Würgereiz kann das gesamte Kontrastmittel im Ösophagus nach oral pressen und quantitativ in die Fistelöffnung und damit in die Lunge gelangen.

Sobald sich die Fistel beim langsamen Zurückziehen der Magensonde darstellt, wird sofort die

1. Aufnahme: im seitlichen Strahlengang ausgelöst. Der Patient wird dann unverzüglich in die a.-p.-Position zurückgedreht und die

2. Aufnahme: der Fistel im a.-p.-Strahlengang angefertigt. Anschließend wird der Tisch um 45° geneigt, so dass sich die in der Regel ventral gelegene Fistel nicht weiter füllt. Der Patient muss jetzt mehrmals leer schlucken, um den Ösophagus ganz vom Kontrastmittel zu entleeren.

3. und 4. Aufnahme: Zur räumlichen Orientierung im Thorax und zur Dokumentation der in das Tracheobronchialsystem übergetretenen Kontrastmittelmenge werden leicht überexponierte Thoraxübersichtsaufnahmen (p.-a. und seitlich) angefertigt. Keinesfalls darf der Patient sofort ins Bett gelegt werden, da es hierbei zu einem unnötigen weiteren Kontrastmitteleintritt in das Tracheobronchialsystem kommt.

Sind allerdings schon größere Mengen Kontrastmittel aspiriert worden, muss durch entsprechende Lagerung dafür Sorge getragen werden, dass der Patient das Kontrastmittel möglichst leicht wieder abhusten kann: Derjenige Teil des Thorax, in dem sich am meisten Kontrastmittel befindet, wird hochgelagert.

3.3
Kinematographie des Schluckaktes
und funktionelle Ösophagusdiagnostik

G.M. Richter und H.J. Hansmann

Die Nahrungsaufnahme kann in 3 verschiedene Funktionsbereiche unterteilt werden:

1. Orale Phase (Vorbereitung und Passage des Bolus)
2. Pharyngeale Phase (einschließlich Funktion des oberen Ösophagusphinkters)
3. Ösophageale Phase (einschließlich Funktion des unteren Ösophagusphinkters)

Die Kinematographie des Schluckaktes und die funktionelle Ösophagusdiagnostik sind grundsätzlich gesonderte Untersuchunggänge und werden nicht routinemäßig im Rahmen der Magen-Darm-Diagnostik eingesetzt. Die Indikationsstellung erfolgt entsprechend der individuellen klinischen Fragestellung

■ Indikationen

- Dysphagie,
- nichtkardial bedingter Thoraxschmerz,
- Aspiration

■ Kontraindikationen

Keine (bei adäquater Auswahl des Kontrastmittels).

■ Komplikationen

Allgemeine Komplikationsmöglichkeiten der Bariumgabe (s. S. 21) und Komplikationen durch Aspiration: Bronchospasmus, Pneumonie.

Vorbereitung des Patienten

Nüchternheit am Morgen der Untersuchung, Rauchverbot, ggf. Unterbrechen der Medikation. Neben Magen-Darm-Therapeutika haben auch andere Medikamente Einfluss auf die Motilität der glatten Muskulatur! (z. B. Nitropräparate, Nifedipin).

Wichtig ist das ruhige Gespräch mit dem Patienten, um sich ein genaues Bild von der Beschwerdesymptomatik zu machen, dadurch das richtige Kontrastmittel auszuwählen und nicht zuletzt dem Patienten die bestehende Aufregung und Angst zu nehmen. Bei zu ängstlichen Patienten wird oftmals der geschluckte Kontrastmittelbolus für eine suffiziente Diagnostik zu klein sein, auf der anderen Seite kann es beim aufgeregten Patienten durch zu hastiges Trinken zu einer Aspiration kommen, welche nicht Ausdruck der bestehenden Funktionsstörung sein muss und somit zu einer falschen Beurteilung führt.

Vorbereitung der Untersuchung

Die optimale funktionelle Untersuchung erfordert ein digitales Durchleuchtungsgerät mit der Möglichkeit, Aufnahmeserien mit hoher Bildfrequenz (8/s) anzufertigen, und zusätzlich eine angeschlossene Videoanlage mit der Möglichkeit der Einzelbildschaltung.

Kontrastmittel:
- Bariumsulfat in unterschiedlicher Viskosität.
- bei Aspirationsneigung etwa 50 ml isoosmolares, wasserlösliches Kontrastmittel (isoosmolare nichtionische jodhaltige Kontrastmittel).

Hochosmolare wasserlösliche Kontrastmittel wie etwa Gastrografin dürfen nicht verwendet werden.

Untersuchungsgang

Je nach klinischer Symptomatik und Fragestellung wird die Untersuchung unterschiedlich gestaltet:

A   Funktionelle Ösophagusdiagnostik
B   Kinematographie des Schluckaktes.

(A) Funktionelle Ösophagusdiagnostik
Nach einer kurzen orientierenden Durchleuchtung wird der Patient bequem in *horizontaler Bauchlage* gelagert.

Die Konsistenz des Bariumbreies ist dann richtig, wenn er noch eben von einem Löffel abtropft.

Von diesem Brei nimmt der Patient einen vollen Esslöffel in den Mund. Bei laufender *Videoaufzeichnung* wird er aufgefordert, das gesamte Kontrastmittel auf einmal zu schlucken. Der Untersucher verfolgt unter kontinuierlicher Durchleuchtung die Passage des Kontrastmittels bis in den Magen. Im Normalfall zeigt sich ein kohärenter Bolus, der glatt durch die Kontraktionswelle abgeschnürt wird und als Ganzes nach etwa 7–20 s den Magen erreicht. Pathologische funktionelle Befunde, wie etwa die Teilung des Bolus in 2 oder mehr Fraktionen oder ungeordnet auftretende *Ösophaguskontraktionen* müssen anhand der Aufzeichnung erkennbar sein. Durch gute seitliche Einblendung und Zentrierung ist auf eine gleichmäßig gute Belichtung zu achten. Während des ersten Schluckes werden keine Aufnahmen angefertigt.

Weitere Kontrastmittelgaben dienen jetzt dazu, morphologisch auffällige Befunde herauszuarbeiten; Hierbei ist es hilfreich, dem Patienten etwas dünneres Kontrastmittel über einen Strohhalm anzubieten. Es werden viele kleine Kontrastmittelportionen in schneller Folge hintereinander geschluckt. Nach der Passage des letzten Schluckes tritt eine reflektorische Erschlaffung des gesamten Ösophagus ein, so dass während dieses Untersuchungsganges auch diskretere Befunde wie kleine Divertikel, Ulzera oder Tumoren im Schleimhautniveau in Prallfüllung und im Doppelkontrast dokumentiert werden können. Besonderes Augenmerk sollte man hier auf diejenigen Bezirke richten, an denen zuvor Störungen des Kontraktionsablaufes auftraten. Die Untersuchung des Ösophagus wird mit einer orientierenden Durchleuchtung des Magens und Duodenums und einer *Refluxprüfung* (Rückenlage des Patienten in Boxerstellung, forcierte Inspiration) abgeschlossen.

(B) Kinematographie des Schluckaktes

Der Patient steht seitlich im Durchleuchtungsgerät. Unter Verwendung des kleinsten BV-Durchmessers wird so zentriert, dass der Bereich vom *Zungengrund* bis zum Übergang HWS/BWS abgebildet wird. Mit einer Bildfolge von 8/s wird ein Schluckakt beginnend mit der Aufforderung an den Patienten bis zur kompletten Passage des Kontrastmittelbolus durch den *Hypopharynx* erfasst. Danach werden zusätzlich mehrere Schluckakte unter Einbeziehung der oralen Phase ohne Aufnahmen auf Video aufgezeichnet. Das verwendete Kontrastmittel ist Bariumsulfatbrei, wobei je nach Ausprägung der Funktionsstörung unterschiedliche Zubereitungen von einer flüssigen Suspension bis zu festen Konsistenzen wie etwa einer Haferschleimbeimischung geeignet sind.

Abschließend wird der Schluckakt in p.-a.-Projektion 8 Bilder/s aufgezeichnet.

Nichtkardiale Thoraxschmerzen

Die Untersuchung dient der Aufdeckung von Innervationsstörungen des Ösophagus sowie dem Ausschluss pathologischer Prozesse, die der konventionellen Untersuchung evtl. entgangen sind. Auf die Kinematographie des Schluckaktes kann im allgemeinen verzichtet werden.

Dysphagie

Bei Vorliegen einer Dysphagie ist die Durchführung beider Untersuchungsgänge erforderlich. Die funktionelle Ösophagusdiagnostik ist grundsätzlich der erste Untersuchungsgang beim nüchternen Patienten, da vorangegangene Mahlzeiten oder vorher verabreichtes Kontrastmittel reflexbedingt zu falschen Ergebnissen führen können.

Aspiration

Die Abklärung der Aspiration beschränkt sich in der Regel auf die Kinematographie des Schluckaktes. Trotz der Verwendung isoosmolarer Kontrastmittel erfordert diese Fragestellung eine exakte Arbeitsweise, um einerseits das Volumen des Aspirates möglichst gering zu halten, andererseits jedoch die der Aspiration zugrundeliegende Pathologie sicher zu erfassen. Bei Vorliegen einer Aspiration sollte die Diagnose anhand eines einzelnen Untersuchungsganges zu stellen sein. Die p.-a.-Projektion ist im allgemeinen nicht erforderlich.

KAPITEL 4

Kontrastdarstellung des Magens, Duodenums und Dünndarms

4

W. S. Rau, T. Roeren, H. Haueisen und G. Scherer

4.1
Kontrastdarstellung von Magen und Duodenum

W. S. Rau

Die Zahl der Kontrastuntersuchungen von Magen und Duodenum ist in den letzten Jahren in den meisten Röntgeninstituten deutlich zurückgegangen. Ein wesentlicher Grund hierfür dürfte darin liegen, dass die teilweise an Fließbandarbeit erinnernde Monokontrastuntersuchung des Magens, bei der in wenigen Morgenstunden große Patientenmengen „abgefertigt" werden mussten, mit der Entwicklung der Endoskopie, die gleichzeitig eine Gewebeentnahme zur histologischen Untersuchung ermöglicht, nicht Schritt halten konnte. Erst durch die vor allem in Japan erzielten Fortschritte einer subtilen *Doppelkontrasttechnik in Hypotonie* wurde es möglich, auch diskrete entzündliche oder tumoröse Läsionen genauso gut makroskopisch zu erkennen wie durch das Endoskop. Hiatushernien, intramurale Raumforderungen, Impressionseffekte von außen, Wechselbeziehungen mit Nachbarorganen und Fistelbildungen lassen sich mit Hilfe der Röntgendiagnostik nach wie vor besser erkennen als mittels Gastroskopie. Es sollte daher im Einzelfall entschieden werden, ob einem Patienten eher die invasive Maßnahme (Einführen des Gastroskops) oder eine Strahlendosis von durchschnittlich 2,16 mGy (effektive Dosis) bzw. 37 Gy . cm^2 (Flächen-Dosis-Produkt) zugemutet werden kann (s. hierzu S. 48).

Die Ära, in der an einem Morgen 20 Mägen untersucht werden mussten, ist vorbei. Wird die Doppelkontrasttechnik angewandt, beträgt die Untersuchungszeit für einen Patienten 15–20 min. Dieser Wert kann ebenso wie die durchschnittliche Strahlendosis auch von Ungeübten eingehalten werden, wenn eine entsprechende fachärztliche Anleitung und Überwachung gewährleistet sind. (Die einfachste Maßnahme zur Selbstkontrolle ist es, sich nach jeder Untersuchung von der Röntgenassistentin das Flächen-Dosis-Produkt sagen zu lassen, falls man manchmal vergisst danach zu schauen.)

Bei der abgesunkenen Zahl von Magen-Darm-Untersuchungen wird es immer schwieriger, junge Radiologen sachgerecht in dieser Technik auszubilden. Um so wichtiger ist es, einen Circulus vitiosus zu vermeiden, bei dem schlechtere Ausbildung eine ungenügende Untersuchungsqualität zur Folge hat, wodurch sich die Untersuchungszahl weiter verringert. Diesem Übel kann nur durch eine standardisierte Untersuchungstechnik begegnet werden, wie sie in Zentren mit besonders großer Erfahrung in Japan und in Deutschland erarbeitet wurde.

■ Indikationen

Anomalien, Varianten und degenerative Veränderungen:
- Hiatushernie,
- Brachyösophagus, Endobrachyösophagus,
- Divertikel,
- Upside-down-Magen.

Entzündungen:
- Ulcus ventriculi,
- Anastomosenulkus nach Magenresektion,
- komplette und inkomplette Erosionen,
- eosinophile Gastritis,
- sog. atrophische Gastritis,
- Refluxösophagitis,
- Mallory-Weiss-Läsionen,
- Fisteln.

Funktionelle Störungen:
- gastroösophagealer Reflux,
- Achalasie,
- (diabetische) Gastroparese.

Postoperative Veränderungen:
- Darstellung der Anatomie,
- Anastomosenverhältnisse (Stenose, Dumping, Ulkus, Tumor),
- Adhäsionen, Passagebehinderung von Dünndarmschlingen.

Tumoren:
- Magenkarzinom,
- Manifestation von lymphatischen Systemerkrankungen am Magen,
- Anastomosenkarzinom.

Raumforderungen in der Umgebung mit Impression der Magenwand:
- Vergrößerung von Leber, Milz, Pankreas, Gallenblase,
- Pseudozysten des Pankreas.

■ Kontraindikationen

Das *akute Abdomen,* der *komplette paralytische* oder *mechanische Ileus* und der *Nachweis freier Luft im Abdomen* sind absolute Kontraindikationen.

Bei Patienten mit schwerer Obstipation oder Dehydratation kann es bei Verwendung großer Mengen Bariumsulfat zu einer gipssäulenartigen Eindickung im Kolon kommen. Der Stuhlgang sollte in solchen Fällen prophylaktisch durch die Gabe von schlackenreicher Kost, Kleie und milden Laxanzien reguliert werden.

Sollte bei einem Patienten die Indikation zu weiteren Röntgenuntersuchungen absehbar sein, ist die Reihenfolge logisch zu planen: eine Untersuchung des Magen-Darm-Trakts mit Bariumsulfat ist in der Regel erst *nach* der Cholegraphie, Urographie, Angiographie und Computertomographie und *nach* evtl. erforderlichen Aufnahmen des Skelettsystems sinnvoll, da sonst zu lange Wartezeiten anfallen, bis das Kontrastmittel den Körper wieder verlassen hat.

■ Komplikationen

Komplikationen durch Bariumsulfat, N-Butylscopolamin[1] oder Glucagon[2] siehe S. 12, 19, 21.

Bei Patienten mit Schluckstörungen oder Aspirationstendenz gelten die gleichen Vorsichtsmaßnahmen wie bei der Darstellung des Ösophagus. Mit wasserlöslichen Kontrastmitteln ist jedoch keine Feindiagnostik des Magens möglich.

Vorbereitung des Patienten

Der Patient muss vollständig nüchtern sein, er darf weder gegessen noch getrunken haben. Am Abend vor der Untersuchung darf er keinen Alkohol getrunken und am Untersuchungstag nicht geraucht haben. Ebensowenig darf er Medikamente eingenommen oder beim Zähneputzen Mundwasser verschluckt haben. Wegen des zunehmenden Nüchternsekrets im Magen soll die Untersuchung möglichst früh stattfinden. Ein Untersuchungsbeginn nach 10 Uhr führt zu schlechten Resultaten.

Vorbereitung der Untersuchung durch MTRA

Fragestellung	Vorbereitung
Standarduntersuchung bei Patienten ohne Hinweis auf Perforation oder Nahtinsuffizienz: Ulcus ventriculi oder duodeni, Karzinom, Hiatushernie, gastroösophagealer Reflux	Bariumsulfatsuspension hoher Dichte nach Gebrauchsanweisung frisch zubereiten (orales „High density-Kontrastmittel")[3], davon 20 ml in einen kleinen Becher[4] schütten, 1 Amp. Glucagon[5] oder 2 Amp. N-Butylscopolamin in Injektionsspritze aufziehen, kleiner Becher mit 1½–2 Portionen Brausepulver[7], kleiner Becher mit 5 ml Wasser.
Ulkusverdacht mit der Möglichkeit einer gedeckten Perforation, postoperative Kontrolle zum Ausschluss einer Nahtinsuffizienz, Fistelnachweis oder Verlaufskontrolle, Subileus	50 ml wasserlösliches Kontrastmittel[8]

---

[1] Buscopan, 1-ml-Amp. mit 20 mg N-Butylscopolaminiumbromid
[2] Amp. mit 1 mg Glukagontrockensubstanz
[3] z. B. Micropaque HD oral, Becher mit 416 g Bariumsulfat.
[4] Einmalplastikbecher mit 30 ml Fassungsvermögen zur Medikamenteneinnahme.
[5] Ampulle mit 1 mg Glucagontrockensubstanz + Ampulle mit Lösungsmittel.
[6] Buscopan, Ampl. mit 20 mg N-Butylscopolaminiumbromid.
[7] z. B. CO_2-Granulat Nicholas (Guerbet), Unibaryt-Brausetabletten.
[8] z. B. Meglumin-Ioxitalamat (Telebrix Gastro [Geschmacksnote: bittere Orangen]) oder Natrium- und Megluminamidotrizoat (Gastrografin [Geschmacksnote: Anis/Pernod]).

Für die Untersuchung bereitzuhalten sind: kleines, festes Kopfkissen, angefeuchtete Servietten zum Säubern der Lippen von Kontrastmittel.

Untersuchungsgang

Anamnese und Vorbefunde

Am Magen kommen neben einer großen Zahl entzündlicher, narbiger oder tumoröser Veränderungen auch Lage- und Formvarianten, Verdrängungen durch Nachbar-Organe, atrophische oder hyperplastische Veränderungen vor. Es ist eine absolute Notwendigkeit, dass sich der Radiologe *vor* der Untersuchung mit der Anamnese und den Beschwerden des Patienten vertraut macht. Allgemeine Symptome wie Gewichtsabnahme, Schwindel, diffuses Druckgefühl oder Anämie sind genauso wichtig wie Beschwerden, die direkt auf den Magen hinweisen, wie Appetitstörungen, Sodbrennen, saures Aufstoßen oder Unverträglichkeit bestimmter Speisen. Bei Schmerzen, die von der Nahrungsaufnahme abhängig sind, kann der Zeitpunkt ihres Auftretens auf die Lokalisation eines Ulkus hinweisen. Eine rote, glatte Zunge ist nicht nur typisch für eine perniziöse Anämie, sondern kann auch bei der Leberzirrhose oder dem Magenkarzinom vorkommen. Die ausführliche Anamnese und die kurze körperliche Untersuchung müssen dadurch ergänzt werden, dass man *Vorbefunde* einbezieht. Dazu gehören vorangegangene Röntgenuntersuchungen, Gastroskopie und Oberbauchsonographie. Die Summe der so gewonnenen Informationen lenkt die Aufmerksamkeit des Untersuchers auf bestimmte Schwerpunkte, die ggf. durch zusätzliche Zielaufnahmen herauszuarbeiten sind.

Statt der Doppelkontrastmethode kann die *einfache Breimahlzeit* angewendet werden, wenn dem Patienten die Sellink-Dünndarmdarstellung nicht zuzumuten ist und nur nach groben pathologischen Veränderungen im Dünndarm gesucht wird. Zu jeder Breimahlzeit gehören Übersichtsaufnahmen des Magens.

Wasserlösliches Kontrastmittel ist immer dann indiziert, wenn eine Perforation möglich ist, insbesondere auch bei der ersten postoperativen Anastomosenkontrolle. Soll jedoch gezielt nach Dünndarmveränderungen gefahndet werden (Morbus Crohn, unspezifische Ileitis terminalis, Sprue, Tumoren, Meckel-Divertikel etc.), reicht die einfache Bariumverfolgung nicht aus, und es muss eine Darstellung nach Sellink durchgeführt werden. Wurde der Darm mit Buscopan zur Magenbeurteilung ruhiggestellt, kann die Dünndarmpassage manchmal erst nach Gabe von Paspertin mit vertretbarem Zeit- und Durchleuchtungsaufwand verfolgt werden. Die Hypotonie nach Glucagon klingt schneller wieder ab.

Die Technik der Wahl für die Darstellung des Magens ist die *Doppelkontrastmethode in Hypotonie*. Es gelten jedoch einige Einschränkungen: Steht die Frage nach der Funktion im Vordergrund, wie zum Beispiel bei der ulkusbedingten Magenausgangsstenose oder bei der postoperativen Anastomosenkontrolle, kann auf die Hypotonie verzichtet werden, weil sie die Motilität verlangsamt. Bei Patienten, deren Anamnese eine kardiale oder zerebrale Gefährdung vermuten lässt, sollte statt Buscopan Glucagon verwendet werden (s. S. 21).

Auch beim sog. „Routinemagen" ist kein weniger gründliches Verfahren gestattet. In diesem Rahmen gehört die Verlaufskontrolle bei bekannter Ulkuskrankheit genauso wie die Diagnostik des Magens bei Nachbarschaftsprozessen an Leber, Gallenblase, Pankreas und Milz. Bei den Patienten dieser Gruppe stellt die Magenuntersuchung eine wertvolle Screeningmethode dar, die zusätzliche Informationen über mögliche Zweiterkrankungen liefert.

Klinische Untersuchung

Vor die Röntgenuntersuchung des Magens gehört die Inspektion des gesamten Abdomens nach Narben. Aus deren Lokalisation können oft Hinweise auf vorangegangene Operationen gewonnen werden, die der Patient zu erwähnen vergessen hat. Die Palpation des Abdomens zur Prüfung auf Resistenzen und lokalisierte Druckschmerzhaftigkeit gibt weitere Hinweise auf den Ort der Erkrankung. Weisen Anamnese und Abwehrspannung des Abdomens auf einen akuten Krankheitsprozess hin, muss vor der Gabe des Kontrastmittels eine *Abdomennativaufnahme* im Stehen angefertigt werden. Diese muss insbesondere im Hinblick auf freie Luft unter dem Zwerchfell, dilatierte Dünndarmschlingen, Verkalkungen, die auf ein Aortenaneurysma oder eine abgelaufene Pankreatitis hinweisen, pathologische Darmgasverteilung und atypische Luftansammlungen beurteilt werden. Der Nachweis einer subphrenischen Luftsichel oder der Palpationsbefund eines brettharten Abdomens verbieten die Gabe von Bariumsulfat.

Vor Beginn der Durchleuchtung muss mit dem Patienten kurz der Untersuchungsablauf besprochen werden: Zweck der Untersuchung, Einnahme des Kontrastmittels, ungefähre Dauer der Untersuchung und auf Wunsch Durchleuchtungszeit, Anzahl der notwendigen Aufnahmen und Strahlendosis. Der Patient wird schon jetzt darauf hingewiesen, dass er sich nicht auf die rechte Körperseite drehen darf, es sei denn, er wird speziell dazu aufgefordert. Außerdem wird durch die Gabe von Brausepulver ein unangenehmes Völlegefühl entstehen, das keinesfalls durch Aufstoßen entlastet werden darf. Patientinnen im gebärfähigen Alter werden bei dieser Gelegenheit kurz auf die – wenn auch geringe – Strahlenbelastung aufmerksam gemacht. Sie haben zwar in der Regel bei der Anmeldung ein entsprechendes Formular unterschrieben, sind sich jedoch nicht immer über die Tragweite ihrer Angaben im klaren. Eventuelle Missverständnisse oder falsche Äußerungen können jetzt noch korrigiert werden.

Orientierende Durchleuchtung von Thorax und Abdomen

Eine Bleischürze, die um die Hüften zu wickeln ist, dient als Gonadenschutz. Bei unklaren Beschwerden geht der Röntgenuntersuchung des Magens eine kurze orientierende Durchleuchtung des Thorax und des Abdomens im Stehen voran. Beurteilt werden die Bewegungsabläufe des Herzens und der mediastinalen Strukturen. Besteht ein Pleuraerguss oder eine Pneumonie? Wie ist der Füllungszustand von Magen und Dickdarm? Lassen sich im Dünndarm ein vermehrter Luftgehalt oder Flüssigkeitsspiegel erkennen? Findet sich freie subphrenische Luft? Zeigt unter Durchleuchtung ein breiter Magenspiegel sehr viel Nüchternsekret an, ist kein diagnostisch verwertbarer Beschlag des Magens mit Kontrastmittel möglich. In diesem Fall kann versucht werden (wenn es noch vor 9 Uhr vormittags ist), den Patienten 0,5–1 h in Rechtsseitenlage zu bringen, um Succus in den Dünndarm abfließen zu lassen. Zeigt die Kontrolldurchleuchtung noch immer einen zu breiten Flüssigkeitsspiegel, muss ein Magenschlauch durch Mund oder Nase eingeführt und der Magensaft abgesaugt werden.

Untersuchungsablauf bei der standardisierten Doppelkontrasttechnik

Nach der orientierenden Durchleuchtung erhalten normalgewichtige Patienten bis zum 50. Lebensjahr 2 Amp. N-Butylscopolamid i.v.; die Venenpunktion und die Injektion sind am liegenden Patienten durchzuführen. Die besonders dünne Nadel hilft, Hämatome zu verhüten. Dosis und Applikationsart müssen im Einzelfall nicht nur dem Alter, sondern auch dem Körpergewicht und dem Allgemeinzustand des Patienten angepasst werden: bei höherem Lebensalter und der Möglichkeit einer hypotonen Kreislaufreaktion ist Glucagon vorzuziehen.

Die Haltegriffe am Tischrand werden so eingestellt, dass der Patient sie bequem greifen kann.

Der Tisch wird bis in eine Stellung von 45° aufgerichtet, Der Patient dreht sich auf die linke Seite und trinkt den Becher mit 20 ml Bariumsulfat aus. Der Patient dreht sich nun auf den Bauch, und der Tisch wird in Horizontalstellung zurückgekippt. Unter Durchleuchtungskontrolle wird das Kontrastmittel durch vorsichtiges Umlagern des Patienten so verteilt, dass es die Faltentäler der Magenvorderwand vom Fundus bis zum Antrum gleichmäßig ausfüllt. Hierbei können 2 (unten erwähnte) Schwierigkeiten auftreten.

1. **Aufnahme:** Schleimhautfalten der Magenvorderwand. Filmfomat 24 × 30 cm, hoch oder quer 85 kV, oder Bildverstärker 24 cm Ø (Abb. 4.1), Patient flach auf dem Bauch liegend. Die Region des distalen Ösophagus darf beim Einblenden nicht abgeschnitten werden, da sich eine evtl. vorhandene Hiatusgleithernie bereits auf dieser Aufnahme durch intrathorakal liegende Magenschleimhaut zu erkennen gibt. (Falls wegen zuviel Magensaft die Magenvorderwand in 2 Abschnitten getrennt dargestellt werden muss: 24 × 30 cm, quer, zweigeteilt, oder Bildverstärker 17 cm Ø; Abb. 4.1 c, d.)

1. Während sich der Magen bei schlanken Patienten parallel zum Film ausbreitet, stellt er sich bei adipösen Patienten teilweise senkrecht ein. Um die Vorderwand in ihrer gesamten Fläche abzubilden, muss u. U. ein breites Kompressorium unter den Bauch des Patienten gelegt werden (z. B. zusammengefaltete Zellstofflagen).
2. Enthält der Magen so viel Sekret, dass nur eine flockige, ungleichmäßige Verteilung des Kontrastmittels zustande kommt, trinkt der Patient weitere 30–40 ml Bariumsulfat. Die Schleimhautfalten sind jetzt von Kontrastmittel überdeckt und werden durch dosierte Kompression in 2 Abschnitten getrennt herausgearbeitet:
    a) Distales Korpus und Antrum werden sichtbar, wenn ein kleines Kompressorium unter diese Region gelegt wird.

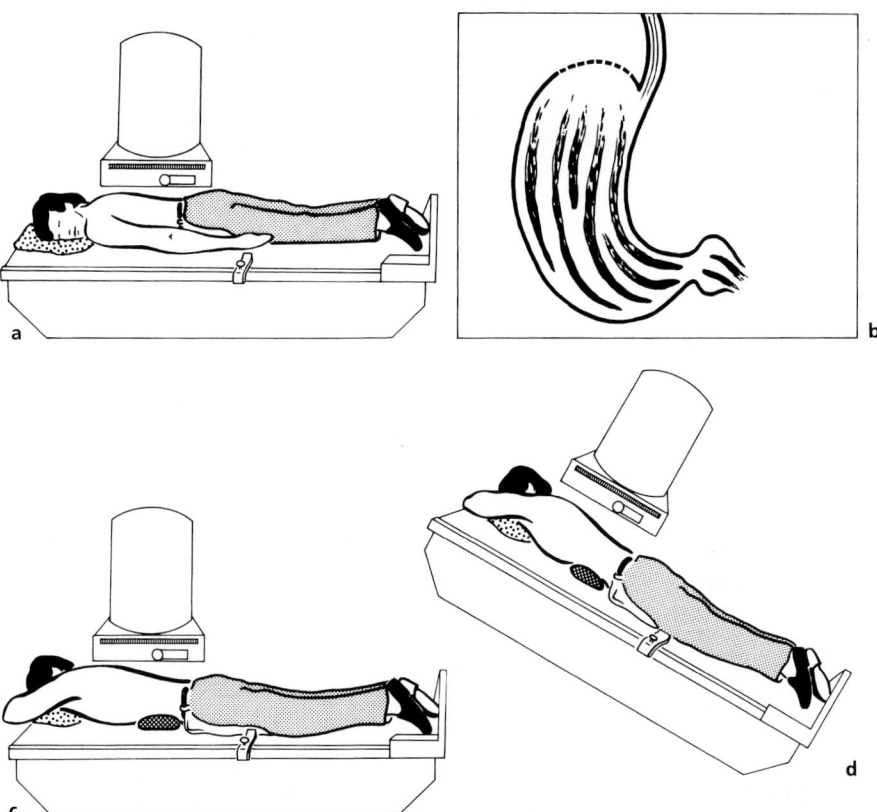

Abb. 4.1 a, b. Schleimhautaufnahme der Magenvorderwand. **a** Patient in flacher Bauchlage. **b** Schleimhautrelief von der Kardia bis zum Antrum, einschließlich des distalen Ösophagus (außerdem Nachweis einer eventuellen Hiatushernie)

Abb. 4.1 c, d. Lagerung zur Darstellung der Magenvorderwand bei Patienten mit teilweise horizontal liegendem Magen. **c** Flache Bauchlage mit Kompressorium zur Darstellung des distalen Korpus und des Antrums. **d** Tisch um 30°–40° aufgerichtet, flache Bauchlage mit Kompressorium zur Darstellung des proximalen Korpus und Fundus

  b) Fundus und proximales Korpus werden sichtbar, wenn zusätzlich zu einem Kompressorium unter diese Region das Kopfende des Tisches um 30–40° aufgerichtet wird.

Der Patient dreht sich wieder auf die linke Seite, und der Tisch wird bis zu einer Stellung von 45° aufgerichtet. In Linksseitenlage trinkt der Patient halb aufgerichtet den Becher mit dem restlichen Kontrastmittel soweit aus, dass nur noch ca. 40 ml übrigbleiben. Während des Trinkens wird die Passage durch Oropharynx und Ösophagus unter Durchleuchtung verfolgt. Nun wird der Tisch nahezu senkrecht gestellt (nicht ganz senkrecht, da die Patienten sonst leicht ihr Gleichgewicht verlieren. Der Untersucher muss außerdem damit rechnen, dass Buscopan den Blutdruck senkt und die Patienten beim Aufrichten kollabieren).

2. **Aufnahme:** Prallfüllung a.-p. im Stehen zur Beurteilung der Konturen der großen und kleinen Kurvatur. Der Patient wird unter Durchleuchtung so gedreht, dass sich der Angulus frei projiziert. Filmformat: 24 × 30 cm, hoch, oder Bildverstärker 24 bis 30 cm Ø (Abb. 4.2).

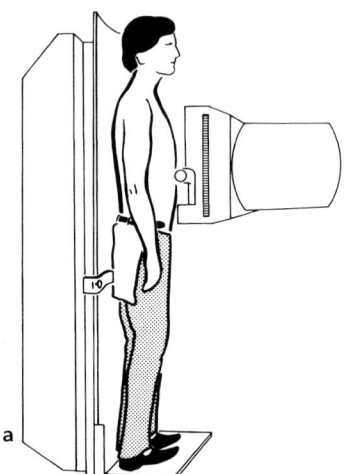 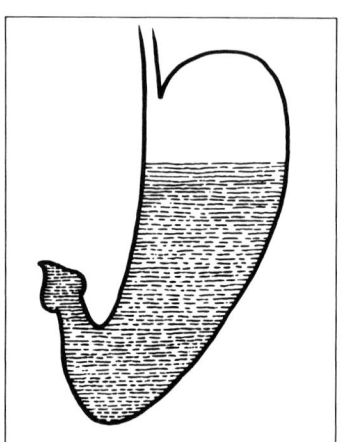

Abb. 4.2 a, b. Prallfüllung im Stehen (a.-p.). **a** Tisch nahezu aufgerichtet, Patient in angedeuteter Fechterstellung (RAO-Position = „right anterior oblique"). **b** Prallfüllung im Einfachkontrast zur Beurteilung der großen und kleinen Kurvatur

MERKE

In dieser Position lastet der Druck des gesamten Kontrastmittels auf dem Antrum, so dass trotz Hypotonie leicht Kontrastmittel durch den Pylorus in das Duodenum übertreten kann. Deshalb darf der Patient nur kurz stehen und muß rasch wieder in Linksseitenlage zurückgebracht werden.

Der Patient dreht sich schnell auf die linke Seite zurück, und der Tisch wird bis zu einer Stellung von 45° gekippt, so dass Antrum und Pylorus von Kontrastmittelduck entlastet sind. Nun erhält der Patient 1,5–2 Päckchen Brausepulver in einem kleinen Becher gereicht. Der Untersucher macht darauf aufmerksam, dass das Brausepulver bitter-säuerlich schmeckt, schon im Mund zu schäumen beginnt und schwer zu schlucken ist. Der Patient beugt den Kopf nach hinten und entleert den Becher mit dem Brausepulver möglichst weit hinten in den Mund. Ist der größte Teil des Pulvers heruntergeschluckt, darf der Patient mit einer kleinen Menge Wasser (5 ml) nachspülen.

> **MERKE**
>
> Die gleichzeitige Gabe von Kontrastmittel und Brausepulver muss unbedingt vermieden werden da es sonst zu einer unerwünschten Blasenbildung kommt.

Der Patient gibt die Becher zurück und bleibt auf der linken Seite liegen. Nun wird der Tisch in eine Kopftiefstellung von 10° gebracht. Jetzt wird ohne weitere Manipulationen und ohne Durchleuchtung 1 min abgewartet, bis Gasbildung und Entschäumung des Granulats abgeschlossen sind. *Ohne* Durchleuchtungskontrolle wird dann der an der Magenwand haftende Schleimbelag abgewaschen. Der Patient muss sich zu diesem Zweck 3 mal aus der flachen Rückenlage über die linke Seite vollständig auf den Bauch drehen und über die linke Seite wieder zurück auf den Rücken. Eine Drehung auf die rechte Körperseite hätte den Übertritt von Kontrastmittel aus dem Antrum in das Duodenum zur Folge. Nur bei der letzten der 3 Drehungen wird die Rückkehr in die Rückenlage für einen sehr kurzen Augenblick um die Drehung in die 45°-LAO-Position fortgesetzt, um einen frischen Kontrastmittelbeschlag im Antrum zu erreichen; dann aber sofort wieder auf die linke Seite drehen.

Bei alten und gebrechlichen Patienten kann u. U. auf das vollständige Drehen in die Bauchlage verzichtet werden. Die strenge Linksseitenlage reicht dann als Wendepunkt bei den 3 Drehungen aus.

3. **Aufnahme:** Magenübersicht in flacher Rückenlage im Doppelkontrast (zur Beurteilung der Hinterwand von Korpus und Antrum). Filmformat 24 × 30 cm, hoch oder quer; 85 kV, oder Bildverstärker 24 cm Ø. Filmexposition in Exspirationsstellung (Abb. 4.3 a, b).

Mit einer nochmaligen Schaukelbewegung wird die Schleimhaut von Korpus und Antrum frisch mit Kontrastmittel benetzt.

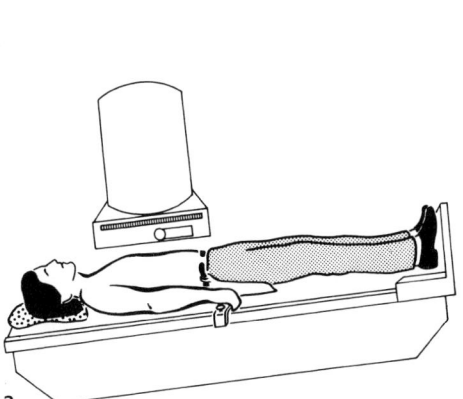 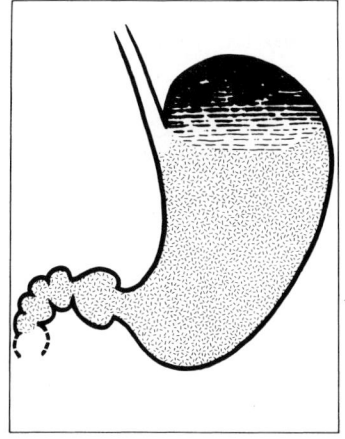

Abb. 4.3 a, b. Magenübersicht in flacher Rückenlage im Doppelkontrast. **a** Tisch horizontal oder angedeutete Kopftiefstellung, Patient in flacher Rückenlage. **b** Doppelkontrastdarstellung der Hinterwand von Korpus und Antrum. Prallfüllung des Fundus

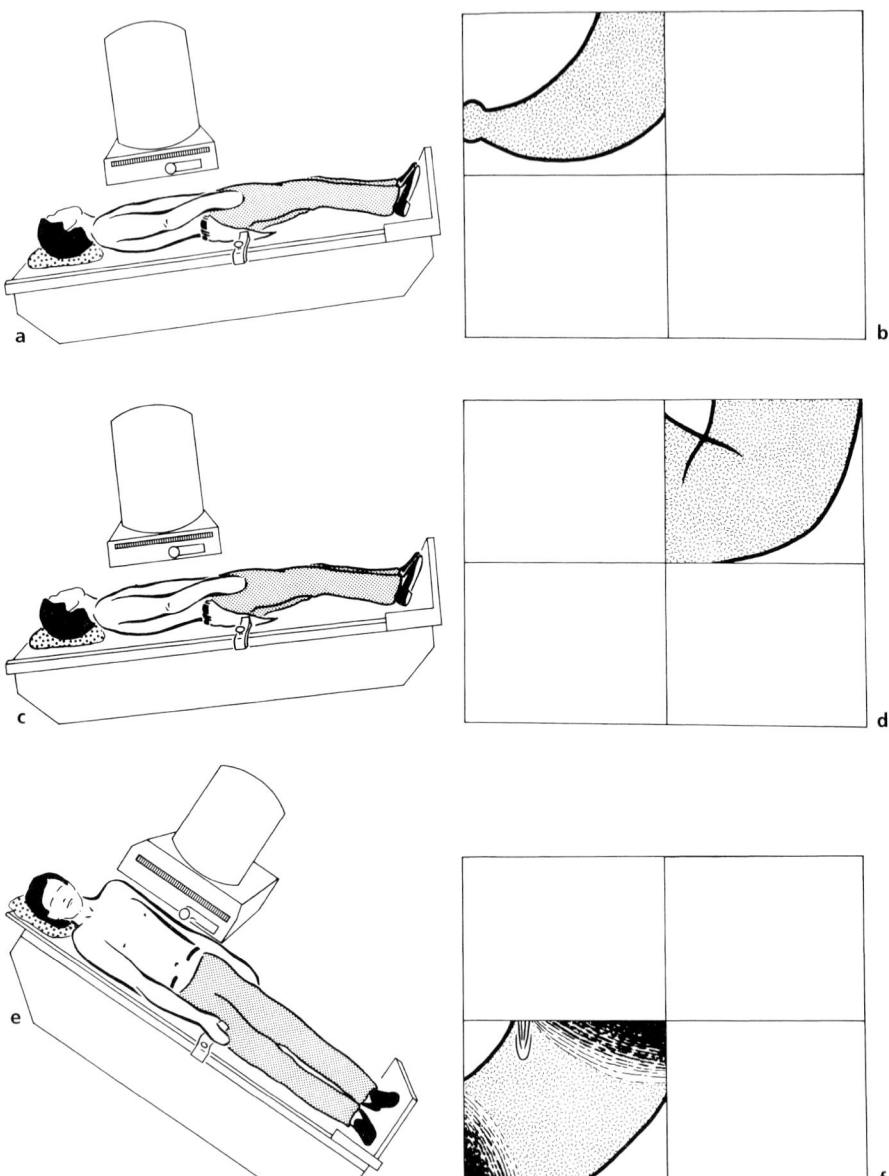

Abb. 4.4 a–f. a Tisch horizontal oder leichte Kopftiefstellung, Patient in Fechterstellung. b Antrumhinterwand im Doppelkontrast. c Tisch horizontal oder leichte Kopftiefstellung, Patient in angedeuteter Fechterstellung. d Korpushinterwand im Bereich des Angulus im Doppelkontrast. e Tisch um 30°–40° aufgerichtet, Patient in Boxerstellung. f Schatzki-Projektion des Übergangs Korpus/Fundus

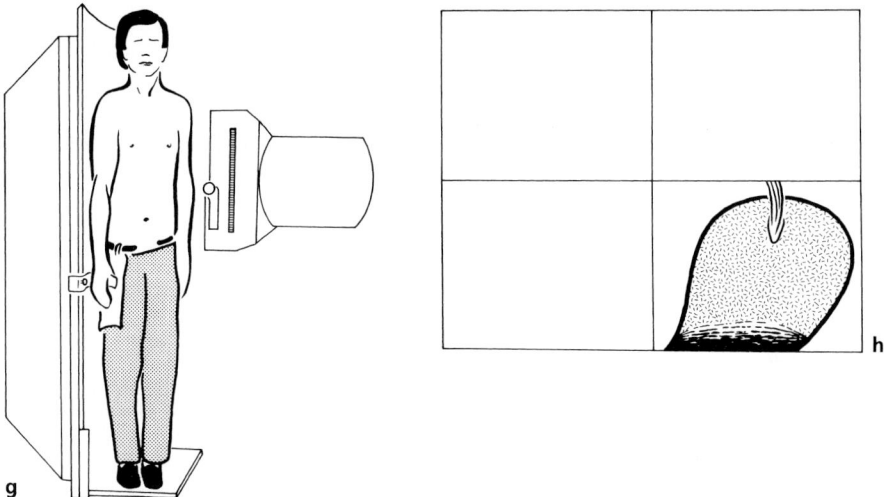

g

Abb. 4.4 g, h. g Tisch annähernd aufgerichtet, Patient über die Boxerstellung hinaus nahezu seitlich gedreht. h Magenfundus, Vorder- und Hinterwand im Doppelkontrast, mit Breischluck zur Darstellung der Kardia

4.–7. **Aufnahme:** Zielaufnahmen der Magenhinterwand im Doppelkontrast. Filmformat: 24 × 30 cm, quer, viergeteilt; 90 kV; oder Bildverstärker 17 cm Ø (Abb. 4.4).

4. **Aufnahme:** Antrumhinterwand. Der Patient wird so weit in Fechterstellung (RAO-Position) rotiert, bis das Antrum frei projiziert ist. Aufnahme in Exspiration (Abb. 4.4 a, b).

5. **Aufnahme:** Korpushinterwand. Der Patient wird nahezu in Rückenlage zurückgedreht (angedeutete Fechterstellung), bis sich die Konturen des Angulus einwandfrei beurteilen lassen. Der Angulus soll sich möglichst überlagerungsfrei darstellen, die Konturen von Antrum und Korpus dürfen sich allenfalls minimal überschneiden. Aufnahme in Exspiration (Abb. 4.4 c, d).

MERKE

Bis zur 5. Aufnahme darf kein Kontrastmittel in die Pars descendens duodeni übergetreten sein, da sonst das Antrum wegen Überlagerung nicht vollständig beurteilt werden kann.

6. **Aufnahme:** Magenhinterwand am Übergang Korpus-Fundus (Schatzki-Position). Der Tisch wird um 30–40° aufgerichtet und der Patient gleichzeitig in ca. 45°-LAO-Position (Boxerstellung) rotiert (Abb. 4.4 e, f).

Das Manöver muss so ausgeführt werden, dass das Kontrastmittelvolumen in 2 Teile auseinanderfließt: ein kleiner Teil bleibt im Fundus, der größere fließt in das

Antrum. In der freien Zone dazwischen stellt sich der Übergang vom Korpus zum Fundus im Doppelkontrast dar. Kurz vor der Aufnahme nimmt der Patient noch einen kleinen Schluck Kontrastmittel und atmet aus.

7. **Aufnahme:** Magenfundus, Vorder- und Hinterwand. Aufsicht auf die Kardia (Abb. 4.4 g, h).

Der Patient wird für diese Aufnahme noch weiter aufgerichtet und über die Boxerstellung hinaus nahezu in Rechtsseitenlage gebracht. Falls der distale Ösophagus nicht mehr beschlagen ist, wird kurz vor der Aufnahme wiederum eine kleine Menge (20 ml) Kontrastmittel gegeben. Aufnahme in Exspiration.

MERKE

Bis zur 7. Aufnahme darf der Patient das Gas im Magen nicht durch Aufstoßen entweichen lassen, sonst ist keine Doppelkontrasttechnik möglich.

8. **Aufnahme:** Magenübersicht seitlich in Prallfüllung im Stehen: Beurteilung der Kontur von Magenvorder- und -hinterwand. Kardia im Doppelkontrast. Impression der Magenhinterwand durch Raumforderungen im Pankreaskorpus (Abb. 4.5).

Der Patient dreht sich mit dem Gesicht zum Untersucher auf seine rechte Seite, nimmt das restliche Kontrastmittel (ca. 20 ml) in den Mund ohne zu schlucken, hebt die Arme über den Kopf (wobei er ggf. von einem Helfer unterstützt wird) und beugt den Oberkörper leicht nach vorn. Unter Durchleuchtung wird der Patient rechtsherum weiter gedreht, bis die Bulbusspitze gerade hinter der dorsa-

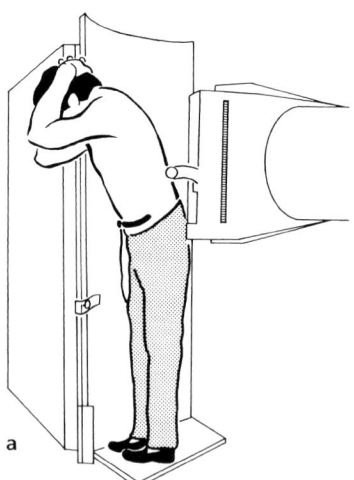
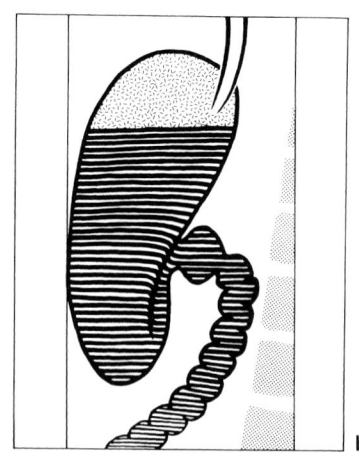

Abb. 4.5 a, b. Magen seitlich im Stehen. a Tisch aufgerichtet. Arme hinter dem Kopf verschränkt, Oberkörper in den Hüftgelenken nach vorn gebeugt, leicht überdrehte seitliche Stellung. b Magen seitlich mit Darstellung der Wirbelkörpervorderkanten. Magenvorderwand nahezu parallel zum Bildrand. Bulbus duodeni dorsal der Magenhinterwand eben sichtbar. Markierung von Ösophagus und Kardia durch Breischluck

len Magenwand sichtbar zu werden beginnt. Der Bulbus muss nicht ganz sichtbar sein. Eine zu starke Rotation würde den Wert der seitlichen Projektion einschränken. Jetzt wird der Patient zum Schlucken aufgefordert und der Schuss so ausgelöst, dass die Aufnahme in dem Augenblick erfolgt, in dem das Kontrastmittel die Kardia passiert.

Filmformat 24 × 30 cm, hoch, oder Bildverstärker 24 bis 30 cm Ø seitlich scharf eingeblendet, Magenvorderwand und Wirbelkörpervorderkanten müssen sichtbar sein.

9.–12. **Aufnahme:** Zielaufnahmen des Bulbus duodeni und der Pars descendens duodeni. Filmformat: 24 × 30 cm, viergeteilt; 90 kV; oder Bildverstärker 17 cm Ø (Abb. 4.6 a–d und Abb. 4.7 a–d).

Jetzt ist in der Regel die Hypotonie durch Buscopan oder Glucagon abgeklungen und das Duodenum gefüllt. Sollte noch keine ausreichende Kontrastmittelmenge

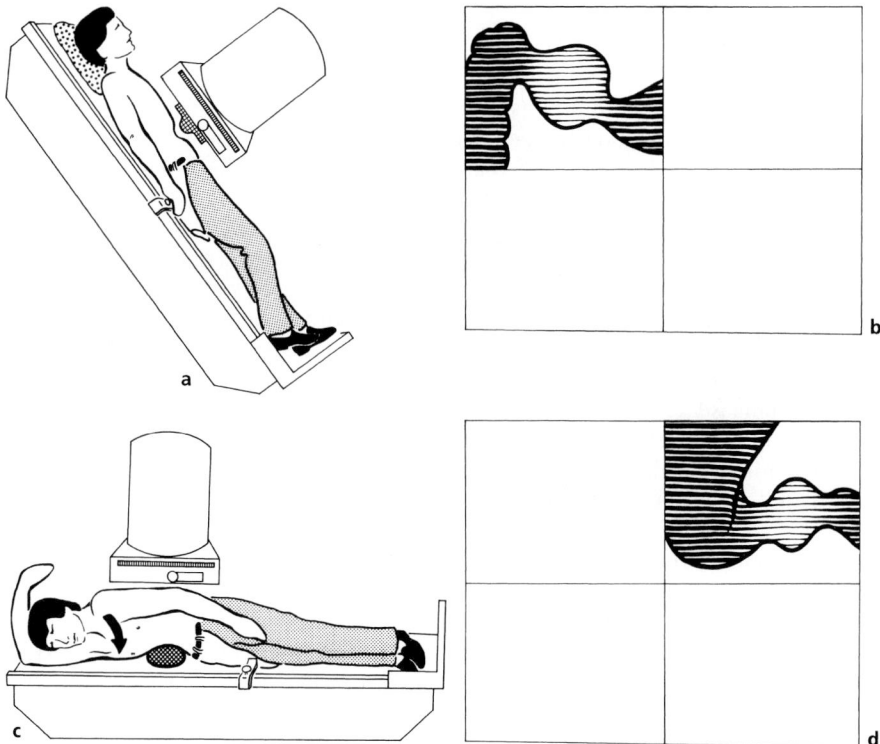

Abb. 4.6 a–d. Zielaufnahmen des Bulbus duodeni und des Duodenums. **a** Tisch 45° gekippt. Patient in angedeuteter Fechterstellung. Kompressionstubus. **b** Bulbus duodeni in Prallfüllung mit dosierter Kompression. **c** Tisch horizontal, Patient in überdrehter Rechtsseitenlage bis Bauchlage. Kompressorium unter dem rechten Oberbauch. **d** Bulbus duodeni seitlich in Prallfüllung

übergetreten sein und ist durch 1minütige Rechtsseitenlage keine Füllung des Bulbus zu erreichen, wird der Patient in die Kabine gesetzt und nach 15 min weiter untersucht.

9. **Aufnahme:** Bulbus duodeni in Prallfüllung bei dosierter Kompression. Tisch um 45° gekippt.

Jetzt wird der Patient so weit auf den Rücken zurückgedreht, bis sich der Bulbus frei projiziert. Hierbei muss schnell gearbeitet werden, da gleichzeitig Luft aus dem Antrum aufsteigt. Ist bereits eine große Lufthaube vorhanden, sollte sie durch Rechtsseitenlage beseitigt oder verkleinert werden. Mit dem kleinen Kompressionstubus des Zielgerätes wird dosiert komprimiert, bis das Kontrastmittel im Bulbus durchsichtig zu werden beginnt. Bei Verwendung eines Durchleuchtungsgerätes mit Übertisch-Röhre komprimiert der Untersucher manuell: Bleihandschuh und „Holzknecht-Löffel" oder ersatzweise fest bandagierte, zusammengerollte Zellstofflagen als Kompressorium (Abb. 4.6 a, b).

10. **Aufnahme:** Bulbus duodeni in Prallfüllung in Bauchlage bei dosierter Kompression.

Bei horizontal gestelltem Tisch dreht sich der Patient wieder auf die rechte Seite und rutscht etwas nach hinten, so dass bei weiterer Drehung der Bauch in die Tischmitte zu liegen kommt. Das Kontrastmittel aus dem Magen soll die Luft im Bulbus duodeni völlig verdrängen. Ist der Bulbus gefüllt, dreht sich der Patient weiter auf den Bauch. Bevor er die Bauchlage erreicht, wird ihm ein kleines Kissen als Kompressorium unter den Bulbus duodeni geschoben. Unter Durchleuchtung wird die Lage von Patient und Kompressorium so korrigiert, dass sich der Bulbus frei projiziert und vom Kompressorium flachgedrückt wird (Abb. 4.6 c, d).

11. **Aufnahme:** Hinterwand bis Bulbus duodeni im Doppelkontrast.

Der Patient wird zurück auf den Rücken und auf die linke Seite gedreht, so dass sich Bulbus und Duodenum mit Luft aus dem Magen füllen können. Nun wird er aus der Linksseitenlage langsam in die Fechterstellung zurückgedreht, bis sich der Bulbus frei projiziert. Jetzt wird die Luftfüllung des Bulbus abgewartet. Die Aufnahme muss so früh ausgelöst werden, dass der Film in dem Augenblick belichtet wird, in dem der Bulbus voll entfaltet ist (Abb. 4.7 a, b).

12. **Aufnahme:** Pars descendens duodeni im Doppelkontrast.

In der Regel sind von der vorangegangenen Aufnahme noch Luft und Kontrastmittelbeschlag im Duodenum enthalten. Ist das nicht der Fall, muss das Duodenum zunächst in Rechtsseitenlage erneut mit Kontrastmittel gefüllt werden. Dann wird der Patient wieder in Linksseitenlage gebracht, bis aufsteigende Luft eine Doppelkontrastdarstellung ermöglicht (Abb. 4.7 c, d).

Zum Abschluss der Untersuchung, wenn die Hypotonie sicher abgeklungen ist, wird geprüft, ob ein gastroösophagealer Reflux vorliegt. Der Patient dreht sich in leichter Kopftieflage so weit auf die rechte Seite (ca. 30°), dass die Hauptmenge des Kontrastmittels aus dem Magenfundus vor die Kardia verlagert wird; bei dieser Bewegung darf aber nicht zuviel Kontrastmittel in Richtung Antrum abflie-

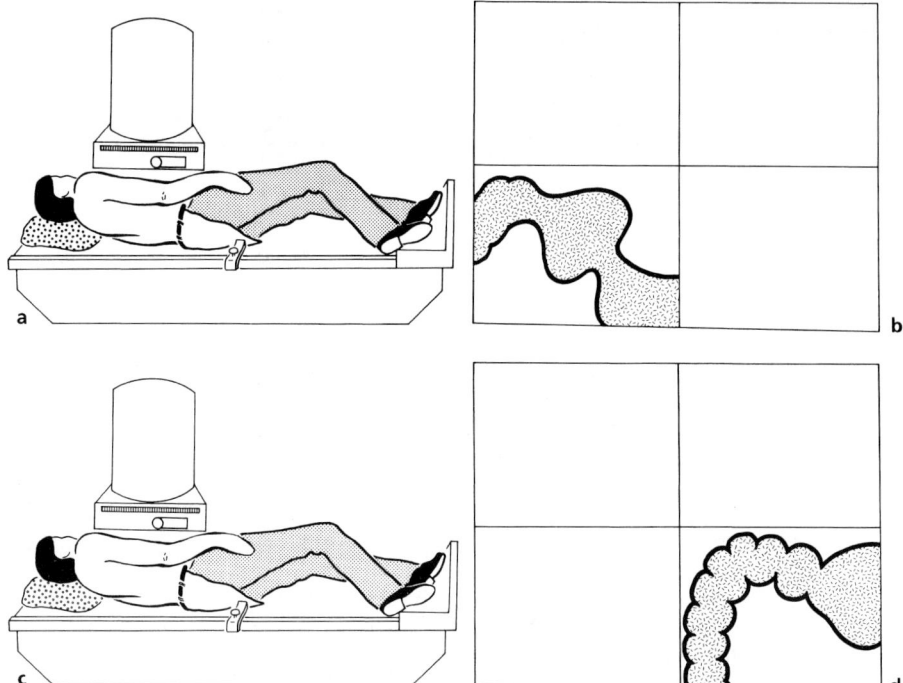

Abb. 4.7 a–d. **a** Tisch horizontal, Patient in Fechterstellung. **b** Bulbus duodeni im Doppelkontrast. **c** Tisch horizontal, Patient in Fechterstellung. **d** Pars descendens duodeni im Doppelkontrast

ßen. Dann wird der Patient aufgefordert, tief Luft zu holen und zu pressen („wie bei hartem Stuhlgang"), zu husten und schließlich locker weiterzuatmen. Während dieser Zeit drückt der Untersucher mit seiner flachen Hand auf das Abdomen des Patienten (außerhalb des Strahlenfeldes), prüft die Spannung der Bauchmuskeln und hilft ein wenig beim Drücken nach.

Lässt sich ein gastroösophagealer Reflux auslösen oder eine Hiatus(gleit)hernie nachweisen, wird der Befund dokumentiert (z. B. 24 × 30 cm, zweigeteilt oder Bildverstärker 24 cm Ø).

MERKE

1. Die beschriebene Reihenfolge bei der Gabe von 40 mg Buscopan (1 mg Glucagon), 20 ml Bariumsulfat, ca. 200 ml Bariumsulfat, 1,5-Päckchen Brausepulver und 5 ml Wasser ist unbedingt einzuhalten.
2. Größte Sorgfalt ist auf die Darstellung des Schleimhautreliefs der Magenvorderwand zu verwenden.

3. Um einen ausreichenden Kontrastmittelbeschlag der Schleimhaut zu erreichen, ist es erforderlich
   - den an der Oberfläche haftenden *Schleim* durch mehrmaliges Drehen des
     Patienten und Schwenken des Kontrastmittels *abzuwaschen* und
   - vor jeder Aufnahme die Schleimhaut frisch zu benetzen.
4. Die verabreichten Volumina (Bariumsulfat und das Gas aus 1,5 Päckchen
   Brausepulver) dürfen während der Doppelkontrastuntersuchung nicht aus
   dem Magen entweichen.
5. Unverzichtbare Bestandteile der Untersuchung sind
   - die Darstellung der Magenkonturen in Prallfüllung und
   - die Darstellung des Bulbus duodeni in Prallfüllung und dosierter Kom-
     pression.
6. Die dosierte Kompression verbessert oft entscheidend das Schleimhautbild
   der Magenvorderwand und die Darstellung des Antrums.
7. Die wichtigsten Kompressionshilfen dürfen nicht vergessen werden:
   - Bleihandschuhe und modifizierter Holzknecht-Löffel,
   - kleiner (!) Kompressionstubus am Zielgerät,
   - Kompressionskissen unterschiedlicher Fläche und Dicke.
8. Drehung des Patienten und Kippung des Tisches müssen im raschen Zu-
   sammenspiel erfolgen. Die einzelnen Handgriffe sind zunächst unter Kollegen (ohne Durchleuchtung) zu üben, bis sie fließend, ohne zu überlegen,
   auswendig beherrscht werden.
9. Nur durch gründliche Vorbereitung des Radiologen, räumliches Vorstellungsvermögen, praktisches Üben und regelmäßige Kontrolle beim Rapport
   lässt sich erreichen, dass
   - die Untersuchung in 15–20 min beendet ist,

Technische Daten: Die angegebenen Filmformate stellen nur Empfehlungen dar.
Bei Anwendung der Bildwandler-Radiographie ist zu beachten, dass die höhere
räumliche Auflösung von Vergrößerungsaufnahmen (z. B. Bildverstärker-Ein-
gangsfeld von 17 cm Ø) mit einer mehrfach höheren Dosis gegenüber einem entsprechend eingeblendeten Ausschnitt auf dem großen Schirm ≥ 30 cmØ) erkauft
wird. Die Durchleuchtung sollte daher nicht nur so kurz wie möglich und so
scharf eingeblendet wie möglich erfolgen, sondern auch weitgehend auf die Ver-
größerungsfunktion verzichten und mit angepasst niedriger Pulszahl arbeiten.

Spezielle Fragestellungen

Erkrankungen des Ösophagus

Falls die Anamnese eine Erkrankung der Speiseröhre wahrscheinlich macht oder
falls bei der Durchleuchtungskontrolle der Ösophaguspassage am Beginn der Magenuntersuchung auch nur die geringste Konturunregelmäßigkeit oder Funkti-

onsstörung auffallen, müssen im Anschluss an die Magendarstellung die typischen Zielaufnahmen des Ösophagus angefertigt werden (s. auch Kap. 3).

Hiatushernien

Liegt eine (fixierte) axiale oder paraösophageale Hiatushernie vor, müssen der intrathorakal verlagerte Magenanteil und die Kardia auf zusätzlichen Zielaufnahmen dargestellt werden.

Bei der Prüfung auf gastroösophagealen Reflux ist speziell auf refluxösophagitische Ulzerationen und Stenosen zu achten.

Magenausgangsstenose

Wird bei der Magendarstellung eine Magenausgangsstenose entdeckt oder bestätigt und entleert sich der Magen auch nach 30 min Rechtsseitenlage noch nicht nennenswert, muss ein Magenschlauch eingeführt und das Kontrastmittel wieder abgesaugt werden (Bariumsulfat kann auch im Magen eindicken und dadurch eine Magenausgangsstenose in einen kompletten Verschluss verwandeln. Wurde Gastrografin verwendet, kann sich der Magen durch Wassereinstrom überdehnen).

Erkrankungen des Dünndarms

Soll eine Dünndarmpassage angeschlossen werden (Indikationen s. S. 65), ist für eine Passagebeschleunigung des Kontrastmittels zu sorgen.

1. Der Patient erhält 20 Tropfen Metoclopramid (Paspertin oder Metoclopramid anderer Hersteller) per os.
2. Hat das Kontrastmittel den proximalen Dünndarm erreicht, werden die Patienten zum Frühstück geschickt.

Beginnt sich das Zäkum zu füllen, muss das terminale Ileum durch Palpation und dosierte Kompression in Rücken- und Bauchlage frei projiziert werden. Durch rektale Luftinsufflation über ein Darmrohr ist in der Regel eine Doppelkontrastuntersuchung des terminalen Ileums möglich.

Technische Daten: 24 × 30 cm, quer, zweigeteilt; 85 kV, oder Bildverstärker 24 cm Ø.

Ileussymptomatik

Besteht eine Ileussymptomatik, ist grundsätzlich vor der Kontrastmittelgabe eine Rücksprache mit dem zuweisenden Kollegen anzuraten. Stimmen zuweisender Kollege und Radiologe darin überein, dass eine komplette Paralyse besteht („Grabesstille" im Abdomen), ist jede Kontrastmittelgabe kontraindiziert. Handelt es sich um einen inkompletten mechanischen Ileus, sollte zur Lokalisation möglichst kein Gastrografin verwendet werden, da die starke hygroskopische Wirkung eine zusätzliche Überdehnung der prästenotischen Darmschlingen bewirkt.

Zweckmäßig ist statt dessen die Gabe von 100 ml 1 : 1 mit Wasser verdünnten Bariumsulfats mit anschließender Verfolgung der Passage über mehrere Stunden je nach Durchleuchtungsbefund. Bei einem kompletten Dickdarmileus ist es sinnvoller, den aboralen Schenkel mittels Kontrasteinlauf zuerst darzustellen. Ort und Dignität des Passagehindernisses lassen sich hierdurch oft schon klären.

Strahlendosis

Bei einer ungleichmäßigen Teilkörperbestrahlung gibt die *effektive Dosis* denjenigen Dosiswert an, der bei einer gleichmäßigen Ganzkörperbestrahlung das gleiche Risiko bedeuten würde.

Die Angabe des Hautdosiswertes oder des Flächendosisprodukts ohne Berücksichtigung des durchstrahlten Volumens und der jeweiligen Organe ist nicht geeignet, um das mit der Untersuchung verbundene Risiko abzuschätzen.

Zur Berechnung der effektiven Dosis (drei diagnostische Aufnahmen plus Durchleuchtung) müssen die Dosiswerte für alle der Strahlung ausgesetzten Organe einzeln gemessen und mit organspezifischen Wichtungsfaktoren multipliziert werden. Die Summe dieser Produkte ergibt die effektive Dosis.

Die Berechnung der effektiven Dosis ist erforderlich, um die Risiken von Teilkörperbestrahlungen unterschiedlicher Körperregionen miteinander vergleichen zu können.

Die Durchschnittswerte für Untersuchungen mit Filmkassetten sollten bei Verwendung moderner digitaler Durchleuchtungsgeräte deutlich unterschritten werden. Keinesfalls dürfen der Wegfall des Kassettenwechsels und die Möglichkeit zu Serienaufnahmen zu einer Dosissteigerung führen.

(effektive Dosis: 2,16 mGy; Flächendosisprodukt: 37 Gy × cm)

Literatur

Kereiakes JG, Rosenstein M (1980) Handbook of radiation dosis in nuclear medicine on diagnostic x-ray. CRC Press. Zit. nach Bundesgesundheitsamt der Bundesrepublik Deutschland, Bundesamt für Gesundheitswesen Schweiz, Bundesministerium für Gesundheit und Umweltschutz der Republik Österreich: Schutz der Patienten in der Röntgendiagnostik, bga Schriften 11/86. IRCP-Veröffentlichung 34, Ein Bericht des Komitees 3 der Internationalen Strahlenschutzkommission.
Treichel J (1982) Doppelkontrastaufnahmen des Magens. Untersuchungstechnik und systematische Morphologie der Magenerkrankungen. Thieme, Stuttgart.

4.2
Untersuchungen am operierten Magen

W.S. Rau und G. Scherer

Nach Magenoperationen wird in der Regel in der frühen postoperativen Phase am 3.–5. Tag bei klinischem Verdacht auf eine *Nahtinsuffizienz* oder *Perforation* die erste Röntgenuntersuchung mit einem wasserlöslichen Kontrastmittel durchgeführt. Die 4 häufigsten Typen des operierten Magens sind Resektionen nach Billroth I und Billroth II, die Gastroenterostomie und die (totale) Gastrektomie, z. B. mit Jejunumersatzmagen. Voraussetzung für eine diagnostisch suffiziente Röntgenuntersuchung ist eine ausreichende klinische Information über die Art der vorangegangenen Operation. Bei komplizierten Operationsverfahren und Mehrfachoperationen ist es wünschenswert, dass der Chirurg eine Operationsskizze mitliefert, aus der die angelegten Anastomosen ersichtlich sind. Im Gegensatz zur frühen postoperativen Röntgenuntersuchung kann bei den Spätkontrollen Bariumsulfat eingesetzt werden, da die Patienten zwischenzeitlich wieder Nahrung aufnehmen können. Je nach Operationsverfahren muss hier die Frage nach einem Ulkusrezidiv oder einem Rezidivtumor geklärt werden.

■ Indikationen

In der frühen postoperativen Phase muss die Frage nach einer Anastomoseninsuffizienz oder einer Perforation beantwortet werden. Bei der routinemäßigen Spätkontrolle ist besonders auf ein Ulkusrezidiv oder ein Karzinom des Magenstumpfes bzw. der Anastomose zu achten.

■ Kontraindikationen

Bei Schluckstörungen mit Aspirationsneigung darf kein Bariumsulfat eingesetzt werden. Bei Verdacht auf Nahtdehiszenz, Perforation und Ileus darf Bariumsulfat ebenfalls nicht zum Einsatz kommen. Bei der Spätkontrolle wird zum Erreichen einer Hypotonie routinemäßig Buscopan i.v. eingesetzt (Kontraindikationen s. S. 21).

Komplikationen/Vorbereitung des Patienten. Siehe S. 12, 19, 21, 33.

Vorbereitung der Untersuchung durch MTRA

Hilfestellung bei den meist noch bettlägerigen Patienten. Vorbereitung des jeweiligen Kontrastmittels in der vorgegebenen Verdünnung, d. h. unmittelbar postoperativ wasserlösliches Kontrastmittel und bei späteren Kontrollen Bariumsulfat, sofern kein Anhalt für eine Perforation oder Ileussymptomatik vorliegt.

In den Spätkontrollen wird bei B I- und B II-reseziertem Magen routinemäßig angewendet: 1 Becher mit 20 ml Bariumsulfat, 1 Becher mit 150 ml Bariumsulfat, 1 Becher mit 1 Päckchen Brausepulver, 1 Becher mit 5 ml Wasser. Erfolgt die Spätkontrolle in Doppelkontrasttechnik mit Hypotonie, wird ein Spasmolytikum, z. B. Buscopan, angewendet.

■ Vorsichtsmaßregeln

Es muss geprüft werden, ob postoperativ eine Schluckstörung vorliegt oder sich während einer Durchleuchtungskontrolle ein Hinweis auf eine Aspirationspneumonie ergibt.

Billroth I

Frühe postoperative Kontrolle (3.–5. Tag): Untersuchungsgang

Nachdem der Patient auf den Kipptisch umgelagert ist, wird der Tisch in eine 45°-Schrägstellung gebracht. Je nachdem wie die Schrägstellung vom Patienten toleriert wird, kann der Kipptisch weiter senkrecht gestellt werden. Vor der eigentlichen Kontrastmittelgabe bekommt der Patient zunächst einen Schluck Wasser, um zu prüfen, ob er regelrecht schluckt. Ist dies der Fall, nimmt der Patient einen kleinen Schluck des wasserlöslichen Kontrastmittels in den Mund und wird unter Durchleuchtung zum Schlucken aufgefordert. Auf eine mögliche Aspiration muss geachtet werden. Wird der erste Schluck ohne Komplikation toleriert, wird der Patient aufgefordert, eine größere Kontrastmittelmenge herunterzuschlucken. Nun wird abgewartet, bis sich der Magen füllt und das Kontrastmittel in das Duodenum übertritt. Der Patient dreht sich auf den Rücken zurück, während gleichzeitig der Tisch in Horizontalstellung gebracht wird.

1. **Aufnahme:** Übersicht des Restmagens in Rückenlage. Bei fehlendem Kontrastmittelübertritt in das Duodenum wird der Patient gar nicht erst in eine flache Rückenlage gebracht, sondern der Tisch bleibt in der 45°-Schrägstellung oder wird ganz aufgerichtet. Damit die Kontrastmittelsäule vorangetrieben wird, dreht sich der Patient auf die rechte Seite, das Gesicht dem Untersucher zugewandt und die Arme im Nacken, soweit es möglich ist.

2. **Aufnahme:** Übersicht des Restmagens im Stehen in seitlicher Projektion. Kommt es nun im Stehen trotz guter Füllung des Restmagens mit Gastrografin nicht zu einem Kontrastmittelübertritt in das Duodenum, wird der Tisch in die Horizontalstellung gebracht und der Patient auf die rechte Seite gedreht. Infolge einer postoperativen Anastomosenenge kann die Kontrastmittelpassage stark verzögert sein. Kann auch nach längerem Warten kein Kontrastmittelübertritt beobachtet werden, wird das Kontrastmittel abgesaugt, damit sich der Restmagen nicht überdehnt.

Technische Daten: Filmformat 1. Aufnahme: 24 × 30 cm, quer; 80 kV; 2. Aufnahme: 24 × 30 cm, hoch 90 kV oder Bildverstärker 24 cm Ø.

Postoperative Abschlussuntersuchung: Untersuchungsgang

Für diese Untersuchung vor der Entlassung des Patienten aus dem Krankenhaus wird Bariumsulfat benutzt, da der Patient zwischenzeitlich wieder Nahrung zu sich nimmt. In dieser Untersuchung werden in erster Linie die Funktion des Restmagens und die Anastomosen beurteilt. Eine standardisierte Doppelkontrasttechnik (Feindiagnostik) wie beim nichtoperierten Magen ist nicht notwendig.

Der Patient trinkt schluckweise das Bariumsulfat, wobei zunächst der Schluckvorgang und die Ösophaguspassage beurteilt werden. Der Patient dreht sich auf die rechte Seite, sobald das Kontrastmittel in das Duodenum übergetreten ist.

1. **Aufnahme:** Übersicht des Restmagens im Stehen, seitlich.

2. **Aufnahme:** Übersicht des Restmagens in flacher Rückenlage bei horizontaler Kippung des Tisches.

3.–6. **Aufnahme:** Kardia in Kopftieflage und Anastomose. Überprüfen eines gastroösophagealen Refluxes in Kopftieflage unter Pressen. Bei Nachweis einer Hiatushernie oder eines Refluxes wird dieser Befund als Zielaufnahme dokumentiert (vgl. S. 44/45).

3. **Aufnahme:** Kardia in Kopftieflage auf dem Rücken unter Pressen.

4. **Aufnahme:** Anastomose in flacher Rückenlage nach Horizontalstellung des Kipptisches.

5. **Aufnahme:** Anastomose in Fechterstellung.

6. **Aufnahme:** Anastomose in Bauchlage, falls dies nicht möglich, dann in Rechtsseitenlage.

Technische Daten: Filmformat 1. Aufnahme: 24 × 30 cm, hoch; 110 kV; 2. Aufnahme: 24 × 30 cm, hoch, 85 kV oder Bildverstärker 24 cm Ø; 3.–6. Aufnahme: 24 × 30 cm, quer, viergeteilt 90 kV oder Bildverstärker 17 cm Ø.

Spätkontrolle

Bei nach Billroth I reseziertem Magen ist bei Spätkontrollen der Untersuchungsgang analog der standardisierten Doppelkontrasttechnik des nichtoperierten Magens in Hypotonie durchzuführen. Die fehlende Pylorusfunktion erfordert jedoch eine rasche Vorgehensweise, da andernfalls Luft und Kontrastmittel zu schnell in den Dünndarm übertreten. Statt des Bulbus duodeni ist die Anastomose gezielt darzustellen. Auf die Refluxprüfung ist besondere Sorgfalt zu verwenden.

Billroth II

Frühe postoperative Kontrolle (3.–5. Tag): Untersuchungsgang

Der Untersuchungsablauf bis zur ersten Aufnahme entspricht dem Ablauf der frühen postoperativen Kontrollen bei Billroth I. Wie nach allen größeren Resektionen passiert das Kontrastmittel den Magenrest bei der Billroth-II-Operation so rasch, dass der Untersucher sehr schnell reagieren muss und in rascher Folge 2 Aufnahmen hintereinander auslösen muss.

1. und 2. Aufnahme: Übersicht des Restmagens a.-p., fast im Stehen.

1. Aufnahme: Proximaler Magenanteil mit Kardia.

2. Aufnahme: Distaler Magenanteil mit Anastomose.
Der Patient dreht sich auf die rechte Seite und nimmt nach Aufforderung einen zweiten, größeren Schluck in den Mund, dreht sich auf den Rücken zurück und schluckt, während der Tisch horizontal gestellt wird, das verdünnte Kontrastmittel herunter.

3. Aufnahme: Übersicht des Restmagens mit Anastomose in flacher Rückenlage.

Technische Daten: Filmformat 1. und 2. Aufnahme: 24 × 30 cm, quer, zweigeteilt; 85 kV; 3. Aufnahme: 24 × 30 cm, hoch 85 kV oder Bildverstärker 24 cm Ø.
Zeigt sich im Verlauf der Untersuchung eine Nahtinsuffizienz oder eine Fistel, sollte dies mit Zielaufnahmen dokumentiert werden. Bei ungehinderter Passage des Kontrastmittels über den Restmagen und regelrechter Darstellung der ersten Dünndarmschlingen ist die Untersuchung beendet. Bei fehlender Entleerung des Magens und dilatierten Dünndarmschlingen sind zusätzliche Spätaufnahmen erforderlich. Tritt kein Kontrastmittel in den Dünndarm über, muss der Mageninhalt abgesaugt werden, um eine Überdehnung zu verhindern.

Postoperative Abschlussuntersuchung: Untersuchungsgang

Für diese Untersuchung vor der Entlassung des Patienten aus dem Krankenhaus wird Bariumsulfat benutzt, da der Patient zwischenzeitlich wieder Nahrung zu sich nimmt. In dieser Untersuchung werden in erster Linie die Funktion des Restmagens und die Anastomosen beurteilt. Eine standardisierte Doppelkontrasttechnik (Feindiagnostik) wie beim nichtoperierten Magen ist nicht notwendig.
    Der Patient stellt sich in das Durchleuchtungsgerät und nimmt einen Schluck Bariumsulfat in den Mund. Unter Durchleuchtung wird der Patient zum Schlucken aufgefordert, die Ösophaguspassage kurz verfolgt und die meist sehr rasche Magenpassage durch 2 kurz hintereinander ausgelöste Aufnahmen dokumentiert.

1. und 2. Aufnahme: Magenübersicht a.-p. im Stehen.

1. Aufnahme: Proximaler Magenanteil mit Kardia.

2. Aufnahme: Distaler Magenanteil mit Anastomose.

Der Patient nimmt einen weiteren Schluck Kontrastmittel in den Mund, hebt die Arme und dreht sich auf die rechte Seite, so dass er mit dem Gesicht dem Untersucher zugewandt ist. Nach Aufforderung schluckt er das Kontrastmittel, so dass die Magenpassage seitlich erfasst wird.

3. **Aufnahme:** Übersicht des Restmagens seitlich im Stehen.

Der Patient nimmt einen weiteren großen Schluck des Bariumsulfates in den Mund, dreht sich auf den Rücken und schluckt das Kontrastmittel herunter, während gleichzeitig der Tisch in die Horizontale gekippt wird.

4. **Aufnahme:** Übersicht des Restmagens in flacher Rückenlage.

5.–8. **Aufnahme:** Zielaufnahmen der Kardia und der Anastomose in Rückenlage.

5. **Aufnahme:** Zielaufnahme der Kardiaregion unter Pressen des Patienten in flacher Rückenlage und Kopftieflage.

In Horizontalstellung des Tisches erfolgen die

6. **Aufnahme:** Anastomose in Boxerstellung.

7. **Aufnahme:** Anastomose in Fechterstellung.

8. **Aufnahme:** Anastomose in Rechtsseitenlage.

Die ersten Dünndarmschlingen sollten jetzt mit Kontrastmittel gefüllt sein; unter Durchleuchtung wird geprüft, ob es nirgends zu einer Dilatation gekommen ist.

Technische Daten: Filmformat 1. und 2. Aufnahme: 24×30 cm, quer, zweigeteilt; 85 kV; 3. Aufnahme 24×30 cm, hoch; 110 kV; 4. Aufnahme 24×30 cm, hoch; 85 kV; 5.–8. Aufnahme (24×30 cm, quer, viergeteilt, 90 kV oder Bildverstärker 24 cm Ø (Übersichten) bzw. 17 cm Ø (Zielaufnahmen).

Spätkontrolle: Untersuchungsgang

Diese Untersuchung erfolgt, um Spätkomplikationen nachzuweisen: Dumping, Anastomosenulkus, Anastomosenkarzinom. Besondere Sorgfalt ist daher auf die Darstellung der Anastomose im Doppelkontrast und möglichst in mehreren Projektionen zu richten.

Unter Durchleuchtungskontrolle trinkt der Patient im Stehen einen Becher mit 20 ml Bariumsulfat. Bei regelrechter Passage des Kontrastmittels durch den Restmagen wird die Untersuchung in Doppelkontrasttechnik mit Hypotonie durchgeführt.

MERKE

Im Falle einer Passagebehinderung infolge einer Anastomosenenge mit Erweiterung des Restmagens erfolgt die Untersuchung analog der Kontrolle vor Entlassung aus dem Krankenhaus (s. unter „Postoperative Abschlußuntersuchung, Billroth II").

Im Falle einer ungehinderten Kontrastmittelpassage wird der Untersuchungstisch horizontal gekippt. Der Patient bekommt 2 Amp. Buscopan i.v. verabreicht. Jetzt wird der Tisch um 45° aufgerichtet, und der Patient schluckt das Brausepulver und danach 5 ml Wasser.

Der Patient muss nun angewiesen werden, das entstehende Gas im Magen zu lassen, indem er ein Aufstoßen vermeidet. Kurze Zeit später trinkt der Patient ca. 100 ml Bariumsulfat, worauf der Tisch schnell in die Horizontalstellung gebracht wird und sich der Patient gleichzeitig auf den Bauch dreht.

1. **Aufnahme:** Magenübersicht in Bauchlage.

Der Patient dreht sich über die rechte Seite auf den Rücken zurück. Es sollte noch genügend Luft und Kontrastmittel im Magen vorhanden sein.

2. **Aufnahme:** Magenübersicht in flacher Rückenlage.

Kommt es zur Darstellung der zuführenden Schlinge, muss diese in ihrer gesamten Länge dokumentiert werden. Ein späterer Versuch, dies zu tun, hat in der Regel wenig Sinn, da diese von anderen Dünndarmschlingen überlagert wird, so dass keine Differenzierung mehr möglich ist.

3.–6. **Aufnahme:** Zielaufnahmen der Kardia und der Anastomose.

Sollte zu diesem Zeitpunkt der Untersuchung der Kontrastmittelbeschlag nicht mehr ausreichend sein, bekommt der Patient vor jeder Zielaufnahme einen weiteren Schluck Kontrastmittel zu trinken.

3. **Aufnahme:** Kardia in Kopftieflage unter Pressen.

4. **Aufnahme:** Anastomose in Fechterstellung im Liegen.

5. **Aufnahme:** Anastomose in Boxerstellung im Liegen.

6. **Aufnahme:** Anastomose in flacher Bauchlage.

MERKE

Ist die Darstellung der zuführenden Schlinge gewünscht, so kann dies in der Regel nur erreicht werden, wenn der Patient für 20 min auf seiner rechten Seite liegt. Selbst mit dieser Maßnahme kann eine Kontrastierung der zuführenden Schlinge unmöglich sein. Der Patient wird aufgerichtet und nimmt nach Aufforderung einen weiteren Schluck Kontrastmittel. Ist eine „Braunsche-Enteroanastomose" angelegt und sichtbar, wird der Patient so gedreht, dass sie sich frei projiziert. Kardia, Restmagen und die ersten Dünndarmschlingen sind abgebildet.

7. **Aufnahme:** Übersicht über Restmagen und proximale Dünndarmschlingen a.-p. im Stehen.

Anmerkung: Wichtige pathologische Befunde werden auf zusätzlichen Zielaufnahmen dokumentiert.

Technische Daten: Filmformat 1. Aufnahme: 24 × 30 cm, hoch; 85 kV; 2. Aufnahme: 24 × 30 cm, hoch; 85 kV; 3.–6. Aufnahme 24 × 30 cm, quer, viergeteilt; 90 kV; 7. Aufnahme: 35 × 35 cm; 85 kV oder Bildverstärker 24 cm Ø (Übersichten) bzw.

17 cm Ø (Zielaufnahmen). Besonders bei raschem Kontrastmittelabfluss kann es eine Erleichterung bedeuten, die Untersuchung als digitale Bildverstärkerradiographie durchzuführen.

Gastrektomie

Untersuchungsgang

In 45°-Rückenlage nimmt der Patient einen Schluck des Kontrastmittels, dessen Passage durch den Oropharynx, Ösophagus und den *Jejunumersatzmagen* bis zum Jejunum verfolgt wird. Ergeben sich hierbei keine Besonderheiten, nimmt der Patient einen größeren Schluck.

1. und 2. **Aufnahme:** Distaler Ösophagus mit Ösophagojejunostomie und Fußpunktanastomose bzw. distale Anastomose des Interponats.

1. **Aufnahme:** Distaler Ösophagus mit Ösophagojejunostomie, a.-p., um mindestens 45° aufgerichtet.

2. **Aufnahme:** Anastomosierte Dünndarmschlinge mit distaler Anastomose bzw. Fußpunktanastomose a.-p., um mindestens 45° aufgerichtet. Nach Drehung des Patienten auf die rechte Seite nimmt er einen weiteren Schluck Kontrastmittel.

3. **Aufnahme:** Übersicht über die anastomosierte Dünndarmschlinge mit proximaler und distaler Anastomose, seitlich. Nach horizontaler Kippung des Tisches dreht sich der Patient auf den Rücken zurück.

4. **Aufnahme:** Übersichtsaufnahme mit Ösophagojejunostomie und proximalen Dünndarmschlingen a.-p. in flacher Rückenlage.

MERKE

Soll bei Spätkontrollen die Frage nach einer Passagebehinderung im Dünndarm beantwortet werden (z. B. Bridenileus, Netzmetastasen), ist die Dünndarmdarstellung nach Sellink (s. dort) indiziert; ersatzweise kann die Dünndarmverfolgung mit Bariumsulfat (1 : 1 mit Wasser verdünnt) durchgeführt werden.

Technische Daten: Filmformat 1. und 2. Aufnahme: 24 × 30 cm, quer, zweigeteilt; 85 kV; 3. Aufnahme: 24 × 30 cm, hoch; 90–110 kV; 4. Aufnahme: 35 × 35 cm; 85 kV oder Bildverstärker 24 cm Ø.

Gastroenterostomie

Bei schwerkranken Patienten, denen ein größerer Eingriff nicht zugemutet werden kann, wird die *vordere Gastroenterostomie* durchgeführt. Indiziert ist die Darstellung der Anastomose dann, wenn trotz durchgeführter Gastroenterostomie weiterhin eine Magenentleerungsstörung besteht. Eine Feindiagnostik ist nicht erforderlich. Nur bei Spätkontrollen wird die Untersuchung in standardisierter Doppelkontrasttechnik wie beim nichtoperierten Magen durchgeführt. Die Gastroenterosto- mie kann nur dargestellt werden, wenn der Patient so gelagert wird, dass die Anastomose den tiefsten Punkt des Magens bildet und das Kontrastmittel der Schwerkraft folgen kann (Bauchlage). Frisch operierte Patienten können nicht auf die noch schmerzhafte Wunde gelagert werden, sondern müssen sich, von einem Helfer unterstützt, im seitlichen Strahlengang weit nach vorne herunterbeugen, falls die vordere Gastroenterostomie nicht spontan zur Darstellung kommt.

1. **Aufnahme:** Magen mit Gastroenterostomie seitlich. Der Patient steht seitlich im Durchleuchtungsgerät und beugt den Oberkörper weit nach vorne.

2. **Aufnahme:** Magen mit Gastroenterostomie a.-p. Der frisch operierte Patient stellt sich mit Unterstützung aufrecht, bei späteren Kontrollen legt er sich im horizontal gestellten Gerät auf den Bauch.

Technische Daten: Filmformat 1. Aufnahme: 24 × 30 cm, hoch; 85 kV; 2. Aufnahme: 24 × 30 cm, hoch; 85 kV; oder Bildverstärker 24 cm Ø.

Fundoplikatio

Erforderlich ist die Beurteilung des wiederhergestellten „Hisschen-Winkels", der um den Ösophagus geschlagenen Fundusmanschette und der Weite des distalen Ösophagus. Da die intraabdominal verlaufende Strecke des Ösophagus in ihrer Länge erkennbar sein muss, ist die Darstellung der Zwerchfellkontur erforderlich. Als Kontrastmittel kommt primär Bariumsulfat in Frage, es sei denn, es traten Schwierigkeiten bei der Präparation der Kardia auf.

Untersuchungsgang

Der Patient trinkt den größten Teil des Bechers (z. B. 150 ml Bariumsulfat oder 60 ml wasserlösliches Kontrastmittel aus und wird in Kopftieflage untersucht.

1. **Aufnahme:** Magenübersicht mit Kardia in Kopftieflage a.-p. unter Pressen.

Die nächste Aufnahme wird im Stehen und in Fechterstellung durchgeführt. Unter Durchleuchtung wird der Patient zum Schlucken aufgefordert. In dem Augenblick, in dem das Kontrastmittel die Kardia passiert, wird die Zielaufnahme angefertigt.

2. **Aufnahme:** Magenübersicht mit distalem Ösophagus und Kardia im Stehen, in Fechterstellung.

Technische Daten: Filmformat 1. Aufnahme: 24 × 30 cm, hoch; 85 kV; 2. Aufnahme: 24 × 30 cm, hoch; 85 kV oder Bildverstärker 24 cm Ø.

4.3
Das verstellbare Magenband –
Kontrolle und Systemeinstellung

H. HAUEISEN und T. ROEREN

Bei strenger Indikationsstellung kommen bei krankhaft übergewichtigen Personen in bestimmten Fällen chirurgische Therapieverfahren mit Schaffung einer künstlichen gastrointestinalen Restriktion und/oder Malabsorption zum Einsatz. Unter diesen hat in den letzten Jahren das laparoskopisch einsetzbare adjustierbare Magenband wegen seiner relativ geringen Invasivität, potentiellen Umkehrbarkeit, Steuerbarkeit und niedrigen Komplikationsrate bei guten Langzeitergebnissen zunehmend Verbreitung gefunden.

Die Einstellung und Funktionskontrolle des Magenbandes erfolgt unter Durchleuchtungskontrolle. Zur korrekten Untersuchungstechnik und Einstellung sind Grundkenntnisse des Operationsverfahrens notwendig.

Prinzip und Operationstechnik

Zwei Typen von Magenbändern sind zugelassen und im praktischen Einsatz (daneben existieren verschiedene Plagiate): das 1983 von Kuzmak entwickelte und später modifizierte LAP-Band und das sog. Schwedenband (SAGB 1984). Beide Bänder bestehen aus einem schließbaren Silikonring mit innen fixierter, aufblasbarer Silikonmanschette, die über einen Verbindungskatheter mit einer Vorratskapsel (Port) verbunden ist. Ein Unterschied zwischen beiden Bändern – neben weiteren kleineren Modifikationen – besteht im maximalen Füllungsvolumen (ca. 5 ml beim LAP-Band, ca. 8,5 ml beim SAGB). Den folgenden Ausführungen liegen unsere Erfahrungen mit dem LAP-Band zugrunde.

Prinzip (s. Schemata): Durch das von außen in laparoskopischer Technik am Magen fixierte Band wird ein kleiner subkardialer Magenabschnitt (der „Pouch") vom Restmagen abgeschnürt, wobei die Weite des Durchtritts (des „Stomas") durch die Füllung der elastischen Kammer flexibel gesteuert werden kann. Im kleinen Vormagen wird bereits durch geringe Nahrungsmengen dehnungsbedingt ein Sättigungsgefühl ausgelöst. Der angeschlossene Katheter verläuft frei durch die Bauchhöhle, wird durch die linke Rektusloge ausgeleitet und über einen kleinen Metallzylinder mit Doppelolive mit dem Port konnektiert. Der Port wird epifaszial – meist subxiphoidal – fixiert. Nach perkutaner Punktion dieses Reservoirs kann somit das Füllvolumen des Systems reguliert werden.

Zur Operationstechnik noch einige Bemerkungen, die für das Verständnis und das Erkennen von Komplikationen wesentlich sind: Intraoperativ wird mittels Verwendung eines endoluminalen Kalibrierballons ein relativ kleines Pouchvolumen von ca. 15 ml angestrebt. Das Band kommt dadurch sehr nahe der Kardia zu liegen. Bei der Präparation des retrogastrischen Tunnels wird wegen der besseren Bandfixation im Lig. gastrolienale eine suprabursale Lage gesucht. Abschließend wird heutzutage das Band auch ventralseitig durch Serosadoppelungen zwischen

Vor- und Restmagen gegen Verrutschen gesichert. Intraoperativ erfolgt in der Regel keine Bandfüllung.

■ Indikationen für Kontrolluntersuchungen

1. **Frühkontrolle (i.d.R. am ersten postoperativen Tag):** Überprüfung von Band- und Portlage, Konnektion des Systems, Morphologie und Dynamik des ösophagogastrischen Übergangs, Ausschluss einer Magenwandverletzung (Leckage).
2. **Spätkontrollen mit fakultativer Systemfüllung:** Erkennen von Komplikationen (s. unten) auch im Vergleich mit den Voruntersuchungen; Füllung des Systems oder Volumenreduktion. Die Untersuchungsintervalle sind je nach Arbeitsgruppe unterschiedlich. Wir führen die erste Bandfüllung 6 Wochen postoperativ durch; weitere Untersuchungen in Abhängigkeit vom Gewichts- und sonstigen klinischen Verlauf. Spätere Kontrollen erfolgen in jährlichen Abständen, bei Auftreten von Komplikationen (rezid. Erbrechen, Speiseintoleranz, Globusgefühl etc.) selbstverständlich jederzeit.

■ Kontraindikationen und Komplikationen

Kontraindikationen existieren nicht. Bei angegebener Speiseintoleranz ist auf eine mögliche Aspiration zu achten, in diesem Fall Untersuchung mit isoosmolarem, wasserlöslichem Kontrastmittel (z. B. Isovist).

Vorbereitung des Patienten

Der Patient soll zur Untersuchung nüchtern sein. Eine sonstige spezielle Vorbereitung ist nicht erforderlich.

Vorbereitung der Untersuchung durch MTRA

a. Postoperative Kontrolle
Orales KM: 100 ml wasserlösliches Kontrastmittel (z. B. Gastrografin)

b. Spätkontrollen
Orales KM: angedickter Bariumsulfatbrei:
- 75 g Kartoffelstärke
- 60 ml Wasser
- 2 Messbecher (ca. 120 ml) Bariumsulfatbrei (z. B. Micropaque)

c. bei Portfüllung/-entleerung
Sterilen Tisch richten mit:
- Lochtuch
- Kocherklemme
- Metallschale mit Tupfern und Alkohol (Ethanol 70 %) für Hautdesinfektion

- 5 ml Spritze mit Lokalanästhetikum (z. B. Lidocain 0,5 %) und Kanüle für Infiltrationsanästhesie (fakultativ)
- Huber-Nadel (Port Access Needle, BioEnterics Corp.)
- 10 ml LuerLock-Spritze
- *Füllmedium* (in Metallschale): NaCl (von Herstellerfirma empfohlen)
  - *Bemerkung*: Wegen mit NaCl nahezu regelhaft zu beobachtender Füllungsverluste – wohl aufgrund von Diffusion durch die semipermeable Silikonmembran – wird von vielen Untersuchern (ohne entsprechende Empfehlung des Herstellers) inzwischen nichtionisches Kontrastmittel (z. B. Visipaque 270) eingesetzt.

Untersuchungsgang

Postoperative Kontrolle

1. Leerbild im Liegen ap zur Übersichtsdarstellung des gesamten Systems. Sämtliche Komponenten sind gut erkennbar. Das Band liegt typischerweise links subdiaphragmal paravertebral mit leichter Kippung nach lateral und stellt sich meist direkt seitlich oder in leicht rotierter Projektion dar. Der Port präsentiert sich als doppelter Metallring, wobei der größere der der Hautoberfläche zugewandten Silikonmembran und der kleinere dem hautabgewandten Boden der Vorratskapsel entspricht (im Gegensatz zur Konfiguration der umgebenden Silikonkapsel!)
2. Gastrografinschluck: Tischkippung ca. 45 Grad (zur Vermeidung eines orthostatischen Kollapses bei den frisch operierten Patienten; zulässige Gewichtsbelastung des Durchleuchtungstisches vorab klären!), evtl. geringe Rotation des Patienten (meist in leichte LAO-Position) zur exakt seitlichen Bandeinstellung, mittlere Vergrößerung mit Zentrieren auf den ösophagogastrischen Übergang, Serie mit 2 Bildern/s. Der Patient wird aufgefordert, einen großen Schluck des wasserlöslichen Kontrastmittels in den Mund zu nehmen und zugleich mit dem Schluckkommando den Atem anzuhalten. Auslösen der Serie beim Erscheinen des Kontrastmittels.
3. Einzelaufnahme in gleicher Projektion und Vergrößerung nach 1 Minute zur Dokumentation einer zeitgemäßen Entleerung von distalem Ösophagus und Pouch, evtl. nach Nachschlucken. Fakultatives Anfertigen weiterer Aufnahmen bei Nachweis eines Lecks oder gastroösophagealen Refluxes.

Normalbefund

Die Lage der Systemkomponenten ist regelrecht, ihre Verbindung durch den Katheter erhalten, der Katheter nicht abgeknickt. Bei fehlender Bandfüllung stellt sich der Pouch meist als etwa 3–4 cm langer schmaler schlauchförmiger proximaler Magenabschnitt dar, dessen Durchmesser den des distalen Ösophagus nicht übersteigt. Das Stoma passiert das Band zentral, das Band ist gegenüber der proximalen Magenachse weder rotiert, noch seitversetzt. Weder aus dem Vor-, noch aus dem Restmagen Nachweis eines Lecks. Vollständige Entleerung des Pouches innerhalb von etwa einer Minute (eine leichte Verzögerung kann als Ausdruck einer postoperativen Verschwellung noch normal sein).

b. Spätkontrollen

Anamnese und Vorbefunde: Neben der Information über die Gewichtsentwicklung seit der letzten Kontrolle ist die Kenntnis von Beschwerden des Patienten unabdingbar und in vielen Fällen bereits hinweisend auf das zugrundeliegende Problem. Gehäuftes Erbrechen trotz kleiner Nahrungsportionen und guter Zerkleinerung der Speisen kann Ausdruck einer zu starken Systemfüllung sein, so dass ein Teil des Füllvolumens wieder abpunktiert werden muss. Speiseintoleranz in Verbindung mit foetor ex ore deutet auf eine exzentrische Pouchdilatation oder ein oralwärts gerichtetes Durchgleiten („slippage") von Teilen des Restmagens durch das Band bei ungenügender Fixation hin, da sich der kaskadenartig erweiterte Pouch der zugeführten Nahrung nicht mehr vollständig entleeren kann. Ein persistierendes Globusgefühl lässt den Verdacht auf eine Bezoarbildung aufkommen. Ein allmähliches Nachlassen des obstruktiven Effekts kann durch einen Füllungsverlust des Systems bedingt sein, sei es infolge von Diffusion durch die Silikonmembran, sei es durch ein Leck aus dem unter Überdruck stehenden System oder eine Dekonnektion von Katheter und Port. In seltenen Fällen ist auch (durch Arrosion/Infektion?) eine partielle Bandpenetration in den Magen die Ursache, wobei der Speisebrei dann das Band ungehindert umfließen kann.

Untersuchungsablauf: 1.–3. wie oben unter postoperativer Kontrolle beschrieben, mit dem Unterschied, dass als Kontrastmittel zur besseren Entfaltung des ösophagogastrischen Übergangs mit Kartoffelstärke angedickter Bariumsulfatbrei verwendet und die Aufnahmefrequenz auf 1 Bild/s gesenkt wird. Bereits die standardisierte Übersichtsaufnahme kann eine relevante Befundänderung zur Voruntersuchung dokumentieren: Dekonnektion, Bandkippung mit oder entgegen dem Uhrzeigersinn, atypische Lufthaube oberhalb des Bands und/oder vergrößerte Distanz des Bands zum Zwerchfell bei slippage oder Pouchdilatation.

c. Bandfüllung bzw. Bandfüllungsreduktion

Der epifaszial gelegene Port ist meist gut palpabel und kann „freihand" punktiert werden. Bei wenig erfahrenem Untersucher, tief gelegenem oder leicht gekipptem Port ist folgendes Vorgehen hilfreich: In horizontaler Tischposition wird (am besten bei stärkster Vergrößerung und Einblendung) unter DL auf den Port zentriert. Dabei werden die beiden Metallringe des Ports durch Kippung der Röhre, evtl. auch leichte Rotation des Patienten in eine konzentrische Position gebracht. Die Hauteinstichstelle wird bei Atemstillstand des Patienten im Fadenkreuz des Lasers mit Filzstift markiert, die Punktionsrichtung ist durch die Röhrenkippung vorgegeben.

MERKE

Bei der Punktion stets sterile Kautelen wahren!

Die Punktion des Ports darf, um die Dichtigkeit der Membran zu erhalten, nur mit einer dafür vorgesehenen speziellen Kanüle (Port Access Needle, BioEnterics Corp.) erfolgen! Bei Bedarf kann eine kleine Lokalanästhesie gesetzt werden, die aber nicht unbedingt erforderlich ist. Eine sterile 10 ml Spritze mit LuerLock-Ansatz wird mit ca. 6–7 ml des Füllmediums gefüllt und nach Aufsetzen der Kanüle luftfrei auf 5 ml justiert. Nach Desinfektion und Abdecken mit sterilem Lochtuch wird die Spritzen-Kanülen-Kombination im entsprechenden Winkel aufgesetzt. Eine letzte Kontrolle u. evtl. Positionskorrektur kann – mit einer Kocherklemme als Abstandshalter – noch durch eine kurze DL erfolgen. Eine versehentliche Punktion des Verbindungskatheters ist unbedingt zu vermeiden.

Das Durchstechen der Membran erfolgt gegen deutlichen elastischen Widerstand, die korrekte Nadellage wird auch durch das Auftreffen der Nadelspitze auf den metallenen Portboden und – bei vorbestehender Systemfüllung – durch Reflux von Füllmedium aus dem elastischen System in die Spritze bestätigt. Vollständige Aspiration des Füllmediums zur Kontrolle auf evtl. zwischenzeitlichen Volumenverlust. Injektion der neu vorgesehenen Gesamtfüllmenge, anschließend zügiges Entfernen der Kanüle, um einen Austritt von Füllmedium durch die Membran während dieses Vorgangs zu vermeiden.

Bemerkung: Ein allgemein verbindliches Füllregime existiert nicht. Wir streben ein zwar zügiges, aber nicht einzeitiges Erreichen der optimalen Füllmenge (deutliche subjektive wie objektive Restriktion ohne vollständige Unterbindung der Passage und ohne Reflux) an, die individuell sehr unterschiedlich sein kann (1,5 bis 4,5 ml). Ein „Titrieren" des Füllvolumens in 2 bis 3 Sitzungen in Abhängigkeit vom subjektiven Befinden, dem Gewichtsverlust und dem Röntgenbefund erlaubt ein genaueres „Herantasten" an den jeweils optimalen Füllungszustand. Eine ausbleibende Gewichtsreduktion trotz hochgradiger Restriktion ist bei überwiegender Ernährung mit hochkalorischen flüssigen Speisen („sweet eater") möglich.

Nach Portpunktion wird zur Kontrolle ein erneuter Kontrastmittelschluck durchgeführt (wie oben beschrieben). In seltenen Fällen bei unbefriedigendem Ergebnis kann eine nochmalige Bandpunktion mit Korrektur der Füllmenge notwendig sein.

Erkennen von Bandkomplikationen

Es existiert eine Vielzahl möglicher Probleme und Fehlentwicklungen nach Implantation eines verstellbaren Magenbands mit zumeist charakteristischer Röntgenmorphologie, die in Früh- (postoperativ) und Spätkomplikationen eingeteilt werden. Da noch relativ wenig geläufig, seien sie im Folgenden kurz in tabellarischer und schematischer Form mit ihren jeweiligen Ursachen aufgeführt.

	Bezeichnung	Ursache
Frühkontrolle	Fehllage	Operationstechnik
	prim. „slippage"	Bandposition zu tief
	Portrotation	ungenügende Portfixation (u. U. Punktion nicht möglich)
Spätkontrolle	Pouchdilatation	Stoma zu eng, zugeführte Nahrungsmengen zu groß (s. Abb. 4-8 b)
	posterior slippage	dorsale Fixation ungenügend, transbursale Bandlage, Bandkippung in die Vertikale (s. Abb. 4-8 c)
	anterior slippage	ventrale Fixation ungenügend, bzw. Nähte gelöst, Bandkippung in die Horizontale (s. Abb. 4-8 d)
	Band-/Portinfekt	perioperativ? nach Punktion?
	Bezoar	ungenügende Zerkleinerung der Nahrung, sehr faserreiche Kost
	Pseudoachalasie	Bandposition zu hoch, „kein pouch" (s. Abb. 4-8 e)
	„Ösophaguspouch"	meist vorbestehende Hernie bei Hiatusinsuffizienz, kein funktioneller kranialer Pouchabschluss (s. Abb. 4-8 f)
	Füllungsverlust	Leck? Dekonnektion? Füllmedium?
	Bandpenetration/Magenperforation	Infektfolge? Ischämie?
	Bandkippung	Rotation/Seitversatz mit mech. Passagebehinderung unabhängig vom Füllungszustand d. Systems
	Motilitätsstörungen (tertiäre Kontraktionen, Retroperistaltik)	bei Reflux

Danksagung. Wir danken Herrn Dr. F. Fasolini, Chefarzt Chirurgie, Ospedale regionale della beata virgine/Mendrisio, für die Anfertigung und Überlassung der Schemazeichnungen.

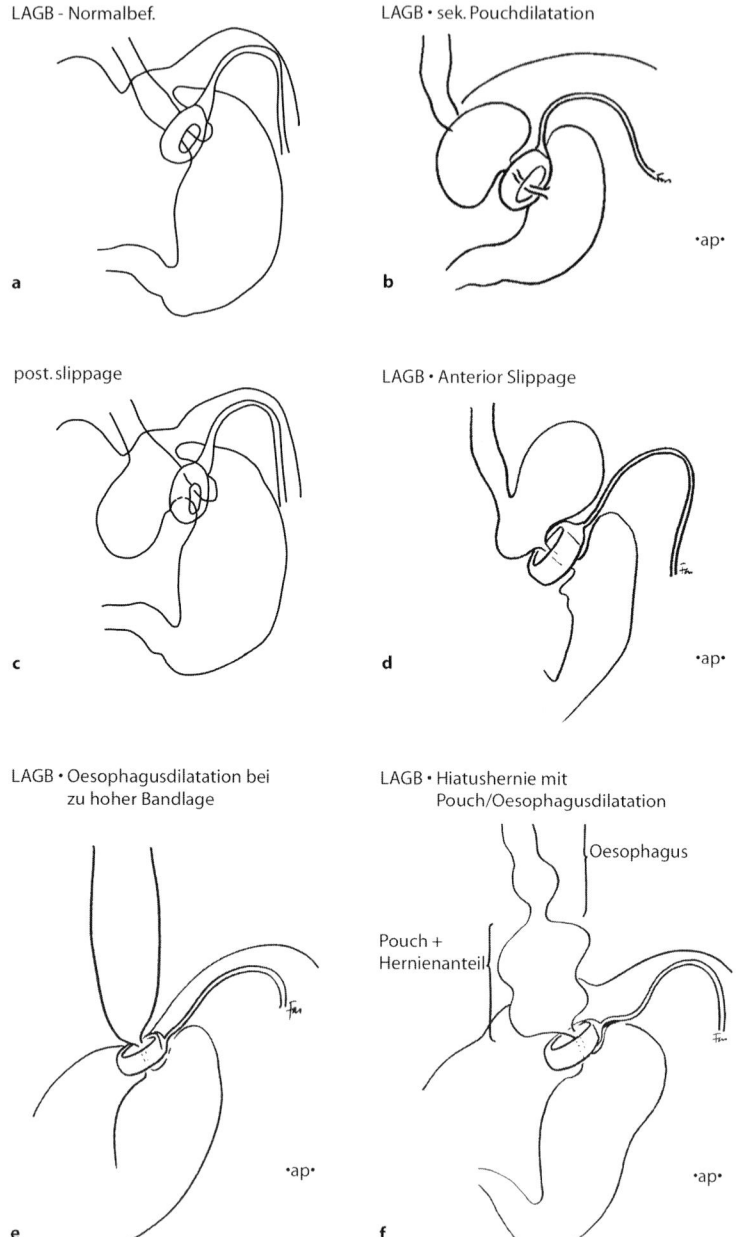

LAGB - Normalbef.

LAGB • sek. Pouchdilatation

•ap•

a

b

post. slippage

LAGB • Anterior Slippage

•ap•

c

d

LAGB • Oesophagusdilatation bei
zu hoher Bandlage

LAGB • Hiatushernie mit
Pouch/Oesophagusdilatation

Oesophagus

Pouch +
Hernienanteil

•ap•

•ap•

e

f

Abb. 4.8 a–f. LAGB-Normalbefund und Komplikationen. **a** Korrekte Bandlage. **b** (Konzentrische) Pouchdilatation. **c** Posterior slippage aufgrund ungenügender dorsaler Fixation, Band vertikal. **d** Anterior slippage nach Lösung der ventralen Serosanähte. **e** „Pseudoachalasie": zu hohe subphrenische Bandposition („kein pouch"). **f** „Ösophaguspouch":meist bei Hiatusinsuffizienz und axialer Hernie, kein funktioneller cranialer Pouchabschluss.

4.4
Selektive Darstellung des Dünndarms

W.S. RAU

Die konventionelle Dünndarmpassage im Anschluss an eine Magendarstellung liefert in der Regel nur eine grobe Orientierung über Passagestörungen. Allenfalls das terminale Ileum lässt sich durch geschickte Projektion und Palpation frei projizieren, wenn auch mit erheblicher zeitlicher Verzögerung, so dass der optimale Zeitpunkt häufig „in die Mittagspause des Radiologen" fällt.

Eine Beurteilung der Dünndarmschlingen im einzelnen ist jedoch nur mit Hilfe der selektiven Darstellung möglich. Dieses Verfahren wird meist nach J.L. Sellink bezeichnet, obwohl es inzwischen von zahlreichen Autoren modifiziert wurde.Hier wird im wesentlichen das von G. Antes emfohlene Vorgehen beschrieben. Es liefert eine Übersicht über Topographie, Funktion und Schleimhautverhältnisse des gesamten Dünndarms. Endoskopische Verfahren erreichen nur das Duodenum und allenfalls einige Zentimeter des terminalen Ileums. Saugbiopsie und Mesenterikographie sind speziellen Fragestellungen vorbehalten. Die retrograde Darstellung des terminalen Ileums beim Kolonkontrasteinlauf gelingt nicht immer. Wegen der Grenzen dieser komplementären Verfahren muss daher auf die kunstgerechte Darstellung des Dünndarms besondere Sorgfalt verwendet werden.

■ Indikationen

Je nach Symptomatik und klinischen Verdachtsmomenten ist die selektive Dünndarmdarstellung bei der Diagnostik der folgenden Erkrankungen nützlich:

Anomalien:
- Meckel-Divertikel und andere Divertikel,
- Stenosen und Duplikaturen,
- Lymphangiektasie[14].

Entzündungen:
- Morbus Crohn,
- Yersiniose,
- unspezifische Enteritis,
- Tuberkulose,
- Morbus Whipple[14],
- postoperative Adhäsionen mit Stenosierung (Briden),
- Strahlenenteritis.

Stoffwechselerkrankungen:
- einheimische Sprue (Zöliakie)[14].

Tumoren:
- primäre Dünndarmtumoren, benigne oder maligne,

---

[14] Die Saugbiopsie aus der ersten oder besser zweiten Jejunumschlinge ist aussagekräftiger.

- Metastasen (malignes Melanom, Kolonkarzinom, Magenkarzinom, gynäkologische Tumoren),
- lymphatische Systemerkrankungen.

■ Kontraindikationen

Das *akute Abdomen* und der *paralytische Ileus* sind absolute Kontraindikationen. Die selektive Dünndarmdarstellung ist niemals eine Notfallmaßnahme, insbesondere nicht beim Verdacht auf Peritonitis (Perforation?) oder beim sog. „subakuten Abdomen".

■ Komplikationen

Komplikationen durch Bariumsulfat, N-Butylscopolamin[15] oder Glucagon[16] s. S. 10, 17, 19.

Das Einführen der Duodenalsonde kann Verletzungen und Blutungen im Nasen-Rachen-Raum und im Ösophagus hervorrufen. (Von Magensonden, die in therapeutischer Absicht eingeführt wurden, sind Fälle bekannt geworden, bei denen der Ösophagus perforiert wurde oder bei denen es durch Vagusreizung zu Bradykardie und Herzstillstand kam.) Eine versehentliche Trachealintubation ist besonders nach Lokalanästhesie der Rachenhinterwand möglich.

Bestehen im Dünndarm entzündliche oder tumoröse Stenosen, oder liegt eine Darmwandischämie vor, ist die Gefahr einer Ruptur durch zu hohen Druck des einlaufenden Kontrastmittels oder der Distensionsflüssigkeit gegeben.

Vorbereitung des Patienten

Der Patient muss vollständig nüchtern sein, er darf weder gegessen, noch getrunken, noch Medikamente eingenommen haben.

Am Tag vor der Untersuchung ist die Ernährung auf „leichte Kost" zu beschränken, unter Vermeidung von Zitrusfrüchten, Hülsenfrüchten, Kohl und anderen schwer verdaulichen Nahrungsbestandteilen.

Vorbereitung der Untersuchung durch MTRA

Am Tag vor der Untersuchung werden 10 g Methylhydroxyethylcellulose als Quellmittel in 250 ml heißes Wasser mit einem Schneebesen eingerührt und so lange geschlagen, bis keine Klumpen mehr vorhanden sind. (Es empfiehlt sich, die Menge von 10 g einmal in der Apotheke oder im klinisch-chemischen Labor abzuwägen und damit ein Hohlmaß zu eichen, z. B. einen Plastikmessbecher zur Medikamenteneinnahme mit 25 ml Inhalt. Ein Strich mit wasserunlöslichem Filzstift am Rand markiert dann für alle weiteren Untersuchungen das Volumen, das 10 g des pulverförmigen Quellmittels einnehmen.) Die klumpenfreie Flüssigkeit wird über

---

[15] Buscopan, 1-ml-Amp. mit 20 mg N-Butylscopolaminiumbromid.
[16] Amp. mit 1 mg Glucagontrockensubstanz.

Nacht im Kühlschrank aufbewahrt. Am Untersuchungstag werden die 250 ml des konzentrierten Distensionsmediums mit heißem Wasser auf 1800 ml verdünnt, noch einmal mit dem Schneebesen gut durchgeschlagen und warmgehalten, damit die Flüssigkeit zum Untersuchungszeitpunkt eine Temperatur von 40 °C besitzt.

300 ml einer gebrauchsfertigen Zubereitung von Bariumsulfat[17] (mit einem Gehalt von 100 g BaSO$_4$/100 ml) werden mit 900 ml heißem Wasser auf 1200 ml verdünnt. Die für die Dünndarmdarstellung geeignete Bariumsulfatsuspension enthält somit 25 g BaSO$_4$/100 ml. Die Suspension wird warmgehalten, damit sie zum Untersuchungszeitpunkt eine Temperatur von 40 °C besitzt. (Beim Ansetzen der Verdünnung ist darauf zu achten, dass die Vorratsflasche mit der gebrauchs-fertigen Zubereitung vor Entnahme der 300 ml gut geschüttelt wird, um sedimen-tiertes Bariumsulfat wieder zu suspendieren.)

Bilbao-Dotter-Sonde[18], endständig geschlossen, mit passenden drehstabilem Führungsdraht, oder: weiche Dünndarmernährungssonde mit Führungsdraht[19] (Einmalartikel; Vorteil: kleineres Kaliber, Nachteil: höherer Preis und schlechtere Steuerbarkeit, besonders bei Modellen nur mit einer Drahtspirale als Versteifung; besser geeignet sind Modelle, denen ein zusätzlicher gerader Draht im Lumen der Spiralwicklung eine gewisse Stabilität verleiht.)

Silikonöl, um die Verschieblichkeit des Mandrins in der Sonde zu verbessern. Tube mit Lokalanästhetikumgel[20], Sprühflasche mit Lokalanästhetikumlösung 1 %.

Das verdünnte Bariumsulfat und das mit Quellmittel versetzte Wasser sind in Behälter zu füllen, die mit der Aufschrift „*Nur für Sellink*!" gekennzeichnet sind und aus denen die Flüssigkeiten entweder durch Luftdruck (manuelles Betätigen eines Gummiballons)[21] (oder mit Hilfe einer elektrisch betriebenen Rollerpum-pe)[22] in angepasster Geschwindigkeit in die Bilbao-Dotter-Sonde gepumpt wer-den können. Falls eine Rollerpumpe verwendet wird, empfiehlt es sich, die Vor-ratsbehälter an einem Infusionsständer aufzuhängen und über ein Y-Stück mit abklemmbaren Zuleitungen an den Pumpenschlauch anzuschließen.

Nierenschale, Zellstoff und Papierservietten, klinikübliches, hinten offenes Nachthemd.

Falls der Patient über Durchfälle klagt, falls eine Dünndarmresektion durchge-führt wurde oder sogar ein Kurzdarmsyndrom bekannt ist, falls bei einer früheren Untersuchung die Dünndarmpassage so rasch erfolgte, dass Dünndarmabschnitte wegen Kolonüberlagerung nicht beurteilt werden konnten oder falls nach einem Meckel-Divertikel gesucht wird, sind Vorbereitungen zu treffen, um die Darmpe-ristaltik medikamentös ruhigstellen zu können:

- 2 Amp. N-Butylscopolamin[15] (Kontraindikationen s. S. 19) oder 1 Amp. Gluca-gon[16] + Lösungsmittel (relative Kontraindikation: Diabetes mellitus)

---

[17] z. B. Micropaque (Flüssigkeit) Guerbet.
[18] z. B. Fa. Cook.
[19] z. B. Fa. Fresenius.
[20] z. B. Xylocain-Gel 1 %.
[21] z. B. Pneumocolon.
[22] Vertrieb z. B. durch die Firmen Fresenius oder Guerbet.

- 1 2-ml-Spritze, 1 Butterflykanüle G 21 oder 1 Teflonvenenverweilkanüle (dann zusätzlich Verbindungsschlauch) und 1 5-ml-Spitze mit physiologischer Kochsalzlösung zum Nachspritzen.

Untersuchungsgang

Anamnese und Vorbefunde

In den meisten Fällen sind der selektiven Dünndarmdarstellung Nativaufnahmen des Abdomens, Magen-Darm-Passagen, Endoskopien, Kolonkontrasteinläufe oder Computertomographien vorausgegangen, mit deren Ergebnissen sich der Untersucher vertraut machen muss. Über das Aktenstudium hinaus ist jedoch eine eigene Befragung des Patienten nach Stuhlgewohnheiten, Durchfällen, Blutungen, anderen Beschwerden, vorausgegangenen Operationen oder Bestrahlungen erforderlich. Inspektion (Narben?) und Palpation des Abdomens ergänzen das Gedächtnis und die Schilderungen des Patienten.

Untersuchungsablauf

Einführen der Sonde ins Duodenum

Die Duodenalsonde ist vorzugsweise transnasal einzuführen, da der perorale Zugang mehr Würgereiz verursacht und häufiger zum Erbrechen führt. Patienten, die schon vor der Untersuchung über eine vermehrte Empfindlichkeit im Rachen und leicht auslösbares Würgen klagen, erhalten zur Beruhigung etwas Lokalanästhetikumspray in das vom Patienten zu wählende Nasenloch (siehe nächster Absatz), auf den Zungengrund und die hintere Rachenwand.

Der Patient macht seinen Oberkörper frei und zieht das Kliniknachthemd an. Er setzt sich auf den Untersuchungstisch oder einen Stuhl und prüft durch abwechselndes Zuhalten des rechten und des linken Nasenlochs während forcierter Atmung auf welcher Seite eine leichtere Passage der Sonde zu erwarten ist. Der Untersucher überzeugt sich von der Verschieblichkeit des Führungsdrahtes in der Sonde. Der Führungsdraht wird an der Spitze leicht gekrümmt, damit er besser steuerbar ist, und die ersten 15 cm der Sonde werden mit Lokalanästhetikumgel bestrichen. Der Patient neigt den Kopf so stark nach vorn, dass das Kinn die Brust berührt. Das Einführen der Sonde erfolgt mit vorgeschobenem Führungsdraht in streng horizontaler Richtung, wobei die Krümmung der Spitze nach unten zeigt. Der erste Widerstand kann bereits in der Nasenhöhle auftreten, wenn die Schleimhaut der Nasenmuscheln geschwollen ist oder wenn eine Septumdeviation besteht. Es versteht sich von selbst, dass dieser Widerstand nicht mit Gewalt, sondern nur durch vorsichtiges Tasten zu überwinden versucht wird.

Ein weiterer Widerstand kann zu spüren sein, wenn sich die Sondenspitze an der hinteren Rachenwand verfängt und nicht nach kaudal gleitet. In diesem Fall überzeugt sich der Untersucher zunächst davon, dass die Sondenspitze tatsächlich nach kaudal zeigt. Gleitet die Sonde dann noch immer nicht weiter, wird das Durchleuchtungsgerät senkrecht gestellt, der Patient setzt sich seitlich auf die in Stuhlhöhe hochgefahrene – saubere – Trittplatte und lässt die Schultern hängen.

Der Untersucher blendet scharf auf den Oropharynx ein und dirigiert die Sonde unter Durchleuchtung im seitlichen Strahlengang an der hinteren Rachenwand entlang weiter nach kaudal.

Ist die Sonde etwa 15 cm weit eingeführt, wird der Mandrin um 10 cm zurückgezogen und der Patient zum Schlucken aufgefordert. In Übereinstimmung mit dem Schluckvorgang wird die Sonde weiter vorgeschoben, bis ihre Spitze im Ösophagus liegt. Gelingt dies nicht, oder zeigt ein plötzlicher Hustenreiz an, dass die Sonde in die Trachea gelangt ist, muss wiederum im seitlichen Strahlengang bei herabhängenden Schultern durchleuchtet werden: Der Führungsdraht wird soweit eingeführt, dass die Sondenspitze noch weich ist aber sicher nach dorsal zeigt. Unter Durchleuchtung werden jetzt Epiglottis und Stimmritze dorsal umgangen und die Sonde gelangt in den Ösophagus.

Die Sonde wird weiter mit Lokalanästhetikumgel bestrichen und bis in den Magen vorgeführt. Der Patient stellt sich jetzt in das Durchleuchtungsgerät und wird in 45° Rückenlage gekippt. Beim weiteren Vorführen der Sonde rollt sie sich oft im Fundus auf und erreicht das Antrum erst, wenn ihre Spitze durch den vorgebogenen Führungsdraht entsprechend dirigiert wird. Das Aufblähen des Magens mit etwa 100 ml Luft erleichtert dabei die Orientierung.

Liegt die Sondenspitze im Antrum, wird der Tisch horizontal gekippt und der Patient dreht sich auf seine rechte Seite. Der Führungsdraht wird bis zur Sondenspitze vorgeschoben und so gedreht, dass er nach dorsal zeigt. Jetzt wird der Führungsdraht festgehalten, so dass seine Spitze im Pyloruskanal liegenbleibt, während die Sonde gleichzeitig in das Duodenum vorgeschoben wird. Die Sonde läuft korrekt, wenn sich ihre Spitze zunächst nach dorsal und dann nach kaudal bewegt. Zeigt die Spitze nach ventral, bedeutet dies immer, dass sich die Sonde im Magen aufrollt. Bei engem Magenausgang oder dicken Schleimhautfalten kann es hilfreich sein, den Pyloruskanal durch Instillation von 10 ml des verdünnten Kontrastmittels über die Sonde zu lokalisieren.

Hat die Sondenspitze die Pars descendens duodeni erreicht, dreht sich der Patient auf den Rücken zurück. Der Führungsdraht wird mit seiner Spitze im Pyloruskanal belassen und festgehalten, während die Sonde langsam weiter vorgeschoben wird. Bei zu schnellem Vorschieben kommt es zur hinderlichen Schlingenbildung im Magenfundus, der daher abwechselnd mit der Sondenspitze zu durchleuchten ist. Das Einführen der Sonde ist beendet, wenn ihre Spitze nach Passage der Flexura duodenojejunalis wieder nach kaudal zeigt. Bei einer Lage der Sondenspitze vor dem Treitz-Band kommt es leicht zum Reflux des Kontrastmittels in den Magen und zu schwallartigem Erbrechen. Liegt die Sondenspitze korrekt, wird die Sonde nach Entfernung des Führungsdrahtes mit Pflaster an der Nase des Patienten fixiert.

Bei Patienten mit Hinweisen auf eine sehr rasche Dünndarmpassage wird eine Venenverweilkanüle aus Teflon sicher in eine Vene des Unterarms oder des Handrückens plaziert und fixiert. Die Spitze der Nadel soll in ausreichender Entfernung vom Ellenbogen- oder Handgelenk liegen, damit sie bei Beugung dieser Gelenke nicht die Venenwand perforiert. Eine Spritze mit 2 Amp. N-Butylscopamin oder 1 Amp. Glucagon wird an den Verbindungsschlauch angeschlossen aber nur soweit injiziert, dass der Schlauch blutfrei ist.

Kontrastmittelpassage

Der Untersucher kontrolliert, ob das verdünnte Kontrastmittel noch warm genug ist (handwarm, 40 °C), und schließt den Vorratsbehälter an die Duodenalsonde an. Unter intermittierender Durchleuchtung wird das Kontrastmittel in den Dünndarm instilliert. Die Pumpgeschwindigkeit ist der Peristaltik im Dünndarm anzupassen:

- Bei langsamer Peristaltik ist die Pumpgeschwindigkeit soweit zu reduzieren, dass es nicht zu einem Reflux in den Magen kommt. Der Magen kann eine große Flüssigkeitsmenge aufnehmen, bis dann plötzlich der gesamte Mageninhalt reflektorisch im Schwall erbrochen wird.
- Bei Dilatation einer oder mehrerer Dünndarmschlingen liegt eine Passagebehinderung vor, zu deren Überwindung keinesfalls Gewalt und Überdruck angewandt werden dürfen. Statt dessen sind Form und Lokalisation der Stenose(n) auf Übersichts- und Zielaufnahmen festzuhalten, die Kontrastmittelgabe zu beenden, die Sonde zu entfernen und die weitere spontane Darmpassage zu beobachten. Zusätzliche sparsame Aufnahmen zur Dokumentation erst dann, wenn jeweils ein wirklicher Fortschritt in der Kontrastmittelpassage eingetreten ist.
- In seltenen Fällen ist eine so rasche Peristaltik zu beobachten, dass die Pumpgeschwindigkeit erhöht werden muss, um eine befriedigende Füllung der Jejunumschlingen zu erreichen.

Die Kontrastmittelinstillation wird so lange fortgesetzt, bis die ersten Ileumschlingen erreicht sind. Sie unterscheiden sich von Jejunumschlingen durch ihr engeres Kaliber, die flacheren Kerckring-Falten und die Lokalisation vornehmlich im kleinen Becken.

1. **Aufnahme:** Übersichtsaufnahme des vollständig gefüllten Jejunums möglichst unter Einschluss des retrograd gefüllten Duodenums im Einfachkontrast. Flache Rückenlage, Filmformat: 35 × 35 cm, 110 kV, oder Bildverstärker ≥ 30 cm Ø.

Das verdünnte Kontrastmittel und die hohe Aufnahmespannung gewährleisten die Transparenz der gefüllten Dünndarmschlingen. Die Aufnahmen wirken milchig kontrastarm, aber nur auf diese Weise sind pathologische Veränderungen trotz Überlagerung mehrerer Darmschlingen wahrzunehmen.

Hat das Kontrastmittel die Ileumschlingen erreicht, wird der Behälter mit dem 40 °C warmen Distensionsmedium (Wasser + Methylhydroxyethylzellulose) an die Pumpvorrichtung angeschlossen. Die Flüssigkeit darf in der Zwischenzeit nicht abgekühlt sein, da sonst keine gleichmäßige Aufdehnung der Darmschlingen erreicht wird. Die Instillationsgeschwindigkeit ist dieselbe wie für das verdünnte Kontrastmittel. Die Füllung wird fortgesetzt, bis sich das Jejunum im Doppelkontrast darstellt und das Ileum weitgehend gefüllt ist.

2. **Aufnahme:** Jejunum im Doppelkontrast, Ileum weitgehend gefüllt. Flache Rückenlage, Filmformat: 35 × 35 cm, 110 kV, oder Bildverstärker ≥ 30 cm Ø.

Bei Verwendung eines nicht-digitalen Durchleuchtungsgerätes wird in das Zielgerät eine Kassette 24 × 30 cm, quer, zweigeteilt, eingelegt. Der Untersucher zieht einen Bleihandschuh an und hält ein Kompressorium bereit (z. B. einen Holzknecht-Löffel und ein fest bandagiertes Knäuel aus zusammengerollten Zellstofflagen von ca. 12 × 12 × 20 cm Größe). Die Instillation des Distensionsmediums wird so lange fortgesetzt, bis sich das terminale Ileum (zunächst noch im Monokontrast) zum ersten Mal voll entfaltet. Genau in diesem Augenblick werden überlagernde Darmschlingen mit Hilfe des Kompressoriums zur Seite gedrängt. Gegebenenfalls ist der Patient etwas um seine Längsachse zu drehen (in welche Richtung, muss ausprobiert werden), um das terminale Ileum in möglichst großer Länge frei zu projizieren.

3. und 4. Aufnahme: Zielaufnahmen des terminalen Ileums im Monokontrast bzw. im beginnenden Doppelkontrast unter Verwendung eines Kompressoriums jeweils im Augenblick der maximalen Entfaltung während einer peristaltischen Welle. Flache Rückenlage oder bei Bedarf leicht gedreht, Filmformat: 24 × 30 cm, quer, zweigeteilt, oder Bildverstärker 24 cm Ø.

5. Aufnahme: Ileum einschließlich des terminalen Ileums vollständig gefüllt, zumindest proximales Ileum im Doppelkontrast. Flache Rückenlage, Filmformat: 35 × 35 cm, 110 kV, oder Bildverstärker ≥30 cm Ø.

6. Aufnahme: Ileum im Doppelkontrast. Das kleine Becken soll nur gut entfaltete, transparente Darmschlingen enthalten und noch nicht vom kontrastmittelgefüllten Sigma überlagert sein. Flache Rückenlage, Filmformat: 35 × 35 cm, 110 kV, oder Bildverstärker ≥30 cm Ø.

Bei sehr rascher Dünndarmperistaltik ist in dem Augenblick, in dem das Kontrastmittel durch das terminale Ileum in das Zökum übertritt, N-Butylscopolamin oder Glucagon zu injizieren, damit Zielaufnahmen angefertigt werden können, bevor das ganze Kolon mit Kontrastmittel gefüllt ist und störende Überlagerungen hervorruft. Das gleiche gilt für die Suche nach einem Meckel-Divertikel.

MERKE

Es ist weder sinnvoll noch vom Strahlenschutz her vertretbar, während der Einlaufphase bei jeder neu gefüllten Dünndarmschlinge eine Übersichtsaufnahme anzufertigen. Ist unter Durchleuchtung kein pathologischer Befund zu erkennen, reichen 3 Übersichts- und 2 Zielaufnahmen völlig aus.

Sollte es bei einem Patienten aus objektiven oder subjektiven Gründen unmöglich sein, die Sonde nasal oder oral einzuführen, besteht als Ausweg die Möglichkeit, nach einer konventionellen Breimahlzeit in dem Augenblick, in dem das terminale Ileum erreicht ist, rektal Luft zu insufflieren. Mit Hilfe eines Holzknecht-Löffels oder eines Kompressoriums lassen sich dann kontrastreiche Zielaufnahmen des terminalen Ileums anfertigen. Der Augenblick der optimalen Ileumfüllung darf jedoch nicht verpasst werden.

■ Vorsichtsmaßregeln

Das Einführen der gut mit Lokalanästhetikumgel bestrichenen Duodenalsonde wird bei entsprechender Vorsicht und „leichter Hand" des Untersuchers von den meisten Patienten gut toleriert. Sehr unangenehm ist jedoch das schwallartige Erbrechen, wenn größere Kontrastmittel- oder Wassermengen in den Magen zurückgeflossen sind. Der reflektorische Brechreiz tritt so plötzlich und unkontrolliert auf, dass die Kleidung des Patienten beschmutzt werden kann. Besonders ambulante Patienten behalten diesen Umstand in Erinnerung. Daher stets auf korrekte Sondenlage distal der Flexura duodenojejunalis und auf angepasste, nicht zu schnelle Instillationsgeschwindigkeit achten.

KAPITEL 5

Kontrastdarstellung des Kolons 5

W.S. Rau, G. M. Richter, B. Radeleff und M. Brado

5.1
Standarduntersuchung

W.S. Rau

Die Kontrastdarstellung des Dickdarms ist bei sachgerechter Durchführung eines der aussagekräftigsten röntgendiagnostischen Verfahren. Nachweis und Differenzierung entzündlicher und tumoröser Erkrankungen sind mit hoher Präzision möglich. Die diagnostische Sicherheit ist keinesfalls geringer als die der Endoskopie. Dies gilt auch für sehr frühe Stadien der einzelnen Erkrankungen.

Von den Patienten wird der Kolonkontrasteinlauf zwar als unangenehm empfunden, doch erträglicher als die Koloskopie. Ein wesentlicher Vorteil besteht darin, dass das Kontrastmittel auch enge oder schmerzhaft entzündete Abschnitte besser überwinden kann als das Endoskop. Stark elongierte und gewundene Darmschlingen können eine vollständige Koloskopie unmöglich machen. Hier hängt es von der Ehrlichkeit des Gastroenterologen und vom Klima der Zusammenarbeit mit dem Radiologen ab, wie die beiden einander ergänzenden Untersuchungsverfahren zum Wohl des Patienten eingesetzt werden können.

Weitere Gesichtspunkte, die die Wahl zwischen Koloskopie und Kolonkontrasteinlauf beeinflussen können, sind die durchschnittliche Strahlendosis von 3,96 mGy (effektive Dosis) bzw. 45 Gy × cm (Flächendosisprodukt, s. S. 47) beim Kolonkontrasteinlauf, die Möglichkeit einer gezielten Gewebsentnahme oder einer Polypektomie bei der Koloskopie sowie andererseits die nur mit Hilfe der Röntgendiagnostik mögliche *vollständige* Darstellung von Lageanomalien, Hernien, Operationsfolgen, Verdrängungen, Inifiltrationen, Wandverdickungen, Gaseinschlüssen, Fistelgängen und Divertikeln.

Die Kontrastdarstellung des Kolons erfordert ein hohes Maß an Mitarbeit sowohl des Patienten als auch des Pflegepersonals. Die Qualität der Untersuchung steht und fällt mit der *Darmreinigung*. Hier darf der Radiologe bei den immer wieder auftretenden Nachlässigkeiten und Problemen nicht resignieren, sondern muss beharrlich den erforderlichen Standard aufrechterhalten. Das Verständnis für die notwendigen Prozeduren wird sich bei Schwestern und Pflegern um so leichter wecken und aufrechterhalten lassen, je reibungsloser auch sonst die Zusammenarbeit zwischen Stationen und Röntgenabteilung „auf der unteren Ebene" funktioniert.

■ Indikationen

Allgemein:
- Obstipation oder Diarrhöen unklarer Genese,
- Nachweis von okkultem oder sichtbarem Blut im Stuhl.

Anomalien:
- Lageanomalien,
- Morbus Hirschsprung.

Entzündungen:
- Morbus Crohn,
- Colitis ulcerosa,
- unspezifische Enteritis,
- Strahlenenteritis,
- Fisteln,
- ischämische Kolitis,
- Tuberkulose und unspezifische Infektionen,
- Infektionsfolgen,
- postoperative Adhäsionen und Stenosen,
- Divertikulose und Divertikulitis.

Tumoren:
- primäre Dickdarmtumoren, benigne oder maligne, einschl. Polypen,
- Tumorinfiltration oder Verdrängung von außen (z. B. durch Ovarialkarzinom, mesenteriale Metastasen, Krukenberg-Tumoren),
- Operationsfolgen (Prüfung auf Nahtinsuffizienz, Kontrolle vor Rückverlagerung eines Anus praeter),
- Dickdarmmanifestation bei lymphatischen Systemerkrankungen.

■ Kontraindikationen

Das *akute Abdomen* mit den Zeichen der *diffusen Peritonitis* oder der *akuten mesenterialen Durchblutungsströrung,* der Nachweis freier Luft als Hinweis auf eine *Perforation,* das *toxische Megakolon* oder eine weniger als 7 Tage zurückliegende *tiefe Biopsie* sind absolute Kontraindikationen.

■ Komplikationen

Die wichtigste und folgenschwerste Komplikation des Kolonkontrasteinlaufs ist die Darmwandperforation mit anschließender Bariumperitonitis. Die Letalität beträgt über 50 %. Perforationen werden fast ausschließlich bei Verwendung von Ballonkathetern beobachtet. Prädisponierende Faktoren sind:
- toxisches Megakolon,
- vorangegangene Biopsie,
- hochgradige Stenose, die nur durch Druck überwunden werden kann,
- nekrotisierender Tumor,
- transmurale Entzündung,
- floride Divertikulitis,

- Darmwandischämie,
- Atrophie (z. B. nach Kortisondauermedikation, Myxödem).

In allen diesen Fällen auch im Verdachtsfall darf kein Ballonkatheter verwendet werden.

MERKE

Vor dem Einführen eines *Ballonkatheters* müssen alle Faktoren, die eine Perforation begünstigen könnten, ausgeschlossen sein.

Komplikationen durch N-Butylscopolamin[1] und Atropin s. S 19.

Die wichtigste Voraussetzung für eine suffiziente Röntgenuntersuchung des Kolons ist die *vollständige Darmreinigung*. In der Regel ist dies ambulant besser zu erreichen als stationär. Ambulante Patienten sind meist „gesünder" und können die Mühen der Vorbereitung leichter verstehen und auf sich nehmen. Stationäre, alte und geschwächte Patienten müssen aber ebensogut vorbereitet werden. Hier hängt es ganz entscheidend von dem Geist der Zusammenarbeit zwischen Röntgenabteilung und Stationen ab, ob das Pflegepersonal die Abführmaßnahmen als lästige Erfüllung von Fremdaufgaben ansieht oder sich auch für die diagnostischen Belange ihrer Patienten mit verantwortlich fühlt.

Über das Regime für die Darmreinigung muss zunächst mit allen ärztlichen Instanzen Einvernehmen hergestellt werden. Die hohen Anforderungen an die diagnostische Qualität des Kolonkontrasteinlaufs und die relativ hohe Strahlenbelastung erfordern ein peinlich genaues Einhalten der Diätvorschriften und Abführmaßnahmen. Dies gilt um so mehr, wenn für endoskopische Untersuchungen oder als Vorbereitung zur Dickdarmoperation andere Verfahren angewendet werden als sie für die Röntgendiagnostik erforderlich sind. Die Art der radiologisch notwendigen Abführmaßnahmen ist dann mit der Pflegedienstleitung und – unterstützt durch Merkblätter – mit jeder einzelnen Station zu besprechen. Nur eindeutige Richtlinien können auch eindeutig befolgt werden. Es sollte selbstverständlich sein, dass bei guter Vorbereitung das Lob für Schwestern und Pfleger auch ausgesprochen wird.

Standardvorbereitung

Zwei Tage vor der Untersuchung (ambulante Patienten, Neigung zu Verstopfung):
Morgens 3–4 Esslöffel Rizinusöl vermischt mit einer halben Tasse heißer Milch einnehmen (es bildet sich eine nahezu geschmacklose Emulsion). Auf Wunsch süßen oder mit etwas Instant-Kakao verrühren. *Rizinusöl nicht durch ein anderes Abführmittel ersetzen!*
Leichte Kost: Zwieback, Toast, Weißbrot, Hafer- oder Reisbrei, Apfelmus, Pudding, Eis. Keine Hülsenfrüchte, kein Kohl, kein Salat, kein Wurzelgemüse, keine Südfrüchte, keine Weintrauben, keine Rosinen oder anderes Obst mit harten Schalen oder Kernen, kein zähes Rindfleisch.

---

[1] Buscopan, Ampullen à 1 ml mit 20 mg N-Butylscopolaminiumbromid

2–3 Liter trinken (wichtig!): Tee, Kaffee, klare Obstsäfte, Malzbier, Mineralwasser, klare Brühe etc.

Am Vortag der Untersuchung (stationäre Patienten):

8 Uhr: 3–4 Esslöffel Rizinusöl vermischt mit einer halben Tasse heißer Milch (auf Wunsch gesüßt) einnehmen. Anschließend Tee oder Kaffee.

9–20 Uhr: Stündlich 1 Glas Flüssigkeit: Kaffee, Tee, klare Obstsäfte, Malzbier, Mineralwasser, klare Brühe etc.

13 Uhr: Kein Mittagessen, 1 Glas Flüssigkeit. Falls keine Kontraindikationen bestehen, ggf. auch eine Flasche [1 alkoholfreies] Bier, 1 Pikkolo oder ähnliches.

18 Uhr: Hoher (!) Reinigungseinlauf (2 Liter Wasser mit 2 Esslöffeln Kochsalz, gut körperwarm).

20 Uhr: Kein Abendessen, 1 Glas Flüssigkeit. Falls keine Kontraindikationen bestehen, ggf. auch eine Flasche Bier zum besseren Einschlafen oder ähnliches.

Am Untersuchungstag:

7 Uhr: Kaffee oder Tee, kein Frühstück. Nicht rauchen. Hoher (!) Reinigungseinlauf (2 Liter Wasser mit 2 Esslöffeln Kochsalz, gut körperwarm). Falls die Flüssigkeit, die sich danach aus dem Darm entleert, noch feste Bestandteile enthält, ist der hohe Reinigungseinlauf zu wiederholen, bis nur noch gefärbtes Wasser, aber keine festen Stuhlreste mehr abgegeben werden. Wenn der Darm sauber ist, müssen 3 h abgewartet werden, damit das Wasser im Darm wieder resorbiert werden kann. Wesentlich längeres Warten empfiehlt sich aber auch nicht, da in diesem Fall zuviel Dünndarminhalt in das Colon ascendens nachläuft.

Mindestens 3 h nach dem letzten Einlauf und exakt 30 min vor Untersuchungsbeginn: 2 Tbl. Atropin à 0,5 mg per os.

Das Rizinusöl bewirkt eine sichere Entleerung des gesamten Dünndarms. Es ist sehr viel besser verträglich als zum Beispiel Extrakte aus Sennesfrüchten, die statt einer vollständigen Darmentleerung oft heftige, schmerzhafte Tenesmen verursachen und feinflockige Schmutzreste zurücklassen. Auch wenn manche Handelspräparate Suggestivnamen besitzen, die sie als besonders geeignet zur Vorbereitung von Röntgenuntersuchungen erscheinen lassen, sind Sennesglykoside nicht empfehlenswert.

Ebenso wenig eignet sich eine „Darmspülung", wie sie vor Koloskopien durchgeführt wird, als Vorbereitung für die Kontrastdarstellung des Dickdarms. Zur

„Darmspülung" müssen die Patienten mehrere Liter einer Flüssigkeit trinken, die Polyethylenglycole und nicht resorbierbare Salze enthält. Unter Umständen wird diese Flüssigkeit über eine Magensonde zugeführt. Die Wand des Dickdarms ist danach so nass, dass das Bariumsulfat nicht haftet. Die gelegentlich geäußerte Bitte von Gastroenterologen, unmittelbar nach einer unvollständigen Koloskopie eine Kolonkontrastdarstellung durchzuführen, „da der Darm ja schon ideal vorbereitet und sauber ist", wird wegen Luft und Flüssigkeit im Darmlumen immer zu einem radiologisch schlechten Ergebnis führen.

Die Darmreinigung für radiologische Zwecke erfordert zwar auch eine reichliche Flüssigkeitszufuhr zu den beiden vorausgehenden Tagen, aber ohne Beimischung von makromolekularen Glycolen oder nichtresorbierbaren salinischen Abführmitteln. Die reichliche Flüssigkeit erleichtert auch die Nahrungskarenz. Insgesamt müssen mindestens 2 l, besser 3 l getrunken werden. Nur bei Patienten mit Herz- oder Niereninsuffizienz sind in Rücksprache mit dem betreuenden Internisten Ausnahmen zulässig: in diesem Fall ist bei reduzierter Trinkmenge besondere Sorgfalt auf die hohen Einläufe zu verwenden. Bei Diabetikern ist die Umstellung auf flüssige Kost und die Anpassung von Insulin oder oralen Antidiabetika ebenfalls mit dem Kliniker abzustimmen.

Getrunken werden dürfen alle klaren, ggf. auch gesüßten, Flüssigkeiten einschließlich Mineralwasser, Kaffee, schwarzem Tee, Früchtetee, Cola, synthetischer Limonade, Malzbier und [alkoholfreiem] Bier. Milch darf jedoch nur am Morgen des Vortages zur Herstellung der Emulsion mit Rizinusöl verwendet werden (1/2 Tasse), danach nicht mehr. Fruchtsäfte, die trüb sind oder sogar Fruchtfleisch enthalten sind ebenfalls nicht erlaubt.

Der in das Kolon übergetretene Dünndarminhalt wird anschließend durch die hohen Reinigungseinläufe entleert. Wenn der Dickdarm schließlich sauber ist, muss man ihm ausreichend Zeit lassen, überschüssiges Wasser wieder zu resorbieren, andernfalls würde das Kontrastmittel zu sehr verdünnt werden und keinen guten Beschlag ergeben. Eine halbe Stunde vor der Untersuchung werden die beiden Atropintabletten gegeben, damit die Darmwand ihre Schleimproduktion einstellt und das Kontrastmittel besser haften kann.

MERKE

Bei exsikkierten Patienten kann sich der Dickdarm nicht vollständig entleeren. Bei Patienten mit Herzinsuffizienz, Niereninsuffizienz oder Diabetes ist das Regime der Darmreinigung mit dem überweisenden Kollegen abzustimmen.

Muss wegen einer organisatorischen „Notfallindikation" ein Kolonkontrasteinlauf ohne Vorbereitung durchgeführt werden, sollte wenigstens ein Einlauf vorangehen.

Vorbereitung der Untersuchung durch MTRA

Kontrastbrei

Der Kontrastbrei wird am besten am Tag vor der Untersuchung zubereitet, damit er quellen kann und eine homogene Konsistenz annimmt. Eine wesentliche Voraussetzung für einen diagnostisch verwertbaren Schleimhautbeschlag bei der Doppelkontrastmethode ist die gleichbleibende Qualität des Kontrastmittels. In Instituten mit turnusmäßigem Arbeitsplatzwechsel der Röntgenassistentin ist für eine Kontinuität der Breizubereitung Sorge zu tragen.

Die handelsüblichen Bariumsulfatzubereitungen unterscheiden sich in der Partikelgröße und in der Art der Zusatzstoffe, Quellmittel und Stabilisatoren. Es ist in die Verantwortung des Radiologen gestellt, dasjenige Produkt auszuwählen, das auch unter schwierigen Bedingungen den stabilsten Schleimhautbeschlag ohne Artefakte gewährleistet. Ein frisch aus Pulver und Wasser zubereiteter Kontrastbrei scheint gegenüber Fertigsuspensionen Vorteile zu besitzen.

Am Tag vor der Untersuchung, notfalls spätestens 1 h vor Untersuchungsbeginn, werden *800 g Bariumsulfat*[2] und ca. *1200 ml Wasser* (exakt nach Gebrauchsanleitung) mit einem Schneebesen klumpenfrei verrührt. Wird ein elektrischer Handmixer verwendet, müssen die Rührstäbe so tief in die Flüssigkeit eintauchen, dass keine Luftblasen entstehen und mit der Suspension vermischt werden.

Vor Beginn der Untersuchung ist der Kontrastbrei noch einmal zu rühren (keine Luftblasen!) und auf ca. 38 °C zu erwärmen. Dies geschieht entweder mit Hilfe eines Wasserbads, in das der Vorratsbehälter hineingestellt wird (z. B. ein Eimer mit zunächst fast kochend heißem Wasser), oder mit Hilfe eines Mikrowellenherdes. Die erforderlichen Zeiten, die zur Erwärmung benötigt werden, müssen vorher ausprobiert sein, damit rechtzeitig vor Untersuchungsbeginn mit dem Aufwärmen begonnen wird.

Kontrastmittel für spezielle Indikationen

In bestimmten Notfallsituationen kann es sinnvoll sein, weniger viskösen Bariumbrei oder aber ein wasserlösliches Kontrastmittel anzuwenden (Verdacht auf mechanischen Ileus oder (gedeckte) Perforation; Verdacht auf Invagination; postoperative Suffizienzprüfung der Nähte). In diesen Fällen gibt der Untersucher an, welche Art von Kontrastmittel verwendet werden soll. In Frage kommt z. B. eine 1:1 mit Wasser verdünnte Bariumsulfatfertigsuspension[4] (heißes Wasser verwenden, damit die verdünnte Suspension Körpertemperatur erreicht), oder aber ein auf ca. 150 mg J/ml verdünntes wasserlösliches Kontrastmittel[5]. Für die rektale Anwendung eignen sich auch Reste steriler Kontrastmittel aus der Angiographie,

---

[2] z. B. Barotrast, Micropaque Colon oder Unibaryt rektal
[3] z. B. Dulcolax spezial, 5 ml mit 10 mg Bisacodyl
[4] z. B. Micropaque flüssig
[5] z. B. Peritrast-RE/36 %, Gastrografin oder alle zur Urographie und Angiographie eingesetzten Kontrastmittel

die unter allgemein hygienischen Gesichtspunkten gesammelt wurden und die nicht älter als eine Woche sind.

Medikamente

- Atropin, Tabletten à 0,5 mg,
- N-Butylscopolamin[6], Ampullen à 20 mg,
- Vaseline, in der Tube,
- Lokalanästhetikumgel, 1 %ig.

Als Gleitmittel ist einfache Vaseline aus Tuben zu verwenden. Eine Salbe oder ein Gel mit Zusatz von Lokalanästhetikum erleichtert bei Patienten mit Fissuren oder anderen schmerzhaften, entzündlichen Veränderungen am Anus das Einführen des Darmrohrs. Als Folge der Schleimhautanästhesie könnte der Patient jedoch die Kontrolle über seinen Schließmuskel verlieren, was aber praktisch kaum beobachtet wird.

Zubehör

- Injektionsbesteck für N-Butylscopolamin,
- Darmrohr (Doppelkugeldarmrohr nach *Altaras* oder einfaches Darmrohr Ch. 32),
- reichlich Zellstoff in handlicher Größe,
- (Einmal-)Nierenschalen.

Für Ausnahmefälle mit kompletter Sphinkterinsuffizienz: Darmrohr mit aufblasbarem Ballon, dazu passend Spritze oder Gummiballon zum Aufblasen, mit passendem Ansatz und Metallklemme zum Abdichten.

Vorratsbehälter und Pumpvorrichtung für das Kontrastmittel (entweder mit Luftdruck[7] oder mit elektrischer Rollerpumpe[8]).

Vorratsbehälter nach Art eines Irrigatorsystems für verdünntes Bariumsulfat oder für wasserlösliches Kontrastmittel, das nur der Schwerkraft folgend aber nicht mit Druck einlaufen soll, einschließlich Infusionsständer zum Aufhängen.

Die Tischplatte des horizontal gestellten, peinlich sauberen Durchleuchtungsgerätes wird in der Mitte mit saugfähigen, einseitig wasserundurchlässigen Krankenunterlagen bedeckt. An das Kopfende wird ein kleines Kopfkissen und über die Fußstütze wird griffbereit eine 2 cm dicke Lage einfachen Zellstoffs gelegt. Weiterer Zellstoff und ein großer Abfallbehälter müssen im Raum vorhanden sein. Ein hinten offenes Nachthemd wird in der Umkleidekabine bereitgehalten. In der sauberen Toilette stehen Seife und ein frisches Handtuch zur Verfügung.

Der handwarme Bariumbrei wird in einen Behälter gefüllt, aus dem er entweder durch Luftdruck (manuelles Betätigen eines Gummiballons[7]), oder mit Hilfe einer

---

[6] z. B. Buscopan, Ampullen à 1 ml mit 20 mg N-Butylscopolaminiumbromid
[7] z. B. Pneumocolon
[8] Vertrieb z. B. durch die Firmen Fresenius oder Guerbet

elektrisch betriebenen Rollerpumpe in das Darmrohr geleitet werden kann. Falls eine Rollerpumpe verwendet wird, empfiehlt es sich, den Vorratsbehälter an einem Infusionsständer aufzuhängen.

Untersuchungsgang

Anamnese und Vorbefunde

Bevor der Patient in den Untersuchungsraum geführt wird, orientiert sich der Radiologe über die Fragestellung zur Untersuchung und über Vorbefunde. Der Patient darf erwarten, dass sich der untersuchende Arzt vor einer so aufwendigen Maßnahme wie dem Kontrasteinlauf eingehend mit seinen individuellen Problemen vertraut gemacht hat.

Der Untersucher muss feststellen, welche anderen diagnostischen Verfahren bereits durchgeführt wurden und welche Ergebnisse sie erbracht haben (Abdomennativaufnahme, Magen-Darm-Passage, Endoskopie, Sonographie, Computertomographie, gynäkologische oder urologische Untersuchung). Ist eine Abdomennativaufnahme vorhanden, bedeutet das in der Regel, dass ein akutes abdominelles Krankheitsbild vorgelegen hat. Von der Beurteilung dieser Aufnahme hängt die weitere Strategie ab: Wahl des Kontrastmittels, ggf. Wiederholung der Nativaufnahme in Abhängigkeit vom klinischen Verlauf.

Anamnese. Vor Beginn der Untersuchung sind die aktuellen Beschwerden des Patienten zu erfragen: Stuhlunregelmäßigkeiten, Blutauflagerungen, Nachweis von okkultem Blut im Stuhl, Schmerzen, Gewichtsverlust, Hernien, Operationen, Laxanziengebrauch. Der Patient ist auf die Unannehmlichkeiten der Untersuchung hinzuweisen. Die Komplikationsmöglichkeiten (Perforation) und die Strahlendosis (effektive Dosis: 4 mGy; bzw. Flächendosisprodukt: 45 Gy cm^2) sind zu erwähnen. Insbesondere im Hinblick auf diese Strahlendosis ist die rigorose Vorbereitung strikt einzuhalten. Bei Patientinnen liegen die Gonaden voll im Strahlengang. Patientinnen im gebärfähigen Alter sind unter diesem Aspekt nochmals gezielt nach de Möglichkeit einer Schwangerschaft zu befragen.

Klinische Untersuchung. Das Abdomen wird inspiziert (Narben?), palpiert (Resistenzen, umschriebener Druckschmerz?) und ggf. auskultiert (Art der Peristaltik?) Bei der Palpation ist besonderer Wert zu legen auf den Nachweis eines lokalisierten oder diffusen Druckschmerzes und einer lokalisierten oder diffusen Abwehrspannung. Liegt eine Hernie vor, gelten besondere Vorsichtsmaßregeln (s. S. 94).

Standarduntersuchung

Digitale Untersuchung und Einführung des Darmrohrs
30 min vor Beginn der Untersuchung erhält der Patient 2 Tbl. Atropin à 0,5 mg (Kontraindikationen s. S 19). In der Kabine entkleidet sich der Patient vollständig (auch Unterhose und Strümpfe werden wegen der Verschmutzungsgefahr ausgezogen) und zieht das bereitgelegte, hinten offene Nachthemd an.

Der Patient legt sich so auf den Untersuchungstisch, dass seine Füße die Fuß-platte berühren. Die Handgriffe werden so eingestellt, dass sie bequem zu fassen sind. Der Patient dreht sich auf die linke Seite und zieht die Knie an. Vor dem Einführen des Darmrohrs muss der Untersucher den Anus inspizieren (Hämor-rhoiden, Rhagaden) und das Rektum digital austasten. Damit werden tiefsitzende Karzinome erfasst, die sonst beim Kontrasteinlauf übersehen werden könnten, insbesondere bei Verwendung eines Ballonsystems. Außerdem kann die Richtung bestimmt werden, in der das Einführen des Darmrohrs am wenigsten Beschwer-den verursacht. Nun wird der Patient zum Pressen aufgefordert und das mit Vaseline bestrichene Darmrohr unter leichten Drehbewegungen eingeführt (bei Hämorrhoiden und Rhagaden mit besonderer Vorsicht; evtl. Gel mit 1 % Loka-lanästhetikum benutzen).

Das Darmrohr wird etwa 5 cm weit eingeführt, wenn nicht schon vorher ein Widerstand zu spüren ist. Das mit 2 kugeligen Auftreibungen versehene Darmrohr nach *Altaras* hat gegenüber dem einfachen Plastikdarmrohr den Vorteil, dass sich der Analkanal genau zwischen den beiden Kugeln zentriert. Die vordere Kugel verhütet bei suffizientem Sphinkter ein versehentliches Hinausgleiten, die hintere Kugel vermeidet ein zu tiefes Einführen.

Füllung des Rektums

Der Vorratsbehälter mit Bariumsulfat wird an das Darmrohr angeschlossen, die Klemme am Verbindungsschlauch geöffnet und das Kontrastmittel langsam in das Rektum gepumpt. Wenn in der streng seitlichen Durchleuchtung (beide Hüftköpfe projizieren sich exakt übereinander) der Abstand zwischen Rektumhinterwand und Sakrumvorderwand verbreitert ist, oder wenn sich im Rektum pathologische Kontrastmittelaussparungen zeigen, wird die erste (fakultative) Aufnahme ange-fertigt:

Fakultative Aufnahme: Rektum streng seitlich in Prallfüllung. Wegen der starken Streustrahlung ist die Aufnahme scharf einzublenden, jedoch muss die Sakrumvorderfläche abgebildet sein, um die Distanz zwischen Rektum und Os sacrum messen zu können. Filmformat 24 × 30 cm, 110 kV oder Bildverstärker 24 cm Ø.

Füllung des Sigmas

Nun wird der Patient aus der Linksseitenlage in die Fechterstellung (RAO-Positi-on) zurückgedreht. Das Kontrastmittel läuft so lange weiter ein, bis das Sigma und der Beginn des Colon descendens gefüllt sind. Dabei wird ständig, unter kurzzei-tiger, intermittierender Durchleuchtung, die Spitze der Kontrastmittelsäule ver-folgt. Lassen sich im Sigma pathologische Veränderungen erkennen (Divertikulo-se, Divertikulitis, Stenosen), wird die nächste (fakultative) Röntgenaufnahme an-gefertigt:

Fakultative Aufnahme: Sigma in Prallfüllung in RAO-Projektion, 24 × 30 cm quer oder 35 × 35 cm, 90 kV oder Bildverstärker 24 bis 30 cm Ø.

Ist im Sigma aufgrund von Voruntersuchungen ein pathologischer Prozess zu erwarten, der sich bei der Prallfüllung noch nicht zu erkennen gibt, und besteht aufgrund der Darmgasverteilung die Möglichkeit, dass das Sigma durch ein tief durchhängen des Querkolon, das Zökum oder sich übermäßig mit Kontrastmittel füllende Dünndarmschlingen überlagert wird, kann es insbesondere bei noch nicht besonders geübten Untersuchern *ausnahmsweise* sinnvoll sein, die Doppel-kontrastuntersuchung des Sigmas vorzuziehen:

Der Patient dreht sich auf seine linke Seite. Der Verbindungsschlauch wird abgeklemmt und vom Darmrohr gelöst. Das Kontrastmittel im Rektum kann jetzt in eine bereitgehaltene Nierenschale abfließen. Mit Hilfe eines Gummiballons, der an das Darmrohr angeschlossen wird, wird soviel Luft insuffliert, dass sich das Sigma vollständig im Doppelkontrast darstellt. Der Patient dreht sich in die RAO-Position zurück, und die 3. (fakultative) Aufnahme wird noch während der Luftinsufflation angefertigt:

Fakultative Aufnahme: Sigma im Doppelkontrast, RAO-Projektion (Fechterstellung). 24 × 30 cm, 85 kV.

Anschließend dreht sich der Patient auf den Bauch und noch etwas weiter, bis er seine linke Körperseite um ca. 45° nach hinten angehoben hat.

Fakultative Aufnahme: Sigma im Doppelkontrast, in Bauchlage, linke Körperseite angehoben, 24 × 30 cm, 85 kV.

Ist ein umschriebener pathologischer Prozess sichtbar, wird er auf zusätzlichen Zielaufnahmen mit unterteiltem Filmformat festgehalten.

Die vorgezogene Doppelkontrastdarstellung des Sigmas bringt die Gefahr mit sich, dass zuviel Luft in den übrigen Dickdarm gelangt, so dass anschließend die Kontrastfüllung stark erschwert bis unmöglich sein kann. Es ist daher zweckmäßig, den Patienten vor Fortsetzung der Untersuchung für mindestens 15 min auf die Toilette zu schicken, damit Luft und Kontrastmittel wieder weitgehend entleert werden.

Füllung des Colon descendens

Der Patient wechselt zwischen Linksseitenlage, RAO-Position und flacher Rükkenlage ab, bis sich das Colon descendens einschließlich der linken Flexur gefüllt hat. Eine leichte Kopftieflage des Untersuchungstisches (ca. 10°) kann die Füllung beschleunigen. Während der Füllungsphase muss der Untersucher wieder eng einblenden und kurz intermittierend durchleuchten, wie sich die Spitze der Kontrastmittelsäule vorwärts bewegt und sich das Sigma aufdehnt. Das Zielgerät ist jeweils zwischen den einzelnen kurzen Durchleuchtungen über die zu beobachtende Region zu fahren. Bei Durchleuchtungsgeräten mit Übertischröhre ist erst das Lichtvisier exakt zu positionieren und einzublenden, bevor mit der Durchleuchtung begonnen wird. Besondere Aufmerksamkeit muss dem Sigma geschenkt werden, wenn eine erhebliche Divertikulose oder Divertikulitis vorliegt.

Besteht eine so ausgeprägte Sphinkterinsuffizienz, dass der Patient unter Verlust des Darmrohrs das Kontrastmittel mehrmals auf den Tisch entleert, darf dann und nur dann ein Ballondarmrohr benutzt werden, wenn keiner der auf S. 74 aufgeführten Faktoren, die eine Perforation begünstigen, vorliegt. Nach jeder Verschmutzung des Tisches sind Patient und Unterlage nicht nur aus hygienischen Gründen zu reinigen, bevor die Untersuchung fortgesetzt wird, sondern vor allem, weil sonst eine *Perforation* mit Kontrastmittelresten auf dem Tisch verwechselt werden könnte. Gerade dann, wenn ein mit einem Ballon blockiertes Darmrohr benutzt werden muss, ist die Perforationsgefahr besonders hoch.

Füllung des Colon transversum

Wenn sich die linke Flexur gefüllt hat, wird die Kontrastmittelzufuhr unterbrochen und der Verbindungsschlauch abgeklemmt. Der Patient dreht sich auf seine rechte Seite, während der Untersucher das Darmrohr vor dem Herausrutschen sichert. Das Kontrastmittel fließt jetzt der Schwerkraft nach in das Querkolon. Durch Umlagern, zwischendurch auch in die Bauchlage, wird versucht, das Kontrastmittel bis zur rechten Flexur gelangen zu lassen. Weiteres Kontrastmittel wird nur mit großer Zurückhaltung nachgepumpt.

Füllung des Colon ascendens

Ist die rechte Flexur gut mit Kontrastmittel gefüllt, dreht sich der Patient auf den Rücken. Durch leichtes Aufrichten des Patienten kann das Weiterfließen in das Colon ascendens begünstigt werden. Der Zökalpol muss sich zunächst nicht komplett kontrastieren. Zusätzliches Kontrastmittel darf nur mit äußerster Sparsamkeit gegeben werden. Es ist ganz und gar falsch, eine Füllung des Colons ascendens durch Druck von hinten erreichen zu wollen. In diesem Darmabschnitt darf nur durch Umlagern mit Hilfe der Schwerkraft gearbeitet werden.

Darmentleerung

Sind mindestens 3/4 des Colon ascendens mit Kontrastmittel gefüllt, dreht sich der Patient für mehrere Minuten auf seine linke Seite. Der Verbindungsschlauch wird abgeklemmt und vom Darmrohr gelöst. Das in der Rektumampulle noch unter Druck stehende Kontrastmittel kann jetzt in eine bereitgehaltene Nierenschale abfließen. Der Kontrastbrei verlässt jetzt wieder das Colon ascendens und tritt in das Querkolon über. Überschüssige Flüssigkeit vom Reinigungseinlauf oder aus dem Dünndarm wird dabei mitgenommen. Ist im Colon ascendens nur noch ein Schleimhautbeschlag vorhanden und besteht keine Gefahr mehr, dass Kontrastmittel beim Pressen aus dem Zökum in den Dünndarm übertritt, wird das Darmrohr entfernt und der Patient auf die Toilette geschickt.

Sollte sich insgesamt nur wenig Kontrastmittel im Querkolon, Colon descendens und im Sigma befinden, kann der Gang zur Toilette entfallen. Unter dieser nur höchst selten eintretenden Bedingung reicht es aus, wenn auf dem Untersuchungstisch überschüssiger Brei aus Rektum und Sigma über das Darmrohr in die Nierenschale abfließt. Im Prinzip ist die Entleerung einer größeren Kontrastmittelmenge vor der eigentlichen Doppelkontrastuntersuchung aber erwünscht, weil damit gleichzeitig übermäßige Flüssigkeit, Schleim und störende Reste von Darminhalt ausgeschieden werden.

Doppelkontrastdarstellung

Wenn der Patient auf der Toilette eine kräftige Portion Kontrastmittel ausgeschieden hat, wird der Erfolg auf dem Durchleuchtungstisch kontrolliert. Nur in den abhängigen Darmabschnitten darf das Kontrastmittel noch in Prallfüllung das Darmlumen über kurze Strecken ausfüllen. Ist die Entleerung nicht ausreichend, muss der Gang zur Toilette wiederholt werden.

Ist der größte Teil des Kontrastmittels korrekt entleert, erhält der Patient 2 Amp. N-Butylscopolamin (Nebenwirkungen s. S. 19) intravenös injiziert. Die dadurch erzeugte Hypotonie bewirkt einerseits, dass sich auch ein spastischer Darm bei der Luftinsufflation gut entfaltet, andererseits wird diese Luftinsufflation vom Patienten als sehr viel weniger unangenehm empfunden.

In Linksseitenlage wird das Darmrohr wieder eingeführt und der Gummiballon angeschlossen. Unter vorsichtigem Pumpen wird das Rektum im Doppelkontrast sichtbar. Sollte sich an dieser Stelle noch zu viel Kontrastmittel befinden, muss es zunächst in eine Nierenschale abgelassen werden.

1. **Aufnahme (obligat):** Rektum seitlich im Doppelkontrast. Hüftgelenke übereinander projiziert, scharf eingeblendet, Sakrumvorderwand sichtbar, 24 × 30 cm, 110 kV oder Bildverstärker 24 cm Ø (Abb. 5.1 a).

Unter vorsichtigem Pumpen von Luft dreht sich der Patient in die RAO-Position (Fechterstellung). Das Sigma entfaltet sich im Doppelkontrast. Die Drehung des Patienten ist unter Durchleuchtung so zu korrigieren, dass sich möglichst wenig Überlagerungen des Sigma mit anderen Darmabschnitten ergeben.

2. **Aufnahme (obligat):** Sigma in RAO-Projektion im Doppelkontrast. 24 × 30 cm, 85 kV oder Bildverstärker 24 bis 30 cm Ø (Abb. 5.1b).

Anschließend dreht sich der Patient auf den Bauch und noch etwas weiter, bis er die linke Körperseite um ca. 45° nach hinten angehoben hat. Das Darmrohr wird dabei vom Untersucher festgehalten, damit es nicht herausrutscht. Unter Durchleuchtung wird die Position des Patienten wieder so korrigiert, dass sich möglichst wenig Überlagerungen des Sigma mit anderen Darmabschnitten ergeben. Die in der RAO-Projektion durch Kontrastmittel verschatteten Schlingen erscheinen jetzt im Doppelkontrast und umgekehrt.

3. **Aufnahme (obligat):** Sigma in Bauchlage, linke Seite angehoben, im Doppelkontrast. 24 × 30 cm, 85 kV oder Bildverstärker 24 bis 30 cm Ø (Abb. 5.1c).

Der Patient dreht sich weiter auf seine rechte Seite. Älteren Patienten muss man dabei helfen, die Arme während der Drehung mitzunehmen und unter dem Bauch hindurchzuziehen. Auch auf das hinten offene Nachthemd muss der Untersucher achten, damit es seinen Zweck erfüllt und nicht den Patienten einschnürt.

Wenn der Patient dann auf der rechten Seite liegt, wird weiter Luft insuffliert, bis sich die linke Kolonflexur vollständig entfaltet. Unter Durchleuchtung wird der Patient soweit in Richtung Rücken gedreht (LAO-Position), dass sich die linke Kolonflexur überlagerungsfrei darstellt. Bei viel Flüssigkeit im Darm kann es hilfreich sein, den Untersuchungstisch etwas aufzurichten.

4. **Aufnahme (obligat):** Linke Kolonflexur in LAO-Projektion (Boxerstellung), 24 × 30 cm, 85 kV oder Bildverstärker 24 bis 30 cm Ø (Abb. 5.1d).

Unter vorsichtiger, weiterer Luftinsufflation dreht sich der Patient auf den Rücken und weiter auf seine linke Seite. Durch Drehungen des Patienten, die sich aus dem anatomischen Verlauf des Colon ascendens ergeben, muss der Untersucher jetzt das im Zökum befindliche Kontrastmittel unter Ausnutzung der Schwerkraft in Richtung rechte Flexur und Querkolon abfließen lassen. Gleichzeitig steigt die insufflierte Luft in das jetzt oben liegende Colon ascendens auf. Unter Durchleuchtung ist eine möglichst überlagerungsfreie Projektion zu ermitteln.

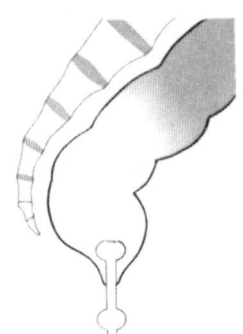

Abb. 5.1 a

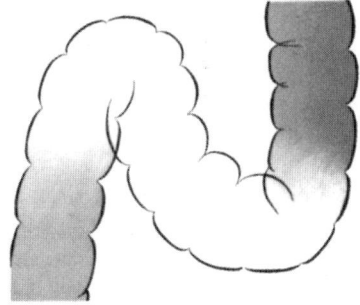

Abb. 5.1 b

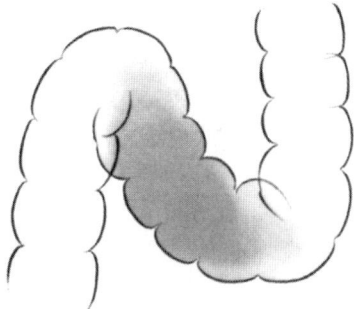

Abb. 5.1 c

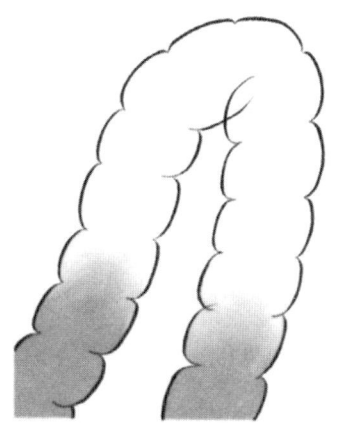

Abb. 5.1 d

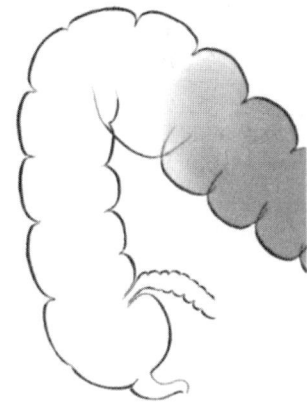

Abb. 5.1 e

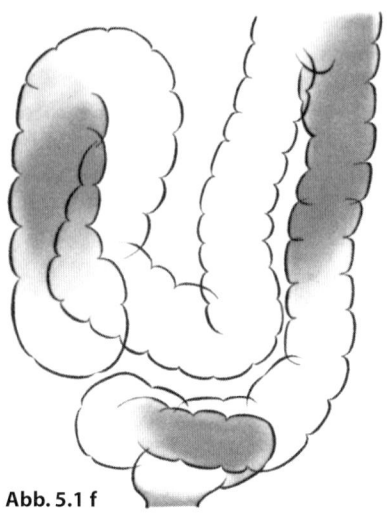

Abb. 5.1 f

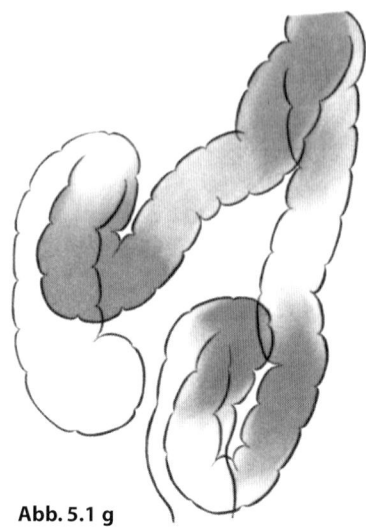

Abb. 5.1 g

5. **Aufnahme (obligat):** Rechte Kolonflexur, Colon ascendens und Zökum im Doppelkontrast, in RAO-Projektion (Fechterstellung), 24 × 30 cm, 85 kV oder Bildverstärker 24 bis 30 cm Ø. Bei sehr langem Zökum können u. U. 2 Aufnahmen erforderlich werden (Abb. 5.1e).

Nach diesen Zielaufnahmen wird dem Patienten der Gummiballon für die Luftinsufflation in die Hand gegeben und er wird aufgefordert, noch soviel Luft in den Darm zu pumpen, wie es ihm erträglich ist ohne dass jedoch Luft oder Kontrastmittel übermäßig in den Dünndarm übertreten. Der Patient wird jetzt und nach jeder der folgenden Aufnahmen eindringlich ermahnt, die Luft nicht wieder herauszulassen. Anschließend fertigt die MTRA 4–6 Übersichtsaufnahmen auf dem Bucky-Tisch und am Rasterwandstativ an:

6. **Aufnahme (obligat):** Abdomenübersicht in Rückenlage auf dem Bucky Tisch. 35 × 43 cm, 90 kV oder Bildverstärker ≥ 30 cm (bei sehr großen Patienten können zwei Aufnahmen erforderlich sein) (Abb. 5.1f).

7. **Aufnahme:** Abdomenübersicht in Bauchlage auf dem Bucky-Tisch. 35 × 43 cm, 90 kV oder Bildverstärker ≥ 30 cm Ø (bei sehr großen Patienten können zwei Aufnahmen erforderlich sein) (Abb. 5.1g).

8. **Aufnahme (obligat):** Abdomenübersicht in Rechtsseitenlage am Rasterwandstativ bei horizontalem Strahlengang. 35 × 43 cm, 90 kV (Abb. 5.1h).

9. **Aufnahme:** Abdomenübersicht in Linksseitenlage am Rasterwandstativ bei horizontalem Strahlengang. 35 × 43 cm, 90 kV (Abb. 5.1i).

Fakultative Aufnahme: Abdomenübersicht im Stehen am Rasterwandstativ. 35 × 43 cm, 90 kV oder Bildverstärker ≥ 30 cm Ø (Abb. 5.1k).

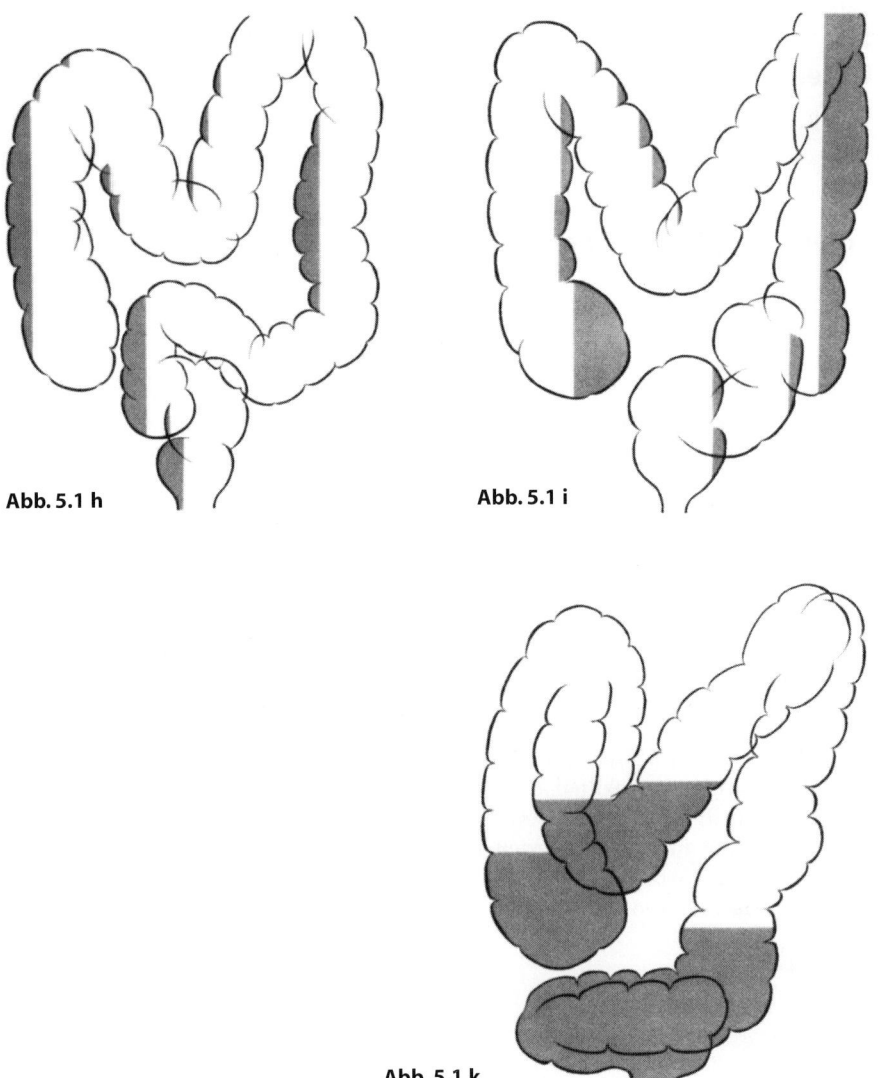

Abb. 5.1 h

Abb. 5.1 i

Abb. 5.1 k

Die fakultativen Aufnahmen bei jüngeren Patienten entfallen, wenn alle Zielaufnahmen von guter Qualität sind und wenn auf den Übersichtsaufnahmen keine Überlagerungen stören.

Werden die Aufnahmen als digitale Bildverstärker Radiographien angefertigt, muß für die Aufnahmen 8 und 9 in Rechts- und Linksseitenlage nicht eigens auf die Kassettentechnik zum Rasterwandgerät zurückgegriffen werden. Es reicht in diesem Fall, wenn unter Durchleuchtung eine ausreichende Zahl unterschiedlicher (schräger) Projektionen der einzelnen Darmabschnitte erfasst wird.

5.2
Untersuchungsgang bei speziellen Fragestellungen

W.S. Rau

Kolonkontrasteinlauf bei Dickdarmileus

Weisen Anamnese und klinische Untersuchung auf einen Darmverschluss hin, ist die ungefähre Lokalisation durch die pathologische Luftverteilung in der Abdomennativaufnahme (s. Abb. 5.3, S. 102) zu ermitteln. Handelt es sich um einen Dickdarmileus, ergibt sich die Indikation zum Kontrasteinlauf. Im Gegensatz zur zuvor beschriebenen Doppelkontrasttechnik wird mit dieser Untersuchung nur die Frage nach Form, Ausmaß und Lokalisation eines stenosierenden Prozesses im Dickdarm beantwortet.

Unabhängig vom Ergebnis des unter Notfallbedingungen durchgeführten Kolonkontrasteinlaufs wegen Dickdarmileus muss hervorgehoben werden, dass jede subtile Beurteilung der Schleimhautoberfläche unmöglich ist. Flache Tumoren, Polypen oder entzündliche Darmwandveränderungen sind nur zu erfassen, wenn der Einlauf in Doppelkontrasttechnik wiederholt werden kann.

Liegt eine hochgradige Stenose (z. B. durch Tumor) vor, deretwegen der Patient umgehend operiert werden muss, ist es erforderlich, den oralen, proximal der Stenose gelegenen Darmabschnitt in Doppelkontrasttechnik zu kontrollieren, bevor der Patient das Krankenhaus verlässt: Unter Notfallbedingungen ist ja schon die Darmreinigung proximal der Stenose undurchführbar. Der dilatierte, mit Stuhlresten gefüllte Darmabschnitt würde durch Kontrastmittel- und Luftgabe nur noch mehr aufgebläht werden und trotzdem keine diagnostische Aussage zulassen. Diese Unzulänglichkeit, die durch die Art der Untersuchung bedingt ist, muss im Befund hervorgehoben werden.

MERKE

Der Kolonkontrasteinlauf in Einfachkontrasttechnik unter Notfallbedingungen dient nur zur Abklärung des klinischen Verdachts auf Dickdarmmilieus. Die Feindiagnostik bleibt der Wiederholungsuntersuchung in Doppelkontrasttechnik vorbehalten.

Vorbereitung

Irrigatorsystem ohne Pumpvorrichtung, Doppelkugeldarmrohr, Klemme, Verbindungsstücke, reichlich Zellstoff, 1 Tube mit Vaseline. Ein Darmrohr mit Ballonabdichtung darf nur in Sonderfällen bei extremer Sphinkterinsuffizienz mit äußerster Sorgfalt verwendet werden (Einschränkungen s. S. 70). Die Perforationsgefahr ist zu vermindern, indem der Beutel zwischenzeitlich immer wieder einmal abgesenkt wird (Technik des Schwenkeinlaufs).

500 ml Bariumsulfatfertigsuspension (Flasche vorher gut schütteln) oder vorhandenes am Vortag oder spätestens 1 h vorher zubereitetes Standardkontrastmittel mit 500 ml heißem Wasser vermischen, so dass die verdünnte Suspension handwarm ist. Dieses Gemisch wird in das Irrigatorsystem eingefüllt. Keinesfalls darf der Bariumbrei im Irrigator selbst zubereitet werden: unverdünntes, hochvisköses Bariumsulfat im Verbindungsschlauch erschwert sonst unnötig die Anfangsphase des Einlaufens. Bei lokaler Abwehrspannung als Hinweis auf eine umschriebene Peritonitis ist wasserlösliches Kontrastmittel (ca. 150 mg J/ml) zu benutzen.

■ Kontraindikationen

Generalisierte Abwehrspannung, die eine diffuse Peritonitis anzeigt (s. S. 70) oder Nachweis freier Luft.

Vorbereitung des Patienten

Hoher Reinigungseinlauf.

CAVE

Verdacht auf Perforation!

Ärztliche Aufgaben

Kurze Anamnese, Inspektion, Palpation und Auskultation des Abdomens durch den Untersucher. Digitale Untersuchung des Rektums. Beurteilung der Abdomennativaufnahme (s. Vorsichtsmaßregeln).

MERKE

Kein Notfallkontrasteinlauf ohne Abdomennativaufnahme!

Die Lokalisation des Verschlusses oder der Stenose wird abgeschätzt, um einen Anhalt für die benötigte und zulässige Kontrastmittelmenge zu gewinnen, mit der das Hindernis zu erreichen ist.

Untersuchungsgang

Der Patient wird im Durchleuchtungsgerät auf die linke Seite gelagert. Rektale Untersuchung und Einführen des Darmrohrs. Das Irrigatorsystem wird angeschlossen. Der Untersucher nimmt den Behälter mit Kontrastmittel in die eine Hand und bedient mit der anderen das Durchleuchtungsgerät. Unter Durchleuchtungskontrolle lässt er eine kleine Menge Kontrastmittel in das Rektum einlaufen, korrigiert ggf. die Lage der Darmrohrspitze und füllt nun durch Anheben des

Kontrastmittelbehälters das Rektum bis zum Beginn des Sigmas. Ist das *Rektum gefüllt*, erfolgt die:

1. **Aufnahme:** Rektum seitlich, 24 × 30 cm, hoch, scharf eingeblendet (Sakrumvorderwand muss sichtbar sein); 110 kV oder Bildverstärker 24 cm Ø.

Sofort nach der Aufnahme wird der Kontrastmittelbehälter etwas abgesenkt und der Patient um 45° zurück in die Fechterstellung gedreht. Das weitere Einlaufen des Kontrastmittels in den jetzt nur noch von Peritoneum bedeckten Darm ist unter strengen *Vorsichtsmaßregeln* durchzuführen:

1. Der Behälter darf nur 60–80 cm (höchstens jedoch 1 m) über Tischniveau angehoben werden.
2. Während des Einlaufens ist die Spitze der Kontrastmittelsäule unter Durchleuchtung zu verfolgen.
3. Unmittelbar nach einer Aufnahme ist der Kontrastmittelbehälter sofort zu senken, damit das Kontrastmittel während des Kassettenwechsels nicht unkontrolliert weiter einläuft.
4. Ist die Stenose erreicht, soll sie nur von wenigen Milliliter Kontrastmittel passiert werden, um Lokalisation, Länge und Form bestimmen zu können. Bei hochgradigen Stenosen darf jedoch ein Übertritt in den proximalen Darmabschnitt nicht mit hohen Drücken erzwungen werden.
5. Tritt das Kontrastmittel ohne übermäßigen Druck leicht in den proximalen Darmabschnitt über, ist es unter Notfallbedingungen dennoch nicht sinnvoll, das gesamte restliche Kolon bis zum Zökum zu füllen (Stuhlverunreinigungen; keine Feindiagnostik der Schleimhaut möglich).
6. Beim *Volvulus* zeigt bereits die Nativaufnahme einen typischen Befund: eine einzelne Dickdarmschlinge, die aus dem kleinen Becken aufsteigt, ist stark überbläht und weist 2 Flüssigkeitsspiegel auf. Im Vergleich dazu sind die proximal davon gelegenen Darmabschnitte auffallend gering dilatiert. Bei der Kontrastdarstellung bricht die Kontrastmittelsäule mit einer konisch zulaufenden Spitze – gelegentlich sogar spiralförmig – ab. Eine Füllung der Stenose über ihre gesamte Länge ist prinzipiell nicht möglich.
7. Beim geringsten Verdacht auf Perforation ist der Kontrastmittelbehälter sofort auf Fußbodenniveau abzusenken; unter Ausnutzung der Schwerkraft wird das Kontrastmittel im Verbindungsschlauch einen Sog auf die im Darm befindliche Flüssigkeit ausüben.

Ist das *Sigma gefüllt*, wird die nächste Aufnahme ausgelöst:

2. **Aufnahme:** Sigma im Liegen in Fechterstellung. 35 × 35 cm; 85 kV oder Bildverstärker 24 bis 30 cm Ø.
Die Kontrastmittelsäule wird weiter verfolgt, bis das Hindernis erreicht ist und wenige Milliliter Kontrastmittel (falls möglich) in den proximalen Darmabschnitt übergetreten sind.

3. **Aufnahme:** Übersicht über Stenose und distalen Darmabschnitt in Rückenlage. 35 × 35 cm; 85 kV oder Bildverstärker ≥30 cm Ø.
(Die 3. Aufnahme entfällt, wenn die Stenose bereits im Sigma nachzuweisen war.)

4. und 5. **Aufnahme:** Zielaufnahmen der Stenose in 2 zusätzlichen Projektionen. 24 × 30 cm, quer, zweigeteilt; 85 kV oder Bildverstärker 24 cm Ø.

Sind die Reinigungsprozeduren ohne ausreichenden Erfolg geblieben, insbesondere wenn statt eines hohen Einlaufs nur ein Klysma verabfolgt wurde, können Kotballen bereits vor Erreichen der Stenose das Einlaufen des Kontrastmittels stark behindern. Keinesfalls darf jetzt der Druck im System erhöht werden (niemals mehr als 100 cm über Tischniveau!). Wegen der erhöhten Perforationsgefahr und Strahlenbelastung muss der Darm zunächst besser gereinigt werden; dies wird beim schwerkranken Patienten auf dem Untersuchungstisch selbst vorgenommen, indem man das Kontrastmittel nach Art eines Schwenkeinlaufs wieder ablaufen lässt. Erlaubt es jedoch der Allgemeinzustand des Patienten, sollte die zusätzliche Darmreinigung auf der Station erfolgen.

In seltenen Fällen kann es vorkommen, dass die Abdomennativaufnahme Hinweise auf eine organische Stenose gibt, beim Kontrasteinlauf jedoch keine Enge nachgewiesen werden kann. Auch in diesen Fällen ist es nicht erforderlich, das komplette Kolon mit Kontrastmittel zu füllen. Die Untersuchung ist zu beenden, wenn die Region der auf der Nativaufnahme vermuteten Stenose sicher passiert ist; z. B. reicht es bei Verdacht auf Passagebehinderung im Sigma völlig aus, den Dickdarm bis zur linken Flexur darzustellen.

Sind die erforderlichen Aufnahmen angefertigt, wird ein möglichst großer Teil des Kontrastmittels durch Absenken des Behälters unter Tischniveau und durch geeignetes Umlagern des Patienten wieder abgelassen.

Sind die Ileussymptomatik und die pathologische Luftverteilung auf der Abdomennativaufnahme mit einer lokalisierten Abwehrspannung verbunden, muss statt verdünnten Bariumsulfats wegen der Gefahr einer drohenden oder bereits eingetretenen, aber gedeckten Perforation wasserlösliches Kontrastmittel benutzt werden. Ist freie Luft im Abdomen nachweisbar, hat jede Kontrastdarstellung zu unterbleiben. Jeder Kontrastmittelaustritt aus dem Dickdarm weist nicht nur eine Perforation nach, sondern bedeutet die massive Verschleppung von hochinfektiösem Darminhalt in die Peritonealhöhle. Wasserlösliche Kontrastmittel und Bariumsulfat sind in dieser Hinsicht gleich schlimm! Bariumsulfat besitzt jedoch zusätzlich noch einen chemisch-inflammatorischen Effekt auf das Peritoneum und bildet ein Bakterienreservoir. Daher ist die Peritonitis durch Bariumsulfat besonders gefürchtet.

Wird ein Kontrasteinlauf unter Verwendung von wasserlöslichem Kontrastmittel durchgeführt, sind dieselben Aufnahmen anzufertigen, wie beim Notfallkontrasteinlauf mit verdünntem Bariumsulfat.

Kolonkontrasteinlauf bei Verdacht auf Invagination

Die Invagination ist eine Erkrankung des Kindesalters und weist eine relativ typische klinische Symptomatik auf: plötzliche, kolikartige Bauchschmerzen, die sich in ihrer Intensität nach langsam steigern. Zunächst weiche Bauchdecken mit walzenförmiger Resistenz, blutiger Schleim bei der rektalen Untersuchung. Bei hoch sitzenden Formen: Nausea und Erbrechen. Die Intussuszeption lässt sich in der Regel mittels Sonographie beweisen.

Ist die Diagnose einer Invagination aufgrund des klinischen Befundes und der Sonographie eindeutig, kann von einem pädiatrisch erfahrenen Radiologen die Desinvagination mittels vorsichtiger, druckkontrollierter Insufflation von Luft oder CO_2 versucht werden (die Verwendung von Flüssigkeit z. B. verdünntem Kontrastmittel wird von pädiatrischen Radiologen nur noch selten empfohlen). Da jeder Desinvaginationsversuch mit dem Risiko der Darmperforation verbunden ist, darf dieser Eingriff nur nach Absprache mit dem kompetenten Pädiater oder Chirurgen durch einen Fachradiologen durchgeführt werden. Das Einverständnis der Eltern ist einzuholen.

Der Versuch der Desinvagination darf jedoch nur innerhalb der ersten 6 bis maximal 12 Stunden erfolgen. Bei länger bestehender Symptomatik kommt es durch die Drosselung der Blutzirkulation zur Darmgangrän. Nach 12 Stunden hat die chirurgische Intervention eindeutig Vorrang. Auch bei Hinweisen auf eine lokale oder diffuse Peritonitis haben ein Desinvaginationsversuch oder ein diagnostischer Kolonkontrasteinlauf zu unterbleiben.

> **MERKE**
>
> Je länger eine Invagination besteht, desto größer ist die Gefahr der Ischämie, Gangrän oder Perforation.

Der Kolonkontrasteinlauf ist nur bei diagnostischen Zweifeln indiziert, speziell bei Patienten im Erwachsenenalter.

■ Nativaufnahme

Die Abdomennativaufnahme zeigt die überblähten Darmschlingen proximal der Invagination. Die *Sonographie* ist aussagekräftiger, denn sie gibt auch Auskunft über die Länge der Intussuszeption.

Vorbereitung

Bei Erwachsenen mit unklarer Diagnose vorsichtiger Reinigungseinlauf, der gelegentlich auch schon therapeutisch wirkt. Bei Kindern kein Einlauf.

Beim diagnostischen Kontrasteinlauf ohne Hinweis auf Peritonitis wird fertige Bariumsulfatsuspension 1 : 1 mit heißem Wasser verdünnt, so dass die fertige Suspension handwarm ist. Das verdünnte Kontrastmittel wird in ein Irrigatorsystem gefüllt.

Bei Kindern sind Nelatonkatheter Ch. 12–25 mit entsprechendem Verbindungsstück bereitzuhalten. 1 Tube mit Vaseline. *Keine* Pumpvorrichtung, *kein* Ballonkatheter.

Untersuchungsgang bei diagnostischer Fragestellung

Das Darmrohr wird vorsichtig eingeführt und der Kontrastmittelbehälter ange-schlossen. Männliche Patienten erhalten sofort einen Gonadenschutz (Hodenkap-sel). Unter intermittierender Durchleuchtungskontrolle wird das Einfließen des Kontrastmittels zunächst in Fechterstellung verfolgt. Der Behälter darf nicht hö-her als 80 bis höchstens 100 cm über das Niveau der Tischplatte erhoben werden. Ist das Sigma passiert, dreht sich der Patient auf den Rücken zurück. Jetzt wird das kleine Becken bei Mädchen und Jungen mit einer kleinen Bleischürze abge-deckt. Die Spitze der Kontrastmittelsäule wird unter intermittierender, jeweils nur sekundenlanger Durchleuchtung verfolgt. Das Feld ist möglichst klein eingeblen-det. Ein kokardenförmiger Stopp des Kontrastmittels zeigt die Spitze des Invagi-nats an (Abb. 5.2). Jetzt wird die 1. Aufnahme angefertigt:

1. **Aufnahme:** orientierende Übersichtsaufnahme des Abdomens, um die Spitze des Invaginats zu lokalisieren und den aboralen Darm darzustellen. 18 × 24 oder 24 × 30 cm, hoch; 75 kV oder Bildverstärker 24 cm Ø.

Besteht keine Kontraindikation für den Versuch einer Reposition, und sind nicht mehr als 6–12 h nach Beginn der Beschwerden vergangen, kann jetzt im Einver-ständnis mit dem Chirurgen die *Desinvagination* versucht werden: Das Darmrohr wird über ein Zwischenstück mit einem dünnen Verlängerungsschlauch verbunden, wie er für Infusionen benutzt wird. Er muß am Ende einen Luer Lock Ansatz besitzen und mit Hilfe einer Zweiwegehahns zu verschließen sein. Falls vorhanden, ist der Gebrauch von CO_2 dem Einsatz von Raumluft vorzuziehen. In der Regel wird CO_2 in einer Stahlflasche mit Reduzierventil und Filter am Angiographie-Ar-beitsplatz bereitgehalten, wenn Patienten mit Niereninsuffizienz oder schwerer Kontrastmittelallergie angiographiert werden müssen.

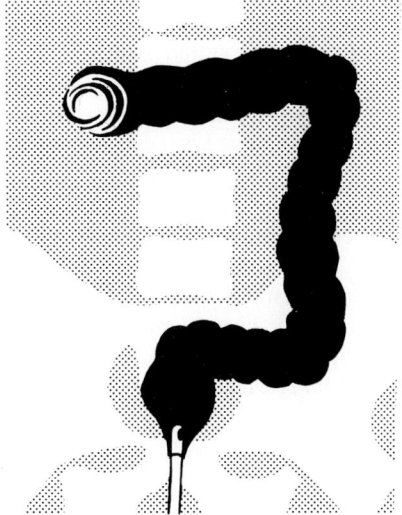

Abb. 5.2. Kolonkontrasteinlauf bei Invagination: Der vorderste Punkt des Intussuszeptums stellt sich als Kokarde dar

Mit einer 30-ml-Spritze wird CO_2 entnommen und über den Verbindungsschlauch in das Darmrohr injiziert. Der Zweiwegehahn wird nach jeder Injektion wieder verschlossen. Auf diese Weise wird auf das Invaginat langsam Druck ausgeübt. Auch wenn das Gas bei zu hohem Druck leichter peranal entweichen kann als flüssiges Kontrastmittel, darf nicht unvorsichtig viel Gas in den Darm gepumpt werden.

Ist nach den ersten Versuchen überhaupt keine Bewegung des Intussuszeptums zu erkennen, darf der Druck keinesfalls erhöht werden. Der Patient ist in diesem Fall sofort der chirurgischen Therapie zuzuführen. Gleitet das Invaginat langsam zurück, ist die Gasinsufflation weiter durchzuführen, bis das Zökum prall mit Gas gefüllt ist. Nach Grob ist die vollständige Desinvagination erst bewiesen, wenn sich das terminale Ileum kontrastiert hat. Auch wenn am Beginn der Repositionsversuche ein Zurückgleiten des Invaginats erreicht werden kann, ist es möglich, dass die Reposition unvollständig und damit erfolglos bleibt.

Während die Invagination bei Kindern in der Regel spontan auftritt, ist bei *Erwachsenen* meist ein intraluminaler Tumor der auslösende Faktor.

Gelingt beim Erwachsenen zwar die Reposition, nicht aber der Tumornachweis, ist die Untersuchung nach einem angemessenen Intervall in Doppelkontrasttechnik zu wiederholen.

Kolonkontrasteinlauf bei Hernien

Der Kolonkontrasteinlauf soll in der Regel durchgeführt werden, um eine intraabdominale Raumforderung und damit eine symptomatische Hernie auszuschließen. Bei größeren Hernien soll festgestellt werden, ob Darmschlingen vorgefallen sind und ob es sich ggf. um Dünndarm- oder Dickdarmanteile handelt.

Anamnese

Zeitpunkt des ersten Auftretens? Reposition möglich? Behandlungsversuche? Bruchband? Stuhlunregelmäßigkeiten? Blutbeimengungen im Stuhl? Nahrungsabhängige Schmerzen? Tumorzeichen?

Körperliche Untersuchung

Inspektion und Palpation des Abdomens. Größenbestimmung der Bruchpforte. Sind Narben vorhanden? Druckschmerz? Resistenz? Abwehrspannung? Pathologische Peristaltik? Ist eine Reposition möglich?

Bei dieser Voruntersuchung, die ggf. zusammen mit einem erfahrenen Kollegen durchgeführt werden muss, ist zu klären, ob es sich um eine reponible, irreponible oder inkarzerierte Hernie handelt.

Vorbereitung

Bestehen bei einer Hernie keine Hinweise auf eine Inkarzeration und ist der Patient sonst beschwerdefrei, wird die übliche gründliche Vorbereitung mit Rizinusöl durchgeführt (s. S. 71). Hat der Patient bis zum Untersuchungszeitpunkt Zeichen der Inkarzeration entwickelt, entfallen sowohl Vorbereitung als auch Kontrasteinlauf, da eine sofortige Operationsindikation besteht. Am Beginn der Röntgenuntersuchung wird bei kleinen Hernien der Bruchsack mit einer Bleikugel markiert.

Reponible Hernien

Der Kontrasteinlauf wird mit reponierter Hernie durchgeführt, wobei der Patient die Bruchpforte in allen Phasen der Untersuchung mit einer Hand sichern muss. Die Untersuchung ist in Doppelkontrasttechnik durchzuführen.

Irreponible Hernien

Bei Hernien mit enger Bruchpforte, die aufgrund von Verwachsungen oder wegen ihrer Größe nicht in das Abdomen zurückverlagert werden können, muss mit Komplikationen bei der Kontrastmittelfüllung gerechnet werden. Ein Schenkel der herniierten Darmschlinge kann so überdehnt werden, dass er im Bereich der Bruchpforte den anderen Schenkel abklemmt: Ileus, Inkarzeration oder Drosselung der Durchblutung sind mögliche Folgen. Daher darf die Darstellung des oral der Hernie gelegenen Darmabschnitts nicht erzwungen werden. Der Untersucher darf das Kontrastmittel nur so lange einlaufen lassen, wie es ohne Widerstand und nennenswerte Druckerhöhung fließt. Die Untersuchung wird in Doppelkontrasttechnik durchgeführt, wobei Kontrastmittel und Luft sparsam zu verwenden sind. Bei enger Bruchpforte verbietet sich eine Luftinsufflation.

Inkarzerierte Hernien

Besteht eine lokale oder generalisierte Abwehrspannung, insbesondere bei einer irreponiblen oder akut aufgetretenen Hernie, ist eine Inkarzeration anzunehmen und der Chirurg hinzuzuziehen.

MERKE

Beim Verdacht auf eine inkarzerierte Hernie ist der Kolonkontrasteinlauf kontraindiziert.

Kontrastdarstellung des operierten Dickdarms

Ärztliche Aufgaben

Der Untersucher muss sich über die durchgeführte Operation, eventuelle technische Besonderheiten und die Lage von Anastomosen oder Stomata informieren.

Anamnese

Zeitpunkt der Operation? Postoperative Beschwerden? Stuhlunregelmäßigkeiten? Blutbeimengungen im Stuhl? Allgemeine Tumorzeichen?

Körperliche Untersuchung

Inspektion und Palpation des Abdomens, Narben? Narbenhernien? Lage eines eventuellen Stomas? Einläufiges oder doppelläufiges Stoma? Prolabiertes oder zurückgesunkenes Stoma? Anus naturalis vorhanden? Abdominale oder perineale Fisteln? Abdominaler oder perinealer Spontan- oder Druckschmerz? Lebergröße? Aszites? Pathologische Darmgeräusche? Ein Anus praeter ist vorsichtig mit dem kleinen Finger auszutasten, um Richtung, Verlauf und Weite der ausgeleiteten Darmschlinge (Darmschlingen) zu bestimmen.

Vorbereitung

Bei der *ersten postoperativen* Kontrolle einer primären Dickdarmanastomose sind keine besonderen Abführmaßnahmen erforderlich. Verwendet wird verdünntes, handwarmes, wasserlösliches Kontrastmittel (ca. 150 mg J/ml). Kein Doppelkontrast! Bei *Spätkontrollen* nach primärer Dickdarmanastomose und nach Anlegen eines Anus praeter müssen die Abführmaßnahmen in der Regel nicht so rigoros durchgeführt werden wie bei Patienten mit intaktem Dickdarm. Die Menge der Laxantien und die Dauer der Nüchternheit richten sich nach der Länge des noch erhalten gebliebenen Dickdarms. Bei einem doppelläufigen Anus praeter ist der ausgeschaltete aborale Schenkel 2 h vor der Untersuchung vom Anus naturalis aus mit einem Klysma vorzubereiten. Soll vom Anus praeter aus eine Kontrastmittelfüllung erfolgen, ist statt eines Darmrohrs ein weicher (urologischer) Gummiballonkatheter (Ch. 2024) zu verwenden.

(Primäre) Dickdarmanastomose

Erste postoperative Kontrolle

Das Darmrohr muss mit besonderer Vorsicht eingeführt werden, da es sich u. U. um eine tiefe Anastomose handeln kann (durch spezielle Nahttechniken ist es inzwischen möglich, eine Anastomose wenige Zentimeter oberhalb des Analrings anzulegen). Ein Ballonsystem sollte nicht verwendet werden. Die Untersuchung erfolgt mit verdünntem, handwarmem, wasserlöslichem Kontrastmittel (ca.

150 mg J/ml). Dargestellt wird nur der Darm bis knapp über die Anastomose hinaus im Einfachkontrast. Die höher gelegenen Darmabschnitte sollen nicht gefüllt werden, um eine unnötige Druckbelastung der Anastomose zu vermeiden. Das Einlaufen des Kontrastmittels muss unter den üblichen Vorsichtsmaßregeln im Hinblick auf eine mögliche Nahtinsuffizienz durchgeführt werden, d. h. der Untersucher nimmt den Behälter mit Kontrastmittel in die eine Hand und bedient das Durchleuchtungsgerät mit der anderen. Ist ein Kontrastmittelaustritt zu erkennen, muss das System sofort auf Fußbodenhöhe abgesenkt werden (s. S. 90).

Spätkontrollen

Die Untersuchung ist mit Bariumsulfat in Doppelkontrasttechnik und Hypotonie durchzuführen. Dabei wird die gleiche Technik wie beim nichtoperierten Patienten angewandt (s. S. 71), d. h. Kontrastmittel und Luft dürfen eingepumpt werden. Der Untersucher muss sich über die Länge des noch erhaltenen Kolons informiert haben, da um so weniger Kontrastmittel und Luft verwendet werden dürfen, je kürzer der Restdickdarm ist. Die Aufnahmefolge ist grundsätzlich identisch mit der der Doppelkontrastuntersuchung beim nichtoperierten Patienten. Die Zahl der Aufnahmen ist entsprechend den resezierten Darmanteilen zu reduzieren. Wurde die Anastomose im Sigma angelegt und weist die erste postoperative Kontrolle auf die Möglichkeit von Überlagerungen hin, muss zunächst die Anastomose im Doppelkontrast herausgearbeitet werden, bevor der restliche Dickdarm mit Kontrastmittel gefüllt wird (s. S. 82).

Ileokolische Anastomose

Als Kontrastmittel wird bei primärer ileokolischer Anastomose unmittelbar postoperativ wasserlösliches Kontrastmittel im Einfachkontrast, bei Spätkontrollen Bariumsulfat in Doppelkontrasttechnik und Hypotonie verwendet. Mit geringem Druck dürfen nur kleine Kontrastmittelmengen einlaufen, damit nicht unnötig viele Dünndarmschlingen gefüllt werden. Die Aufnahmefolge ist im Prinzip identisch mit der Doppelkontrastuntersuchung beim nichtoperierten Patienten. Die Zahl der Aufnahmen ist entsprechend der Länge der resezierten Dickdarmabschnitte zu reduzieren.

Anlage eines endständigen Anus praeter

Die Untersuchung wird in der Regel nicht unmittelbar postoperativ, sondern bei Spätkontrollen durchgeführt. Deshalb wird als Kontrastmittel Bariumsulfat verwendet. Die Anwendung einer Pumpvorrichtung verbietet sich.

Ein weicher urologischer Ballonkatheter Ch. 20–24 wird zunächst auf seine Funktionsfähigkeit geprüft. Mit einer 20-ml-Spritze wird so viel Luft injiziert, bis sich der Ballon auf einen Durchmesser von 3–4 cm entfaltet. Dieses Volumen muss sich der Untersucher merken. Nun wird die Spritze vom Ventil entfernt, um zu testen, ob der Ballon luftdicht verschlossen ist. Anschließend wird die Luft wieder abgelassen, um den Katheter einführen zu können.

Die Katheterspitze wird mit Vaseline bestrichen und vorsichtig in das endständige Kolostoma eingeführt. Konnten die ersten 10 cm des Katheters ohne Widerstand hineingeschoben werden, wird der Ballon mit der zuvor ermittelten Luftmenge aufgeblasen, so dass er einen Durchmesser von 3–4 cm erreicht. Mit Hilfe eines Irrigatorsystems werden ca. 2/3 des erhalten gebliebenen Dickdarms prall mit Kontrastmittel gefüllt.

1. **Aufnahme:** Übersichtsaufnahme des Restkolons in Prallfüllung in Rückenlage. 35 × 35 cm; 85 kV oder Bildverstärker ≥ 30 cm Ø.

Nun wird die Verbindung zum Kontrastmittelbehälter gelöst, damit sich unter Druck stehendes Kontrastmittel aus dem Katheter entleeren kann. Dann werden 40 mg (2 Amp.) N-Butylscopolamin injiziert. Mit Hilfe eines Gummiballons wird soviel Luft über den Katheter insuffliert, bis sich das gesamte Kolon im Doppelkontrast darstellt (s. S. 84).

2. **Aufnahme:** Übersichtsaufnahme des Restkolons im Doppelkontrast in Rükkenlage.

Eventuell werden eine Übersichtsaufnahme im Stehen und notwendige Zielaufnahmen angeschlossen.

Sollten sich Kontrastmittel oder Luft trotz des aufgeblasenen Katheterballons aus dem Stoma entleeren, darf der Ballon keinesfalls über einen Durchmesser von 4 cm hinaus aufgedehnt werden. Der Patient erhält grundsätzlich einen Ballen Zellstoff in die Hand und wird aufgefordert, das Stoma durch den Druck seiner Hand zu verschließen. Das Einlaufen des Kontrastmittels wird unter Ausnutzung der Schwerkraft durch entsprechende Lagerung des Patienten erleichtert.

■ Komplikationen

Da bei der Kolostomie der Dickdarm in ein künstlich geschaffenes Loch der Bauchwand eingenäht wird, ergeben sich besondere Komplikationsmöglichkeiten:
1. *Via falsa.* Besonders bei adipösen Patienten gleitet manchmal das Darmende in die Tiefe zurück. Beim Einführen des Darmrohrs ist daher besondere Vorsicht geboten, wenn die Dickdarmschleimhaut nicht als aufgespannter, samtigroter Trichter zu erkennen ist.
2. *Abreißen der Darmwand am Stoma.* Beim groben Manipulieren, übermäßigen Aufblasen des Ballons oder gewaltsamen Überwinden von Knickstellen im Verlauf des Darmlumens können die relativ zarten Nähte, die das Darmende in der Bauchwand fixieren, abreißen. Auch ein Teil der Darmwand kann einreißen, wenn nicht behutsam genug vorgegangen wird.
3. *Perforation.* Die Perforationsgefahr nimmt in dem Maße zu, in dem der Ballon des Katheters übermäßig aufgeblasen wird. Ein hermetischer Abschluss ist auch mit Hilfe des Ballons nicht zu erreichen und sollte prinzipiell nicht angestrebt werden.

MERKE

Der in einem Anus praeter eingeführte Ballonkatheter kann und darf nicht komplett abdichten, sondern soll nur einen Reflux im Schwall verhindern. Die saubere Abdichtung wird vom Patienten mit einem Zellstoffballen vorgenommen.

Anlage eines doppelläufigen Anus praeter

Der Untersucher muss sich informiert haben, aus welchem Grund der doppelläufige Anus angelegt wurde (als Notfallmaßnahme bei mechanischem Ileus, wenn akut keine ausreichende Diagnostik, keine operative Revision oder kein großer chirurgischer Eingriff durchführbar waren; zum Schutz einer Dickdarmanastomose nach Resektion; als palliativer Eingriff, wenn eine Resektion nicht durchführbar war).

Eine unmittelbar postoperative Kontrastdarstellung entfällt in der Regel. Bei Spätkontrollen ist zuerst der aborale Schenkel darzustellen: Prüfung der ausreichenden Weite und Suffizienz einer Dickdarmanastomose nach Resektion, oder aber morphologische Abklärung des mechanischen Hindernisses, das zur Operation führte.

Füllung des aboralen Schenkels

Der Patient sollte 2 h vor der Untersuchung ein Klysma über den Anus naturalis erhalten. Die Kontrastmittelfüllung erfolgt nicht vom Anus praeter, sondern vom Anus naturalis aus. Eine längere Inaktivität des ausgeschalteten Darmabschnitts führt zu Atrophie und Schrumpfung. Die digitale Untersuchung des Anus naturalis und das Einführen des Darmrohrs (Ch. 25) müssen daher besonders behutsam erfolgen. Als Kontrastmittel wird regulärer, allenfalls minimal verdünnter Bariumbrei benutzt, um eine Doppelkontrastdarstellung zu ermöglichen. Allerdings darf keine Pumpvorrichtung benutzt werden. Zunächst wird ein Irrigatorsystem an das Darmrohr angeschlossen und der ausgeschaltete Schenkel in seiner gesamten Länge in Prallfüllung dargestellt. Während das Kontrastmittel einläuft, muss der Patient den Anus praeter mit einem Zellstoffballen abdichten.

1. **Aufnahme:** Prallfüllung des aboralen Schenkels in flacher Rückenlage oder Fechterstellung. 35 × 35 cm; 85 kV oder Bildverstärker ≥ 30 cm Ø.

Nun wird die Verbindung zum Irrigatorsystem gelöst und das Kontrastmittel aus dem Rektum in eine bereitgehaltene Nierenschale abgelassen. Nach Anschluss eines Gummiballons wird so lange Luft insuffliert, bis sich der gesamte aborale Schenkel im Doppelkontrast darstellt. Während dieses Manövers muss der Patient den Anus praeter wieder mit einem Zellstoffballen abdichten.

Falls der Kolostomiebeutel nicht entfernt wurde, ist er so zu lagern, dass sich darin angesammeltes Kontrastmittel nicht über den zu untersuchenden Kolonabschnitt projiziert.

2. **Aufnahme:** Übersicht über den aboralen Kolonschenkel in Doppelkontrast in flacher Rückenlage oder Fechterstellung. 35 × 35 cm; 85 kV oder Bildverstärker ≥ 30 cm Ø.

3. und 4. **Aufnahme:** Zielaufnahmen der Anastomose oder des Passagehindernisses im Doppelkontrast in 2 zusätzlichen Projektionen. 24 × 30 cm, quer, zweigeteilt; 85 kV oder Bildverstärker 17 bis 24 cm Ø.

Spezielles Vorgehen bei vollständigem Verschluss

Kann ein Passagehindernis im aboralen Schenkel nicht vom Anus naturalis aus überwunden werden, wird keine Luft insuffliert. Statt dessen wird simultan vom Anus praeter aus Kontrastmittel instilliert, um Form und Länge des Verschlusses im Einfachkontrast zu bestimmen. Zu diesem Zweck ist der Anus praeter zunächst vorsichtig zu untersuchen: Mit dem *kleinen Finger* sind der zuführende und der abführende Schenkel vorsichtig auszutasten.

Für das Einführen des Ballonkatheters in den abführenden Schenkel gelten prinzipiell die gleichen Kautelen wie beim endständigen Anus praeter (s. S. 98). Allerdings darf der Ballon maximal nur auf einen Durchmesser von 2 cm aufgeblasen werden.

Ist der gesamte ausgeschaltete Darmabschnitt zu beiden Seiten des Hindernisses kontrastiert, wird zunächst eine Übersichtsaufnahme angefertigt:

1. **Aufnahme:** Übersicht des simultan gefüllten, ausgeschalteten Kolonabschnitts im Einfachkontrast in flacher Rückenlage oder Fechterstellung. 35 × 35 cm; 85 kV oder Bildverstärker ≥30 cm Ø.

2. und 3. **Aufnahme:** Zielaufnahmen des Passagehindernisses in 2 zusätzlichen Projektionen. 24 × 30 cm, quer, zweigeteilt; 85 kV oder Bildverstärker 24 cm Ø.

Füllung des oralen Schenkels

Vor Rückverlagerung eines doppelläufigen Anus praeter ist neben dem aboralen auch der orale Schenkel mit Kontrastmittel darzustellen. Da Durchgängigkeit, Suffizienz und Rezidivfreiheit der Anastomose im Vordergrund stehen, wird der aborale Schenkel vom Anus naturalis aus zunächst gefüllt. Sind die beschriebenen Aufnahmen angefertigt, wird ein weicher, urologischer Ballonkatheter in die Öffnung des oralen Schenkels unter den beschriebenen Kautelen eingeführt (s. S. 98). Der Ballon wird bis zu einem maximalen Durchmesser von 3–4 cm aufgeblasen. Als Kontrastmittel dient regulärer, allenfalls minimal verdünnter Bariumbrei, der über ein Irrigatorsystem einläuft.

1. **Aufnahme:** Oraler Schenkel des Kolons, einschließlich Zökum, in Prallfüllung in Rückenlage. 35 × 35 cm; 85 kV oder Bildverstärker≥30 cm Ø.

Müssen im oralen Schenkel entzündliche oder tumoröse Schleimhautveränderungen ausgeschlossen werden, wird nach dem Prallbild das Kontrastmittel abgelassen, ein Gummiballon angeschlossen und die 2. Aufnahme als Doppelkontrastdarstellung angefertigt.

2. **Aufnahme:** Oraler Schenkel des Kolons, einschließlich Zökum, im Doppelkontrast in Rückenlage. 35 × 35 cm, 85 kV oder Bildverstärker ≥30 cm

Abschließend wird der Katheter aus dem oralen Schenkel entfernt. Das Abdomen des Patienten und der Untersuchungstisch werden sorgfältig von Kontrastmittelresten gereinigt, und die 3. Aufnahme wird angefertigt.

3. **Aufnahme:** Lagebeziehung des zu- und abführenden Schenkels in flacher Rückenlage (meist handelt es sich schon um ein Schleimhautbild). 35 × 35 cm; 85 kV oder Bildverstärker ≥30 cm Ø.

■ Kontraindikationen

Kontraindikation für einen Kolonkontrasteinlauf ist das akute Abdomen mit den Zeichen der Peritonitis. Da bei jedem Patienten mit einem akuten Abdomen zunächst eine Abdomennativaufnahme angefertigt wird, sollte diese Aufnahme benutzt werden, um für das weitere Vorgehen die Weichen zu stellen: Die *Abdomennativaufnahme* ist nur bei Patienten in gutem Allgemeinzustand im Stehen anzufertigen. Dabei hat es keinen Sinn, einen geschwächten Patienten nur kurz aufzurichten oder den Kipptisch nicht völlig senkrecht zu stellen. Vor einer Abdomennativaufnahme im Stehen muss der Patient mindestens 1 min gestanden haben! Verträgt er die orthostatische Belastung nicht, wird die Aufnahme in Linksseitenlage im horizontalen Strahlengang angefertigt, wobei ebenfalls mindestens 1 min vom Beginn der Lagerung bis zum Augenblick der Aufnahme verstreichen muss. In zahlreichen Institutionen wird diese Aufnahme in Linksseitenlage bei horizontalem Strahlengang grundsätzlich durchgeführt. Wird die 1minütige Lagerung in der Hektik des akuten Krankheitsgeschehens verkürzt oder unterlassen, entziehen sich kleine Mengen freier Luft dem Nachweis. Aber selbst wenn unter Einhaltung dieser Kautelen keine freie Luft erkennbar ist, darf eine Perforation nicht als endgültig ausgeschlossen gelten (Treffsicherheit höchstens 90 %!).

Neben der Aufnahme in Linksseitenlage bei horizontalem Strahlengang muss noch eine Abdomennativaufnahme in flacher Rückenlage angefertigt werden. Da die Abdomenübersichtsaufnahme im Stehen so hoch eingestellt sein muss, dass die Zwerchfellkuppeln auf keinen Fall abgeschnitten sind, kann die Übersicht über die Darmschlingen im Stehen oft unvollkommen sein. In diesem Fall sollte ebenfalls eine tiefer eingestellte Übersichtsaufnahme des Abdomens in flacher Rückenlage angeschlossen werden.

Besteht eine Ileussymptomatik, lässt die Nativaufnahme eine gewisse Differenzierung zu, um zwischen einem mechanischen und einem paralytischen Ileus zu unterscheiden (Abb. 5.3). Die Beurteilung einer Abdomennativaufnahme beim akuten Abdomen ist nur möglich, wenn der Radiologe zuvor das Abdomen palpiert und auskultiert hat. Die sachgerechte Anfertigung der Röntgenaufnahmen beim Verdacht auf Perforation ist vom Arzt zu überwachen! Klinische Untersuchung und Röntgennativdiagnostik sind durch die Sonographie zu ergänzen. Bei der sonographischen Untersuchung ist vor allem auf freie Flüssigkeit zu achten.

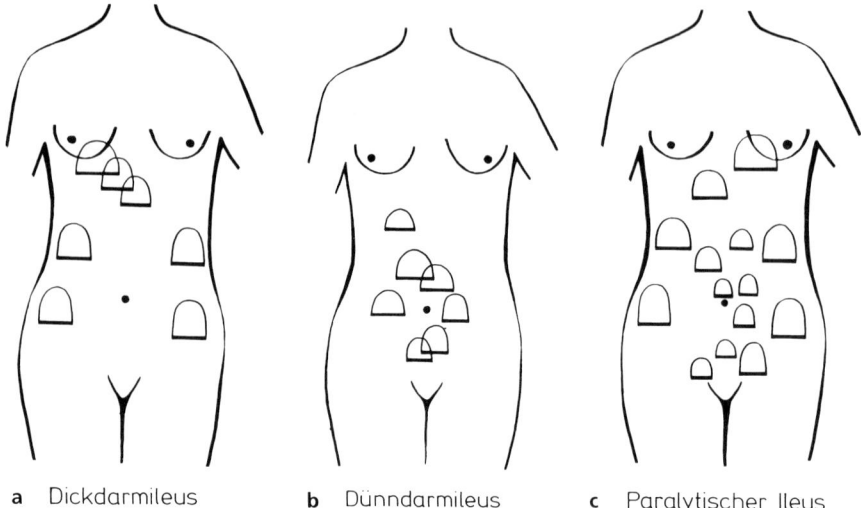

a Dickdarmileus   b Dünndarmileus   c Paralytischer Ileus

Abb. 5.3 a–c. Nativdiagnostik beim Ileus. **a** Dickdarmileus: Spiegel nur am Rand des Abdomens. **b** Dünndarmileus: Spiegel nur in der Mitte des Abdomens. **c** Paralytischer Ileus: Spiegel in allen Regionen des Abdomens

■ Vorsichtsmaßregeln

1. Der Nachweis *freier Luft* verbietet jede weitere Diagnostik. Die sofortige Laparotomie ist unumgänglich. Sind nach Laparotomie oder Laparoskopie 8 Tage verstrichen, ist der Nachweis freier Luft sicher pathologisch (Differentialdiagnose: Peritonitis, Perforation).

2. Das *toxische Megakolon* (extreme Überblähung eines Kolonabschnitts mit und ohne Luftansammlung in der Darmwand, Verlust der Haustrierung und evtl. sichtbare pflastersteinartige Schleimhautschwellung) ist eine absolute Kontraindikation für jede Kontrastmittelgabe (auch kein wasserlösliches Kontrastmittel!).

3. Lässt die Abdomennativaufnahme vermuten, dass es sich um einen *kompletten Darmverschluss* handelt, ist die Untersuchung nicht mit einem Pumpsystem, sondern mit einem in der Höhe verstellbaren Irrigatorsystem durchzuführen. Als Kontrastmittel ist verdünntes Bariumsulfat zu benutzen. Die Art der Darmgasverteilung lässt oft weitgehende Rückschlüsse auf den Sitz eines stenosierenden Prozesses zu.

4. Bei lokalen *peritonitischen Zeichen* mit Verdacht auf eine gedeckte Divertikelperforation, eine ischämische Kolitis oder eine Tumorperforation wird wasserlösliches Kontrastmittel im Irrigatorsystem benutzt. Der mit Kontrastmittel gefüllte Beutel gehört in die Hand des Radiologen und nicht an den Infusionsständer! Das Einlaufen des Kontrastmittels muss sehr langsam mit geringem Druck erfolgen und muss jederzeit unterbrochen werden können. Die Spitze der Kontrastmittelsäule, die Gegend der lokalen Druckschmerzhaftigkeit und das Sigma müssen in sehr kurzen Intervallen intermittierend durchleuchtet

werden. Während eines evtl. Kassettenwechsels ist der Kontrastmittelbeutel unter Tischniveau abzusenken, ein einfaches Abklemmen des Verbindungsschlauchs genügt nicht.

5. Zeigt sich erst beim Einlaufen des Kontrastmittels eine *Perforation,* ist schon beim ersten Hinweiszeichen der Kontrastmittelbehälter sofort bis in Fußbodenhöhe zu senken. Es ist keinesfalls gleichgültig, ob eine gedeckte Perforation durch die Untersuchung in eine freie Perforation verwandelt wird und ob statt einer kleinen eine unnötig große Kontrastmittelmenge mit Stuhlbeimengung in das Abdomen gespült wird.

6. Wurde eine *Biopsie* vorgenommen, muss mit dem Endoskopiker persönlich Kontakt aufgenommen werden. Im Falle einer tiefen Biopsie oder einer Polypenabtragung darf ein Kontrasteinlauf frühestens 5–7 Tage danach durchgeführt werden. Bei oberflächlichen Schleimhautbiopsien kann dieses Intervall verkürzt werden.

MERKE

Soll der Kontrasteinlauf nach einer Endoskopie durchgeführt werden, muss geklärt werden, ob eine Biopsie stattgefunden hat.

CAVE

Perforation, Venenfüllung.

Komplikationen. Die wichtigste und schwerwiegendste Komplikation des Kolonkontrasteinlaufs ist die Perforation mit anschließender Bariumperitonitis. Die Letalität beträgt über 50 %! Zur Perforation kommt es fast ausnahmslos bei der Verwendung von Ballonkathetern. Prädisponierende Faktoren sind toxisches Megakolon, Divertikulitis, vorangegangene Biopsie, lokale Peritonitis als Hinweis auf Ischämie, Entzündung oder perforierenden Tumor, hochgradige Stenosen, die mit Druck überwunden werden, und atrophische Darmveränderungen durch Myxödem oder Steroiddauermedikation. In allen diesen Fällen darf kein Ballonkatheter verwendet werden.

Vor dem Einführen eines Ballonkatheters müssen alle Faktoren, die eine Perforation begünstigen können, ausgeschlossen sein!

Verhalten beim Nachweis einer Perforation

Wird unter Durchleuchtung ein Kontrastmittelaustritt aus dem Darmlumen beobachtet, muss sofort der Druck im Darm gesenkt werden:

a) In den meisten Fällen, in denen es zur Perforation kommt, wurde wegen *Sphinkterinsuffizienz* ein Ballonkatheter verwendet. Dieser ist sofort zu entblocken und zu entfernen.

b) Bei Patienten mit *suffizientem Sphinkter* ist die Verbindung zwischen Darmrohr und Pumpsystem zu lösen, damit sich der Darm über das im Rektum liegenbleibende Darmrohr entleeren kann. Wurde ein Irrigatorsystem verwendet, ist der Kontrastmittelbehälter auf Fußbodenhöhe zu senken.

Bei Perforationen im Sigmabereich ist der Tisch aufzurichten, damit sich das ausgetretene Kontrastmittel im Douglas-Raum sammelt.

Sind diese Notfallmaßnahmen getroffen, muss zusammen mit dem verantwortlichen Radiologen der Abteilung sofort der Chirurg hinzugezogen werden. Wegen der massiven Exsudation entzündlich-eitriger Flüssigkeit in die Peritonealhöhle – hervorgerufen durch die Reizwirkung des Bariumsulfats und die bakteriellen Toxine – muss mehrere Tage eine Hyperhydration mit bis zu 4 l Flüssigkeit und Serum pro Tag durchgeführt werden (sofortige Plazierung eines zentralen Venenkatheters erforderlich!). Hochdosierte Antibiotikagabe und eventuelle chirurgische Intervention.

Am Arbeitsplatz muss *Sauberkeit* herrschen: Eine Perforation kann von ausgelaufenem Kontrastmittel auf der Tischplatte überdeckt werden! In der Regel ist eine Sphinkterinsuffizienz Anlass für die Verwendung des Ballonkatheters. Andererseits ist der Ballonkatheter der wichtigste begünstigende Faktor für eine Perforation. Bevor ein Ballonkatheter nach missglücktem Versuch mit einem Darmrohr eingeführt wird, sind daher Untersuchungstisch und Patient sorgfältigst zu reinigen. Beim Einlaufen des Kontrastmittels in den Dickdarm muss die Spitze der Kontrastmittelsäule ebenso unter Durchleuchtung beobachtet werden, wie die besonders perforationsgefährdete Region des Sigmas.

Bei allen Kontrasteinläufen, die unter *Notfallbedingungen* vorgenommen werden, besteht *keine* Notwendigkeit für eine *Luftinsufflation.* Die in der Regel ungenügende Vorbereitung lässt weder eine subtile Doppelkontrasttechnik zu, noch erfordert die klinische Fragestellung eine Feindiagnostik der Schleimhautoberfläche. Bei schweren Darmwandveränderungen besteht eine Prädisposition zur Ruptur, so dass die zusätzliche Druckerhöhung durch Luftinsufflation kontraindiziert ist. Auch wenn es nicht zur kompletten Ruptur aller Wandschichten kommen sollte, sind doch Schleimhautzerreißungen möglich, so dass Luft oder Bariumsulfat in eröffnete Gefäße eindringen können. Der Eintritt von Bariumsulfat in das Gefäßsystem ist natürlich auch möglich, wenn bei der Einfachkontrastmethode zu hoher Druck erzeugt wird.

Bei *hochgradigen Stenosen,* gleich welcher Genese (Tumor, Hernie etc.), ist die Überdehnung des prästenotischen Darmabschnitts oft schon auf der Nativaufnahme zu erkennen. Aber auch wenn eine schwere Stenose erst beim Einlaufen des Kontrastmittels sichtbar wird, darf keinesfalls eine größere Kontrastmittelmenge über die Stenose hinaus in den proximalen Darmabschnitt gelangen. Die Folgen wären bei Bariumsulfat eine gipsartige Eindickung des oral der Stenose aufgestauten Darminhalts, bei Gastrografin ein profuser Wassereinstrom mit noch weitergehender Überdehnung des Darms.

Das versehentliche Einführen des Darmrohrs in die *Vagina* sollte im Prinzip nicht vorkommen, da unmittelbar vor dem Kontrasteinlauf das Rektum durch den Untersucher digital ausgetastet werden muss. Allerdings muss besondere Sorgfalt walten, wenn bei adipösen Patientinnen unübersichtliche Verhältnisse vorliegen. Insbesondere bei Sphinkterinsuffizienz muss das Darmrohr gelegentlich mehrfach eingeführt werden. Die widrigen Umstände dürfen jedoch nicht zu einer nachlassenden Sorgfalt verleiten. Das hintere Scheidengewölbe ist insbesondere bei älteren Patientinnen noch leichter verletzlich als die Darmwand. Hier kann das Darmrohr entweder schon beim Einführen in die Peritonealhöhle eindringen, oder es kommt beim Einlaufen unter Druck zur Perforation.

5.3
Pouchographie (ileoanale Anastomose)

G.M. RICHTER, B. RADELEFF und M. BRADO

Die Notwendigkeit einer gesonderten Darstellung der radiologischen Untersuchungstechnik des pelvinen Pouches ergibt sich aus der Besonderheit einer ileoanalen Anastomose mit gehäuft kompliziertem postoperativem Verlauf. Komplementär zur Pouchographie, die meist nach Kolektomie bei Kolitis ulzerosa oder FAP durchgeführt wird, ist die Magnetresonanztomographie, die bei der Fragestellung entzündliche Prozesse (z. B. Abszess- oder Fistel-Suche) aufgrund ihres excellenten Weichteilkontrastes sowie der multiplanaren Darstellbarkeit zur Anwendung kommt.

■ Indikationen

In der Regel wird die Pouchographie bei klinisch unauffälligem Verlauf 4–12 Wochen nach Pouchanlage sowie zur Verlaufskontrolle vor geplanter Ileostomarückverlagerung und bei Fistel oder Insuffizienzverdacht durchgeführt. Ziel ist die Erfassung bis dahin inapparenter Veränderungen, die nach Wiederherstellung des normalen Defäkationsweges exazerbieren können oder von klinisch bereits vermuteten Pouchkomplikationen. Zusätzlich wird die Pouchographie auch zur Befundkontrolle nach Therapie bei nachgewiesenen pathologischen Veränderungen durchgeführt.

Ärztliche Aufgaben

In ganz besonderem Maße erfordert die Durchführung und Beurteilung der Pouchographie vom Untersucher Kenntnisse über den verwendeten Pouchtyp. Im Einzelfall muss der Radiologe über spezielle operationstechnische Details informiert sein, hier ist oft eine Rücksprache mit dem Operateur notwendig.

Vorbereitung des Patienten

Bei vorgeschaltetem Ileostoma ist keine Vorbereitung des Patienten nötig. Nach Kontinuitätswiederherstellung sind eine 4stündige Nahrungskarenz und Pouchentleerung vor der Untersuchung ausreichend.

■ Komplikationen

Schwerstwiegende Komplikation einer Pouchographie ist die Verletzung der ileoanalen Anastomose. Sie ist meist Folge der Verwendung eines ungeeigneten Katheters (s. unten) oder durch brüskes Einführen das Darmrohres gegen Widerstand.

Vorbereitung der Untersuchung

Bei der Wahl des Kontrastmittels gelten dieselben Richtlinien wie für das übrige Abdomen. Im unmittelbar postoperativen Abschnitt als auch bei klinisch zu vermutender Insuffizienz sollte nur wasserlösliches Kontrastmittel verwendet werden. Hier sind die üblichen Vorsichtsmaßregeln im Hinblick auf mögliche Nahtinsuffizienzen zu beachten (s. S. 93). Bei Spätkontrollen ist die Untersuchung mit Bariumsulfat in Doppelkontrasttechnik durchzuführen.

Untersuchungsgang

Die Pouchographie wird üblicherweise als retrograder transanaler Kontrasteinlauf durchgeführt. Vor Einlage des Katheters in den Pouch ist eine digitale Untersuchung des Anus und der pouchanalen Anastomose unbedingt notwendig. Die Größe des Katheters orientiert sich an der Weite der ileoanalen Anastomose, vorzuziehen ist ein dünnlumiger Blasenkatheter. Urologische Ballonkatheter sollten nicht geblockt werden. Besondere Sorgfalt muss beim Einführen des Katheters angewandt werden, um eine Verletzung der Anastomose zu vermeiden. Bei Unmöglichkeit des transanalen Zuganges erfolgt die Pouchdarstellung über das Stoma (wenn vorhanden) auf antegradem Weg.

Die Höhe der anokutanen Linie wird durch eine Bleikugel markiert. Der Katheter sollte bis knapp oberhalb der Anastomose vorgeschoben werden um distale Insuffizienzen sicher zu erfassen.

Das Einlaufen des Kontrastmittels muss unter Durchleuchtung kontrolliert werden. Zeigt sich eine Fehllage des Darmrohres, z. B. durch eine Nahtinsuffizienz in einer Abszesshöhle, wird die Kontrastmittelgabe gestoppt und der Befund dokumentiert. Es empfiehlt sich die Hinzuziehung eines Chirurgen. In Abhängigkeit vom Befund kann eventuell der Versuch einer Korrektur der Sondenlage vorgenommen werden.

Dargestellt wird der Pouch in der Phase des Kontrastmittel-Einlaufes sowie in Prallfüllungvon der ileoanalen Anastomose bis einschließlich des Überganges in die unmittelbar proximal des Pouches gelegenen Dünndarmabschnitte. Die Dokumentation erfolgt in der Regel durch Aufnahmen in digitaler Technik. Die seitliche Aufnahme muss die Abbildung des Os sacrums beinhalten. Desweiteren muss eine Aufnahme unter Pressen (ohne Defäkation) nach Entfernen des Katheters erfolgen. Pathologische Veränderungen sind durch ergänzende Zielaufnahmen festzuhalten.

Besteht der Verdacht auf eine Entleerungsstörung des Pouches, sollte die Untersuchung mit einer Defäkographie kombiniert werden (s. S. 105). Bei einem zu weit vorgeschobenen Katheter kann es aufgrund der Lage der ileoanalen Anastomose dazu kommen, dass anastomosennahe Prozesse übersehen werden könnten. Bei diskrepanten Befunden, z. B. im Vergleich zur Endoskopie, sollte die Untersuchung in Zusammenarbeit mit dem endoskopischen Kollegen wiederholt werden.

5.4
Defäkographie

B. Radeleff, G.M. Richter und M. Brado

Die Defäkographie ist die radiologische Untersuchung des Defäkationsvorganges. Erfasst werden sowohl organische als auch funktionelle Ursachen, die den Defäkationsprozess betreffen.

■ Indikationen

Primäre Indikationen sind nicht anderweitig erklärbare Defäkationsstörungen, in erster Linie die chronische Obstipation, inkomplette Stuhlentleerung und die Incontinentia alvi. In Erweiterung der Indikation wird die Untersuchung auch bei rektalen oder sakralen Schmerzen, die mit der Defäkation in Zusammenhang stehen, durchgeführt.

Vorbefunde

Vor der Untersuchung sollte ein Tumor oder eine Entzündung durch einen Kolonkontrasteinlauf oder eine Koloskopie bzw. Proktorektoskopie ausgeschlossen sein.

Vorbereitung des Patienten

Der Untersuchungsablauf sollte mit dem Patienten vorher eingehend besprochen werden, um die psychologische Hemmschwelle abzubauen. Die Untersuchung erfordert üblicherweise keine spezielle Vorbereitung des Patienten, insbesondere ist keine Nahrungskarenz nötig. Ein vorhergehender Reinigungseinlauf sollte unterbleiben, da das Rektum im allgemeinen leer ist und es hierdurch nur zur Verdünnung des Kontrastmittels durch verbliebene Wasserreste kommt. Bei weiblichen Patienten wird die Vagina für eine verbesserte anatomische Zuordnung durch einen kontrastmittelgetränkten Tampon markiert oder die Vagina nach vorausgegangener vaginaler Bariumkontrastierung mit einer Mullkompresse verschlossen.

Zum Nachweis einer eventuellen Enterozele wird die Kontrastierung der pelvinen Dünndarmschlingen durch 150 ml Bariumsulfat per os 1 h vor der Untersuchung empfohlen, falls keine entsprechende Dünndarmdarstellung vorliegt. Die ausreichende Kontrastierung der Dünndarmschlingen sollte dann unter Durchleuchtung vor Beginn der Untersuchung geprüft werden.

Vorbereitung der Untersuchung

Für die Untersuchung wird eine röntgentransparente Bettpfanne benötigt. Alternativ muss bei Verwendung herkömmlicher metallener Bettpfannen der Abstand zwischen Patient und Bettpfanne durch röntgentransparente Materialien (z. B. mit Zellstoff umwickelter Gummischlauch mit geeignetem Durchmesser) erhöht werden. Für die Kontrastierung des Rektums werden 300 ml dickflüssige Bariumsulfatsuspension benötigt: hierzu wird ¼ Packung Kartoffelmehl (alternativ: 1 Löffel Methylzellulose) mit 200 ml Mikropaque vermischt.

Untersuchungsgang

Die Untersuchung gliedert sich in 2 Phasen: Die Füllung des Rektums (analog der ersten Phase des Kolonkontrasteinlaufes) und die Funktionsuntersuchung des Entleerungsvorganges.

In linkslateraler Dekubituslage werden unter Durchleuchtungskontrolle ca. 200 ml des angedickten, bariumhaltigen Kontrastmittels rektal über ein Darmrohr appliziert. Anschließend Entfernen des Darmrohres. Der Untersuchungstisch wird aufgerichtet, die vorbereitete Bettpfanne wird auf die in Sitzhöhe angebrachte Bodenplatte gestellt; dann setzt sich der Patient seitlich zum Untersucher auf diese Bettpfanne.

Röntgenaufnahmen

Die Dokumentation erfolgt in der Regel durch Aufnahmen in digitaler Technik. Alle Aufnahmen werden in streng seitlichem Strahlengang durchgeführt und müssen die Abbildung des Rektums, des Analkanales, des Sakrums als dorsale Begrenzung und der Symphyse als ventrale Begrenzung beinhalten.

Die Aufnahmen erfolgen in verschiedenen Funktionszuständen während der Entleerung des Rektums. Der Untersucher weist den Patienten an, gemäß seinen Angaben den Defäkationsvorgang zu steuern, der Befund wird unter Durchleuchtung kontrolliert und durch folgende Röntgenaufnahmen dokumentiert:
1. in Ruhe (entspannte Beckenbodenmuskulatur),
2. während maximaler Anspannung der Beckenbodenmuskulatur („Kneifen"),
3. während Entleerung des Rektums,
4. erneuter maximaler Anspannung („Kneifversuch") bei leerer Ampulle,
5. maximales Pressen bei leerer Ampulle.

Der Defäkationsvorgang wird mit mindestens 4 Bilder/s dokumentiert und die coccygeosymphysäre Verbindungslinie als Referenzlinie für das Absenken und Anheben des Beckenbodens verwendet. Der anorektale Winkel wird entweder durch Linien entlang der Vorderfläche des Rektums im Analkanal und des Rektumdaches bestimmt oder durch Zentralprojektionen zwischen Anus und Rektum. Der anorektale Winkel sollte in Ruhe zwischen 80 und 120 Grad betragen und bei Defäkationen zwischen 130 und 150 Grad.

KAPITEL 6

Cholegraphie 6

W. S. RAU

Die Frage nach Konkrementen in der Gallenblase und nach gestauten intrahepatischen Gallenwegen ist keine Indikation für die Cholegraphie, sondern für die Sonographie. Dementsprechend gibt es praktisch keine Indikation mehr für die Cholezystographie mit oralem Kontrastmittel.

Erneute Bedeutung hat die röntgenologische Darstellung der Gallenwege jedoch durch den Wandel der chirurgischen Operationstechnik mit Einführung der laparoskopischen Cholezystektomie gewonnen. Der präoperative Ausschluss von Konkrementen in den Gallengängen ist essentiell für das laparoskopische Vorgehen. Ist dagegen eine Choledocholithiasis nachweisbar, entscheiden Größe und Lokalisation der Steine über die weiteren therapeutischen Maßnahmen (Papillotomie/operative Gallengangsrevision).

Zur Darstellung der intra- und extrahepatischen Gallenwege kommen die *Infusionscholegraphie* und die *endoskopische retrograde Cholangiographie (ERC)* in Betracht. Da jedes dieser Verfahren ein eigenes Komplikationsspektrum besitzt, muss im Einzelfall entschieden werden, welche Aussagen erforderlich und welche Risiken dem Patienten zuzumuten sind.

Zunehmende Bedeutung und diagnostische Sicherheit gewinnt die Magnetresonanztomographie für die Diagnostik der Gallenwege in Form der MRCP. Mit Hilfe stark T2-gewichteter Sequenzen lässt sich die kaum bewegte Flüssigkeit in den Gallenwegen und im Pankreasgang signalreich darstellen. Die Untersuchungszeit ist sehr kurz, als Kontrastmitteläquivalent kommt allenfalls eine Signalunterdrückung in Magen und Duodeuum zum Einsatz, Komplikationen sind nicht bekannt. Allerdings ist die räumliche Auflösung noch verbesserungsbedürftig. Wegen der höheren Detailerkennbarkeit der Infusionscholegraphie im Vergleich zur MRCP ist dieses Verfahren zur Zeit noch nicht verzichtbar und soll daher im folgenden Kapitel beschrieben werden.

Die Kontrastmittelgabe durch *Injektion* – und nicht durch Infusion – ist wegen der höheren Nebenwirkungen *obsolet*.

Eine befriedigende Darstellung der Gallenwege ist bei den meisten Patienten nur mit Hilfe von Schichtaufnahmen möglich. Die Untersuchung wird daher ausnahmslos am Tomographiearbeitsplatz durchgeführt.

■ Indikationen

- Konkremente und Polypen der Gallenblase,
- Konkremente in den intra- und extrahepatischen Gallenwegen,
- Tumoren der Gallenblase und der Gallenwege,

- Anomalien der Gallenwege,
- Beeinträchtigung der Gallenwege durch Zysten, Tumoren, Metastasen oder Parasiten in der Nachbarschaft,
- Kontrolle nach operativen Eingriffen an den Gallenwegen.

■ Kontraindikationen

- Überempfindlichkeit gegen jodhaltige Kontrastmittel,
- IgM-Paraproteinämie,
- schwere Vorschädigung von Leber oder Nieren,
- unbehandelte Hyperthyreose.

■ Komplikationen

Das Risiko der Infusionscholegraphie ist nach älteren Statistiken, die ein ausreichendes Zahlenmaterial überschauen, etwa 8mal höher als das der Ausscheidungsurographie. Die Letalität durch das Kontrastmittel wird mit 1:5000 bis 1:20000 angegeben.

Seit das Kontrastmittel als Infusion verabreicht und nicht mehr relativ schnell intravenös injiziert wird, treten leichte und mittelschwere Komplikationen wie Übelkeit, Erbrechen, Hautreaktionen, Blutdruckabfall mit Ohnmacht oder leichter Bronchospasmus seltener auf. Die Häufigkeit schwerer Kontrastmittelreaktionen – Kreislaufkollaps, schwerer Bronchospasmus, Herzstillstand – hat sich jedoch nicht verändert (s. Kap. 29, 30).

Vorbereitung der Untersuchung durch MTRA

Infusionsbesteck mit Teflonvenenverweilkanüle, ca. 1,0–1,2 mm Außendurchmesser. Die Röntgenassistentin, die für den Arbeitsplatz zuständig ist, an dem Infusionscholegraphien durchgeführt werden, ist (auf ausdrückliche Weisung des Abteilungsleiters) auch für die Vollständigkeit des dort bereitgehaltenen Notfallbestecks verantwortlich. Durch regelmäßige Kontrollen muss gewährleistet sein, dass Medikamente, Infusionsmaterial, Blutdruckmessgerät, Stethoskop, Intubationsbesteck, Zubehör zur Sauerstoffversorgung etc. nicht „entliehen" wurden, ohne ersetzt zu werden.

Vorbereitung des Patienten

Der Patient muss vollständig nüchtern sein.

Beim Verdacht auf einen beginnenden Ikterus, einen Leberparenchymschaden oder eine Pankreaserkrankung sowie bei bekannter Beeinträchtigung der Leber- oder Nierenfunktion sind vor der Cholegraphie die entsprechenden Laborwerte zu bestimmen (Kap. 29). In der Regel stellen sich die Gallengänge bei einem Serumbilirubin von mehr als 3 mg/dl nicht mehr dar. Bei Bilirubinwerten zwischen 2 und 3 mg/dl ist die Kontrastierung der Gallenwege nur noch bei ca. 40% der Patienten diagnostisch hinreichend.

Bei der Aufklärung muss der Patient in die Lage versetzt werden, das Risiko der Cholegraphie gegen das Risiko einer ERCP, einer nicht durchgeführten oder einer ohne präoperative Gangdarstellung durchgeführten Operation abzuwägen.

Untersuchungsgang

Anamnese, Vorbefunde und klinische Untersuchung

Bei der Anamnese ist speziell nach Koliken, Unverträglichkeit von Fett, Gebratenem usw., Gelbsucht, Operationen, nahrungsabhängigen Schmerzen und Fieberattacken zu fragen.

Der Untersucher muss sich mit den Vorbefunden vertraut machen. Eine Sonographie des Oberbauchs hat der Cholegraphie vorauszugehen. Falls vorhanden, sind Abdomennativaufnahmen, Computertomographien, Aufnahmen des Magen-Darm-Trakts und der endoskopischen retrograden Pankreatikographie (z. B. bei technisch nicht gelungener endoskopischer Cholangiographie) sowie die Laborwerte einzusehen.

Bei der klinischen Untersuchung ist auf Narben im Abdomen, Sklerenikterus, palpable Resistenzen, Druckschmerzhaftigkeit und umschriebene Abwehrspannung zu achten.

Nativaufnahme

Zunächst wird auf dem Bucky-Tisch eine Nativaufnahme der Gallenblasenregion angefertigt:

1. **Aufnahme:** Nativaufnahme des rechten Oberbauchs in Bauchlage, rechte Seite um 10–20° angehoben. Der Feldmittelpunkt wird auf der Haut markiert. 18 × 24 cm oder 24 × 30 cm, hoch; hohes mAs-Produkt, geringe kV-Zahl (Aerobilie? Kalkmilchgalle? Porzellangallenblase? röntgenpositive Konkremente? Korrekte Einstellung und Belichtung?). Am oberen Bildrand soll dreieckförmig ein kleines Stück Lunge abgebildet sein, das medial von der Wirbelsäule und lateral von der Wölbung des rechtsseitigen Zwerchfells begrenzt ist.

(Liegt eine Aerobilie vor, wird die Untersuchung abgebrochen und kein Kontrastmittel gegeben. In diesem Fall muss entweder eine ERCP oder eine perkutane transhepatische Gallengangdarstellung erfolgen. Ist keine Operation und keine Papillotomie vorausgegangen, besteht der Verdacht auf eine Fistel zwischen den Gallenwegen und dem Magen-Darm-Trakt. Hier kann zusätzlich eine Magen-Darm-Passage mit Bariumsulfat und längerer Lagerung auf dem Bauch zur Lokalisationsdiagnostik hilfreich sein.)

Kontrastmittelinfusion

Bei hoher Untersuchungsfrequenz kann der Patient außerhalb des Tomographiearbeitsplatzes auf eine Trage gelagert werden. Die stetige Überwachung muss jedoch gewährleistet sein. Patienten nach vorangegangener Cholezystektomie erhalten die Kontrastmittelinfusion sofort auf dem Schichttisch.

Das gallegängige Kontrastmittel[1] wird über eine Teflonvenenverweilkanüle mit 1,0 oder 1,2 mm Außendurchmesser infundiert. Nachdem die ersten 15–20 Tropfen eingelaufen sind, wird die Infusion für 1 min unterbrochen. Nur wenn sich nach dieser Zeit keine Unverträglichkeitsreaktion zeigt, darf die Infusion fortgesetzt werden. Dabei ist die vom Hersteller vorgeschriebene, *sehr langsame Tropfgeschwindigkeit* strikt einzuhalten. Zu schnelles Einlaufen führt neben einer Verstärkung der Unverträglichkeitsreaktionen zu einer verminderten Bindung an Plasmaproteine, dadurch zur heterotopen Ausscheidung über die Nieren und zu einer mangelhaften Kontrastierung der Gallenwege.

Während des Kontrastmitteleinlaufs legt der Untersucher anhand der Nativaufnahme die korrekte Einstellung für die anschließend durchzuführenden Übersichts- und Schichtaufnahmen fest. Zeitpunkt und Reihenfolge der Aufnahmen richten sich danach, ob der Patient seine Gallenblase noch besitzt oder cholezystektomiert ist.

Standarduntersuchung

Sofort nach beendetem Einlauf des Kontrastmittels wird der Patient auf den Untersuchungstisch des Schichtgerätes gelagert und die 2. Aufnahme unmittelbar angeschlossen:

2. Aufnahme: Übersichtsaufnahme der Gallengänge in Bauchlage, rechte Seite 10–20° angehoben. Die Lage des Feldmittelpunkts wurde vom Untersucher anhand der Nativaufnahme korrigiert! 18 × 24 cm, hoch.

Der Patient darf von jetzt an seine Lage bis zum Ende der Untersuchung nicht mehr verändern. Anhand der 2. Aufnahme wird eine Feinkorrektur des Feldmittelpunkts durchgeführt und so weit wie möglich eingeblendet!

Danach wird sofort eine Schichtaufnahme angeschlossen. Bei normalgewichtigen Patienten wird die erste Schicht in einer Tiefe von 8 cm angefertigt (bei sehr schlanken Patienten in 7 cm, bei adipösen Patienten in 9 oder sogar 10 cm Tiefe). Eine lineare Verwischung ist ausreichend, der Schichtwinkel soll 10–20° nicht überschreiten.

3. Aufnahme: Orientierende Schichtaufnahme der Gallengänge. Diese Aufnahme muss *spätestens* 15 min nach Ende des Kontrastmitteleinlaufs angefertigt sein!

Anhand der ersten orientierenden Schichtaufnahme werden die Schichttiefen und die Strategie der weiteren Untersuchung festgelegt. Stellen sich vorwiegend die intrahepatische Gallengänge dar, muss die Schichttiefe nach dorsal verschoben werden; stellen sich vorwiegend das Duodenum und der Bulbus duodeni dar, muss die Schichttiefe nach ventral korrigiert werden.

---

[1] z. B. Endomirabil zur Kurzinfusion. Infusionsflaschen à 30 ml mit Iodoxaminsäure, Dimegluminsalz 404 mg/ml (entsprechend 183 mg J/ml bzw. 5,49 g J/Infusionsflasche), oder Biliscopin zur Kurzinfusion. Infusionsflaschen à 50 ml mit Iotroxinsäure, Dimegluminsalz 228 mg/ml (entsprechend 108 mg J/ml bzw. 5,4 g J/Infusionsflasche.

Zur Infusionscholegraphie sind 3 Punkte wichtig:
1. strenge Indikation,
2. vorangegangene Sonographie,
3. lückenlose Überwachung von Patient und Aufnahmefolge.

Ist zu diesem Zeitpunkt bei korrekter Schichttiefe noch keine ausreichende Kontrastierung nachzuweisen, muss 20 min abgewartet werden. Liegt bereits eine gute Kontrastierung vor, sind schon jetzt im Abstand von 1 cm die benachbarten Schichtaufnahmen anzufertigen, bis die extrahepatischen Gallengänge von der Hepatikusgabel bis zur Einmündung in das Duodenum in allen Einzelheiten beurteilbar sind.

4.–6. Aufnahme: Schichtaufnahmen des gesamten extrahepatischen Gallengangsystems in Abständen von 1 cm.

Ist die Untersuchung der Gallengänge abgeschlossen, sollte 60 min nach Ende des Kontrastmitteleinlaufens eine Aufnahme der Gallenblase angefertigt werden. Dies ist insbesondere bei einem zweideutigen Sonographiebefund notwendig. In diesem Fall sind am Durchleuchtungsgerät unter kräftiger Kompression mit einem *kleinen* Tubus oder mit einem Kompressorium Zielaufnahmen im Stehen und in Kopftieflage anzufertigen. Bei immer noch unklarem Befund hilft eine Wiederholung der Zielaufnahmen (Kompression im Stehen und in Kopftieflage) nach Gabe einer Reizmahlzeit (z. B. einer halben Tafel Schokolade). Selbstverständlich verbietet sich eine Reizmahlzeit, wenn kleine Konkremente nachgewiesen sind.

Ein Röntgenbefund: „Flaue, nicht beurteilbare Gallengänge" darf nicht vorkommen! Eine Untersuchung mit einem derart hohen Risiko wie die Infusionscholegraphie muss eine optimale diagnostische Ausbeute erbringen.

Untersuchungsgang bei Patienten nach Cholezystektomie

Da bei Patienten ohne das Reservoir der Gallenblase die Kontrastgalle außerordentlich rasch abfließt, müssen die notwendigen Aufnahmen in 10-min-Abständen schon beim Einlaufen des Kontrastmittels erfolgen! Es ist daher notwendig, den Patienten schon zur Infusion des Kontrastmittels auf den Untersuchungstisch des Tomographiegeräts zu lagern. Die Kanüle für die Infusion muss so gelegt sein, dass das Kontrastmittel auch in Bauchlage störungsfrei einlaufen kann und der venöse Zugang auch bei Komplikationen und Umlagerung sicher erhalten bleibt. Ist die Infusion mit der vorgeschriebenen Geschwindigkeit bis zur Hälfte eingelaufen, wird die 2. Aufnahme angefertigt:

2. **Aufnahme:** Übersichtsaufnahme der Gallengänge in Bauchlage, rechte Seite um 10–20° angehoben. 18 × 24 cm, hoch.

Die Einstellung wird ggf. vom Untersucher korrigiert. Ist bereits eine hinreichende Kontrastierung der Gallengänge zu erkennen, werden sofort die erforderlichen Schichtaufnahmen angeschlossen. Andernfalls werden nach 10 und 20 min weitere Übersichtsaufnahmen angefertigt. Ist dann immer noch keine ausreichende Kontrastierung nachzuweisen, ist sofort eine Tomographie der Gallengänge anzuschließen, die innerhalb von 30 min nach Beginn der Infusion beendet sein muss.

3.–6. **Aufnahme:** Schichtaufnahmen der extrahepatischen Gallengänge in Bauchlage, rechte Seite um 10–20° angehoben, in Schichttiefen von 7, 8, 9 und 10 cm.

> **MERKE**
>
> Beim cholezystektomierten Patienten sind Aufnahmen, die später als 40 min nach Beginn der Kontrastmittelinfusion angefertigt werden, in der Regel vergebens.

■ Vorsichtsmaßregeln

Da der Hauptteil der Reaktionen in den ersten 30 min auftritt, darf der Patient während dieser Zeit nicht aus den Augen gelassen werden. Der *venöse Zugang* für die Infusion ist mit besonderer Sorgfalt zu legen und zu sichern. Der Durchmesser der Kunststoff-Venenverweilkanüle soll mindestens 1 mm, besser 1,2 mm betragen. Die Kanüle darf frühestens 30 min nach Ende des Kontrastmitteleinlaufs entfernt werden.

Die Notfallausstattung zur Behandlung von Kontrastmittelzwischenfällen (s. Kap. 30) muss natürlich wie bei jeder intravasalen Kontrastmittelapplikation besonders bei dieser Untersuchung mit relativ hoher Komplikationsquote bereitgehalten sein.

KAPITEL 7

Urographie 7

P. Hallscheidt und B. Limberg

Die Zahl der Ausscheidungsurographien ist mit dem Einsatz der moderneren Schnittbildverfahren wie Sonographie, CT und MR abgesunken Als Magnetresonanz-Urographie (MR Urographie) wird die kontrastmittelfreie oder kontrastunterstützte Darstellung des Nierenhohlsystems (Niere, Harnleiter, Harnblase) bezeichnet, die sich entweder einer stark T2 gewichteten (Wasser) Sequenz (RARE oder HASTE) bedient, oder als Spätaufnahme nach Kontrastmittelgabe durchgeführt wird (Kapitel 5.1). In bezug auf die Form- und Größenbestimmung, die Beurteilung eines Aufstaus und die Lokalisation einer Raumforderung ist die Sonographie der Röntgenuntersuchung ebenbürtig, teilweise sogar überlegen. Feinveränderungen an den Kelchen sowie Harnleitern (z. B. Papillennekrosen, feinste Verkalkungen, Ureterkonkremente, Urothelkarzinome) können dagegen nur röntgenologisch sicher erfasst werden. Die Ausscheidungsurographie (bzw. Infusionsurographie) kann im Gegensatz zur Sonographie gleichzeitig mit der Morphologie auch grobe funktionelle Störungen erfassen. Gleichzeitig erlaubt die Ausscheidungsurographie eine Beurteilung des Harnleiters.

Eine Übersichtsaufnahme kann nach einer Computertomographie als Ablaufaufnahme durchgeführt werden, was eine erneute Kontrastmittelgabe ersparen kann. Die Ausscheidungsurographie ist nach wie vor die urologische Basisuntersuchung.

Ausscheidungsurogramm

■ Indikationen

- Hinweise auf entzündliche, tumoröse oder steinbedingte urologische Erkrankungen.
- Missbildungen und Variationen.
- Infravesikale Veränderungen (z. B. Prostatatumoren).
- Abgrenzung extrarenaler retroperitonealer Prozesse oder intrapelviner Raumforderungen.

■ Kontraindikationen und Vorsichtsmaßregeln

Strenge Indikationsstellung zur Ausscheidungsurographie während einer Kolik, da durch gesteigerte osmotische Diurese die Gefahr der Fornixruptur besteht! (s. auch Kap. 29 u. 30).

Gleichzeitig bestehen die üblichen Kontraindikationen bei Gabe von intravenösem Kontrastmittel (31/32)

■ Komplikationen

Nebenwirkungen der intravasal verabreichten jodhaltigen Kontrastmittel kommen in allen Schweregraden vor (s. Kap. 29 u. 30). Eine spezifische Komplikation ist die Fornixruptur, die durch den diuretischen Effekt der Kontrastmittel im Zusammenhang mit einer akuten Harnstauung auftreten kann.

Vorbereitung des Patienten

- Letzte Mahlzeit: Mittagessen am Vortag.
- Flüssigkeitskarenz ab 4 h vor Untersuchung, Dehydratation vermeiden! Patienten gegebenenfalls nach Untersuchung durch Ringerlösung und/oder NaCl hydrieren.
- Abführmittel (z. B. X-prep) am Vorabend.
- Retentionswerte und TSH überprüfen
- Bei Meteorismus gasbindende Mittel (z. B. Sab-Simplex).
- Keine Röntgendiagnostik mit Kontrastmitteln oder Endoskopie des Verdauungstraktes vor der Urographie durchführen (Darmüberlagerung!).
- Unmittelbar vor Untersuchung Blase entleeren.
- Vor Kontrastmittelgabe evtl. liegender Blasenkatheter abklemmen.
- Aufklärung des Patienten durch den Arzt.

Vorbereitung der Untersuchung

- Patienten auf dem Untersuchungstisch lagern, 20 cm hohes Polster unter die Oberschenkel legen.
- Kontrastmittelinjektion bzw. -Infusion vorbereiten (Stauschlauch, Hautdesinfektion, Tupfer, weitlumige Verweilkanüle, 40 ml 6o%iges nichtionisches Kontrastmittel in 2 Spritzen à 20 ml).
- Notfallbedarf wie bei allen Untersuchungen mit intravasaler Kontrastmittelgabe bereithalten.

Standardisierter Untersuchungsgang

1. **Aufnahme:** Nativaufnahme

Abdomenübersichtsaufnahme vom oberen Nierenpol bis zur Symphyse in Exspiration

Filmformat 30×40 cm, hoch, ggf. seitlich einblenden, max 70 kV. Bei digitalen Geräten ist der Ausschnitt so zu wählen, dass die Nieren komplett dargestellt sind. Zusätzlich muss die Symphyse abgebildet sein (praevesikales Konkrement). Ggf. sind zwei Aufnahmen erforderlich. Die Nativaufnahme ist zunächst vom Arzt zu beurteilen: Konkremente (80 % aller Konkremente sind schattengebend) oder Parenchymverkalkungen? Korrekte Einstellung und Belichtung? Störende Darmgasüberlagerung?

Nun wird die Kanüle in einer Armvene plaziert und fixiert und das Kontrastmittel so rasch wie möglich injiziert. Kanüle bis zum Abschluss der Untersuchung belassen! (s. auch Kap. 30).

2. Aufnahme: Nierenübersicht

- Anfertigung 5 min nach Kontrastmittelinjektion.
- Abbildung beider Nieren.
- Filmformat: 24 × 30 cm, quer, bei digitalen Systemen ist der Ausschnitt so zu wählen, dass die Nieren beidseits komplett abgebildet sind (Nierenschatten in Projektion auf 11. und 12. Rippe)

Die Aufnahme gibt Auskunft über die Ausscheidungsverhältnisse (zeitgerecht und seitengleich?), über Breite und Kontur des Parenchyms sowie Morphologie des Nierenbeckenkelchsystems. Das weitere Procedere wird nun bestimmt: Kompressorium? Schichtaufnahmen? (s. unten).

3. Aufnahme: Abdomenübersicht

- Anfertigung 15–20 min nach Kontrastmittelgabe
- Abbildung der Nieren, der Harnblase und der Harnleiter
- Filmformat: 30×40, hoch bei digitalen Systemen entsprechend Aufnahme 1.

Die Aufnahme gibt Auskunft über die Abflussverhältnisse, über Verlauf der Harnleiter sowie Morphologie der Harnleiter und Blase. Zusätzlich kann durch den Grad der Anhebung der Blase die Größe der Prostata beurteilt werden. Bei kalkdichten Verschattungen in Projektion auf die Nieren oder Ureteren, sollte eine Zuordnung mit einer weiteren Aufnahme in Schrägprojektion (entsprechende Seite 30° anheben) erfolgen. Es muss nun entschieden werden, ob Spätaufnahmen (s. unten) anzufertigen sind.

4. Aufnahme: Blase nach Miktion

- 20–30 min nach Kontrastmittelinjektion.
- Abbildung der Harnblase.
- Filmformat: 18 × 24 cm, quer, entsprechende Einstellung bei digitalen Systemen mit Symphyse und Promontorium.

Die *Postmiktionsaufnahme* sollte angefertigt werden, wenn vom Alter und Geschlecht des Patienten, von der Anamnese und den Beschwerden eine Blasenentleerungsstörung anzunehmen ist (Restharnabschätzung). Sie ist auch bei einem prävesikalen Abflusshindernis durchzuführen, damit der distale Ureter nicht von der kontrastierten Blase überlagert wird. Gegebenenfalls muss das Becken auf der Seite der vermuteten Obstruktion um 30° angehoben werden.

Spezielle Fragestellungen

Anwendung eines Kompressoriums

Eine bessere Kontrastierung des Nierenbeckenkelchsystems (z. B. bei Verdacht auf Urotuberkulose oder Urothelkarzinom) kann durch Erzeugung eines künstlichen Aufstaus mit einem *Kompressorium* erreicht werden. Dazu wird ein mindestens 20 cm breiter Gurt von beiden Kanten des Untersuchungstisches aus über das Becken gespannt. Zwischen Abdomen und Gurt wird ein nicht schattengebender Ballon aufgepumpt (etwa 40 mmHg), der dann die Ureteren gegen die Linea terminalis des knöchernen Beckens drückt. Gleichzeitig wird die Luftüberlagerung und der Weichteilmantel reduziert.

> **MERKE**
>
> Ein Kompressorium ist während einer Kolik, bei bekanntem Harnaufstau sowie bei Zustand nach frischer Bauchoperation kontraindiziert.

Schichtaufnahmen

Üblicherweise werden heute keine Schichtaufnahmen mehr durchgeführt und die Fragestellungen durch die CT/MRT beantwortet. Bei Prozessen des Nierenbeckens kann dennoch die hohe örtliche Auflösung der Schichtaufnahmen von Vorteil sein.

- *Leerzonographie:* Schichtaufnahmen der Nieren vor Kontrastmittelgabe in 1-cm-Abständen (am besten kreisförmig, ggf. linear, Schichtwinkel 8–10, Schichttiefe in der Regel 8–10 cm, Filmformat 24 ×30, quer, entsprechende Einstellung bei digitalen Systemen).
  Indikation: sicherer Nachweis oder Zuordnung von Verkalkungen.
- *Kontrastmitteltomographie:* Schichtaufnahmen der Nieren 10 min p.i., am besten in Kombination mit Kompressorium. (Schichtwinkel 20–25; Schichttiefe wie oben)
  Indikation: bessere Darstellung der Nierenkontur, Lagebestimmung von Tumoren und Steinen, sichere Beurteilung des Hohlsystems durch Ausschluss von Projektionsfehlern.

Spätaufnahmen

Die röntgenologisch stumme Niere ist nicht mit einer funktionslosen Niere gleichzusetzen. Ist die Kontrastierung des Hohlsystems einer oder beider Nieren verzögert oder nicht dargestellt, müssen Spätaufnahmen angefertigt werden. Bei einer Ausscheidungsverzögerung kommt es zu einer Kontrastierung des Nierenparnechyms. Der Harnleiter und das Nierenbecken nehmen sehr wenig Kontrastmittel auf. Diesen Vorgang nennt man nephrographischer Effekt (z. B. Venenthrombose, Tubulusschaden). Der Zeitpunkt der Spätaufnahmen richtet sich nach dem Ausmaß der Ausscheidungsverzögerung oder des Aufstaus. Bei geringer Verzögerung wird die nächste Aufnahme 1 h p.i. angefertigt, bei starker Verzögerung nach 2 h. Bei einer nahezu kompletten Abflussbehinderung mit Aufstau sollten Aufnahmen nach 12 bzw. 24 h erfolgen. Dieses Vorgehen schließt eine unkritische Aufnahmefolge im Stundenrhythmus über längere Zeiträume aus. Gegebenenfalls sollte zusätzlich eine Tomographie durchgeführt werden, um die Höhe der Obstruktion zu lokalisieren.

Frühaufnahmen

Die Nierenarterienstenose verzögert die Parenchymphase (normal 60–120 s nach KM-Gabe) der erkrankten Seite. Daher wurden früher im Rahmen der Hypertonieabklärung Aufnahmen bereits 1, 2 und 3 min p.i. angefertigt. Die Aussagekraft der Untersuchung ist jedoch unzuverlässig. Wesentlich genauer sind die Nierenangiographie sowie die seitengetrennte Isotopenclearance und heute die MR-tomographische Darstellung der Flussverhältnisse.

Infusionsurogramm

Anfertigung eines Urogramms nach Verabreichung größerer Mengen eines hochkonzentrierten Kontrastmittels (100 ml 60%iges Kontrastmittel) oder großer Mengen eines niedrigkonzentrierten Kontrastmittels (250 ml 30%iges Kontrastmittel, innerhalb von 6 min infundiert).

Indikationen

- Schlechte Beurteilbarkeit konventioneller Urographien aus technischen Gründen (z. B. Fettleibigkeit).
- Ungenügende Kontrastmitteldichte bei Niereninsuffizienz.

Belastungsurogramm

Die klinische Relevanz von organischen oder funktionellen Harnwegobstruktionen kann mitunter erst unter Extrembedingungen einer forcierten Diurese erfasst werden.

Technik: Nach rascher Infusion von 500 ml NaCl-Lösung und 200 ml Mannitol oder 10 mg Furosemid wird eine Infusionsurographie durchgeführt. Röntgenaufnahmen werden nach 15 und 30 min angefertigt (ggf. Spätaufnahmen). Prinzipiell ist die Untersuchung auch sonographisch durchführbar.

Bei urodynamisch wirksamer Stenose ist ein dilatiertes Hohlsystem nachweisbar oder es kommt zur Ausbildung eines bailonierten Nierenbeckens bzw. zur Zunahme einer bestehenden Dilatation. Zusätzlich besteht die Gefahr der Fornixruptur (siehe. Abschnitt Komplikationen).

Veratmungspyelogramm

Stehen Sonographie bzw. Computertomographie nicht zur Verfügung, ist bei Verdacht auf eine retroperitoneale Erkrankung oder einen *paranephritischen Abszess* das bewährte Verfahren des Veratmungspyelogramms einsetzbar: Jede Entzündung im pararenalen Raum verhindert, dass sich die Niere atemsynchron verschiebt. Um das Ausmaß der Beweglichkeit zu erfassen (normalerweise 3–4 cm), wird ein Röntgenfilm doppelt belichtet, einmal in tiefer Inspiration, zum anderen in tiefer Exspiration.

Die Aufnahmespannung bleibt unverändert, das mAs-Produkt wird jeweils halbiert. Filmformat: 35 × 35 cm oder 30 × 40 cm, quer. Bei digitalen Anlagen ist die Belichtungsautomatic entsprechend einzustellen.

Unterschiedliche Aufnahmepositionen bei der Urographie

Aufnahme im Stehen: Bei Verdacht auf *Nephroptose* sollte die 15–20-Minutenaufnahme im Stehen angefertigt werden. Sinkt die Niere im Stehen gegenüber im Liegen um mehr als 1,5 Wirbelkörperhöhen nach kaudal, ist die Diagnose gesichert. Die Untersuchung ist auch sonographisch durchführbar.

Aufnahme in Bauchlage: Kommt es darauf an, die Harnleiter in gesamter Länge darzustellen (z. B. vor operativen Eingriffen), sollte eine Aufnahme in Bauchlage angefertigt werden. Dabei wird zusätzlich die Kontrastierung der unteren Kelchgruppe begünstigt. Um Seitenverwechslungen zu vermeiden, ist auf korrekte Beschriftung zu achten! Bei dem Patienten sollte die Seitenbezeichnung durch Markierung festgehalten werden.

Seitbild: Sind auf der Nativaufnahme große, schattengebende Konkremente nachweisbar und ist eine Lithotripsie geplant, sollte zusätzlich zum a.-p.-Bild eine seitliche Aufnahme angefertigt werden, um die Größe des Steines dreidimensional bestimmen zu können.

Schrägaufnahme: Auf die Bedeutung von Schrägprojektionen bei der Zuordnung von Kalkschatten sowie bei der überlagerungsfreien Darstellung der distalen Ureteren wurde bereits eingegangen (s. oben).

Urographie bei Einnierigkeit

- Kontrastmittelmenge: 20–40 ml.
- Filmformat: 20 × 40 cm, hoch, (Erfassung von Niere und Blase), bei digitalen Systemen entsprechend einblenden.

Urographie bei Ileumconduit und Kolonconduit

Die Aufnahme sollte so eingestellt werden, dass Nieren, Harnleiter und Hautstoma erfasst sind. Der Kontrastharn fließt in der Regel so schnell ab, dass eine hinreichende Kontrastierung der Harnleiter nur mittels Infusionsurogramm zu erreichen ist. Gegebenenfalls müssen Schrägprojektionen angefertigt werden, um die Harnleiteranastomose beurteilen zu können.

Da die Harnleiter bei Ableitung über ein Stoma üblicherweise geschient sind, ist es möglich, die Harnleiter nach Sondierung mit einer Kanüle vorsichtig mit 5–10 ml Kontrastmittel unter Durchleuchtung zu füllen. Hierbei kontrastiert sich das Nierenbecken und die Ableitung.

Urographie bei transplantierter Niere

Schon bei der Nativaufnahme ist die Lage der *Transplantatniere* zu beachten. Sie liegt meistens in der Fossa iliaca. Als Filmformat reicht eine 24 × 30-cm-Kassette, hoch. Der Scribor darf jedoch nicht einen Teil der Niere oder der Blase verdecken. Zur besseren Beurteilung des Ureters sowie der Anastomosenverhältnisse ist ein Infusionsurogramm indiziert. Grundsätzlich sollte man Zonographien durchführen (Schichtwinkel 8–10), wobei die Schichttiefe durch Palpation direkt am Patienten zu bestimmen ist.

Urographie bei Kindern s. Kap. 18.

Perkutanes antegrades Urogramm

■ Indikationen

- Abklärung einer Hydronephrose, die mittels Ausscheidungsurographie oder retrogradem Urogramm (s. unten) nicht suffizient diagnostiziert werden kann.
- Postoperative Kontrolle zum Ausschluss von Restkonkrementen bzw. Ureterstrikturen.

■ Kontraindikationen

- Gerinnungsstörung bei geplanter Punktion.
- Kontrastmittelallergie (relativ, Vorbehandlung s. Kap. 30).

■ Komplikationen

- Punktionskomplikationen (Hämatom, Infektion).
- Kontrastmittelkomplikationen bei Eintritt in die Blutbahn.

Vorbereitung des Patienten

- Nüchtern.
- Darmreinigung nicht erforderlich.

Durchführung der Untersuchung

- Entweder sonographisch gesteuerte perkutane Punktion des Nierenhohlsystems oder Benutzung des liegenden Nephrostomiekatheters.
- Aspiration des aufgestauten Urins.
- Applikation von 30%igem jodhaltigem Kontrastmittel über Punktionsnadel oder Nephrostomiekatheter unter Durchleuchtungskontrolle.
- Röntgenaufnahme des Nierenhohlsystems, des Harnleiters und der Blase (evtl. im Stehen), am besten unter Durchleuchtungsbedingungen.

Retrogrades Urogramm

Die Untersuchung erfolgt durch den Urologen. Es ist jedoch zweckmäßig, die einzelnen Untersuchungsschritte zu kennen.

■ Indikationen

- Verdacht auf Harnleiterstenosen, Harnleiterkonkremente, Urothelkarzinome.
- Nicht ausreichende Darstellung der ableitenden Harnwege im Ausscheidungsurogramm.
- Niereninsuffizienz.
- Meist eine Kombination mit Harnleiter-Schienung oder Zytologiegewinnung (Urothelkarzinom)

■ Kontraindikationen

- Gerinnungsstörungen.
- Floride Entzündung des Harntrakts (Keimverschleppung).
- Kontrastmittelallergie (relativ).

■ Komplikationen

- Aszendierende Harnweginfektion.
- Nierenbecken und Harnleiterruptur.

Vorbereitung des Patienten

- Nüchtern.
- Darmreinigung nicht erforderlich.
- Harnblase entleeren.

Durchführung der Untersuchung

- Lokal- oder Allgemeinanästhesie des Patienten.

- Einlage eines Katheters in den Harnleiter unter zystoskopischer Sicht durch den Urologen.
- Einspritzen von 3–5 ml 30%iges Kontrastmittel in den Harnleiter.
- Anfertigung von Aufnahmen des Harnleiters, am besten unter Durchleuchtung.
- Die Untersuchung kann bei Urothelkarzinomverdacht oder unklarenEinengungen mit einer Materialgewinnung (Spülzytologie) oder einer Bakteriologie verbunden werden.

Radiologische Untersuchungen des unteren Harntrakts

Miktionszysturethrogramm (MCU)

■ Indikationen

1. Frage nach *vesikoureteralem Reflux.*
   Dokumentation der Harnleiter im a.-p.-Strahlengang im Durchleuchtungsgerät.
   Beobachtung des gesamten Miktionsvorganges.
2. Frage nach Klappen oder Membranen der Urethra.
   Dokumentation in Schrägstellung des Patienten bei Prallfüllung der Urethra.
3. Frage nach *Stressinkontinenz.* Streng seitliche Aufnahme im Stehen zur Beurteilung des Blasen-Urethra-Winkels.

Durchführung

Für diese Untersuchung muss die Harnblase prall mit Kontrastmittel (etwa 300 ml 30%iges Kontrastmittel) gefüllt werden: entweder durch eine retrograde Kontrastmittelinjektion durch die Harnröhre oder durch einen Blasenkatheter. (In Ausnahmefällen kann die Füllung der Harnblase mit kontrastiertem Urin im Anschluss an ein Ausscheidungsurogramm genutzt werden). Dann wird der Katheter entfernt, und der Patient erhält ein Gefäß, in das er urinieren kann. Dabei werden Miktionsaufnahmen angefertigt (s. auch Kap. 18).

Alternativ kann auch eine dopplersonographische Beurteilung des Refluxes erfolgen (Kapitel 18).

Zystogramm

■ Indikationen

- Darstellung von zystoskopisch nicht einsehbaren Divertikeln.
- Ausschluss der traumatischen Blasenruptur (Aufnahmen a.-p. und seitlich. Anschließend Blaseninhalt ablassen und Aufnahmen wiederholen.)
- Zur Beurteilung von Blasentumoren (Ausdehnung und Infiltrationstiefe), sind Zystoskopie, Sonographie und CT aussagekräftiger.

Durchführung

Röntgenologische Darstellung der Harnblase a.-p. und seitlich, ggf. schräg, nach Prallfüllung mit Kontrastmittel, entweder antegrad (im Anschluss an ein Auscheidungsurogramm) oder retrograd (nach Katheterismus oder Blasenpunktion).

Retrogrades Urethrogramm

■ Indikationen

• Darstellung von subvesikalen Stenosen (z. B. Prostataadenom/Karzinom und Strikturen)
• Harnröhrendivertikel.
• Harnröhrentumor.
• Harnröhrentrauma.

■ Komplikationen

• Einriss der Urethramukosa mit Eindringen von Keimen in das Corpus spongiosum und Urosepsisgefahr.

Durchführung

Hierzu wird der Meatus urethrae externus mit einem 14-Ch-Ballonkatheter sondiert und der Ballon in Höhe des Sulcus coronarius in der Harnröhre mit max. 2 ml Aqua geblockt. Alternativ wird eine Sonde mit Olive in den Meatus urethrae eingebracht und die Harnröhre durch Kompression von außen abgedichtet. Über den Katheter wird mittels eines Infusionssystems die Urethra ohne manuellen Druck mit Kontrastmittel dargestellt. Der Patient befindet sich dabei in Lauenstein-Position, der Penis wird durch leichten Zug am Katheter gestreckt. Bei Bedarf kann in gleicher Sitzung ein Zystogramm angefertigt werden. Zusätzliche Informationen erhält man, wenn man nach Entfernung des Katheters die Harnröhre während der Miktion darstellt: dies ist physiologisch und ermöglicht eine bessere Beurteilung der Pars prostatica.

KAPITEL 8

Gelenkpunktionen und Arthrographien 8

W.S. RAU

Die Arthrographie ist der letzte röntgendiagnostische Schritt bei der Abklärung von Gelenkbeschwerden. Durch die Fortschritte der *Sonographie,* die Aussagen über den Gelenkknorpel, über gelenknahe Sehnen und teilweise über die Menisken erlaubt, durch die *Arthroskopie,* die nicht nur eine Gelenkinspektion, sondern in gleicher Sitzung oft auch einen therapeutischen Eingriff ermöglicht, und vor allem durch die *Magnetresonanztomographie* mit ihrer kontinuierlich verbesserten Orts- und Kontrastauflösung ist die Arthrographie zu einem seltenen Untersuchungsverfahren geworden.

Da bei vielen Gelenken sowohl die Kontrastdarstellung als auch die Deutung der Befunde große Erfahrung erfordert, die sich aus Lehrbüchern allein nur schwer erwerben lässt, kann es sein, dass wegen mangelnder Vertrautheit junger Radiologen mit der Arthrographie die Indikation zu diesem Untersuchungsverfahren in Zukunft noch seltener gestellt wird. In jedem Fall aber ist es erforderlich, dass die Zugangswege zur Gelenkpunktion auch für die Röntgendiagnostiker Allgemeingut bleiben. Vor allem bei entzündlichen Gelenkerkrankungen kann es indiziert sein, die Arthrographie lediglich zur Verifizierung einer korrekten Nadellage einzusetzen, wenn Medikamente oder Radiopharmaka zur Radiosynoviorthese instilliert werden sollen.

Die Einschätzung der Arthrographie als ein invasives Verfahren ist zwar korrekt, die Komplikationsmöglichkeiten sind jedoch äußerst gering. In Abteilungen mit mehreren hundert Eingriffen pro Jahr auf dem Gebiet der invasiven Diagnostik und interventionellen Radiologie kommen Infektionen – wohl aufgrund der Routine beim aseptischen Arbeiten – praktisch nicht vor. Die Beeinträchtigung der Gelenkfunktion ist nach einer Arthrographie erheblich geringer als nach einer (selbst rein diagnostischen) Arthroskopie.

Dank der Fortschritte der Magnetresonanztomographie wird die klassische Arthrographie (z. B. des Kniegelenks) kaum noch durchgeführt. Spezielle Indikationen bestehen für das Labrum der Schulterblattpfanne und den Discus triangularis des Handgelenks, zum Teil in Verbindung mit Schnittbildverfahren.

8.1
Kniegelenk

Pathologische Veränderungen der Menisci, der Kreuzbänder und des Femoropa-
tellargelenkes lassen sich zuverlässig mit Hilfe der Magnetresonanztomographie
diagnostizieren. Am Kniegelenk soll daher nur die Punktionstechnik beschrieben
werden, die für die Aspiration von Gelenkflüssigkeit (Erguss, Hämarthros,
Empyem) oder die Instillation von Medikamenten erforderlich ist.

■ Komplikationen

Der nach älteren Angaben bestehenden Infektionsquote von 1:15000 bei arthro-
graphischen Gelenkpunktionen wurde bisher nicht widersprochen. Es dürfte
schwierig sein, jetzt noch eine so große Zahl von diagnostischen Untersuchungen
und Komplikationen zusammenzutragen, dass verlässliche statistische Angaben
möglich sind.

Vorbereitung der Untersuchung durch MTRA

Material: Kleiner, kompressionsfester Schaumstoffkeil, Vliesunterlagen (kein Zellstoff, der unsterilen Staub freisetzt), Einmalrasierer, Kopfhaube und Mundschutz
für den Untersucher.

Steriles Material: Kittel, Unterlegetuch (ca. 80 × 80 cm), Lochtuch (ca. 80 × 80 cm),
Handschuhe, Tupfer, Schale für Desinfektionsmittel, Tupferklemme, Injektionskanülen G1, Teflonvenenverweilkanülen 1,2 mm Außendurchmesser, Einmalspritzen
10 und 20 ml, einzeln verpacktes Pflaster (klebende Ränder, in der Mitte Mull).

Pharmaka: Waschbenzin, alkoholisches Desinfektionsmittel in Flasche zum Auf-
sprühen, jodhaltiges Desinfektionsmittel, Lokalanästhetikum 1%ig, in Ampullen
à 10 ml (nicht in Vorratsflaschen mit Gummistopfen zum Durchstechen, Infektionsgefahr!)

Desinfektion

Der Patient wird in Rückenlage so gelagert, dass das erkrankte Knie für den
Untersucher frei zugänglich ist. Der mit einer Vliesunterlage bedeckte feste
Schaumstoffkeil wird unter das Knie geschoben.

Der Untersucher rasiert das Knie in der Umgebung der späteren Punktionsstelle in einer Ausdehnung von 20 × 20 cm, entfernt die Unterlage mit den losen
Haaren und säubert die Haut von evtl. noch haftenden Haaren durch Betupfen
mit einem Pflasterstreifen. Anschließend legt er eine neue Vliesunterlage unter das
Knie auf den Schaumstoffkeil. Ist das Knie mit fetthaltigen Salben behandelt
worden oder ist die Haut des Patienten etwas fettig, muss zunächst das Punkti-

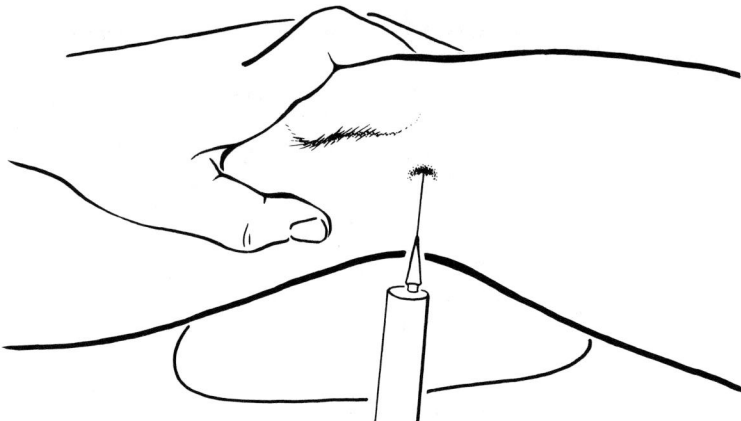

Abb. 8.1. Punktion des linken Kniegelenks: Luxation der Patella nach lateral. Einstichstelle 1–2 cm vom lateralen Patellarand entfernt in Höhe des oberen Patellapols. Einstich in Richtung auf die Hinterfläche des oberen Patellapols

onsgebiet in einer Ausdehnung von 40 × 40 cm mit Benzin entfettet werden (sonst wirken die Desinfektionsmittel nur unvollkommen). Jetzt wird das Punktionsgebiet in einer Ausdehnung von 40 × 40 cm mit einem alkoholischen Desinfektionsmittel (z.B. Kodan) eingesprüht. Der Untersucher zieht sich einen sterilen Kittel und sterile Handschuhe an, fordert den Patienten auf, das zu untersuchende Bein gestreckt nach oben zu heben (evtl. Unterstützung durch die Assistenz), legt das sterile Unterlegtuch über den Schaumstoffkeil und lässt den Patienten das Bein wieder ablegen. Dann nimmt er 2 dicke Tupfer, die mit dem jodhaltigen Desinfektionsmittel triefend nass getränkt sind, und reibt sie, an der Punktionsstelle beginnend, mit größer werdenden kreisenden Bewegungen und kräftigem Druck über die Haut. Dabei ist von innen nach außen vorzugehen, bis eine Fläche von 30 × 30 cm erfasst ist. Die Lösung darf von den Randpartien nicht zur Punktionsstelle zurückfließen. Diese Desinfektion mit dem jodhaltigen Kontrastmittel ist mindestens 2mal zu wiederholen. Anschließend wird die Punktionsstelle mit einem sterilen Lochtuch abgedeckt.

Punktion

Der Untersucher füllt eine 10-ml-Spritze mit Lokalanästhetikum Er umfasst jetzt das Bein des Patienten mit der linken Hand und luxiert die Patella mit dem linken Zeigefinger um 2–3 cm nach lateral. Bei mageren Patienten bildet sich in Höhe des oberen Patellapols, 1–2 cm neben dem lateralen Patellarand, ein Grübchen (Abb. 8.1). Mit einer G-1-Injektionskanüle, die auf die 10-ml-Spritze mit 1%igem Lokalanästhetikum aufgesteckt ist, wird in diesem Grübchen eine Hautquaddel gesetzt und die Nadel – unter kontinuierlichem Injizieren von Lokalanästhetikum – zügig in Richtung auf die hintere Kante des oberen Patellapols vorgeschoben. Zu diesem Zweck muss die Nadel um etwa 30° nach ventral gerichtet sein. (Geübte

Untersucher dürfen ab der 250. Punktion bei nicht allzu sensiblen Patienten auf die Lokalanästhesie verzichten.)

Lässt sich bei Patienten mit größerem Beinumfang durch Hervorluxieren der Patella kein Grübchen hervorrufen, muss man sich ganz auf den Tastbefund verlassen. Zielpunkt ist wiederum die hintere Kante des oberen Patellapols. Die Nadel wird in einem Winkel von 30° zur Horizontalen so eingestochen, dass die Rückseite des oberen Patellapols angepeilt wird. Bei adipösen Patienten muss man zu diesem Zweck mehrere Zentimeter vom lateralen Patellarand entfernt eingehen. Die Nadel liegt korrekt, wenn man bei vorsichtigem Vorschieben Knochenkontakt mit der Patella fühlt. Die Nadel muss den Bewegungen der Patella folgen, wenn diese vom linken Zeigefinger des Untersuchers leicht nach außen und innen verschoben wird.

Aspiration von Gelenkflüssigkeit

Mit einer 10-ml-Spritze wird jetzt versucht, Gelenkflüssigkeit zu aspirieren. Aus gesunden Kniegelenken lassen sich meist 0,5–2 ml klare, zähe, leicht gelbliche Synovialflüssigkeit gewinnen. War ein Erguss schon bei der klinischen Untersuchung durch ein Tanzen der Patella nachweisbar, wird zweckmäßigerweise nicht mit einer Metallkanüle G1, sondern mit einer Venenverweilkanüle von 1 bis 1,2 mm Durchmesser punktiert. Die gesamte im Kniegelenk befindliche Flüssigkeit muss entfernt werden, bevor ein Medikament instilliert wird. Zu diesem Zweck wird das Kniegelenk auf dem Schaumstoffkeil etwas nach außen gedreht, so dass die Nadelspitze den tiefsten Punkt drainiert. Wahrend des Aspirierens drückt die linke Hand des Untersuchers abwechselnd den oberen und den unteren Gelenkrezessus des Kniegelenks aus.

8.2
Sprunggelenk

■ Indikationen

Der Nachweis einer frischen Kapsel-Band-Läsion mittels Arthrographie ist leicht möglich aber ungebräuchlich.

Bei der Frage nach Osteochondrosis dissecans, freien Gelenkkörpern, Chondromatose oder Einheilung eines operierten Dissektates wird in aller Regel die Magnetresonanztomographie eingesetzt. Nur wenn dieses Verfahren nicht zur Verfügung steht oder wenn ein vermuteter Hämarthros aus therapeutischen Gesichtspunkten gleichzeitig abpunktiert werden soll, kann die Arthrographie indiziert sein.

■ Kontraindikationen, Komplikationen, Vorbereitung der Untersuchung durch MTRA

Siehe Kniegelenk (S. 128)

Untersuchungsgang

Die Punktion des Sprunggelenks ist leicht, sie kann in der Regel ohne Durchleuchtungskontrolle durchgeführt werden. Die Punktionsstelle ist durch Palpation zu ermitteln: Der Patient wird aufgefordert, seinen Fußrücken anzuziehen und die Zehen nach dorsal zu strecken. Dadurch spannen sich die zum Fußrücken führenden Sehnen an. Am weitesten medial liegt die besonders kräftige Sehne des M. tibialis anterior. Zwischen ihr und dem Innenknöchel ist eine deutliche Lücke zu tasten, in die der Untersucher mit der Kuppe seines Zeigefingers hineindrückt. Jetzt kann der Patient seinen Fuß wieder etwas locker lassen, so dass der Untersucher den Gelenkspalt zwischen distalem Tibiaende und Talusrolle als quere Einsenkung spürt. An dieser Stelle wird unter kontinuierlicher Injektion von Lokalanästhetikum die Injektionskanüle senkrecht eingeführt. Ein vorzeitiger knöcherner Widerstand weist darauf hin, dass die Nadel nicht im Gelenkspalt liegt, sondern an das distale Tibiaende oder die Talusrolle anstößt. Lässt sich die Nadel wenigstens 1,5 cm tief ohne Widerstand einführen, liegt die Spitze im Gelenkspalt.

Zum Erlernen der Punktionstechnik kann ein Vorgehen unter Durchleuchtungskontrolle sinnvoll sein, um die Höhe des Gelenkspalts nicht nur palpatorisch, sondern auch optisch festzulegen.

8.3
Hüftgelenk

■ Indikationen

Dank der Vorsorgeuntersuchungen im Säuglingsalter, die eine Sonographie des Hüftgelenks einschließen, verschlimmern sich kongenitale Hüftdysplasien kaum noch zu Hüftluxationen, die operativ behandelt werden müssen. Damit entfällt auch die arthrographische Suche nach einem eventuellen Repositionshindernis.

Im Erwachsenenalter lassen sich praktisch alle Fragen, zu deren Beantwortung die Arthrographie indiziert war, mit Hilfe der Magnetresonanztomographie klären (z. B. Osteochondrosis dissecans, Gelenkchondromatose, Hüftkopfnekrose, Knorpelverhältnisse vor Umstellungsosteotomie).

Da die Punktion des Hüftgelenks beim Erwachsenen wegen der engen, straffen Kapsel schwierig ist, sollte bei jeder diagnostischen Hüftgelenkpunktion (z. B. zur bakteriologischen Untersuchung von Gelenkflüssigkeit wegen des Verdachts auf Koxitis) die korrekte Nadellage immer durch die Injektion einer kleinen Menge Luft oder Kontrastmittel verifiziert werden. Die Aussage, dass eine Probepunktion des Hüftgelenks eine Punctio sicca gewesen sei, ist nur glaubhaft, wenn die intra-artikuläre Nadellage durch eine Kontrastierung des Gelenkbinnenraums bewiesen wurde.

■ Kontraindikationen, Komplikationen, Vorbereitung der Untersuchung durch MTRA

Siehe Kniegelenk (S. 128). Zusätzlich erforderlich sind Lumbalpunktionskanülen mit 1,2 und 0,8 mm Außendurchmesser.

Untersuchungsgang

Das Hüftgelenk ist ein sehr straffes Gelenk mit einer dicken Kapsel. Von den Bändern des Hüftgelenks, die mit der Kapsel zusätzlich noch verwachsen sind, gehört das ventral gelegene Lig. iliofemorale zu den stärksten Bändern des ganzen Körpers. Es ist daher nicht sinnvoll, die Nadel einfach in Richtung auf den Schenkelhals oder den Femurkopf gewaltsam durch alle harten Gewebsschichten hindurchzustoßen. Man sollte sich vielmehr eine solche Stelle auswählen, an der die Kapsel dünner ist und an der ein Rezessus der Nadelspitze etwas Spielraum lässt. Hierfür bieten sich die Umschlagfalten der Gelenkkapsel am medialen und am lateralen Rand des Hüftkopfes an. Die Kapsel setzt sich zwar weit bis auf den Schenkelhals fort, doch lassen dort enge zirkuläre Fasern (die Zona orbicularis) kaum Platz für die Nadelspitze. Punktionsstelle der Wahl ist daher die Umschlagfalte am medialen und kaudalen Rand des Hüftkopfes, der Recessus articularis inferior (Abb. 8.2).

Abb. 8.2. Punktion des Hüftgelenks. Die Einstichstelle liegt 3 cm lateral der A. femoralis und 1 cm kaudal des Leistenbandes. Die Nadel ist nach medial und kranial gerichtet. Der *untere Gelenkrezessus* wird durch tastende Bewegungen der Nadelspitze am Femurkopf entlang aufgesucht. Bei der visuellen Beurteilung der Nadellage muss die Knorpeldicke des Femurkopfes berücksichtigt werden. Der *obere Gelenkrezessus* ist kleiner und schwieriger zu punktieren. Neben der Knorpeldicke des Femurkopfes ist auch der Knorpel des Labrum acetabulare zu berücksichtigen, der nach lateral und kaudal vorragt.

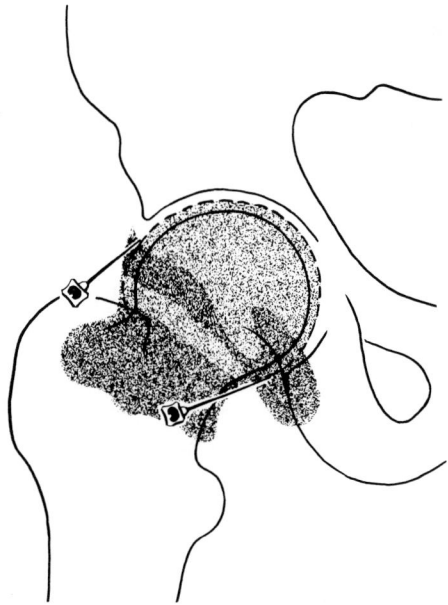

Die Einstichstelle an der Haut liegt beim Erwachsenen 3 cm lateral der A. femoralis und 1 cm kaudal des Leistenbandes.

Der Patient wird in Rückenlage auf den Untersuchungstisch gelagert. Bei einem Durchleuchtungsgerät mit Übertischröhre wird die Röhre mit Hilfe des Lichtvisiers in Position gefahren, so dass später nicht unnötig lange durchleuchtet werden muss, um das Hüftgelenk zu finden. Die Umgebung der Einstichstelle wird wie bei der Arthrographie des Kniegelenks rasiert, desinfiziert und abgedeckt (s. S. 128). Mit einer Injektionskanüle G12 wird zunächst an der Einstichstelle eine Hautquaddel gesetzt und dann der Rest des Lokalanästhetikums in der 10-ml-Spritze mit einer Lumbalpunktionskanüle ohne Innenmandrin unter kontinuierlichem Vorschieben der Nadel infiltriert. Für Erwachsene empfiehlt sich eine Kanüle mit 1,2 mm Durchmesser, für Kinder eine Kanüle mit 0,8 mm Durchmesser.

Die Einstichrichtung ist durch kurze Durchleuchtungskontrollen festzulegen: In der Regel muss die Nadelspitze nach kranial und medial gerichtet sein (Abb. 8.2). Für die korrekte Einstichtiefe muss ein räumliches Vorstellungsvermögen entwickelt werden. Ein in der Ausbildung befindlicher Radiologe wird daher zunächst mit der Nadelspitze Knochenkontakt an der Grenze zwischen Femurkopf und Femurhals suchen und sich dann – ähnlich wie beim Schultergelenk (vgl. Abb. 8.3) – millimeterweise nach medial tasten. Der Durchtritt der Nadelspitze durch die Gelenkkapsel ist in der Regel gut zu spüren, man darf jedoch nicht zu tief stechen, da der zur Verfügung stehende Raum sehr eng ist. Die sichere intraartikuläre Lage lässt sich beweisen, indem 2 ml Luft injiziert werden, die sich unter Durchleuchtung im Gelenk verteilen. (Die Luft wird allerdings nur kranial und kaudal der Zona orbicularis sichtbar. Eine Kontrastierung des Gelenkspaltes erfolgt zunächst nicht.)

Punktion bei eindeutiger Hüftluxation

Zeigt die Nativaufnahme eine eindeutige Hüftluxation an, ist die Punktion einfach: Der Gelenkspalt ist medial erweitert, so dass die Nadelspitze hier reichlich Platz findet. Manchmal ist der Hüftkopf so weit nach lateral und kranial getreten, dass die Pfanne völlig leer ist. In diesem Fall sticht man die Nadel einfach in die Höhlung der leeren Pfanne ein.

Punktion bei Totalendoprothese

Die Punktion bei Totalendoprothese des Hüftgelenks wird aufgrund der Frage nach einer Infektion oder nach einer Lockerung von Pfanne und Schaft durchgeführt.

Die Punktion der postoperativ entstandenen Pseudokapsel des Kunstgelenks ist technisch einfach, nur müssen höchste Anforderungen an die Asepsis gestellt werden, da bekanntlich jedes Fremdmaterial die Infektionsgefahr stark erhöht. Grundsätzlich sollte der Untersucher Kopfhaube und Mundschutz tragen.

Die Einstichstelle auf der Haut liegt 2 cm kaudal des Leistenbandes und 4 cm lateral der A. femoralis. Die Nadelspitze soll den Hals der Prothese etwa 1 cm vom Kopf entfernt treffen. Das Metall der Prothese lässt die Nadel im Durchleuchtungsbild zum größten Teil nicht erkennen. Es ist jedoch nicht erforderlich, den Patienten schräg zu lagern, da der metallische Kontakt der Nadelspitze mit dem Prothesenhals einen eindeutigen Tastbefund ergibt. Im Normalfall tropfen mehrere Milliliter klare, gelbliche Flüssigkeit aus der Nadel ab, wenn die Pseudokapsel durchstoßen ist.

Gelegentlich finden sich bei einem operierten Hüftgelenk so viele Verkalkungen in den Weichteilen der Umgebung, dass der typische Zugang zur Pseudokapsel versperrt ist. In diesem Fall kann versucht werden, von lateral her den Hals der implantierten Prothese zu erreichen: Zunächst wird die Spitze des Trochanter major an der Außenseite des Oberschenkels getastet; sie liegt meist unmittelbar unter der Operationsnarbe. Die Einstichstelle liegt 2 cm weiter kranial. Die Nadel wird exakt in horizontaler Richtung auf den Prothesenhals vorgeführt, wozu die Spitze in der Regel etwas nach kaudal zeigen muss.

8.4
Schultergelenk

■ Indikationen

- Ruptur der Rotatorenmanschette,
- Verletzungen nach Schulterluxation (mit Computertomographie),
- Impingementsyndrom,
- Läsionen des Labrum glenoidale,
- Ruptur oder Luxation der langen Bizepssehne,
- Chondromatose, Synovitis, Kapselschrumpfung.

Für eine Reihe der aufgeführten Indikationen zur Arthrographie des Schultergelenks stellen die Sonographie und die Magnetresonanztomographie Alternativen dar. Welches Verfahren im Einzelfall eingesetzt werden sollte, hängt von der Verfügbarkeit der Geräte und der Erfahrung der Untersucher ab.

■ Kontraindikationen, Komplikationen, Vorbereitung der Untersuchung durch MTRA

Siehe Kniegelenk (S. 128)

Punktion

Der Patient legt den Arm locker neben den Körper. Der Unterarm befindet sich in leichter Pronationsstellung. Der Bezugspunkt für die Punktion ist die Spitze des Processus coracoideus. Diesen Knochenvorsprung findet man auch bei muskelkräftigen oder adipösen Patienten, wenn man vom äußeren Rand des Akromions ausgeht, sich entlang der Klavikula eine Humeruskopfbreite nach medial tastet und dann von der Klavikula 2–3 cm nach kaudal geht.

Ist die Spitze des Processus coracoideus sicher lokalisiert, liegt die Einstichstelle auf der Haut 1 cm kaudal und 1 cm lateral dieses Punktes. An dieser Stelle wird die Nadel – unter kontinuierlichem Injizieren von Lokalanästhetikum – so eingestochen, dass die Spitze um ca. 20° nach kranial und um 10° nach medial weist. Nach ca. 3–5 cm fühlt man mit der Nadelspitze den ersten Knochenkontakt. Jetzt wird die Nadel um 2 cm zurückgezogen und erneut vorgeschoben, so dass die Nadelspitze in der Tiefe etwa 2 mm weiter nach medial zu liegen kommt. Ist jetzt nochmals Knochenkontakt zu fühlen, muss man durch vorsichtiges Tasten so lange der Rundung des Humeruskopfes folgen, bis die Nadel tangential zu liegen kommt und plötzlich an der medialen Kontur des Humeruskopfes entlang in die Tiefe gleitet. Meist ist am Überwinden eines deutlichen Weichteilwiderstands zu spüren, dass die Kapsel durchstoßen ist (Abb. 8.3).

Einige Teilstriche des noch in der Spitze verbliebenen Lokalanästhetikums müssen sich jetzt ohne fühlbaren Widerstand injizieren lassen.

Liegt die Kanülenspitze dem Tastbefund nach korrekt, wird ihre Lage unter Durchleuchtung überprüft: sie muss etwa 1 mm medial neben der medialen Kon-

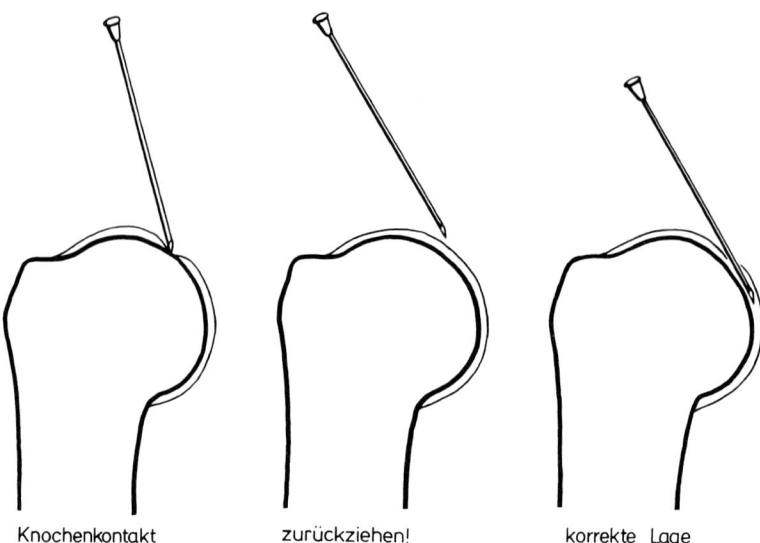

Knochenkontakt   zurückziehen!   korrekte Lage

Abb. 8.3. Punktionstechnik des Schultergelenks. Die Einstichstelle liegt 1 cm kaudal und 1 cm lateral der Spitze des Processus coracoideus. Die Nadel ist nach medial und kranial gerichtet. Zunächst wird Knochenkontakt mit dem Humeruskopf gesucht. Dann wird die Nadel zurückgezogen und millimeterweise weiter medial eingestochen, bis sie genau tangential zum Humeruskopf liegt und in die Kapsel eintreten kann

tur des Humeruskopfes liegen. Bei muskelkräftigen Patienten ist es erforderlich, die Nadel bis zum Anschlag einzuführen und sogar etwas in die Haut hineinzudrücken, oder aber eine längere Nadel zu benutzen. Jetzt wird die Spritze mit Kontrastmittel aufgesetzt. 0,5 ml des Kontrastmittels werden probeweise injiziert. Unter Durchleuchtung muss zu erkennen sein, dass sich das Kontrastmittel im Gelenkspalt verteilt. Zeigt die erste Kontrastmittelinjektion ein Paravasat an, muss die Untersuchung von einem Erfahrenen zu Ende geführt werden. Mehrfache Probeinjektionen machen eine diagnostische Aussage unmöglich.

Verteilt sich das Kontrastmittel regelrecht im Gelenk, wird die volle Menge von 10 ml injiziert. (Bei einer hochgradigen Kapselschrumpfung merkt man am zunehmenden Widerstand, dass die Injektion nach 4–5 ml beendet werden muss.) Soll nach einer Luxation des Schultergelenks beurteilt werden, ob Läsionen von Knorpel oder Knochen am Labrum glenoidale vorliegen, sind 3 ml Kontrastmittel und 7ml Luft in das Gelenk zu injizieren. Anschließend wird eine Computertomographie des Schultergelenks durchgeführt (CT-Arthrographie).

8.5
Ellbogengelenk

Punktion

Der Patient legt sich so auf den Untersuchungstisch des Durchleuchtungsgerätes, dass der zu untersuchende Arm frei zugänglich ist. Mit dem Körper muss er möglichst weit zur gesunden Seite rücken, damit das Ellbogengelenk ungehindert durchleuchtet werden kann. Der Patient legt den Ellbogen auf einen mit einer Vliesunterlage bedeckten Schaumstoffblock und legt die Hand locker auf seinen Bauch (Abb. 8.4). Rasieren, Desinfizieren und Abdecken werden wie beim Kniegelenk (s. S. 128) durchgeführt.

Die Punktionsstelle sollte der Untersucher zunächst an seinem eigenen Ellbogen ertasten: Zwischen Epicondylus ulnaris des Oberarms und Olekranon läuft der N. ulnaris in dem nach ihm benannten Sulcus. Dieser als „Musikantenknochen" bekannte Druckpunkt ist für jedermann leicht und exakt zu lokalisieren. Genau auf der anderen Seite des Olekranons, also auf der Radial- oder Außenseite, findet sich ebenfalls eine kleine Einsenkung zwischen den Knochenvorsprüngen des Ellbogengelenks. Diese Vertiefung ist besonders gut zu tasten, wenn der Ellbogen um ca. 60–80 gebeugt ist und sich der Unterarm in lockerer Pronationsstellung befindet. Durch leichtes Beugen und Strecken sowie Pronieren und Supinieren im Ellbogengelenk lässt sich mit dem tastenden Finger der Punkt bestimmen, an dem die 3 Knochenvorsprünge aneinanderstoßen und zwischen sich einen dreieckigen Spalt frei lassen: Epicondylus radialis humeri, Olekranon und Radiusköpfchen.

Wenn man am eigenen Körper diesen Punkt sicher lokalisiert hat und ihn auch am anderen Arm leicht wiederfindet, sollte die Punktion beim Patienten keine Schwierigkeiten bereiten. Mit der dünnen Kanüle G14 wird im beschriebenen Grübchen eine Hautquaddel gesetzt und die Nadel unter kontinuierlichem Injizieren von Lokalanästhetikum in das Zentrum des Ellbogengelenks vorgeschoben. Durch entsprechend vorsichtiges Tasten mit der Nadelspitze wird man leicht den Zugang zum Gelenk finden, ohne das Periost der Knochenvorsprünge zu tangieren. Die Kapsel ist erreicht, wenn die Nadel etwa 15 mm tief eingestochen ist. Die intraartikuläre Lage ist bewiesen, wenn sich die Gelenkkapsel nach Injektion von 1 ml Luft auf der Beugeseite entfaltet.

Abb. 8.4. Lagerung zur Punktion des Ellenbogengelenks

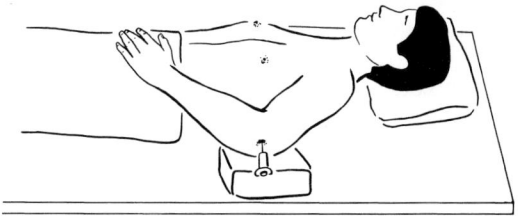

8.6
Handgelenk

■ Indikationen

- Läsion des Discus articularis,
- Ruptur interkarpaler Ligamente,

■ Kontraindikationen, Komplikationen, Vorbereitung der Untersuchung durch MTRA

Siehe Kniegelenk (S. 128)

Untersuchungsgang

Unmittelbar vor der Arthrographie sind Nativaufnahmen des Handgelenks anzufertigen, um knöcherne Veränderungen nicht durch Kontrastmittel zu überlagern. Um eine genaue Detailerkennbarkeit zu erreichen, wird eine feinzeichnende Film-Folien-Kombination geringer Empfindlichkeit benutzt.

1. **Aufnahme:** Handgelenk dorsopalmar, Hand flach aufliegend, Unter- und Oberarm waagerecht (evtl. muss sich der Patient auf einen niedrigen Hocker setzen), Ellbogen- und Schultergelenk rechtwinklig gebeugt.

2. **Aufnahme:** Handgelenk dorsopalmar, Ulnarseite um 30° angehoben, um die Region des Discus articularis in voller Ausdehnung ohne Überlagerungen zu erfassen.

3. **Aufnahme:** Handgelenk seitlich, Ulnarseite plattennahe, jedoch um 15° überkippt, so dass sich der Handrücken etwas zur Platte hinwendet. Auf diese Weise wird die Region des Schlittengelenkes zwischen Os pisiforme und proximaler Handwurzelreihe frei projiziert.

Im Anschluss an die Nativaufnahmen legt sich der Patient so auf den Untersuchungstisch des Durchleuchtungsgerätes, dass der zu untersuchende Arm frei zugänglich ist. Mit dem Körper muss er möglichst weit zur gesunden Seite rücken, damit das Handgelenk ungehindert durchleuchtet werden kann.

Der Patient legt den Unterarm auf einen mit einer Vliesunterlage bedeckten Schaumstoffblock und lässt die Hand locker herabhängen (Abb. 8.5 b).

Rasieren, Desinfizieren und Abdecken werden wie beim Kniegelenk durchgeführt (s. S. 128).

Zur Lokalisation der Punktionsstelle wird der Patient aufgefordert, abwechselnd seinen Zeigefinger und seinen Daumen zu überstrecken. Man kann dann die Sehnen des M. extensor indicis und des M. extensor pollicis longus palpieren. Zwischen diesen beiden Sehnen lässt sich der Gelenkspalt zwischen distalem

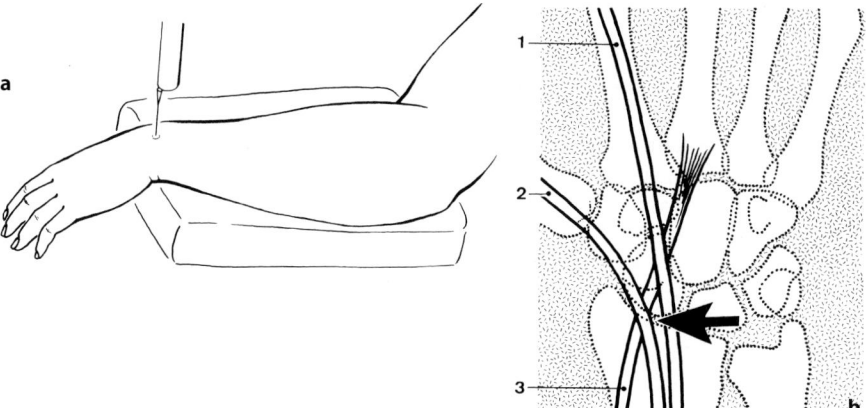

Abb. 8.5 a, b. a Lagerung zur Punktion des Handgelenks. **b** Einstichstelle zur Punktion des Handgelenks. Der Gelenkspalt zwischen distalem Radiusende und Os scaphoideum wird dort aufgesucht, wo die Sehnen des M. extensor indicis *(1)*, M. extensor pollicis longus *(2)* und M. extensor carpi radialis brevis *(3)* eine Lücke lassen

Radiusende und Os scaphoideum durch Beugen und Strecken des Handgelenks tasten.

Selbstverständlich ist der Gelenkspalt auch im Durchleuchtungsbild zu erkennen, doch muss die seitliche Begrenzung der Einstichstelle durch die Palpation der aktiv angespannten Sehnen erfolgen. (Die rein röntgenologisch gezielte Punktion in den dreieckigen Raum zwischen distalem Radiusende, Os scaphoideum und Os lunatum ist wegen des noch engeren Raums schwieriger!) Außerdem besteht bei diesem Vorgehen die Möglichkeit, dass Kontrastmittel in eine der zahlreichen dorsalen Sehnenscheiden eintritt und ein scheinbar pathologisches Bild hervorruft.

Bei exakter Palpation zeigt sich jedoch, dass in der Tiefe zwischen den beiden genannten Sehnen in schräger Richtung noch eine weitere Sehne verläuft, nämlich die des M. extensor carpi radialis brevis, die ja an der dorsalen Fläche der Basis des Os metacarpale III ansetzt. Diese Sehne lässt sich gut tasten, wenn der Patient seine Mittelhand gegen den Widerstand der anderen Hand des Untersuchers nach dorsal zu strecken versucht.

Die genaue Begrenzung der Einstichstelle ist somit ulnar durch die Sehne des M. extensor indicis und radial durch die Sehnen des M. extensor carpi radialis brevis und des M. extensor pollicis longus definiert (Abb. 8.5 b). Ein Durchstechen der Sehnenscheiden ist sorgfältig zu vermeiden. Liegt die Einstichstelle fest, lässt der Patient seine Hand wieder locker herabhängen. Mit einer dünnen Nadel G14 wird eine Hautquaddel gesetzt und die Nadel unter kontinuierlichem Injizieren von Lokalanästhetikum senkrecht in Richtung auf den Gelenkspalt vorgeführt. Oft wird der Gelenkspalt nicht sofort getroffen, sondern man muss unter Durchleuchtungskontrolle mit der Nadelspitze tastend suchen. Damit hierbei keine Schmerzen auftreten, wird beim ersten Knochenkontakt ein Depot gesetzt, so dass insgesamt etwa 3 ml Lokalanästhetikum verbraucht werden. Manchmal ist es nützlich, dass der Untersucher die locker herabhängende Hand des Patienten nach ulnar abwinkelt, damit sich der Spaltraum zwischen distalem Radiusende und Os scaphoideum etwas verbreitert. Manchmal wird die Gelenkfläche des Radius auf der Dorsalseite von einem schmalen Knochenwulst überragt, der unter Durchleuchtung kaum zu erkennen ist. Er hindert die Nadelspitze am Eintritt in das Gelenk, wenn sie in scheinbar richtigem Abstand und parallel zur gut sichtbaren Gelenkfläche vorgeführt wird. In diesem Fall dreht der Patient sein Handgelenk, bis es in seitlicher Projektion durchleuchtet werden kann. Jetzt ist der kleine Knochenwulst gut zu erkennen und kann durch eine etwas weiter distal beginnende und schräg nach proximal (zur Gelenkfläche des Radius hin) verlaufende Stichrichtung umgangen werden. Der Eintritt der Nadelspitze in die Gelenkkapsel ist deutlich daran zu spüren, dass die Nadel plötzlich um 3–4 mm tiefer tritt als beim ersten Knochenkontakt.

Einige Tropfen Lokalanästhetikum müssen sich jetzt widerstandslos in das Gelenk injizieren lassen. Das Gelenk wird unter Durchleuchtungskontrolle mit 1,5–2,5 ml isotonem Kontrastmittel gefüllt. Die Menge richtet sich danach, ob auch die Interkarpalgelenke oder das distale Radioulnargelenk Anschluss besitzen. Eine Prallfüllung der Gelenkkapsel ist in jedem Fall zu vermeiden, da dann die Einzelheiten der Knorpelkonturen überlagert würden. Nach beendeter Kontrastmittelinjektion wird die Nadel entfernt und die Punktionsstelle mit einem Tupfer für einige Sekunden komprimiert. Die Röntgenaufnahmen müssen jetzt sehr rasch angefertigt werden, da schon eine geringe Kontrastmitteldiffusion Einzelheiten verschleiert.

4. **Aufnahme:** Handgelenk nach Kontrastfüllung dorsopalmar, Hand flach aufliegend.

5. **Aufnahme:** Handgelenk dorsopalmar, Ulnarseite um 30° angehoben. Der Discus articularis und eine eventuelle Kommunikation mit dem distalen Radioulnargelenk werden in voller Breite sichtbar.

6. **Aufnahme:** Handgelenk seitlich, Ulnarseite plattennahe, jedoch um 15° überkippt, so dass sich der Handrücken etwas zur Platte hinwendet. Das häufig mit dem Radiokarpalgelenk kommunizierende Schlittengelenk des Os pisiforme wird frei projiziert.

Die Projektionen der Aufnahmen 4–6 müssen identisch mit denen der Aufnahmen 1–3 sein. Auch die technischen Daten der Aufnahmen sollten übereinstimmen. Leicht überexponierte Aufnahmen sind aussagekräftiger als unterbelichtete.

Wegen der besseren räumlichen Auflösung sind feinzeichnende Film-Folien-Kombinationen der Bildverstärker-Radiographie vorzuziehen.

KAPITEL 9

Dakryozystographie 9

S. Hähnel und O. Jansen

Epiphora (Tränenträufeln) ist ein häufiges ophthalmologisches Symptom. Ursachen sind Entzündungen, Traumen, Operationen oder Tumoren, die zu Stenose oder Okklusion der Tränenwege führen. Der Nachweis einer Stenose oder eines Verschlusses der Tränenwege und die Lokalisation dieser Veränderungen bestimmen das Behandlungskonzept.

◼ Indikationen

- Klärung der Ursache einer unklaren Epiphora nach eingehender augenärztlicher Untersuchung.
- Planung eines ophthalmologischen oder HNO-ärztlichen Eingriffes zur Behandlung einer bekannten Stenose oder eines Verschlusses der Tränenwege.

◼ Kontraindikationen

- Kontaktallergie auf jodhaltige Kontrastmittel

◼ Nebenwirkungen und Komplikationen

- Verletzung der Tränenkanälchen
- Infektion
- Allergische Reaktion auf das jodhaltige Kontrastmittel

Untersuchungsgang

Zunächst erfolgt die örtliche Betäubung des Bindehautsackes mit 0,5 ml Conjuncain-EDO sine-Augentropfen. Anschließend Sondierung des Punctum lacrimale inferius (wenn nicht möglich, Versuch der Sondierung des Punctum lacrimale superius) mit einer Sialographie-Kanüle und Anfertigung einer Bildserie im p.-a.-Strahlengang mit 1 Bild/s in digitaler Subtraktionstechnik. Dauer der Bildserie 7 s. Wenn beide Tränenwege (rechts und links) untersucht werden sollen, ist für jede Seite ein separates Sialographiebesteck zu verwenden.

Eine zusätzliche koronale CT parallel zum Tränennasengang mit einer Schichtdicke von 0,5–1,5 mm kann klären, ob es sich um eine knöchern oder nicht knöchern bedingte Stenose bzw. Okklusion handelt.

KAPITEL 10

Lymphographie   10

K. Aretz, G.W. Kauffmann und W.S. Rau

Die Lymphographie wird nur noch so selten durchgeführt, dass sich nur noch wenige Untersucher finden, die die Technik der Präparation und Punktion des Lymphgefäßes beherrschen. Die Nachteile der Lymphographie (Darstellung nur retroperitonealer Lymphbahnen, nicht aber viszeraler oder mediastinaler Lymphbahnen und -knoten) und die der Computertomographie (Dignitätsparameter allein nach der Größe des Lymphknotens) sind bekannt. Die Vorteile der Lymphographie mit der Möglichkeit, anhand verschiedener Speichermuster morphologische Aussagen über die Dignität zu treffen, sind nicht ausreichend, um die Vorteile der Computertomographie mit der Erfassung sämtlicher Lymphknoten verschiedenster Abflusswege auszugleichen. So wird die Lymphographie (auch meist gemeinsam mit der Computertomographie) nur für wenige, ganz spezifische Fragestellungen angewandt.

■ Indikationen

Die Lymphographie ist heute fast nur noch indiziert bei Lymphabflußstörungen, z. B. beim chylösen Pleuraerguss oder bei der Lymphozele als Folge traumatischer oder iatrogener Verletzungen von größeren Lymphbahnen. Nur in Einzelfällen kann sie bei Systemerkrankungen (Ausschluss des Befalls retroperitonealer Lymphknoten bei Morbus Hodkin) oder bei Hodentumoren indiziert sein. In letzter Zeit ist eine Zunahme an unilateralen Lymphographien durch die Erweiterung des Indikationsspektrums hinsichtlich Lymphfistel- und Lymphocelenverschluss als Nebeneffekt des Lipiodols zu verzeichnen.

■ Kontraindikationen

Die wichtigsten Kontraindikationen für die Lymphographie stellen pulmonale Erkrankungen dar, wie Status nach Lungenembolie, obstruktive oder restriktive Erkrankungen, pulmonale leukämische Infiltrate und viele andere mehr. Die reduzierte Kohlenmonoxyddiffusionskapazität ist der beste prognostische Parameter für die Folgen einer nach Lymphographie immer eintretenden Ölembolie.

Eine vorangegangene Radiatio infradiaphragmaler Lymphknoten oder radikale Lymphadenektomie ist keine prinzipielle Kontraindikation zur Lymphographie, sollte jedoch Anlass sein, die Kontrastmittelobergrenze auf 3–4 ml pro Seite zu begrenzen, da die Speicherfunktion der dem Ductus thoracicus vorgeschalteten Lymphknoten entfällt. Natürlich ist auch hier die Ermittlung der CO-Diffusionskapazität indiziert.

Vorbereitung des Patienten

Wegen der möglichen *anaphylaktischen Reaktion auf Patentblau* und/oder *Lipiodol* ist Nüchternheit erwünscht. Beim Aufklärungsgespräch wird der Patient auf die lange Liegedauer hingewiesen und ihm Gelegenheit gegeben, zwingenden hygienischen Bedürfnissen nachzukommen. Für Lektüre während der Untersuchung ist zu sorgen. Der Patient wird darauf aufmerksam gemacht, dass Stunden nach der Untersuchung die Gesichtshaut eine grüngraue Verfärbung annehmen und der erste Urin grünblau gefärbt sein kann. Auf eine möglicherweise dauerhaft bestehen bleibende Verfärbung des Fußrückens oder an Körperstellen im Abflussgebiet der Lymphgefäße ist hinzuweisen. Grundsätzlich ist ein stationärer Aufenthalt von mindestens 24 h notwendig.

Auf weitere Nebenerscheinungen (s. unten) der Untersuchung ist der Patient im Aufklärungsgespräch hinzuweisen. Besteht der geringste Zweifel an der respiratorischen Kapazität des Patienten, sollte mindestens eine Prüfung der *Kohlenmonoxydiffusionskapazitäts* erfolgen!

Vorbereitung der Untersuchung durch MTRA

1 oder 2 Siebe, jeweils mit den erforderlichen Metallinstrumenten, Tüchern, Kitteln und Tupfern sind fertig abgepackt und sterilisiert bereitzuhalten. Einzelteile sollten einzeln verpackt und sterilisiert vorrätig sein, um ein eventuell während der Operation unsteril werdendes Teil zu ersetzen.

Ein *Lymphographiesieb* hat folgenden Inhalt:
- 2 kleine gebogene Péan-Klemmen mit feiner Spitze (stumpf),
- 1 kleine gebogene anatomische Pinzette mit feiner Spitze,
- 1 mittelgroße chirurgische Pinzette,
- 1 mittelgroße gebogene Schere,
- 2 kleine gerade Kocherklemmen (scharf),
- 1 Nadelhalter,
- 4 Lymphographiekanülen mit passenden und funktionierenden Federmandrins; ersatzweise werden Einmalnadeln (ohne Mandrin) mit eingeschweißtem Verbindungsschlauch verwendet,
- 1 Metallschale mit ca. 500 ml Fassungsvermögen,
- 2 Kittel,
- 1 Unterlegetuch (75·75 cm),
- 2 Lochtücher (75·75 cm),
- 1 Abdecktuch (120·120 cm),
- Tupfer und Kompressen.
- 2 Glasspritzen à 10 ml (Luer-Lock),
- 2 Kornzangen zur mechanischen Reinigung und Desinfektion.

In gassterilisierten Einzelpackungen werden für eine beidseitige Untersuchung benötigt:
- 4 Spritzen à 10 ml mit Luer-Schraubansatz,
- 3 Spritzen à 10 ml,
- 4 Injektionskanülen G17,
- 1 Päckchen Nahtmaterial (z. B. 4/0 geflochten),

- 1 Päckchen Catgut zur Subcutannaht (z. B. 3/0, scharfe Nadel)
- 1 Päckchen mit Hautnaht (z. B. 3/0, scharfe Nadel),
- 2 gassterilisierte Verbindungsschläuche mit Luer-Schraubansatz,
- 2 gassterilisierte Kragenstäbchen (oder entsprechend zugeschnittene Plastikstreifen von 6 × 20 mm Größe, z. B. aus dem Deckel eines stabilen Plastikschnellhefters oder eines Heftstreifens, alternativ die sterile Schutzkappe des Skalpells),
- gassterilisiertes Pflaster, 1 cm breit (z.B. : Leukostrip, Steristrip),
- sterile Handschuhe,
- 1 Skalpell,
- 1 Aufziehkanüle.

Erforderliche Pharmaka (beidseitige Untersuchung):
- Alkoholisches Desinfektionsmittel (z. B. Kodan),
- 1%iges Lokalanästhetikum, ca. 20 ml,
- 1 Amp. Patentblau à 2 ml,
- 4 Amp. Lipiodol Ultrafluid à 5 ml)
- 10 ml physiologische Kochsalzlösung.
- 500 ml NaCl und 5000 Einheiten Heparin.

Als weiteres Zubehör erforderlich (beidseitige Untersuchung):
- 1 Lymphographieinjektor für 2mal 10 ml Glasspritzen oder Injektionspumpe mit Aufsatz für 2mal 10-ml-Spritzen (z. B. Perfusor), unsterile Handschuhe zum Öffnen der Ampullen mit Patentblau.
- 2 elastische Binden, 8 cm breit,
- 1 gut gepolsterte bequeme Patientenliege,
- 1 prismenförmiger Unterlegkeil aus Schaumstoff zum Polstern der Kniekehle,
- Moltexunterlagen,
- Einmalrasierer,
- 1 fahrbarer Instrumententisch,
- 1 fahrbarer Drehstuhl,
- 1 fahrbare OP-Leuchte,
- DSA- oder Durchleuchtungsanlage.

■ Komplikationen

Anaphylaktische Reaktionen auf Patentblau oder das Kontrastmittel sind möglich. Die wichtigste Komplikation ist die *Ölembolie*, wobei immer etwas Öl über den Ductus thoracicus ins Venensystem und bei geschlossenen Herzsepten in den Lungenkreislauf gelangt und dort in den Kapillaren steckenbleibt. Es resultiert die sog. Ölembolie, die sich in 2 Phasen auswirkt: In den ersten 24 h nach Injektion kommt es zur mechanischen Verlegung eines Teils der terminalen Lungenstrombahn. Dadurch erhöht sich der periphere Widerstand des Lungengefäßsystems, der Druck im kleinen Kreislauf steigt an und insbesondere ein vorgeschädigtes rechtes Herz wird überlastet. Vom 2. bis 4. Tag setzt die Hydrolyse der Öltröpfchen ein: Als Spaltprodukt entstehen u. a. freie Fettsäuren, die entweder direkt oder in Form von Kalkseifen auf die Zellmembran toxisch wirken. Die Folge ist eine

Exsudation eiweißreicher Flüssigkeit in die Alveolen. Ähnlich wie bei der traumatischen Fettembolie kann sich dadurch jetzt eine progrediente respiratorische Insuffizienz entwickeln.

Nicht als Komplikation zu werten, jedoch beim Aufklärungsgespräch erwähnenswert ist die Persistenz eines grünlichblauen Flecks (Patentblau an der Injektionsstelle), graue Verfärbung der Gesichtshaut Stunden nach dem Eingriff, grüne Verfärbung des Urins, trockener Reizhusten und Temperaturerhöhung um 1–1,5 °C während der ersten 48 h. Dagegen sind die lokale Wundheilungsstörung (Lymphfistel) oder der Infekt (zu lange ungeschützte Öffnung der Wunde) nennenswerte Komplikationen.

Bei Lymphödem der unteren Extremität kann es zu einer Verschlechterung des Lymphabflusses kommen!

■ Vorsichtsmaßregeln

Bestimmung der *Diffusionskapazität für Kohlenmonoxyd*, Beschränkung der Injektion des injizierten Kontrastmittels beim Gesunden auf 7 ml, max. 10 ml pro Seite, beim am Lymphsystem Vorgeschädigten (s. oben) auf 3–4 ml pro Seite, beim älteren Patienten auf 4 ml pro Seite.

Untersuchungsgang

Injektion von Patentblau

Mit alkoholischem Desinfektionsmittel werden beide Füße vollständig eingesprüht, wobei insbesondere Fußrücken und Interdigitalräume zusätzlich mechanisch gereinigt werden. Pro Fußrücken wird 1 ml Patentblau vermischt mit 3 ml 1%iges bzw. 1,5 ml 2%iges Lokalanästhetikum, z. B. mit einer G-17-Kanüle in den 1. und 3. Interdigitalraum injiziert, wobei sich die o. g. Menge auf insgesamt 4 Interdigitalräume verteilt. Die Injektion erfolgt subkutan.

Nun wird durch aktive Bewegung (Gehen, Beugen und Strecken der Zehen) der Abtransport des Farbstoffs über die Lymphgefäße beschleunigt. Nach frühestens 5, spätestens 15 min sind die Lymphgefäße subkutan am Fußrücken markiert.

Der Patient wird auf der Patientenliege der DSA- oder Durchleuchtungsanlage bequem gelagert (Schaumgummikeil unter die Kniekehlen, evtl. flaches Kissen unter die Achillessehne) und die Inzision vorbereitet: Rasieren, Desinfektionl, z. B. Braunol, und Abdecken mit sterilen Tüchern unterhalb der Füße und mit sterilen Lochtüchern auf den Fußrücken.

Der typische und bewährte Zugang liegt in Höhe der Tarso-Metatarsal-Gelenke I und II. Der häufigste Fehler ist eine zu *distale* Punktion der dort zu dünnen Lymphbahnen, die hier zahlreiche Verzweigungen aufweisen. Die etwas wanddickeren *proximalen* Lymphbahnen (daher schlechter durch die Haut durchschimmernd) müssen durch eine Inzision in Längsrichtung des Fußes nach abermaliger Lokalanästhesie freigelegt werden. Ein 1,5–2 cm langer Hautschnitt legt das subkutane Fettgewebe frei, danach wird mit der Péan-Klemme das subkutane Fettgewebe so auseinandergespreizt, dass die gesamte Schnittlänge aufgedehnt ist. Das Lymphgefäß liegt entweder bei korrekter Schnittführung direkt im geöffneten subkutanen Gewebe oder muss vom Unterrand der Haut (medial bzw. lateral) abgelöst werden. Das blaumarkierte Lymphgefäß wird mit der Péan-Klemme unterfahren, durch Aufspreizen freigelegt und mit einer feinen anatomischen Pinzette von seiner Bindegewebmanschette befreit. Das Gefäß sollte in der gesamten Länge des Hautschnittes frei beweglich und von sämtlichen bindegewebigen Hüllen befreit sein.

Punktion

Mit der geschlossenen Péan-Klemme wird das Lymphgefäß unterfahren, angehoben und ein ca. 6 × 20 mm großes, flaches, gassterilisiertes Plastikteil, z. B. die sterile Schutzhülle des Skalpells, untergeschoben. Ein Faden (zweckmäßigerweise geflochten, 4/0) wird zur Hälfte unter dem Lymphgefäß durchgezogen und ein einfacher Knoten locker vorbereitet. Weder Faden noch Lymphgefäß dürfen dabei in sich verdreht sein. Bei beidseitiger Lymphographie wird nun zweckmäßigerweise die Wunde mit einer feuchten Kompresse abgedeckt (Kochsalz) und die Lymphbahn am gegenseitigen Fußrücken freigelegt (Abb. 10.1), bei der inzwischen häufigeren einseitigen Lymphographie kann mit der Lymphgefäßpunktion fortgefahren werden.

Die Spritzen mit Lipiodol, Verbindungsschläuche und sterile Pflaster werden vorbereitet und die Lymphographiekanülen überprüft. Hierzu sind entweder Lymphographiekanülen mit Federmandrins zur Mehrfachverwendung oder sehr feine einfache Lymphographiekanülen mit eingeschweißtem Verbindungsschlauch in Gebrauch. Mit der linken Hand wird die proximale Kante des unter dem Lymphgefäß befindlichen Stäbchens um ca. 10° angehoben und mit der rechten Hand der Fußrücken so massiert, dass sich das Lymphgefäß prall füllt. Die Punktion mit einem der vorbereiteten Systeme erfolgt, während der distale Rand des Stäbchens angehoben und das Lymphgefäß durch Zug am Stäbchen oder am Faden gespannt wird. Bei Verwendung von Federmandrinkanülen wird die Kanüle 2 mm in das Lumen des Lymphgefäßes vorgeschoben, bevor der Mandrain zum Zurückgleiten freigegeben wird. Nun wird die Kanüle mehrere Millimeter weit vorgeschoben, das Stäbchen flachgelegt und das Lymphgefäß samt Kanüle z. B. mit dem linken Zeigefinger fixiert. Nun wird die Kanüle mit einem sterilen Pflasterstreifen fixiert und der Mandrin kann entfernt werden. Nach Verschraubung von Kanüle und Schlauch wird dieser nochmals mit Pflasterstreifen auf der Haut fixiert. Der vorbereitete Faden wird nun fest über der Kanüle zugezogen, wobei er ca. 2 mm hinter der Nadelspitze fixiert wird. Die korrekte Lage der Kanüle wird jetzt durch eine Probeinjektion durch Kochsalz oder Lipiodol dokumentiert, wobei keine Flüssigkeit austreten sollte und das Lymphgefäß sich drucksynchron entfalten muss.

Während des *Einlaufens des Kontrastmittels* wird die offene Wunde wiederum mit einer feuchten Kompresse abgedeckt. Ist die Präparation und Punktion des Gefäßes der Gegenseite ebenfalls abgeschlossen, werden die Lipiodolspritzen in den Perfusionspumpen eingespannt und an die Verbindungsschläuche angeschlossen. Die in den Spritzen enthaltenen Mengen sollten nicht mehr als 10%

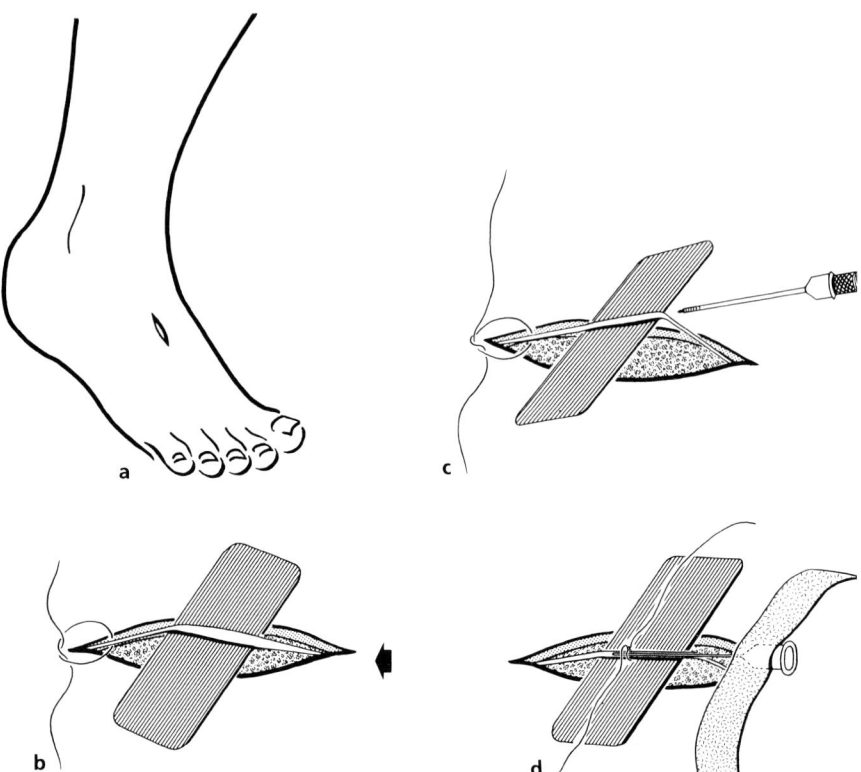

Abb. 10.1 a–d. Punktion eines Lymphgefäßes. **a** Hautschnitt von 1 cm Länge über dem Tarsome-tatarsalgelenk I oder II. **b** Das Lymphgefäß ist freipräpariert. Kranial ist ein Faden locker um das Gefäß geschlungen und zum Knüpfen vorbereitet. Ein steriles Plastikstäbchen ist unter das Gefäß geschoben und mit dem kranialen Rand angehoben. Der Fußrücken wird in kraniale Richtung ausmassiert, damit sich das Lymphgefäß prall füllt. **c** Der kaudale Rand des Plastikstäbchen wird angehoben, damit das Lymphgefäß streng in der Punktionsrichtung der Kanüle liegt. **d** Der scharfe Innenmandrin ist entfernt, die Nadel vorgeschoben und der Faden geknüpft. Die Nadel wird mit einem sterilen Wundnahtstreifen auf der straff gezogenen Haut des Vorfußes fixiert.

über der für den Patienten geplanten Menge liegen (ca. 10% verbleibt in den Verbindungsschläuchen). Die meisten Perfusorpumpen gestatten heute von vorn-herein nur noch eine Injektionsgeschwindigkeit, die den Spritzeninhalt über 60–90 min einlaufen lässt. Diese Injektionsgeschwindigkeit verhindert in aller Regel auch einen schmerzhaften Kontrasmittelaustritt. Die korrekte Lage der Ka-nüle (cave! Fehlpunktion eines Blutgefäßes!) kann frühzeitig in Höhe des Sprung-gelenkes unter Durchleuchtung kontrolliert werden und sollte nach Einlaufen von etwa 1 ml Lipiodol, spätestens 5 min nach Beginn der Injektion durch eine

1. **Röntgenaufnahme** *einer oder beider Unterschenkel mit Kniegelenk* bewiesen werden. Dabei zeigen sich die Lymphbahnen als feine, netzartig verzweigte konti-

nuierliche Kontrastmittelstraßen; die Fehlinjektion von Lipiodol in eine Vene ist meistens durch eine tröpfchenförmige, diskontinuierliche Ansammlung von Kontrastmittel in der V. poplitea an der Stelle des dort angebrachten Lagerungskeils sichtbar. Die erste Aufnahme ist auch aus juristischen Gründen wichtig: verzögert sich ihre Anfertigung, muss die Kontrastmittelinjektion abgebrochen werden. Die Gesamtmenge des Kontrastmittels darf erst injiziert werden, wenn die korrekte Lage im Lymphgefäßsystem einwandfrei bewiesen ist.

Nach Injektionsende werden die Kanülen und die fixierenden Nähte entfernt. Beim Durchtrennen der Knoten sollte das Lymphgefäß nicht zerschnitten werden um Wundheilungsstörungen zu vermeiden. Die Wunde ist sorgfältig zu säubern und der Hautschnitt wird mit 1 Subcutannaht (Catgut 3/0) und mindestens 2 Hautnähten (z. B. Rückstichnähte) versorgt (Faden 3/0, monophil). Die Wunde wird mit sterilen Kompressen verbunden und mit einer elastischen Binde nicht zu straff gewickelt, die 1–2 Tage belassen werden kann. Die Fäden werden nach 7, spätestens 10 Tagen gezogen. Der Patient sollte sich in den nächsten 24 h vorwiegend im Bett aufhalten (jedoch mit dem Privileg, die Toilette aufzusuchen), um einen zu raschen Transport des Kontrastmittels an den Lymphknoten vorbei in den Lungenkreislauf zu verhindern.

Neben der initialen Aufnahme der Unterschenkel (ausschließlich zur Dokumentation der korrekten Injektion) unterscheidet man die *lymphangiographische und lymphadenographische Phase*. Das Lymphangiogramm wird je nach Fragestellung noch vor oder unmittelbar nach Abschluss der Wundversorgung durchgeführt. Das Lymphadenogramm 24 h später.

2. **Aufnahme:** Beckenübersicht a.-p. im Liegen, tief eingestellt, Gonadenschutz, angepasste Blendeneinstellung

3. **Aufnahme:** LWS a.-p., Dokumentation der paraaortalen Lymphbahnen bis zur Cysterna chyli, individuelle angepasste Blendeinstellung.

4. **Aufnahme:** Thorax a.-p. Sämtliche Aufnahmen werden im Liegen angefertigt.

Wird nach einem Leck einer Lymphbahn gesucht, kann bereits unter Injektion der Kontrastmittelaustritt stattfinden. In diesem Fall erübrigen sich auch die Aufnahmen der lymphadenographischen Phase.

Eine zunehmende Anzahl Patienten mit einseitiger Lymphocele bzw. Lymphfistel nach Nierentransplantation wird unter der Vorstellung der Erkennung und Verklebung des lymphatischen Lecks durch das Lipiodol zur unilateralen Lymphographie vorgestellt. Zur genauen Lokalisation des Kontrastmittelaustritts ist die intermittierende Durchleuchtungskontrolle der interessierenden Region (Ort der Lymphocele bzw. Drainagenlager bei Lymphfistel) früh in der lymphangiographischen Phase sinnvoll. Der Kontrastmittelaustritt ist anhand von Röntgenaufnahmen zumindest in zwei Ebenen zu dokumentieren.

Die Kombination von Lymphangiographie und CT (nativ) ist angebracht, wenn die Lymphangiographie keinen eindeutigen pathologischen Befund erbringt. Sie kann bei vermutetem Austritt von Lymphe im Bereich der Beckenregion unmittelbar im Anschluss an die lymphangiographischen Aufnahmen bei sich bereits kontrastierenden Lymphknoten erfolgen, bzw. bei nicht nachweisbarem Verdacht auf eine proximale Leckage (z. B. Chylothorax) als Spät-CT nach mehreren Stunden erfolgen.

Bei ausgedehnteren Kontrastmittelparavasaten und/oder Nachweis mehrerer Leckagen trägt die Kombination mit der CT zum besseren räumlichen Verständnis der Situation bei und ist in Hinblick auf die weitere Therapieplanung hilfreich.

Lymphadenogramm

Bei den heute zur Verfügung stehenden Verfahren kommt dem Lymphadenogramm praktisch keine Bedeutung mehr zu.

Mindestens 24, spätestens 32 h nach Injektionsende werden die diagnostisch entscheidenden Aufnahmen mit Darstellung der Lymphknoten angefertigt:

5. **Aufnahme:** Beckenübersicht a.-p., tief eingestellt. Männliche Patienten mit Gonadenschutz.

6. **Aufnahme:** LWS a.-p.

7. **Aufnahme:** Abdomen LAO.

8. **Aufnahme:** Abdomen RAO.

9. **Aufnahme:** Thorax p.-a.

Anschließend sollten – bevor der Patient die Abteilung verlässt – die Aufnahmen sorgfältig inspiziert und Zielaufnahmen unter Durchleuchtung sämtlicher Lymphknotenstationen angefertigt werden.

KAPITEL 11

Myelographie 11

S. Hähnel, H. Sahl, M. Forsting und K. Sartor

Die Myelographie ist ein invasives diagnostisches Verfahren zur Darstellung des spinalen Subarachnoidalraums durch intrathekale Injektion eines wasserlöslichen nichtionischen Kontrastmittels. Die Verteilung des Kontrastmittels unter dem Einfluss von Patientenlagerung und Schwerkraft wird unter Durchleuchtung verfolgt und mit Ziel- und Übersichtsaufnahmen dokumentiert.

Methode der Wahl zur Diagnostik von Erkrankungen der Wirbelsäule, des Spinalkanals und des Rückenmarks ist heute die MRT, auch in der Notfalldiagnostik. Die entscheidenden Vorteile der MRT gegenüber der Myelographie, der Nativ-CT und der postmyelographischen CT (sekundäre CT-Myelographie) sind die multiplanare Abbildung und die Möglichkeit, das Rückenmark und andere Weichteile besser beurteilen zu können. Außerdem kommt es bei der MRT zu keiner Exposition der Patienten mit ionisierenden Strahlen.

■ Indikationen

- In Kombination mit einer postmyelographischen CT (sekundäre CT-Myelographie) bei Kontraindikation zur MRT oder als Ergänzung zur MRT, wenn in der MRT knöcherne oder andere kalkhaltige Strukturen der Wirbelsäule oder des Spinalkanals nicht eindeutig beurteilt werden können.
- In Kombination mit einer postmyelographischen CT (sekundäre CT-Myelographie) zur Klärung, ob eine intra- oder extramedulläre spinale Zyste mit dem Subarachnoidalraum kommuniziert.
- Bei fehlender Verfügbarkeit von CT und MRT.

■ Kontraindikationen

Absolut: Zeichen des erhöhten intrakraniellen Drucks, schwere Gerinnungsstörungen, frühere schwere allergische Kontrastmittelreaktion, manifeste Hyperthyreose (s. Kap. 29/30).

Relativ: Latente Hyperthyreose, erhöhte Bereitschaft zu epileptischen Anfällen (dann evtl. primäre CT-Myelographie, da weniger Kontrastmittel benötigt wird, plus antikonvulsive Prämedikation), Schwangerschaft. Liegt eine Lumbalpunktion weniger als eine Woche zurück, ist mit erschwerter Punktion und erhöhtem Risiko einer epi- oder subduralen Kontrastmittelplazierung zu rechnen.

■ Nebenwirkungen und Komplikationen

Neben Übelkeit und Erbrechen (18–35 %) können (auch mehrere Tage anhaltende) Kopfschmerzen (20–55 %) infolge des Liquorverlusts auftreten, unabhängig von der Punktionstechnik und der Menge des injizierten Kontrastmittels; auch meningeale Reizerscheinungen treten gelegentlich auf. Sofern aufgrund der kardialen und renalen Situation der Patientin/des Patienten vertretbar, werden die Kopfschmerzen mit reichlicher Flüssigkeitszufuhr und Analgetikagabe bei strenger Bettruhe behandelt. Schwerwiegende Komplikationen sind allerdings selten, und allergische Reaktionen auf das Kontrastmittel kommen sehr viel seltener vor als nach intravasaler Kontrastmittelapplikation. In Einzelfällen kann es zu zerebralen Krampfanfällen oder zu Myoklonien kommen, die beide mit Clonazepam behandelt werden können. Erfolgt die Punktion nicht unter streng aseptischen Bedingungen, kann es zu einer eitrigen Meningitis und bei zu weit eingeführter Punktionskanüle sogar zu einer Spondylodiszitis kommen. Direkte Verletzungen des Nervengewebes und Kompression durch intraspinale Blutung sind Raritäten. Nach versehentlicher Injektion von Lokalanästhetikum in den Spinalkanal kann es zu mehrstündigen, potential lebensbedrohlichen Nervenfunktionsausfällen kommen.

Vorbereitung des Patienten

Der Patient sollte nüchtern, jedoch ausreichend hydratisiert zur Untersuchung kommen. Eine sedativ-analgetische Prämedikation (s. Kap. 19) ist bei der Mehrzahl der Patienten nicht erforderlich.

Ergibt das Aufklärungsgespräch am Vortag der Untersuchung Hinweise auf ein erhöhtes Untersuchungsrisiko bezüglich einer Kontrastmittelgabe, sind nach kritischer Prüfung der Indikation gemeinsam mit dem Zuweiser geeignete prophylaktische Maßnahmen zu ergreifen (s. Kap. 30 u. 29). Eine Behandlung mit Neuroleptika oder Antidepressiva sollte wegen der Senkung der Krampfschwelle 48 h vor und nach der Untersuchung ausgesetzt werden. Zu einer vorausgegangenen gastromtestinalen Untersuchung sollte wegen möglicher Überlagerung der Spinalregion durch Kontrastmittelreste ein genügend großer zeitlicher Abstand bestehen.

Vorbereitung der Untersuchung durch MTRA

Erforderliche Materialien:
- *Allgemein*: Abdecktuch für den Untersuchungstisch, Schaumstoffrolle als Bauchunterlage, evtl. Kinnstütze; Desinfektionsmittel, Pandy-Reagenz, angewärmtes Kontrastmittel, z. B. Solutrast M (Iopamidol), Isovist (Iotrolan) und ggf. Lokalanästhetikum ohne Adrenalinzusatz.
- *Steril*: Kleines Lochtuch (ca. 75 . 75 cm), ggf. Einmalspritze (5 ml) und Einmalkanüle (G 21) für Lokalanästhesie, Lumbalpunktionskanüle (G 20), Kunststoffverbindungsschlauch (15 cm), Spritze für Kontrastmittel (10 bzw. 20 ml), Laborröhrchen, Pandy-Schälchen, Kompressen, Pflaster, Handschuhe.

■ Vorsichtsmaßregeln

Zur Vermeidung postpunktioneller Kopfschmerzen sollte fürs Labor höchstens soviel Liquor entnommen werden, wie durch Kontrastmittel ersetzt wird. Während der Untersuchung von Patienten mit zervikaler Myelopathie ist eine übermäßige Extension der HWS unbedingt zu vermeiden, da sich die medulläre Symptomatik sonst verschlimmern kann. Nach der Myelographie soll der Patient zunächst etwa 6 h mit angehobenem Kopf auf dem Rücken liegen und insgesamt 24 h Bettruhe einhalten. Hierdurch und durch eine vermehrte Flüssigkeitszufuhr wird die Wahrscheinlichkeit meningealer Reizerscheinungen als Folge von Liquorverlust durch das Stichloch reduziert. Patienten mit herabgesetzter Krampfschwelle (Epileptiker, Alkoholiker) müssen 8 h lang sorgfältig beobachtet werden. Bei Erbrechen sind phenothiazinhaltige Antiemetika zu vermeiden.

Untersuchungsgang

Die heute für die Myelographie zur Verfügung stehenden Kontrastmittel mit bis zu 300 mg Jod/ml erlauben auch nach lumbaler Injektion meistens eine ausreichende Kontrastierung der Zervikalregion. Auf die risikoreichere laterale Punktion zwischen Atlas und Axis kann daher auch bei unbefriedigender zervikaler Kontrastierung und bei myelographisch komplettem Kontrastmittelstopp meist verzichtet werden, wenn die Möglichkeit zur anschließenden CT besteht. Die CT wird dank ihrer hervorragenden Dichteauflösung in der Regel eine ausreichende Darstellung des zervikalen Subarachnoidalraums bzw. der Begrenzung einer spinalen Raumforderung nach kranial ermöglichen.

Lagerung

Für die lumbale und die aszendierende zervikale Myelographie bevorzugen wir eine Punktion in Bauchlage, da hierbei die Möglichkeit zur Durchleuchtung ohne Umlagerung des Patienten besteht. Zum Ausgleich der Lendenlordose während der Punktion wird dem Patienten nötigenfalls eine Schaumstoffrolle unter den Bauch gelegt; der Patient soll möglichst entspannt und auch nicht verdreht liegen. Falls eine schmerzbedingte Fehlhaltung die Punktion voraussichtlich erschwert, müssen vor der Untersuchung ausreichend Analgetika verabreicht werden. Für die aszendierende Myelographie hat sich zur Fixierung des Patienten ein am Fußende des Untersuchungstisches befestigtes Schultergurtsystem bewährt. Alternativ können montierbare Schulterstützen verwendet werden, oder der Patient muss von Hilfspersonen festgehalten werden.

Punktionsstelle

Die Punktion sollte in Höhe von LWK 2/3 erfolgen. Zur Festlegung der Punktionsstelle tastet man sich von der Verbindungslinie zwischen den Cristae iliacae einen

Dornfortsatz weiter nach kranial zum LWK 3. Die Punktionsstelle in der Mitte zwischen den Dornfortsätzen LWK 2 und 3 kann im Zweifelsfall auch mit einer quer aufgelegten Ampullensäge oder Kanüle markiert und unter kurzer Durchleuchtung kontrolliert werden, bevor der Untersucher hier exakt in der Mittellinie mit dem Fingernagel eine Markierung in die Haut drückt, die für einige Minuten sichtbar bleibt. Die Punktionsstelle und ihre Umgebung wird großflächig desinfiziert und mit einem Lochtuch abgedeckt.

Lokalanästhesie

Bei geübtem Untersucher und Verwendung dünner Punktionskanülen ist eine Lokalanästhesie nicht unbedingt erforderlich. Falls doch, wird zunächst mit einer kurzen Injektionsnadel eine Hautquaddel an der Punktionsstelle gesetzt. Die Nadel wird danach unter Injektion von Lokalanästhetikum in Punktionsrichtung weiter vorgeschoben. Sobald Knochenkontakt zu spüren ist, muss die Nadel zurückgezogen und in etwas geänderter Richtung vorgeführt werden. Bei schlanken Patienten kann fehlender Widerstand beim Vorführen der Nadel deren Eindringen in den Spinalkanal signalisieren, woraufhin die Injektion des Lokalanästhetikums sofort zu unterbrechen ist. Eine bis an den Spinalkanal reichende Anästhesie ist ohnehin zumeist unnötig.

Lumbalpunktion

Je nach Lordosierung der LWS wird die Punktionskanüle genau in der Mittellinie vertikal oder leicht nach kranial gerichtet sagittal eingestochen. Die Kanüle wird dann kontinuierlich vorgeschoben und sollte keinen Knochenkontakt spüren lassen. Das Überwinden eines federnden Widerstands mit plötzlichem Nachgeben zeigt an, dass ihre Spitze in den Spinalkanal eingedrungen ist. Die korrekte Lage der Kanülenspitze im Subarachnoidalraum wird aber meistens erst erreicht, wenn man die Kanüle noch um 1–2 mm weiter vorschiebt. Wird die Kanüle versehentlich zu weit vorgeschoben oder kommt sie in Kontakt mit Nervenwurzeln, kann das zu heftigen lokalen oder ausstrahlenden Schmerzen führen. Die Schmerzen lassen in der Regel nach, wenn man die Kanüle etwas zurückzieht. Entfernt man nun den Innenmandrin, tropft bei korrekter Kanülenlage Liquor ab, evtl. auch erst nach leichtem Aufrichten des Untersuchungstisches (Fußtieflage des Patienten) oder unter einem Valsalva-Manöver. Nach Aufsetzen des Verbindungsschlauchs werden die ersten Tropfen Liquor wegen möglicher artifizieller Blutbeimengung verworfen. Danach werden etwa 5 ml in einem Laborröhrchen aufgefangen und 2 Tropfen in das Pandy-Schälchen gegeben. Während der Liquor aufgefangen wird, kann der *Queckenstedt*-Versuch durchgeführt werden: Eine Hilfsperson komprimiert die Halsregion des Patienten, um die V.v. jugulares aufzustauen. Tropft der Liquor jetzt schneller ab, spricht dies für freie Durchgängigkeit des Spinalkanals.

Lumbale Myelographie

Kontrastmittelinjektion

Ohne Veränderung der Nadellage werden 10 ml Kontrastmittel durch den Verbindungsschlauch injiziert; der Untersuchungstisch steht dabei horizontal oder leicht aufgerichtet. Damit eine Sedimentierung des Kontrastmittels vermieden wird, darf die Injektion nicht zu langsam erfolgen. Epi- oder subdurale Injektionen werden vermieden, indem man sich durch anfängliche Durchleuchtung vergewissert, dass das Kontrastmittel korrekt in den Subarachnoidalraum fließt. Ist das nicht der Fall, muss die Nadellage korrigiert werden. Nach beendeter Injektion wird der Patient durch Tischkippung um ca. 45° aufgerichtet (Fußtieflage). Will man die Punktionshöhe dokumentieren, kann man die Kanüle zunächst in situ belassen. Sie muss jedoch spätestens dann entfernt werden, wenn der Patient sich bewegen (z. B. auf die Seite drehen) soll. Die Punktionsstelle wird mit einem kleinen Pflaster versorgt.

Röntgenaufnahmen. Je nach Anlage werden die Aufnahmen zunächst digital gespeichert und später mit der Laserkamera auf Film übertragen, oder es werden Aufnahmen auf Filmen vom Format 35 F128Mö 35 cm (dreigeteilt) angefertigt. Die Standardaufnahmen werden in Bauchlage angefertigt. Die korrekte Beschriftung (außer der Seitenbezeichnung möglichst auch Grad der Drehung) ist vom Untersucher genau zu überprüfen; zur Seitenbezeichnung bieten sich am Bildeingang des Zielgeräts festzuklebende Bleibuchstaben an. Das Filmformat soll in kraniokaudaler Richtung voll ausgenutzt werden, während seitlich sorgfältig eingeblendet wird, allerdings ohne für die Höhenlokalisation wichtige Strukturen auszublenden.

- Zunächst werden folgende 6 Aufnahmen der LWS angefertigt: Sagittal (75 kV), linke/rechte Seite um 30° und 45° angehoben (75–80 kV) und seitlich (85–90 kV).
- Besteht Verdacht auf segmentale Instabilität, sind 2 ergänzende Funktionsaufnahmen der LWS in Seitenlage (hyperlordosiert bzw. kyphosiert) im Format 24 × 30 cm hoch, zweigeteilt, mit jeweils 85–90 kV empfehlenswert.
- Bei belastungsabhängigen Beschwerden können gelegentlich erst durch 2 weitere Aufnahmen pathologische Befunde dargestellt werden: LWS im Stehen, sagittal (75 kV) und seitlich (85–90 kV).

Während die Filme entwickelt und betrachtet werden, darf der Patient auf dem leicht in Fußtieflage gekippten Untersuchungstisch eine bequeme Körperhaltung einnehmen. Sind alle erforderlichen Aufnahmen angefertigt, wird er ins Bett umgelagert und erneut an die einzuhaltenden Verhaltensregeln erinnert.

Aszendierende Myelographie

Thorakal

Lagerung

Gelegentlich wird eine Lumbalpunktion in Seitenlage bevorzugt, zumal die Lagerung auf dem Bauch nicht immer möglich ist (Polytrauma). Die gezielte myelographische Untersuchung des thorakalen Spinalkanals erfolgt ohnehin am besten in Rückenlage, weil so die natürliche Brustkyphose als „Wanne" für das Kontrastmittel ausgenutzt werden kann. Bei Verdacht auf Gefäßmissbildung ist die Untersuchung in Rückenlage besonders wichtig.

Punktion

Der Patient liegt dabei vom Untersucher abgewandt auf der Seite, wenn möglich mit angezogenen Knien, um die LWS maximal zu kyphosieren. Die Punktion ist wesentlich einfacher, wenn der Patient exakt seitlich liegt, und eine skoliotische Durchbiegung der Wirbelsäule durch eine Schaumstoffrolle oder ein Kissen ausgeglichen werden kann. Während der Untersuchung ist der Patient gegen ein Heruntergleiten vom Untersuchungstisch in Kopftieflage zu sichern (s. oben).

Kontrastmittelinjektion

Nach Punktion in Höhe LWK 2/3 werden bei horizontaler Tischkippung 10–15 ml Kontrastmittel injiziert. Nach Entfernung der Punktionskanüle wird das Kontrastmittel durch Tischkippung in Seiten- oder Rückenlage nach kranial verlagert. Die Spitze der Kontrastmittelsäule wird dabei unter Durchleuchtung sorgfältig verfolgt.

Röntgenaufnahmen. Es werden Übersichtsaufnahmen im Format 35 × 35 cm dreigeteilt in sagittaler, seitlicher und beiderseits schräger Projektion angefertigt (70–85 kV). Falls erforderlich sind zusätzliche Zielaufnahmen (24 × 30 cm, viergeteilt) anzufertigen. Ein pathologischer Befund muss zumindest in 2 Ebenen und zur exakten Höhenlokalisation auch unter Mitdarstellung des zervikothorakalen oder thorakolumbalen Übergangs dokumentiert werden. Zur gezielten Darstellung der zervikothorakalen Übergangsregion empfehlen sich Schrägaufnahmen, bei denen der Patient den röhrenfernen Arm nach oben über den Kopf nimmt („Schwimmerposition").

Zervikal

Lagerung

Sofern keine Schädigung des Halsmarks vorliegt, wird der Kopf des Patienten durch eine Kinnstütze in Retroflexion gebracht, auf diese Weise vermeidet man den Kontrastmittelabfluss nach intrakraniell.

Punktion

Der selektiven zervikalen Myelographie nach lateraler Punktion des Subarachnoidalraums zwischen Atlas und Axis (Nadelführung in Richtung auf den retromedullären spinalen Ausläufer der Cisterna magna, 7–10 ml Kontrastmittel) ziehen wir die aszendierende zervikale Myelographie nach Punktion in Höhe von LWK 2/3 vor (gleiche Technik wie bei der lumbalen Myelographie, s. oben).

Kontrastmittelinjektion

Es werden ca. 15 ml Kontrastmittel injiziert und durch Tischkippung bei Bauchlage des Patienten nach zervikal verlagert, jedoch nicht über das Foramen magnum hinaus. Gelangt dennoch ein Teil des Kontrastmittels nach intrakraniell, muss der Patient im Anschluss an die Untersuchung für einige Minuten aufgerichtet werden, damit das Kontrastmittel wieder zurückfließen kann. Bei gut ausgebildeter Halslordose kann diese wie eine „Wanne" zum Auffangen und Halten des Kontrastmittels genutzt werden.

Röntgenaufnahmen. Anzufertigen sind Aufnahmen im Format 18 × 24 cm, zweigeteilt, in sagittaler, seitlicher und schräger (15° und 25° beiderseits) Projektion (60–70 kV). Eventuell ergänzend abschließend eine seitliche Funktionsaufnahme in Anteflexionshaltung, wobei es aber leicht zu einem Abfließen des Kontrastmittels nach intrakraniell kommt. Auch um bei einem funktionellen Stopp infolge engen Spinalkanals (nach Dokumentation!) eine Passage des Kontrastmittels zu bewirken, kann gelegentlich ein vorsichtig ausgeführtes leichtes Anteflexionsmanöver hilfreich sein.

CT-Myelographie

Die der konventionellen Myelographie nachfolgende, ergänzende CT wird sekundäre CT-Myelographie genannt. Da einerseits eine nicht übermäßig hohe Kontrastmittelkonzentration im interessierenden Bereich anzustreben ist, andererseits schon bald der Kontrastmittelübertritt in den Extrazellulärraum des Nervengewebes zur Konturunschärfe des Rückenmarks führt, sollte das Intervall zwischen Myelographie und CT bei etwa 1 h liegen. Einzelheiten der *Durchführung* werden in Kap. 28 besprochen.

KAPITEL 12

Darstellung von Fisteln   12

B. Radeleff, G.W. Kauffmann und W.S. Rau

Fisteln können an allen Körperpartien auftreten. Sie müssen dargestellt werden, um ihre Ausdehnung und eventuelle Verbindungen zu Körperhöhlen zu dokumentieren. Am häufigsten sind Fisteln in der Umgebung des Skelettsystems oder im Abdominalbereich, wobei das hier dargestellte Prinzip sinngemäß auch für Fisteln anderer Körperregionen anwendbar ist.

Fistelfüllungen bei Erkrankungen der Knochen und Gelenke

■ Indikation und Kontraindikationen

Die Frage nach Fisteln im Bereich des Skelettsystems richtet sich in aller Regel danach, ob ein entzündlicher Prozess des Knochens und der Gelenke dem Fistelsystem zugrunde liegt. Dabei gilt im allgemeinen, dass die röntgenologisch nachgewiesene Osteitis oder Osteomyelitits in Zusammenhang mit der Hautfistel steht, wenn diese wenigstens den Knochen erreicht, da es häufig nicht gelingt, z. B. eine osteitische Höhle von perkutan aus zu füllen.

Die Gefahr einer Kontrastmittelreaktion (s. Kap. 29, 30) besteht – wenn auch in deutlich vermindertem Maße – auch bei einer Fisteldarstellung, da durch forcierte Injektion jederzeit ein Übertritt in das Gefäßsystem möglich ist.

Vorbereitung des Patienten und der Untersuchung durch MTRA

Ist nicht erforderlich, ebensowenig Nüchternheit. Bei abdominalen Fisteln ist darauf zu achten, dass sich innerhalb der interessierenden Region kein Kontrastmittel im Darm befindet. Zur Markierung der Fistelöffnungen werden Bleikugeln in Leukosilk eingeschlossen. Es werden an den Enden stumpfe, gerade oder gebogene sterilisierte Fistelbestecke, evtl. auch Plastikkatheter (z. B.: Verbindungsschläuche von Butter-fly-Kanülen) benutzt. Als Grundregel gilt, dass in einem Verhältnis zum Lumen des Fistelganges möglichst dickes Sondierungssystem benutzt wird, um sich nicht an den Wandunregelmäßigkeiten des Gangsystems zu verfangen und eine zu oberflächliche – und damit falsch-negative Fistelfüllung – anzufertigen. Gelegentlich sind auch kegelförmige Metalloliven zweckmäßig. Als Kontrastmittel empfiehlt sich 97-prozentiges Urografin.

■ Komplikationen

Bei forcierter Injektion können Keime aus einem infizierten Fistelsystem in die Blutbahn verschleppt werden und so zur Bakteriämie führen. Es gilt bei jeder Fistelfüllung der oberste Grundsatz, mit wohl dosierter Kraft zu injizieren und unter Durchleuchtungskontrolle das ungewünschte Aufspritzen von Hohlorganen oder Gefäßen zu vermeiden oder minimieren.

Untersuchungsgang

Verbände müssen entfernt werden. Die Umgebung der Fistel wird gereinigt und die Fistelgänge werden mit Bleikugeln markiert. Es ist zweckmäßig, bei mehreren Fistelöffnungen eine unterschiedliche Anzahl von Bleikugeln in der Reihenfolge der nacheinander vorgenommenen Fistelfüllungen zu verwenden. Die *1. Aufnahme* sollte vor Kontrastmittelinjektion erfolgen und die Markierung der tangential eingestellten Fistelöffnung bereits enthalten. Nun wird eines der oben genannten Fistelbestecke eingeführt, wobei meist eine leicht gebogene Kanüle unter vorsichtig tastender Rotation vorgeführt wird. Bei einem sehr kurzen Fistelgang kann es erforderlich sein, mit einer Metallolive zu arbeiten. Bei Verwendung eines Katheters wird eine Kompresse auf die Hautöffnung gelegt und der Fistelgang durch den Patienten mit Fingerdruck abgedichtet. Die *2. und 3. Aufnahme* enthält nunmehr die Darstellung des Fistelgangsystems in 2 senkrecht aufeinanderliegenden Ebenen, um die dreidimensionale Ausbreitung des Gangsystems im Raum zu erfassen.

Fistelfüllungen bei Erkrankungen im Abdominalbereich

Das Kontrastmittel wird unter Durchleuchtungskontrolle wie oben beschrieben langsam injiziert und der Katheter auf dem durch das Kontrastmittel vorgezeichneten Weg noch etwas weiter tastend vorgeschoben, um eine bessere Kontrastierung zu erzielen. Sobald eine längere Strecke des Gangsystems sichtbar ist, wird die *1. Aufnahme* ausgelöst. Nun wird kontinuierlich weiter Kontrastmittel injiziert. Kommt frühzeitig ein Reflux zustande, wird der Patient aufgefordert, mit einer Hand die Fistelöffnung abzudichten. Kommt es trotz sachgerechter Abdichtung zum Reflux, muss angenommen werden, dass das Fistelsystem nunmehr komplett gefüllt ist. Wenn sich der Anschluss an eine Höhle (z. B. Abszess) oder an eine Verbindung mit dem Darmlumen zeigt, ist die Fistelfüllung zu beenden und die *2. bzw. 3. Aufnahme* sind anzufertigen, wobei hier wiederum die räumliche Darstellung durch 2 senkrecht aufeinander stehende Aufnahmeebenen erfolgen muss. Unter Umständen ist es zweckmäßig, das Lumen des betreffenden Hohlorgans zu kontrastieren: für das Rektum und Kolon bieten sich die rektale Insufflation von Luft an. Bei Verbindungen zum Magen oder zum proximalen Dünndarm kann die Gabe von Bariumsulfat hilfreich sein.

KAPITEL 13

Doppler- und Farbdopplersonographie 13

T. Roeren und I. Theobald

Die *Dopplersonographie* (auch *Duplexsonographie*) verbindet die morphologisch ausgerichtete *B-Bildsonographie* mit der Messung von Strömungsgeschwindigkeiten in Gefäßen. Die zeitgleiche Akquisition der Daten erlaubt eine sehr sichere Zuordnung von Funktion und Morphologie. Die Methode kann dort eingesetzt werden, wo hämodynamisch relevante Gefäßveränderungen abzuklären sind. Eine Erweiterung dieser Untersuchungstechnik ist die farbkodierte Dopplersonographie (FDS), bei der die *Flussrichtung* und semiquantitativ auch die *Flussgeschwindigkeit* in Farbwerten auf ein korrespondierendes B-Bild übertragen werden. Die Power-Doppler-Sonographie (PDS) erhöht die Sensitivität zur Erkennung von Blutfluss, erlaubt allerdings keine Quantifizierung desselben.

Die komplexe Datengewinnung und die der Sonographie eigenen Fehlermöglichkeiten fordern vom Untersucher eine genaue Kenntnis der zugrunde liegenden physikalischen Vorgänge. Nur so können Artefakte erkannt und Fehlinterpretationen vermieden werden.

Das folgende Kapitel kann nur auf grundlegende Techniken, Indikationen und Fehlermöglichkeiten eingehen. Für weitergehende Ausführungen verweisen wir auf die Fachliteratur.

13.1
Technische Grundlagen

Dopplersonographie

Dopplerphänomen und Dopplergleichung

Das Phänomen einer *Frequenzverschiebung,* die durch Reflexion jeder Art von Schallwellen an sich bewegenden Körpern entsteht, wird nach ihrem Erstbeschreiber Christian Doppler (1842) als Dopplereffekt bezeichnet. Diese Frequenzverschiebung ist abhängig von der emittierten Schallfrequenz und der Geschwindigkeit des Körpers und wird als *Dopplerfrequenz* bezeichnet. Aufgrund dieses Effektes ist es möglich, mit Hilfe von Ultraschallwellen, die an strömenden Erythrozyten reflektiert werden, Blutflussgeschwindigkeiten zu ermitteln. Mathematisch wird der Dopplereffekt mit der folgenden Gleichung beschrieben:

$$F = 2\, fo \times v/c \times \cos \phi$$

Dabei bedeuten die Gleichungssymbole auf die medizinische Anwendung der Duplexsonographie bezogen folgendes:

F: Dopplerverschiebefrequenz oder „Dopplershift". Sie entspricht der Differenz zwischen Senderfrequenz (Frequenz des Schallkopfes) und Empfängerfrequenz (Frequenz der an den Blutkörperchen reflektierten Schallwellen).
fo: *Sendefrequenz,* Frequenz des Schallkopfes.
v: *Blutströmungsgeschwindigkeit.*
c: *Schallausbreitungsgeschwindigkeit,* welche im menschlichen Weichteilgewebe mit 1540 m/s als konstant angenommen wird. Tatsächliche Abweichungen können bei der Bestimmung von Strömungsgeschwindigkeiten vernachlässigt werden.
ϕ: Winkel zwischen Dopplerstrahl und dem zu untersuchenden Blutgefäß.

Bei medizinischen Fragestellungen interessiert die Messung der Blutströmungsgeschwindigkeit, die der *Frequenzverschiebung F* zugrunde liegt. Löst man die obige Gleichung nach *v* auf, so wird deutlich, dass die Bestimmung der Blutströmungsgeschwindigkeit von der Wahl des *Einstrahlwinkels* ϕ und der *Sendefrequenz fo* abhängt. Es gibt 2 verfügbare Dopplertechniken: die *Continuous wave-Technik (CW)*, die im Rahmen dieses Kapitel nicht näher beschrieben wird, und die gepulste oder *Pulsed wave-Technik (PW)*, die hauptsächlich für duplexsonographische Untersuchungen angewendet wird. Hier wird eine definierte Anzahl von Dopplerimpulsen pro Sekunde emittiert; die Zeit zwischen den Impulsen dient zum Empfang der reflektierten und frequenzverschobenen Schallwellen.

Akquisitionsparameter

In einem gepulsten Dopplersystem sind bei Messung von Flussgeschwindigkeiten 3 Parameter von entscheidender Bedeutung: die Pulsrepetitionsfrequenz, der Dopplerwinkel und die Schallkopffrequenz.

Pulsrepetitionsfrequenz (PRF)

Die PRF entspricht der Zahl der vom Schallkopf emittierten Impulse pro Sekunde. Da erst nach Empfang des reflektierten Signals ein erneuter Impuls ausgesandt werden kann, ist die maximale PRF von der Schallausbreitungsgeschwindigkeit der Ultraschallwellen im Körpergewebe und dem Abstand des Messvolumen vom Schallkopf abhängig. Das bedeutet, dass die PRF umgekehrt proportional zur Laufzeit des Ultraschallimpulses ist. Für Messungen in tiefer liegenden Gewebsschichten muss also die PRF abgesenkt werden, damit überhaupt Flusssignale empfangen werden. Da die maximale messbare Frequenzverschiebung der Hälfte der PRF entspricht, wird die Messung hoher Flussgeschwindigkeiten mit zunehmendem Abstand zum Schallkopf problematisch.

Dopplerwinkel

Dieser ist definiert als der Winkel zwischen Dopplerstrahl und der Längsachse des untersuchten Gefäßes bzw. dessen Strömungsrichtung. Der Winkel kann zwischen 0 und 90° betragen. In der Dopplergleichung wird bei einem Winkel von 90° cos ϕ = o; dies bedeutet, dass bei einer solchen Untersuchungstechnik nie Fluss nachgewiesen werden kann.

Die bisherigen Erfahrungen haben gezeigt, dass mit zunehmendem Dopplerwinkel die Messfehler bei der maximal messbaren Flussgeschwindigkeit entsprechend zunehmen. Der Dopplerwinkel bei klinischen Untersuchungen sollte daher nicht größer als 60° sein.

Schallkopffrequenz (Sendefrequenz)

Wie bei der B-Bildsonographie hängt auch die Wahl der Sendefrequenz von der gewünschten Eindringtiefe ab. Bei oberflächlich gelegenen Gefäßen (z. B. Halsgefäßen, Femoralarterien) werden üblicherweise 7,5-MHz-Schallköpfe, bei der Untersuchung abdomineller oder retroperitonealer Gefäße 3,5- oder 3,75-MHz-Schallköpfe eingesetzt.

Abbildungsparameter

Die Qualität und Genauigkeit einer Doppleruntersuchung wird auch von Faktoren beeinflusst, die sich nicht direkt aus der Dopplergleichung ableiten. Dies sind Parameter, die meist vom Untersucher frei wählbar sind und die Erfassung von Flussgeschwindigkeiten beeinflussen. Da häufig auch englischsprachige Terminologie verwendet wird, werden diese Begriffe in Klammern aufgeführt.

Wandfilter („wall filter")

Frequenzverschiebungen können nicht nur an wirklich fließenden Objekten (beim Blutfluss überwiegend rote Blutkörperchen) auftreten, sondern auch artefiziell durch mitgeteilte Pulsationen und Atembewegungen, insbesondere an Gefäßwänden. Da hier die Frequenzverschiebungen jedoch meist geringer sind als für fließendes Blut, werden Wandfilter eingesetzt, die sämtliche Dopplerfrequenzen unterhalb einer Schwelle herausfiltern und nicht in die Messung mit einbeziehen.

Bei der Auswahl des Wandfilters muss die zu untersuchende Gefäßregion berücksichtigt werden. Werden Gefäße mit niedrigen Blutflussgeschwindigkeiten (z. B. Pfortader) untersucht, müssen niederfrequente Wandfilter gewählt werden. Entsprechend lassen sich höherfrequente Wandfilter für arterielle Gefäße verwenden. Bei den meisten handelsüblichen Geräten liegt die geringste messbare Flussgeschwindigkeit bei Verwendung des „kleinsten" Filters (in der Regel 100 Hz) bei 5 cm/s.

Messvolumen („sample volume")

Das Messvolumen ist eine räumliche Größe und wird bestimmt von der Breite des *Schallkegels* und der Fokuszone. Die *Fokuszone* (auch als „Dopplerfenster" bezeichnet) muss so positioniert werden, dass der größtmögliche Gefäßdurchschnitt erfasst wird. Ansonsten können Messartefakte (s. unten) auftreten.

Artefakte

Die Möglichkeiten artefizieller Messfehler in der Dopplersonographie sind vielfältig und können im Rahmen dieses Kapitels nicht erschöpfend besprochen werden. Drei Möglichkeiten, fehlerhafte Messungen durchzuführen, sollen wegen ihrer Häufigkeit jedoch genannt werden.

Aliasing

Dieser Begriff beschreibt das Phänomen örtlich nicht mehr festlegbarer Dopplerfrequenzen, wenn die tatsächliche Flussgeschwindigkeit höher liegt als die messbare Maximalgeschwindigkeit. Durch Verkleinerung des Dopplerwinkels oder durch Erhöhung der PRF kann die messbare Maximalgeschwindigkeit erhöht und ein Aliasing reduziert oder vermieden werden. Gelingt dies nicht, so kann ein Aliasing bei manchen Geräten durch einen technischen Trick ausgeschaltet werden, indem einfach die Nullinie des Dopplerspektrums versetzt wird („zero-shift").

Verbreiterung des Spektrums („spectral broadening")

Dieses Phänomen entsteht, wenn zusätzlich zu den Dopplerfrequenzen des Blutflusses höhere Frequenzen auftreten und so das Frequenzspektrum verbreitert wird. Dies geschieht bei abrupter Zunahme der Strömungsgeschwindigkeit. Typischerweise tritt dieser Effekt bei *turbulenten Strömungen* (z. B. Stenosen) auf. Er kann aber auch bei *laminaren Strömungen* erzeugt werden, wenn das Messvolumen bei hohen Strömungsgeschwindigkeiten zu klein gewählt wird und nur Teile eines Flussprofiles erfasst werden, die eine Turbulenz vortäuschen. Physiologischerweise kann es auch an Gefäßaufzweigungen nachgewiesen werden.

Eine Verbreiterung der Dopplerfrequenzspektrums muss immer sorgfältig mit den Untersuchungsparametern und dem B-Bild korreliert werden, um die Ursache eindeutig festlegen zu können.

Messfehler bei der quantitativen Volumenbestimmung

Anhand der Formel

$$V = Q \times v$$

(V = Flussvolumen/Sekunde, Q = Gefäßquerschnitt, v = Flussgeschwindigkeit) kann bei bekanntem Gefäßquerschnitt (B-Bild) eine Berechnung der Flussvolumina pro Zeiteinheit durch die Dopplersonographie erfolgen. Volumenmessungen an kleinen Gefäßen müssen mit Vorsicht interpretiert werden, da hier erhebliche Fehlmessungen auftreten können, wenn man berücksichtigt, dass in der Praxis der absolute sonographische Messfehler im B-Bild 0,5–1 mm beträgt und dieser Wert im Quadrat in die Querschnittsberechnung eingeht.

Eine weitere Fehlerquelle ist der sog. *Blooming-Effekt.* Er beruht darauf, dass Ultraschallwellen an den Grenzflächen von Geweben sehr unterschiedlicher physikalischer Beschaffenheit – hierzu zählen auch Gefäßwand, Gefäßlumen und perivaskuläres Gewebe – überdurchschnittlich stark reflektiert werden und dadurch das eigentliche Gefäßlumen falsch (meist zu schmal) abgebildet wird. Diesem Effekt kann in Maßen begegnet werden, indem man die Sendeleistung des Schallkopfs genügend herunterregelt.

Farbdopplersonographie (FDS): Technische Grundlagen

Die FDS ermöglicht die Darstellung von Blutfluss sowie eine semiquantitative Beurteilung der Flussgeschwindigkeit. Dabei wird dem graukodierten B-Bild die farbkodierte Dopplerinformation überlagert, die durch Übertragung der Frequenzverschiebung in eine Farbskala gewonnen wird. Die Farbkodierung hilft beim Auffinden von im B-Bild oft nur schwer darstellbaren Gefäßen und erlaubt dadurch die Führung des Dopplerfensters zur eigentlichen Messung der Flussgeschwindigkeit. Die FDS wird praktisch immer in Kombination mit einer Flussmessung durchgeführt, da die Farbkodierung allein relativ wenig Informationsgehalt hat.

Farbkodierung

Weil durch die digitale Verarbeitung des Dopplersignals die Farbkodierungen frei vertauschbar sind, wurden folgende Konventionen festgelegt:

Rot: Blutfluss auf den Schallkopf zu
Blau: Blutfluss vom Schallkopf weg

Diese korrekte Kodierung sollte am Beginn einer Untersuchung immer überprüft werden.

Die Blutflussgeschwindigkeit, die mit der Dopplerverschiebefrequenz korreliert (vgl. Dopplergleichung), wird wie folgt farbkodiert:

Helles Rot/Blau: Hohe Flussgeschwindigkeiten
Dunkles Rot/Blau: Niedrige Flussgeschwindigkeiten

Bei sehr hohen Flussgeschwindigkeiten können auch Kodierungen im gelben und weißen Bereich auftreten.

Mit *Grün* wird oft die Anzahl der unterschiedlichen Frequenzbereiche innerhalb eines definierten Messvolumens („Varianz") kodiert. Somit können Unregelmäßigkeiten des Strömungsprofils z. B. an Shunts oder erkrankten Herzklappen dargestellt werden. Außerdem ist es möglich, mit Grün die höchsten Dopplerfrequenzen innerhalb eines umschriebenen Messbereiches zu visualisieren. Diese müssen jedoch nicht immer den Spitzengeschwindigkeiten entsprechen, wenn nicht der gesamte Messbereich farbkodiert wurde. Dieses „Markieren" kann zum Beispiel bei der Diagnose von Stenosen hilfreich sein.

Akquisitions- und Abbildungsparameter

Neben den im ersten Abschnitt beschriebenen Parametern wie Dopplerwinkel, PRF und Schallkopfwahl müssen bei der Farbdopplersonographie noch Parameter berücksichtigt werden, die Einfluss auf die zeitliche und räumliche Auflösung haben. Dazu gehören die Wahl der Liniendichte, der Fensterbreite, der „Dwell-Zeit" (Zeit, die für die Dopplermessung jeder Linie des Gesichtsfeldes gebraucht wird), die Bildaufbaurate und die Einstellung der Dopplersensitivität („Doppler-Gain").

Bei Farbdoppleruntersuchungen wird das B-Bild durch ein farbkodiertes Bild, dessen räumliche und zeitliche Auflösung schlechter ist als die des B-Bildes, überlagert. Die Entscheidung darüber, welche Parameter zugunsten anderer vernachlässigt werden können, muss davon abhängig gemacht werden, ob bei der zu untersuchenden Struktur die zeitliche oder die räumliche Auflösung wichtiger ist.

Empfangsverstärkung („Gain")

Dieser Parameter entscheidet über die Sensitivität. Er sollte so hoch eingestellt werden, dass gerade kein *Rauschen* im Bild auftritt. Dabei wird der Dopplergain soweit zurückgenommen, bis über soliden Geweben keine Farbsignale mehr kodiert werden. Es sollte jedoch beachtet werden, dass die Farbkodierung über sehr echoreichen B-Bildanteilen unterdrückt wird, so dass eine zu hohe B-Bildsensitivität irrtümlich Engstellungen in Gefäßen vortäuschen kann. Das B-Bildgain muss also ebenfalls entsprechend eingeregelt werden.

Bildaufbaurate

Bei der FDS ist der Bildaufbau generell langsamer als bei der Erstellung von B-Bildern. Auf die Schnelligkeit des Bildaufbaus haben die Größe des *Bildausschnitts, Eindringtiefe* und die *Liniendichte* einen Einfluss.

Eine Vergrößerung des Bildsektors reduziert die Bildaufbaurate ebenso wie eine Erhöhung der Eindringtiefe, da mehr Informationen zur Bilderstellung herangezogen werden. Eine Erhöhung der Liniendichte, welche die laterale Auflösung verbessert, reduziert ebenfalls die Bildaufbaurate pro Sekunde.

Zur Messung niedriger Flussgeschwindigkeiten müssen niedrige PRF und längere „Dwell-Zeiten" (s. unten) eingestellt werden, die eine niedrige Bildaufbaurate zur Folge haben.

Insgesamt kann also eine schnellere Bildaufbaurate nur auf Kosten der räumlichen Auslösung, der Dopplergenauigkeit („Dwell-Zeit") und des Bildausschnittes erfolgen.

Pulsrepetitionsfrequenz (PRF)

Hier ist zusätzlich zu dem unter 1. Gesagten darauf zu achten, dass sich bei einigen Dopplersystemen die Skala, mit der Dopplerfrequenzen farbkodiert werden, gemeinsam mit der PRF ändert. Ebenso erfolgt oftmals mit der Erhöhung der PRF eine automatische Zunahme der Wandfilterfrequenz. Sind diese Größen technisch miteinander gekoppelt, ist es möglich, dass niedrige Flussgeschwindigkeiten nicht erfasst werden.

„Dwell-Zeit"

Unter „Dwell-Zeit" versteht man die Zeit, die für die Dopplermessung jeder Linie des Gesichtsfeldes gebraucht wird. Lange „Dwell-Zeiten" erhöhen folglich die Auflösung und damit die Sensitivität der Dopplermessung, insbesondere für langsame Flüsse. Dies geschieht über eine Reduktion der Bildaufbaurate jedoch auf Kosten der zeitlichen Auflösung.

Artefakte

Spiegelartefakte

Diese Artefakte sind nicht nur der FDS eigen, sondern treten bei allen sonographischen Verfahren auf, wenn eine Struktur, unter der das Zielgefäß liegt, nahezu 100 % der Sendeleistung reflektiert. Hierdurch kommt es zu einer nur partiellen oder fehlenden Farbkodierung dieses Gefäßes. Spiegelartefakte durch Reflektion am Lungenparenchym können bei der FDS der A. subclavia und des rechten

Leberlappens entstehen. Ebenso werden sie an den Karotiden und der A. brachialis gefunden. Durch Veränderung des Dopplerwinkels oder durch Herabsetzen des Dopplergain können sie verhindert werden.

Aliasing

Aliasing (s. auch oben) kann auch bei Farbdoppleruntersuchungen auftreten. Hierbei kommt es zu einem schnellen Farbumschlag zwischen hellen Farbtönen (Kodierung hoher Flussgeschwindigkeiten), z. B. von hellrot zu hellblau. Aliasing darf nicht mit dem Farbumschlag bei *Strömungsumkehr* verwechselt werden. Hierbei erfolgt der Farbwechsel über dunkle Farbtöne (langsame Flussgeschwindigkeiten), z. B. dunkelrot, schwarz, dunkelblau.

Tritt Aliasing auf, so kann es u. a. ein Hinweis für *Gefäßstenosen* sein. Es kann reduziert werden durch Erhöhung von PRF und Dopplerwinkel oder durch Wahl eines niederfrequenten Schallkopfes.

Power-Doppler-Sonographie (PDS)

Während Dopplersonographie und FDS die Frequenzverschiebung zur Bildgebung und Flussquantifizierung nutzen, wird bei der PDS die Amplitude (= „power") des Frequenzspektrums genutzt. Physikalisch ist die Frequenzverschiebung durch eine Kurve definiert, die in graphischer Form einer Gauss-Verteilung ähnelt und deren Maximum der mittleren Frequenzverschiebung entspricht. Die Amplituden der Frequenzen sind durch die Fläche unter dieser Kurve (Integral) definiert. Da sich mit dem Dopplerwinkel zwar die Kurve, jedoch nicht das Integral ändert, ist die PDS unabhängig vom Dopplerwinkel. Daraus folgt auch, das in der PDS keine Aliasing auftritt. Ein weiterer Vorteil dieses Verfahrens ist die Möglichkeit, Hintergrundrauschen zu unterdrücken und damit auch sehr langsame Flüsse bzw. sehr kleine Gefäße darstellen zu können. Die Sensitivität gegenüber der FDS kann theoretisch um den Faktor 3–5 verbessert werden.

Die Unabhängigkeit der Methode vom Dopplerwinkel bedingt aber auch, dass die PDS keine Information über Flussgeschwindigkeit und Flussrichtung liefert. Die hohe Sensitivität für Fluss (= Bewegung) erklärt auch die Anfälligkeit der Methode für Bewegungsartefakte.

Die PDS wird daher als sensitive Suchmethode für Gefäße eingesetzt; sind die Gefäße gefunden und wird quantitative Information benötigt, erhält man diese durch eine anschließende dopplersonographische Untersuchung.

13.2
Allgemeine Untersuchungstechnik

■ Indikationen, Kontraindikationen, Komplikationen

Doppleruntersuchungen sind zur Abklärung arterieller und venöser Gefäßprozesse indiziert, wenn diese dem Ultraschall zugänglich sind. Eine Farbdoppleruntersuchung sollte zusätzlich durchgeführt werden, wenn Gefäße im B-Bild nicht lokalisiert werden können, turbulente Strömungen lokalisiert werden müssen oder *Flussrichtungen* nicht eindeutig festgelegt werden können. Es gibt keine Kontraindikationen. Doppleruntersuchungen können sinnlos sein, wenn der Patient nicht kooperationsfähig ist, oder wenn zu untersuchende Gefäße durch Überlagerung nicht genügend eingesehen werden können. Komplikationen sind nicht bekannt.

Vorbereitung des Patienten

Vor der Untersuchung ist keine spezielle Vorbereitung notwendig. Nach unserer Erfahrung hat sich ein Nahrungsverbot ab dem Vorabend einer abdominellen Untersuchung nicht bewährt, da nüchterne Patienten häufig Luft schlucken und so insbesondere die Ober- und Mittelbauchregion nicht mehr beurteilbar ist.

Untersuchungsgang

In Abhängigkeit sämtlicher eingangs genannter Parameter wird nach der Wahl der geeigneten Schallkopffrequenz das zu untersuchende Gefäß im B-Bild so eingestellt, dass es in möglichst größter Längsausdehnung erfasst wird. Danach werden Dopplerwinkel, PRF und Wandfilter in Abhängigkeit von der zu untersuchenden Gefäßprovinz, der zu erwartenden maximalen Strömungsgeschwindigkeit und der Eindringtiefe gewählt. Bei der Untersuchung sämtlicher Strukturen werden natürlich auch die Informationen des B-Bildes zur Diagnosestellung miteinbezogen, da ohne eine exakte B-Bild-Beurteilung eine Dopplersonographie nicht durchführbar bzw. nicht aussagefähig ist.

Grundregeln der optimierten Doppleruntersuchung

Aus den o. g. Ausführungen ergeben sich folgende Grundregeln für eine lege artis durchgeführte Dopplersonographie:

1. Vertrautheit mit den Optionen des Ultraschallgerätes und Kenntnis der Standardeinstellungen.
2. Richtige Wahl des Schallkopfes (Sendefrequenz).

3. Optimierte B-Bildeinstellung und dessen Analyse.
4. Wahl des optimalen Dopplerwinkels, des adäquaten Messvolumens und der geeigneten PRF.
5. Eventuell Zusatzinformation der Farbdopplersonographie zur Evaluierung hämodynamischer Parameter, wie Flussumkehr, Turbulenzen etc.
6. Vor Diagnose eines pathologischen Befundes Artefaktquellen ausschließen.
7. Sorgfältige *Bilddokumentation* der Befunde nach laboreigenen Schemata und schriftliche Befunderfassung.

13.3
Spezielle Untersuchungstechniken

Ohne Anspruch auf Vollständigkeit werden im folgenden Abschnitt kurz die wichtigsten gerätetechnischen Anforderungen, Indikationen und Probleme bei der Diagnosestellung für verschiedene Gefäßregionen zusammengefasst.

Periphere Gefäße: Halsarterien

■ Indikationen

Evaluierung von Stenosen, Abschätzung des Stenosegrads bei Z.n. transitorisch ischämischer Attacke (TIA), Hirninfarkt, Strömungsgeräuschen über den Karotiden; präoperative Evaluierung möglicher Stenosen vor herzchirurgischen Eingriffen; postoperatives Monitoring bei Z.n. Endarterektomie; Verlaufskontrolle bekannter Stenosen.

Schallkopffrequenz: 7,5–10 MHz.

Untersuchungsgang

Ableitung der Strömungssignale am liegenden oder halbsitzenden entspannten Patienten. Seitenvergleichende Ableitung der einzelnen Untersuchungsstellen in laboreigen festgelegter Reihenfolge. Vor jeder Untersuchung Aufzeichnung der Kalibrierungssignale, wobei als minimale Kalibrierung 1 cm Signalamplitude = 1 KHz Dopplershift entspricht.

Registrierung der Signale mit einer effektiven Registrierbreite von 8 cm, dabei muss die Zuordnung der Registrierabschnitte zu dem untersuchten Gefäß eindeutig gekennzeichnet sein. Nach Beendigung der Untersuchung muss die abgeleitete Kurve inkl. Beschreibung und Beurteilung archiviert werden, wobei besonders auf Lageanomalien, Untersuchungsschwierigkeiten, sowie auf vom internen Ableitungsprotokoll abweichende Untersuchungsmanöver hingewiesen werden muss.

B-Bild

Darstellung von Plaques, Stenosen/Verschlüssen, Aneurysmata.

Doppler

Richtlinien zur *Klassifizierung von Stenosen*:
50–75 % Stenosen: Messung von maximalen Flussgeschwindigkeiten in der A. carotis interna von 110–175 cm/s.

75–90 % Stenosen: Maximale Flussgeschwindigkeiten von bis zu 250 cm/s.

Kritische Stenosen (>90 %) weisen maximale Flussgeschwindigkeiten bis 300 cm/s auf.

Anmerkung

Kalkdichte Strukturen können durch akustische Überlagerung die Aussagefähigkeit beeinflussen. Die maximale Flussgeschwindigkeit kann wegen Aliasing unterschätzt werden.

Periphere Gefäße: Aa. brachiales und Aa. femorales

■ Indikationen

Verdacht auf Verschluss, Differenzierung zwischen *Pseudoaneurysma*- bzw. *Hämatom* oder Fistelbildung nach Punktion. Für Stenosen s. Halsarterien.

Schallkopffrequenz: 3–4 MHz (femoral), 7,5–10 MHz (brachial).

Untersuchungsgang

Darstellung der Arterien im weiteren Punktionsbereich, bei Untersuchung der Aa. femorales vom Leistenband bis distal der Femoralisgabel. Untersuchung im Gefäßlängs- und Querschnitt.

B-Bild

Bei Pseudoaneurysmata oft echofreie RF, welche durch einen dünnen Stiel mit der Arterie verbunden ist. Hämatom oft gemischt echohaltige Raumforderung, je nach Alter des Hämatoms.

Doppler

Bei Pseudoaneurysmata Darstellung einer Raumforderung mit teilweise turbulenten und systolischen Flusssignalen, im Gegensatz zum nicht durchströmten Hämatom. Bei arteriovenösen Fisteln können arterielle Strömungssignale in den Venen abgeleitet werden.

Periphere Gefäße: Tiefe Beinvenen

■ Indikationen

Abklärung einer tiefen *Beinvenenthrombose,* insbesondere bei Patienten mit schweren *Kontrastmittelallergien,* nicht zu punktierenden distalen Fußrükkenvenen (z. B. infolge Ödems), eingeschränkter Nierenfunktion.
Schallkopffrequenz: 3–4 MHz.

Untersuchungsgang

Tiefe Bein- und Beckenvenen: in Rückenlage für V.v. iliaca, femoralis communis und superficialis, tibiales posteriores, saphena magna.
V. poplitea: Bauchlage mit leichter Unterpolsterung der Sprunggelenke.

B-Bild

Vergrößerter Venendurchmesser mit perivasalem Ödem, gelegentlich Nachweis eines intraluminalen Thrombus, fehlende Kompression der Vene, kein Nachweis respiratorischer Kaliberschwankungen bei Valsalvamanöver.

Doppler

Erhöhter Fluss in den oberflächlichen Venen, kein Nachweis eines Flusssignals in der thrombosierten Vene, gelegentlich mit FDS Darstellung eines partiell umströmten Thrombus.

Anmerkung

Manchmal keine ausreichende Beurteilbarkeit der tiefen Beckenvene infolge Darmgasüberlagerung. Für die tiefen Bein- und Beckenvenen bestehen eine Sensitivität und Spezifität von über 95 %.

Viszerale Gefäße: Nierenarterien

Für *alle viszeralen Gefäße* ist anzumerken, dass die Dopplersonographie durch die anatomische Lage und Überlagerungsprobleme (Darmgase, Adipositas) häufig sehr aufwendig ist und in diesen Fällen auch oft keine definitive Aussage erlaubt. Bei unklaren Befunden muss eine Klärung durch andere bildgebende Verfahren, meist Angiographie (auch MRA oder CTA), erfolgen.

■ Indikationen

Identifikation und Quantifizierung arterieller Stenosen oder Verschlüsse bei *Hypertonie* oder eingeschränkter Nierenfunktion, Nierenarterienaneurysma.
Schallkopffrequenz: 3–4 MHz.

Untersuchungsgang

Patient in Rückenlage. Aufsuchen der Abgänge der Nierenarterien aus der Aorta abdominalis und Verfolgung bis zum Nierenhilus.

B-Bild

Suche nach Veränderungen des Gefäßes, z. B. Plaques, aneurysmatische Erweiterungen; Gefäß soweit wie möglich in seinem Längsverlauf darstellen; auf Organveränderungen wie Schrumpfnieren, pyelonephritische Veränderungen, Konkremente achten.

Doppler

Stenosekriterien: Erhöhte Spitzengeschwindigkeiten, turbulenter Fluss, Verlust des frequenzfreien Fensters (nach systolischem Peak) sowie Verbreiterung des Dopplerspektrums, kein Nachweis eines diastolischen Blutflusses. Mit Hilfe dieser Kriterien ist eine Sensitivität von 89 % und eine Spezifität von 73 % in der Diagnostik von Nierenarterienstenosen gegeben.

Beim Gefäßverschluss sind keine Dopplersignale über der Stammarterie abzuleiten. Über intrarenalen Arterien lässt sich durch Kollateralversorgung gelegentlich noch Fluss nachweisen (**cave!** falsch – negativer Befund!)

Anmerkungen

Die Untersuchung hängt wesentlich von der Kooperation des Patienten ab, z. B. sind längere Atempausen zum Ableiten von Dopplersignalen notwendig. Daneben machen Adipositas, Meteorismus, ausgedehnte Verkalkungen der Gefäße die Untersuchung oft unmöglich. Es ist zu bedenken, dass bei *multiplen Nierenarterien* nicht alle Gefäße dopplersonographisch dargestellt werden können.

Viszerale Gefäße: Nierenvenen

■ Indikationen

Verdacht auf Thrombose bei *nephrotischem Syndrom,* Gerinnungsstörungen, nach Operation, Trauma, Infektion etc.

Schallkopffrequenz: 3–4 MHz.

Untersuchungsgang

Aufsuchen der Nierenvenen in Rückenlage des Patienten und Darstellung vom Nierenhilus bis zur Einmündung in die V. cava inferior.

B-Bild

Oft homogen vergrößertes Organ mit Verschmälerung des zentralen Reflexbandes, Parenchym oft echoarm, dilatierte Nierenvene mit echoarmem thrombotischen Material, keine respiratorischen Kaliberschwankungen.

Doppler

Kein Flusssignal bei korrekter Geräteeinstellung und Darstellbarkeit des Gefäßes.

Anmerkungen

Bei unklaren Befunden sind als Alternativmethoden die CT oder eine Cavographie durchzuführen.

Viszerale Gefäße: Pfortader

■ Indikationen

V.a. *Pfortaderverschluss,* Abklärung der Flussgeschwindigkeit, des Volumens und der Flussrichtung bei *portaler Hypertension.*

Schallkopffrequenz: 3–4 MHz.

Untersuchungsgang

Patient in Rückenlage. Darstellung des gesamten, auch intrahepatischen Pfortadersystem. Ableitung von Flusssignalen über intra- und extrahepatischer Pfortader, Vv. lienalis und mesenterica superior sowie Kollateralgefäßen.

B-Bild

Bei frischeren Thrombosen teilweise Nachweis echoreichen, endoluminalen Materials. Bei älteren Thrombosen kann in bis zu 30 % eine kavernöse Pfortadertransformation nachgewiesen werden. Auf Leberparenchymveränderungen, wie *Regeneratknoten,* höckrige Leberoberfläche, Lobus-caudatus – Hypertrophie, Rarefizierung der Lebervenenstruktur, Kaliberschwankungen der Lebergefäße achten. Nach Kollateralgefäßen suchen (rekanalisierte Nabelvenen, Kollateralen am Pankreaskopf, retropankreatisch, kleinkurvaturseitig, im Milzhilus).

Doppler

Verschluss: Kein Nachweis eines Flusssignals im Pfortaderhauptstamm bzw. in den Pfortaderästen. Verlust respiratorischer Schwankungen in Milz- und Mesenterialvenen. Im Bereich der *kavernösen Transformation* können niederfrequente Flusssignale abgeleitet werden.

Portale Hypertension: reduzierte Geschwindigkeiten (< 15 cm/s) im Farbdoppler; Umkehrfluss bei hepatofugaler Flussrichtung.

Anmerkung

Zur Beurteilung des Pfortaderflusses ist eine korrekte Geräteeinstellung unerlässlich, insbesondere muss auf die Wahl eines niedrigen (z. B. 100 Hz) *Wandfilters* geachtet werden, um nicht fälschlicherweise Nullflüsse abzuleiten.

Viszerale Gefäße: Mesenterialarterien

■ Indikationen

Abklärung intestinaler Ischämie (in 20–40 % der Fälle sind arterielle Thrombosen der A. mesenterica superior für eine intestinale Ischämie verantwortlich), Aneurysma, fibromuskuläre Dysplasie.

Schallkopffrequenz: 3–4 MHz.

Untersuchungsgang

Patient in Rückenlage, nüchtern. Darstellung der Aorta abdominalis und Aufsuchen der Gefäßabgänge des Truncus coeliacus und der A. mesenterica superior.

B-Bild

Nachweis von Plaques an der Arterienwand oder im Abgangsbereich aus der Aorta, bei Ischämie auch Veränderungen des Darms, die meisten Thromben finden sich in den proximalen 4 Zentimeter des Gefäßes.

Doppler

Fehlende Flusssignale bzw. hohe Flussgeschwindigkeiten (bis 4 m/s) und Verbreiterung des Frequenzspektrums bei Stenosen; nach Gabe einer Mahlzeit Anstieg der Spitzengeschwindigkeit.

Nierentransplantate

Bei der Untersuchung von Transplantatnieren steht vor allen Dingen die Frage einer Transplantatabstoßung und einer arteriellen Minderperfusion im Vordergrund. Die beiden histologischen Typen der Abstoßungsreaktion (vaskulärer oder interstitieller Typ) können sonographisch nicht differenziert werden.

■ Indikationen

Verlaufskontrolle nach *Nierentransplantationen*, nichtinvasive Frühdiagnostik bei Va. *Transplantatabstoßung* oder *Nierenarterienstenose*.

Schallkopffrequenz: 3–4 MHz.

Untersuchungsgang

Patient in Rückenlage, bei frischoperierten Patienten Ankopplung des Schallkopfes mittels desinfizierender Lösung, Untersuchung bei entleerter Harnblase.

B-Bild

Bestimmung von Länge, Breite und Tiefe des Transplantats. Beurteilung der Differenzierung Mark/Rinde, des Verhältnisses Parenchym/Pyelon, der Echogenität der Markpyramiden, des Nierenbeckens (Harnaufstau?). Ausschluss perirenaler Raumforderungen (Lymphozele, Hämatom etc.).

Doppler

Ableitung von Flusssignalen in der A. renalis, den Aa. segmentales, interlobares und arcuatae; erleichterte Identifikation der Gefäße durch Farbdoppler. Die Dopplerspektren einer Transplantatniere sind bis auf das fehlende frequenzfreie Fenster unterhalb des systolischen Maximums identisch mit denen einer Eigenniere.

Während Abstoßungsreaktionen ändern sich die Dopplerspektren. Es kommt zu einer Abnahme des diastolischen Blutflusses als Folge der peripheren Widerstandserhöhung. Dies kann bis zum Versiegen oder zu einer Umkehr des diastolischen Blutflusses führen.

Die Dopplerspektren werden mit Hilfe zweier Indizes beurteilt:

1. *Pulsatilitätsindex* = PI (nach Gosling):

   $PI = (V\,max - V\,min)/V$

   (V max = maximale systolische Amplitude, V min = minimale diastolische Amplitude, V = über Herzaktion gemittelte Amplitude)

Der PI ist ein Parameter zur Beurteilung des Schweregrades peripherer Gefäßobstruktionen. Bei vielen Geräten wird er automatisch durch Integration über einer Fläche, die manuell durch das Umfahren des maximalen systolischen Peaks bis zum minimalen diastolischen Peaks einer Herzaktion bestimmt wird, errechnet. Als Normwerte gelten Werte bis 1,5.

2. *Resistenzindex* = RI (nach Pourcelot):

RI = (V max-V min)/V max

(V max = maximale systolische Amplitude, V min = minimale diastolische Amplitude)

Dieser Index ist ein Parameter zur Beurteilung des *peripheren Widerstandes* in den Arterien. Als Normwerte gelten Werte bis 0,75; Werte über 0,85 sprechen für eine Widerstandserhöhung.

Die Bestimmung der beiden Indizes eignet sich sehr gut zur Verlaufsbeobachtung nach Nierentransplantationen. Änderungen der Parameter sind sehr sensible Hinweise für eine beginnende Abstoßung. Bei Erstuntersuchungen ist zu berücksichtigen, dass es interindividuelle Variationen der Indizes gibt, so dass erhöhte Werte nicht primär als pathologisch angesehen werden dürfen; auch klinische Parameter müssen zur Beurteilung mit herangezogen werden.

Lebertransplantate

■ Indikationen

Postoperative Kontrolle zur Beurteilung der Gefäßanastomosen, der arteriellen, portalen und venösen Leberdurchblutung; Erstuntersuchung bei V.a. Pfortaderverschluss oder Leberarterienverschluss.

Schallkopffrequenz: 3–4 MHz.

Untersuchungsgang

Patient in Rückenlage, Aufsuchen aller 3 Gefäßsysteme und Ableitung von Flusssignalen.

B-Bild

Beurteilung des Parenchyms der transplantierten Leber, Ausschluss perihepatischer Raumforderungen, Beurteilung der *Gallenwege* (z. B. Galleaufstau) und der Leberpforte.

Doppler

Ableitung von venösen Flusssignalen aus der Pfortader mit antegrader Flussrichtung, guter arterieller Flusssignale, die denen nicht transplantierter Organe entsprechen, sowie Ableitung von venösen, der Pfortader entgegengesetzten Strömungssignalen aus den Lebervenen und der intrahepatischen Kava. Gut ableitbare intrahepatische arterielle und portalvenöse Signale. FDS erleichtert das Auffinden der Gefäße.

KAPITEL 14

Arteriographie 14

M. Forsting, G.W. Kauffmann, F. M. Libicher, W.S. Rau, H. Sahl, K. Sartor und J. Scharf

14.1
Allgemeine Grundlagen der nichtselektiven und selektiven Katheterarteriographie

G.W. Kauffmann, J. Scharf, F. M. Libicher und W.S. Rau

Allgemeine Grundlagen und Untersuchungstechnik am Beispiel der A. femoralis

Die Bedeutung der Angiographie als rein diagnostische Methode hat durch die verbesserte Darstellung der nicht invasiven Verfahren, wie der MR- und CT-Angiographie sowie Dopplersonographie deutlich abgenommen. Die Angiographie stellt keine Suchmethode dar, sondern wird gezielt eingesetzt, um Indikationen zu einem therapeutischen Eingriff zu definieren und die Strategie der Behandlung festzulegen. Da die Angiographie Ausgangspunkt für perkutane Behandlungsverfahren am Gefäßsystem ist, müssen besondere Qualitätskriterien für Indikation, Durchführung und Befundung gelten, um bei sinkenden Untersuchungszahlen gestiegenen Ansprüchen gerecht zu werden.

■ Indikationen

Hauptindikationen sind verschiedene Formen der Arteriosklerose wie Aortenaneurysma, Dissektion sowie arterielle Verschlusskrankheit mit Stenose und Verschluss. In selteneren Fällen sind Gefäßverletzungen beim Trauma, Gefäßbeteiligung bei der Entzündung und Gefäßarchitektonik bei Gefäßdysplasien und Tumoren vor operativen Eingriffen die Indikation zur Angiographie.

■ Kontraindikationen

Es gelten die üblichen Kontraindikationen für Kontrastmittelgaben, wie z. B. bekannte Unverträglichkeitsreaktionen mit schwerem oder gar lebensbedrohlichem Verlauf, Schilddrüsenüberfunktion ohne entsprechende Vorbehandlung, Paraproteinurie bei Plasmozytom, Blutgerinnungsstörungen, vorbestehende Herzvitia und Erhöhung der harnpflichtigen Substanzen (Dekompensationsgefahr) (s. Kap.

29 u. 30). Bei Patienten mit Aneurysmen oder lange bestehender Hypertonie besteht häufig ein stark vorgeschädigtes Gefäßsystem; bei Aneurysmen kann durch den Katheter thrombotisches Material mobilisiert werden, so dass hier zunächst die MR- oder CT-Angiographie durchgeführt wird.

■ Komplikationen

Unter Ausschluss von Komplikationen *ohne therapeutische Konsequenz* ergibt die Studie von Hessel (1981), die als Multicenterstudie ausgelegt war (n = 83 068):

- 0,03 % Todesfalle,
- 1,73 % schwere Komplikationen,
- 0,26 % Hämatome und
- 0,14 % Thrombosen.

Von F-8- oder F-9-Kathetern zu solchen mit F-5- ist die Zahl der durch den Katheter bedingten lokalen Komplikationen wie Thrombose oder Hämatom von 1 auf 0,8 % zurückgegangen (Waugh 1992). Dabei gilt, dass bis zu 90 % der Komplikationen die Punktionsstelle betreffen, mit *Thrombose, Hämatom, Blutung, Dissektion, Embolie, Pseudo-Aneurysma, arteriovenöser Fistel* und *Infektion.* Unverändert gilt als Hauptzugangsweg die transfemorale Punktion. Der translumbale und transaxilläre ist zugunsten des transbrachialen Zugangsweges mit der Einführung von F-5- und F-4-Kathetern weitgehend verlassen worden. Hierfür sind keine verlässlichen Zahlen publiziert; es kann von ca. 3 % Komplikationen ausgegangen werden. Als typische – sehr seltene – Komplikation gilt die Thrombose der A. brachialis mit Verlust der oberen Extremität, insbesondere nach zirkulärem Kompressionsverband. Unverändert gilt, dass die Zahl angiographischer Komplikationen an einem Institut um so höher ist, je weniger Untersuchungen pro Jahr dort durchgeführt werden – wobei der kritische Wert bei 500 Untersuchungen/Jahr in Bezug auf die 1 %-Komplikationsrate zu liegen scheint. Neben den Komplikationen der Kathetermanipulation kommen natürlich Komplikationen wie allgemeine Reaktionen aufgrund von Kontrastmittelunverträglichkeit oder direkte kardiale, renale, nervale und zerebrale Schädigungen hinzu (s. Kap. 14.5, 14.6, 29 u. 30).

■ Vorsichtsmaßregeln

Gefährdung einer Gefäßprothese durch die Angiographie. Durch Infektion und ein infiziertes Hämatom nach Angiographie kann sich eine Gefäßprothese infizieren und damit Ausgangspunkt einer lebensbedrohlichen Komplikation werden. Es sollte daher Konsensus mit dem behandelnden Gefäßchirurgen hergestellt werden, dass die Seite punktiert wird, die voraussichtlich *nicht* in den operativen Eingriff einbezogen ist, um ein unnötiges Risiko (Hämatom mit nachfolgender Infektion) zu vermeiden. Bei einem Quick-Wert (PT) unter 30 % und einer Thrombozytenzahl unter 80 000 ist die Angiographie nur bei vitaler Indikation zulässig. Üblicherweise sollte der Quick-Wert jedoch über 60 % liegen. Bei heparinisierten Patienten ist die PTT zusätzlich so einzustellen, dass sie nicht mehr im therapeutischen Bereich liegt. Zur Verhinderung einer Nachblutung ist die Verlängerung der Kompressionsdauer wichtig, insbesondere bei Patienten mit hohem Alter, starker Arteriosklerose Adipositas, Hypertonie, Dialyse und therapeutisch herabgesetzter Gerinnung. Zu vermeiden sind die *Punctio alta,* die zu tiefe Punktion der schwer komprimierbaren A. femoralis superficialis, multiple frustrane Punktionen, die Arteriographie eines Gefäßes, dem multiple Blutgasanalysen entnommen wurden, und ungenügende Kompression.

Folgende *Grundsätze* gelten für die Kompression: Der Punkteur (oder efahrene Kollege) komprimiert, die Kompressionsdauer muss objektiviert und es muss mit Beharrlichkeit und Kontinuität komprimiert werden.

Die *Nachsorge* ist für das zeitige Erkennen von Gefäßverschluss und Hämatom im Hinblick auf die mögliche Notwendigkeit der chirurgischen Intervention besonders wichtig. Mangelhafte Überwachung, insbesondere bei Verlegung in ein anderes Krankenhaus bzw. innerhalb eines Klinikums auf Stationen, die selten mit der Nachsorge angiographierter Patienten konfrontiert werden, ist gehäuft mit Problemen in der Patientennachsorge vergesellschaftet. Dies ist ganz allgemein immer dann zu erwarten, wenn Schwestern und Ärzte nicht ausreichend mit dem Erkennen und der Behandlung von Nachblutungen vertraut sind. Bei Außendurchmessern von F-5- gilt 8 h Bettruhe. Bei Verwendung von Kathetern und Schleusen, deren Außendurchmesser F-5- überschreiten, wird nach wie vor 24 h Bettruhe empfohlen. Thrombosen sind – insbesonders im Kindesalter – wegen der Spasmusneigung und bei Raynaud-Patienten häufig. Allein bei unkomplizierten F-4 Angiographien kann eine 4 h Bettruhe ausreichend sein. Hat sich danach kein Hämatom entwickelt, kann der kooperative Patient mit der Maßgabe der Schonung nach Hause entlassen werden. Unter diesen Rahmenbedingungen sind auch ambulante Angiographie durchführbar.

Arteriovenöse Fisteln treten vor allem bei gehäuften Punktionsversuchen in derselben Höhe auf, so dass bei versehentlicher Punktion der Vene der Punktionswinkel geändert werden muss. *Dissektionen* kann man dadurch vermeiden, dass Führungsdraht und Katheter nicht gegen Widerstand vorgeschoben werden (s. unten). Bei einem Hindernis – sollten auch wenn Blut aus dem Katheter zurückfließt – 0,5 ml Kontrastmittel injiziert werden, um die intraluminale Lage des Katheters zu verifizieren. Fließt das Kontrastmittel nicht frei ab, sondern bleibt ein Teil schalenförmig liegen, muss der Katheter in die Position zurückgezogen werden, in der alles Kontrastmittel sofort frei abfließt. Da der Katheter bei einem erneuten Vorschieben meist wieder in den Dissektionsspalt eintritt, muss die Angiographie vom erfahrenen Untersucher, ggf. sogar von einer anderen Punktionsstelle zu Ende geführt werden. Zweckmäßig ist es, sich vorsichtig mit einem Selektivkatheter (z. B. Kobrakonfiguration) auf die Gegenseite der Dissektion zu tasten und unter Rotation des Katheters mit dem vorwärtstastenden Führungsdraht zu versuchen, im freien Lumen zu bleiben.

Während bei diesem Vorgehen eine *Dissektion* in *retrograder* Richtung meist folgenlos verheilt (wenn man von dem Spätrisiko einer intimalen Proliferation der Gefäßwand absieht) und sich die abgehobene Intima häufig wieder von allein anlegt, sind die Auswirkungen einer *antegraden* Dissektion meist sehr schwerwiegend: Das strömende Blut wühlt sich in den neu entstandenen Spaltraum ein und hebt die Intima polsterförmig ab, um so das Lumen zu verlegen. Diese Gefahr besteht besonders bei superselektiven Sondierungen, z. B. am Truncus coeliacus und supraaortalen Bereich, aber auch bei allen antegraden Punktionsverfahren.

Die *Thrombose* an der Einstichstelle entsteht meist durch zu starke Kompression. Insbesondere wenn die Angiographie Stenosen in der Umgebung der Einstichstelle gezeigt hat, darf nur unter ständiger Pulskontrolle in der Peripherie komprimiert werden. Bei Kindern und bei Patienten mit sehr spastischen Gefäßen (z. B. M. Raynaud) muss die Kompression besonders vorsichtig erfolgen. Sind die Kinder jünger als 10 Jahre, verzichten wir auf einen Druckverband.

Die *Embolisation* von Partikeln über den Angiographiekatheter ist besonders in superselektiver Position gefährlich. Dies gilt für die Injektion von Kochsalzlösung wie Kontrastmittel, wobei Verunreinigungen oder Luftblasen injiziert werden können. Untersuchungen exstirpierter Organe oder bei Autopsien zeigten, dass Glassplitter von Ampullen, Baumwollfäden von Tupfern, Gummipartikeln von Flaschenverschlüssen und kleine Blutgerinnsel embolisiert werden können. Diese kleinsten Partikel haben in kritischen Organen wie Hirn und Herz deletäre Folgen. Das bedeutet aber nicht, dass in anderen Gefäßprovinzen mit minderer Sorgfalt vorgegangen werden darf. Die Spülung mit der vorbereiteten Kochsalz-Heparin-Lösung ist besonders bei Kathetern mit Seitlöchern wichtig und wird im 5-min-Abstand wiederholt. Sie spielt bei Selektivkathetern eine geringere Rolle. Als seltene – aber verheerende 96 Komplikation ist die sog. Cholesterinembolisation („shower") zu nennen, die bei der Passage von Aortenaneurysmen oder bei der PTA ausgelöst werden kann und immer zu irreversiblen ischämischen Schäden führt.

Um die Injektion von Luftblasen zu vermeiden, muss die Spritze stets mit der Öffnung nach unten und mit dem Stempel nach oben gehalten werden. Vor jeder Injektion (auch nach dem Entfernen des Führungsdrahtes) wird etwas Blut in die Spritze aspiriert.

Bei der Verbindung des Katheters mit der Druckspritze ist besonders auf dichte Schlauchverbindungen zu achten. Hohe Injektionsgeschwindigkeiten, z. B. bei der Darstellung des Aortenbogens, können an den Engstellen der Verbindungsstücke den Effekt einer Wasserstrahlpumpe hervorrufen und so Raumluft in das Gefäßsystem eindringen lassen! Tritt eine Komplikation ein, ist der verantwortliche Radiologe hinzuzuziehen und evtl. der zuständige Gefäßchirurg oder Anästhesist zu konsultieren. Etwa 6–12 h nach der Untersuchung sollte man den angiographierten Patienten besuchen, um durch persönliche Kontrolle eventuelle Komplikationen zu erkennen.

Nach jedem *Drahtgebrauch* sollte der Katheter, beginnend mit einer kräftigen Aspiration, gespült werden. Dies ist bei Übersichtskathetern mit mehreren Seitlöchern obligat und kann bei Selektivkathetern, abhängig von der Katheterposition, weniger strikt gehandhabt werden (**cave!** zerebrale und kardiale Angiographie). Ein *thrombosierter Katheter* darf dagegen nicht durch forcierte Injektion freigespült, sondern muss gewechselt werden. Naturgemäß darf auch nicht der Führungsdraht eingeschoben werden. Will man dennoch eine erneute Punktion vermeiden, kann man das Katheterende abschneiden und dann über das freie Katheterende eine Schleuse gleicher Frenchzahl in das Gefäß vorschieben. Der Katheter wird aus der Schleuse zurückgezogen und über die Schleuse der neue Katheter eingeführt. Eine zweite Möglichkeit besteht darin, einen Draht neben dem Katheter in das Gefäß einzubringen: Der verschlossene Katheter wird zunächst bis in Höhe der Bifurkation zurückgezogen; dann wird nahe der Punktionsstelle mit der Punktionskanüle ein Seitloch in den Katheter gestanzt und ein Führungsdraht 2–3 cm in den verschlossenen Katheter eingeführt. Nun kann durch Vorschieben des Katheters der Draht quasi im Seitschluss in das Gefäß und weiter bis in die kaudale Bauchaorta vorgeschoben werden. Der Draht wird 3 cm zurückgezogen und kommt frei. So kann der verschlossene Katheter entfernt und über den Führungsdraht ein neuer Katheter ins Gefäß gebracht werden.

Ein Katheter oder Draht darf *nie gegen Widerstand* vorgeführt werden. Außer im Herzen und im venösen System sollte in der Regel auch nicht auf eine Drahtführung verzichtet werden. Einen Katheter, der sich unter ein Plaque eingestemmt hat, sollte man nicht durch weiteres Drehen oder Vorschieben unter Spannung setzen; hier helfen sägezahnartige kleine Hin- und Herbewegungen weiter. Ragt der Draht nur bis 1 cm aus dem Katheterende heraus, ist er auch bei weich konstruierter Drahtspitze starr und kann so die Intima verletzen. Deshalb sollte das Katheterdrahtsystem in dieser relativen Lage nicht vorgeschoben werden (Ausnahme: Rekanalisationsversuche, bei denen man sich diesen Effekt zunutze macht). Wenn die Katheterspitze nicht frei im Gefäß liegt, soll aus dem gleichen Grund der Draht nicht durch kräftiges Vorschieben ins Gefäß gebracht werden. Er ist vielmehr, nachdem er das Katheterende erreicht hat, durch Zurückziehen des Katheters (über den fixierten Draht) freizubekommen.

Die Kombination von Katheter und Draht muss aufeinander abgestimmt sein: Ist eine Sondierung nur durch Katheteraustausch über den liegenden Draht wahrscheinlich, so muss die Drahtlänge ausreichend sein, den Katheter zu entfernen, ohne die selektive Position des Drahtes aufgeben zu müssen.

Vorbereitung des Patienten

Der Patient muss nüchtern zur Untersuchung erscheinen. Als Ausnahme gilt die am Nachmittag angesetzte Untersuchung, bei der ein leichtes Frühstück gestattet wird. Wegen der großen Kontrastmittelmengen ist eine Dehydrierung des Patienten auf alle Fälle zu vermeiden. TSH-, Kreatinin-, Quick-, INR- und PTT-Werte sollten vorliegen, bevor der Patient von der Station abgerufen wird.

Die Punktionsstelle wird rasiert. Der Ort des Zuganges ergibt sich aus dem klinischen Beschwerdebild, dem Pulsstatus und dem potentiellen operativen Zugang: Punktiert wird das Gefäß, das einerseits gute Pulse aufweist, andererseits nicht in einem zukünftigen Operationsfeld liegt.

Vorbereitung der Untersuchung bzw. des Eingriffs durch MTRA

Es sind sterile Siebe mit Standardinstrumenten und folgendem Inhalt bereitzuhalten:

Resterilisierbare Instrumente
- 1 Seldinger-Nadel (Metall nur bei antegrader Punktion),
- 1 Luer-Hähnchen (Metall),
- 2 Metallschüsseln für je 500 ml NaCl und 5000 Einheiten Heparin,
- einige Kompressen und Tupfer,
- 2 Kittel,

- 1 Lochtuch (vorzugsweise 200 · 150 cm),
- mehrere Abdecktücher (z. B. 150 · 75 cm),
- 1 Druckschlauch (resterilisierbar),
- 1 Metallschüssel (für 50 ml Kontrastmittel),
- 2 Kornzangen (1. zur mechanischen Reinigung, 2. zur Desinfektion).

Das sterilisierte Sieb wird auf einem fahrbaren Tisch ausgepackt. Zusätzlich wird unter sterilen Kautelen zusätzliches Einmalmaterial auf dem Tisch plaziert:
- 1 sterile Folie als Tischunterlage,
- 1 Seldinger-Nadel (z. B. Einwegmaterial),
- 1 Führungsdraht (J-Draht, Durchmesser 0,89 mm, Länge 150 cm,
- 1 Hautritzer,
- 1 Aufziehkanüle,
- 2 Einmalspritzen à 10 ml (Luer-Lock),
- 1 Einmalspritze à 10 ml (Standard),
- 2 Einmalspritzen à 20 ml (Luer-Lock),
- 1 Injektionskanüle G 21,
- Angiographiekatheter nach Angabe des Untersuchers,
- Kochsalz-Heparin-Lösung (cave: HIT = Heparin induzierte Thrombozytopenie)
- große Schüssel für Drähte, Katheter etc., kleine Schüssel als Spülung.

Verwendet werden heute ausschließlich F-5-, für Spezialindikationen (Zugang über A. brachialis, ambulante Untersuchung, Angiographie im Kindesalter) und F-4-Katheter, die mit ihrem Innenlumen einen Draht von 0,89 mm Durchmesser aufnehmen und allen Druckbelastungen der früher verwendeten F-7-Katheter entsprechen. Eine Auswahl der Kathetertypen ist in Abb. 14.1 zusammengestellt.

Der Patient wird bequem auf dem Untersuchungstisch gelagert und, falls noch nicht geschehen, an der Punktionsstelle rasiert. Die Punktionsstelle wird mit alkoholischer Desinfektionslösung 2fach gereinigt und anschließend mit sterilen Tüchern sorgfältig abgedeckt.

Untersuchungsgang

Eine routinemäßige *Prämedikation* wird meist nicht mehr durchgeführt; die Sedierung mit modernen Sedativa erfordert die Überwachung von Herz-Kreislauf-Funktionen und Sauerstoffsättigung (s. Kap. 19). Bei bekannter Kontrastmittelüberempfindlichkeit ist nach einem bestimmten Schema (s. Kap. 30) zu verfahren. Im folgenden ist der Untersuchungsgang am Beispiel der A. femoralis erläutert.

Lokalanästhesie

Das Leistenband (als Verbindung zwischen Spina iliaca anterior superior und Symphyse) und die A. femoralis werden palpiert. Die Einstichstelle liegt ca. 3–4 cm unterhalb des Leistenbandes (Abb. 14.2). Hier wird mit dem Lokalanästhetikum eine Hautquaddel gesetzt, so dass sich die Haut linsenförmig vorwölbt

und entfärbt (auf ca. 1 cm Durchmesser). Danach werden 3 Depots des Lokalanästhetikums injiziert: ventral in Stichrichtung sowie lateral und medial der Arterie.

Seldinger-Technik. Im folgenden ist die Punktion der rechten Seite mit der rechten Hand beschrieben. Bei Punktion der linken Seite bzw. durch den Linkshänder
muss entsprechend gegensinnig vorgegangen werden. Mit einer Lanzette wird in
die Quaddel in Richtung der Spaltlinien der Haut eine etwa 2 mm lange Inzision
geritzt. Das Gefäß wird korrekterweise so palpiert, dass Zeigefinger und Mittelfinger der linken Hand den Längsverlauf der A. femoralis verfolgen können. Ist dieser
Verlauf festgelegt, kann entweder punktiert werden oder die Hand wird um 90°
gedreht, so dass das Gefäß zwischen Zeige- und Mittelfinger mit der linken Hand
palpiert und fixiert wird und mit der rechten Hand punktiert werden kann. Mit
Hilfe der durch den Obturator verschlossenen Seldinger-Nadel wird in einem
Winkel von 30–45° die Arterie punktiert und dorsal perforiert. Die dorsale Perforation hat bei Patienten mit erhöhtem Blutungsrisiko zu unterbleiben, die Untersuchung sollte jedoch dann vom Erfahrenen durchgeführt werden, um eine
Dissektion zu vermeiden. Anschließend wird der Obturator entfernt und die Nadel
unter Beibehaltung des ursprünglichen Einstichwinkels zurückgezogen, bis hell-
rotes Blut kräftig pulsierend austritt. Nun wird die Nadel um 10–20° abgesenkt
und der Führungsdraht 20–30 cm weit eingeführt, wobei darauf zu achten ist, dass
keinerlei Widerstand besteht. Dabei kann der Punktionskanal durch zartes Vorschieben der Seldinger-Nadel über den harten Teil des Drahtes leicht gedehnt und
gesichert werden. Widerstand bedeutet, dass der Draht unter Durchleuchtungskontrolle manipuliert werden muss. Sieht man dabei, dass sich der Draht immer
am selben Ort verhakt und spürt man einen federnden Widerstand beim Vorführen des Drahtes, ist nach Sicherung der Nadel (Vorschieben) ein Drahtwechsel
indiziert (s. unten).

Beim freien Vorlaufen des Drahtes wird nun mit der rechten Hand die Nadel
zurückgezogen, während die linke die Punktionsstelle komprimiert. Dabei komprimieren Mittel- und Ringfinger der linken Hand das Gefäß, während Zeigefinger
und Daumen den Draht am Zurückgleiten hindern. Während mit Ring- und klei-
nem Finger der rechten Hand die Seldinger-Nadel über den Draht zurückgescho-
ben wird, werden mit einem in Kochsalz-Heparin-Lösung getränkten Tupfer, der
zwischen Daumen und Zeigefinger derselben Hand geklemmt ist, gleichzeitig
sämtliche Koagel und eventuellen Kontrastmittelreste sorgfältig vom Draht abge-
streift.

Nun formt die rechte Hand mit dem Draht eine große Schleife, wobei unter
kontinuierlicher Kompression der linken Hand das Ende des Drahtes zwischen
Zeigefinger und Daumen gedrückt und dort festgehalten wird, so dass ein 2 cm
langes, freies Ende nach distal zeigt. Über dieses freie Ende wird der Katheter der
Wahl mit der rechten Hand eingeführt. Unter kontinuierlicher Kompression der
linken Hand wird jetzt der Katheter in ganzer Länge auf den Draht aufgezogen
und wenige Millimeter subkutan vorgeführt. Das Einführen des Katheters in das
Gefäß erfolgt nach demselben Prinzip: während die Punktionsstelle mit Mittel-
und Ringfinger der linken Hand weiter komprimiert bleibt, wird die Spitze des
Katheters mit Zeige- und Mittelfinger der linken Hand in kleinen Schüben vorgeführt. Wichtig ist es dabei, mit der rechten Hand den Draht zu straffen bzw. wenige

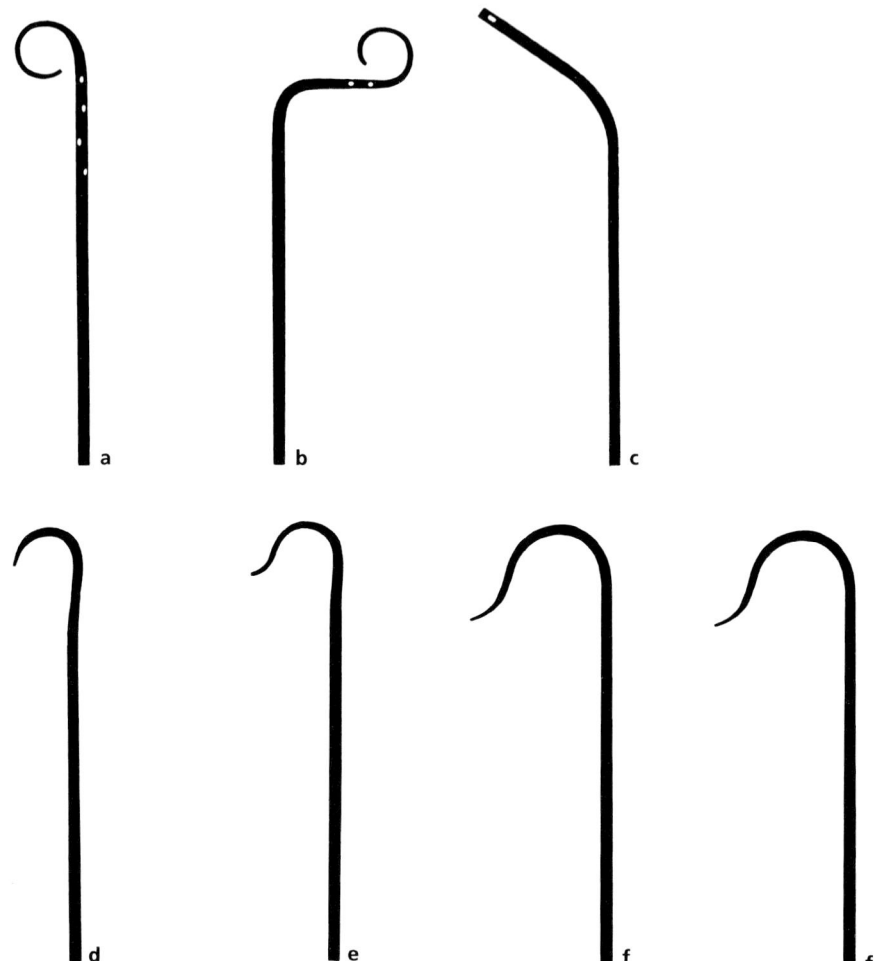

Abb. 14.1 a–m. Kathetertypen zur Angiographie. **a** Pigtailkatheter zur ungezielten Kontrastmittelinjektion in die Aorta. **b** Pulmonaliskatheter zur seitengetrennten Darstellung der Pulmonalarterien. **c** Universal-(Multipurpose-)Katheter für superselektives Arbeiten supraaortal und im
Viszeralarterienbereich (Verwendung vorwiegend mit Schleuse). **d** Einfacher Selektivkatheter
mit hirtenstabförmiger Krümmung (großer bzw. kleiner Krümmungsradius). **e** Viszeralarterienkatheter mit Sidewinderkonfiguration, kurzschenklig. **f** Viszeralarterienkatheter mit Sidewinderkonfiguration, langschenklig. **g** Sidewinder (Typ Simmons 3). **h** Kobrakatheter. **i** Katheter zur
Sondierung der V. spermatica rechts. **j** Headhunter für supraaortale Gefäße (z. B. A. vertebralis).
k Sidewinder (Typ Simmons 3, langschenklig). **l** Selektivkatheter (Bentson) zur Blutentnahme aus den Nebennierenvenen. **m** Selektivkatheter zur Darstellung von Bronchialarterien und
V. spermatica links

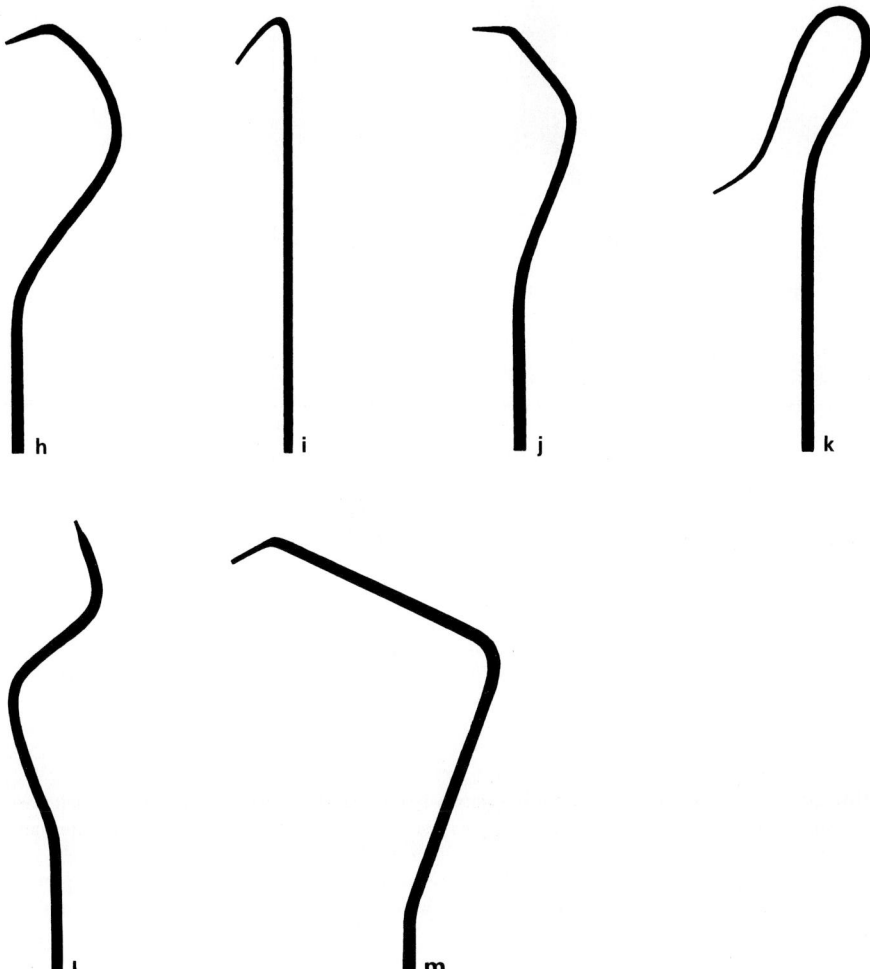

Millimeter zurückzuziehen, um eine Knickbildung im subkutanen Bereich des Drahtes zu vermeiden.

Der *Anfänger* sollte diese Schritte zunächst *mit Assistenz* üben, da das Einführen des Katheters ohne Assistenz besondere Konzentration und Geschicklichkeit erfordert.

Liegt die Katheterspitze in der Bauchaorta, kann der Führungsdraht entfernt werden. Es muss sich ungehindert Blut aspirieren lassen, so dass jetzt mit einer Kochsalz-Heparin-Lösung gespült werden kann. Es hat sich dabei als zweckmäßig erwiesen, zunächst evtl. angesammelte Blutkoagel in eine großlumige (20 mm) Heparin-Kochsalz-Spritze zu aspirieren, um den mit nichtkoaguliertem Blut angefüllten Katheter anschließend (nach nochmaliger kurzer Aspiration) über eine

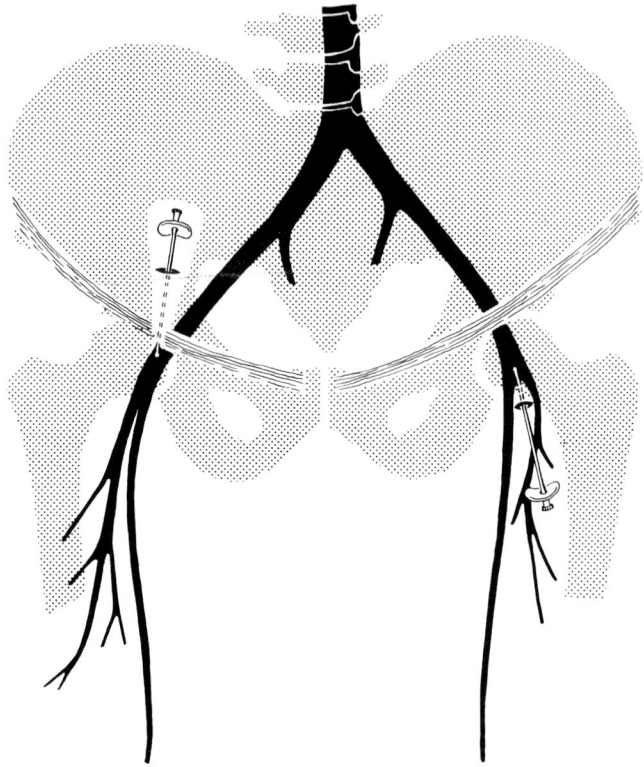

Abb. 14.2. Einstichstelle für die Punktion der A femoralis. Das Leistenband ist gestrichelt dargestellt. Die Einstichstelle in der Haut liegt bei der retrograden Punktion 3 bis 4 cm unterhalb, bei der antegraden Punktion 2 bis 4 cm oberhalb des Leistenbandes. Die Punktionsstelle der Arterie liegt jedoch in jedem Fall unterhalb des Leistenbandes, und zwar bei der retrograden Punktion 1 bis 2 cm, bei der antegraden Punktion unmittelbar unterhalb des Leistenbandes

2. Kochsalz-Heparin-Spritze zu spülen. Mit diesem Vorgehen ist man sicher, keine Koagel, insbesondere bei einer evtl. nachfolgenden Hochdruckinjektion, zu embolisieren. Bei länger dauernden Untersuchungen sollte der Katheter alle 5 min durch Spülen mit Kochsalz-Heparin-Lösung offengehalten werden, falls es sich um einen Seitlochkatheter handelt.

Besonderheiten der Untersuchungstechnik

Punktion der A. brachialis

Verwendet wird ausschließlich F-4- oder F-5-Punktions-, Draht- und Kathetermaterial. Die *Aufklärung* muss den *Verlust der Extremität* als sehr seltene – aber leider typische – Komplikation beinhalten.

Die Einstichstelle an der Haut liegt in der Hautfalte der Ellenbeuge ulnar und distal der Bizepsaponeurose bzw. des Lacertus fibrosus. Es ist auf eine besonders gute Anästhesie der Haut zu achten, in der Tiefe wird deutlich weniger als bei der Femoralispunktion injiziert (sonst Verschleiern des Palpationsbefundes bzw. Spasmus durch Irritation der Gefäßwand).

Sollen die *Handarterien* dargestellt werden, wird im Sinne einer Nadelangiographie (s. S. 193) vorgegangen. Zusätzlich sollte hier mit Vasodilatanzien (150 µg Nitroglyzerin langsam i. a.; 10–20 mg Nifedipin sublingual) gearbeitet werden. Aufnahmen im Abstand von 3 s.

Ist der Zugang ausnahmsweise Ausgangspunkt für eine Katheterangiographie, wird wie üblich in Seldingertechnik vorgegangen. Das Einlaufen des Drahtes wird in jeder Phase unter Durchleuchtung kontrolliert, um ein Abweichen in die A. vertebralis zu verhindern. Der Katheter wird in der Regel bei Erreichen der Aorta nachgeführt. Sollen der Aortenbogen und/oder seine Äste aufgesucht werden, sind meist keine besonderen Sondierungstechniken nötig. Hingegen erfordert die Sondierung der deszendierenden Aorta das Ausnutzen von vorgegebenen Krümmungen des Katheters (ersatzweise auch Drahtes), um die nach links dorsal ziehende Schlagader zu erreichen (Ausnutzung einer schrägen Durchleuchtung!).

Anschließend wird der Katheter über den wieder eingeführten Draht entfernt. Nach einer 10minütigen Kompression wird ein dachziegelartiger (kein zirkulärer) Druckverband angelegt. Obligat ist eine Visite des Patienten nach 4–6 h. **Cave!** Gefäßverschluss!!!

Punktion der A. axillaris

Die Punktion der A. axillaris zum Einführen eines Katheters ist mit einer Komplikationsrate von über 3 % behaftet, die insbesondere den Gefäßverschluss, die Blutung, neurologische Ausfälle und falsche Aneurysmen betreffen. Wenn auch der Gefäßverschluss der A. axillaris – anders als der der A. brachialis – die Extremität nicht sofort unmittelbar bedroht, so sind es insbesondere bleibende neurologische Ausfalle, die als Komplikationen (ca. 5 %) das Verfahren stark in den Hintergrund gedrängt haben. Wichtig ist dabei, dass die Punktion jenseits des Abganges der Kollateralgefäße, also nicht zu zentral, stattfindet.

Daraus ergibt sich, dass der transaxilläre Zugang zur Arteriographie nur dann gewählt werden darf, wenn die Fragestellung nicht durch CT-A oder MR-A beantwortet werden kann bzw. andere Alternativen wie der transfemorale oder der transbrachiale Zugang verwehrt sind.

Untersuchungsgang

Dem Patienten wird eine Operationshaube aufgesetzt, und er muss den Arm oberhalb des Kopfkissens aufstützen. Nach Rasieren und Desinfektion erfolgt die Abdeckung. Die Einstichstelle zur Punktion in der Haut liegt etwa 7 cm vom tiefsten Punkt der Achselhöhle entfernt. Die A. axillaris ist oft unter dem Rand des M. pectoralis major versteckt, und ihr Puls ist nur schwach tastbar. Man darf sich nicht verleiten lassen, in der Mitte der Achselhöhle ein kräftig pulsierendes Gefäß aufzusuchen, sondern muss die Randfasern des M. pectoralis mit dem palpierenden Finger zur Seite schieben, um den oft schwierig zu ertastenden Hauptstamm der A. axillaris zu finden. Die Lage des Arms ist so zu verändern, dass der Puls optimal zu palpieren ist; ggf. kann ein kleines Kissen unter der Schulter die Palpation erleichtern. Punktiert werden darf erst, wenn der Puls sicher getastet werden kann. Zur Lokalanästhesie wird die Arterie sparsam umspritzt, um den Palpationsbefund nicht zu verfälschen. Der Hautritz wird an der Stelle des Arms vorgenommen, an der der gemeinsame Ursprung des kurzen Bizepskopfes und des M. coracobrachialis in der Tiefe unter dem M. pectoralis major verschwindet.

Der Punktionswinkel beträgt ca. 45° zur Horizontalen. Die Punktionsrichtung muss besonders sorgfältig gewählt werden, da das Gefäß häufig einen Bogen beschreibt. Auch hier ist anzustreben, das Gefäß möglichst mit dem 1. Stich zu treffen, da mit der Zahl der Punktionen auch die Gefahr der Plexusläsion wächst. Wird der Plexus axillaris getroffen, ruft dies beim Patienten einen heftigen elektrisierenden Schmerz hervor. Die Einführung des Drahtes ist oben unter „A. brachialis" beschrieben.

Beim Entfernen des Katheters soll darauf geachtet werden, dass die Endkrümmung durch Einführen des Führungsdrahtes aufgerichtet ist; zuvor sollte der Katheter in nicht gefährdender Position kräftig mit Kochsalz gespült werden. Die Kompression muss mit besonderer Sorgfalt erfolgen, wobei die minimale Kompressionsdauer 15 min beträgt. Wichtig ist die persönliche Visite auf der Station (4–6 h nach dem Eingriff), um ein chirurgisch behandelbares Hämatom, das zur Nervenlähmung führt, zeitig zu erkennen!

Antegrade Punktionstechnik der A. femoralis communis

Die antegrade Punktion der A. femoralis ist meist vor dem interventionellen Gefäßeingriff indiziert. Da die Hände des Untersuchers einer höheren und u. U. direkten Strahlenexposition ausgesetzt sind, sollten zunächst die Möglichkeiten des kontralateralen Zuganges (sog. Cross-over-Technik) ausgelotet werden. Die antegrade Punktion ist deutlich schwieriger als die retrograde und erfordert zur sicheren Durchführung genaue anatomische Kenntnisse und Erfahrung. Wir bevorzugen die unter Durchleuchtung durchgeführte genaue Markierung der Punktionsstelle, die unter allen Umständen *unterhalb des Leistenbandes* erfolgen muss. Der hinsichtlich einer potentiellen retroperitonealen Blutung kritische Punkt am Übergang der A. iliaca externa zur A. femoralis communis ist markiert durch die Abgänge der A. epigastrica inferior und der nach lateral ziehenden A. circumflexa ilei inferior. Darüber liegt anatomisch das Leistenband. Unter Durchleuchtung projiziert sich dieses in weit über 90 % in das kraniale Drittel der Wegstrecke, die die A. femoralis communis über dem Hüftkopf einnimmt. Eine Blutlanzette oder eine Kanüle wird mittels Durchleuchtung genau über der Mitte des Femurkopfes im gedachtem Schnittpunkt mit der Arterie auf die Haut des Patienten plaziert. Die Lokalanästhesie beginnt dann 1 cm kranial der Lanzette und wird über der Arterie nach kaudal zu verteilt. Für die Punktion wird das Einstichloch der Lokalanästhesie benutzt. Sie erfolgt palpationsgezielt etwa im Winkel von 30° (flacher als üblich) auf die Femoralarterie zu. Bei korrektem anatomischem Vorgehen ist die Punktionsrichtung dabei deutlich mediolateral. Diese Vorgehensweise führt in der Regel dazu, dass die Arterie deutlich über der Aufgabelung getroffen wird. Nur so ist die meist gewünschte Sondierung der A. femoralis superficialis erleichtert.

Dennoch läuft der Führungsdraht bei korrekter Punktion sehr häufig zunächst in die A. profunda femoris, da die Nadelspitze nach dorsal auf ihren Abgang zeigt. Die A. femoralis superficialis entspringt jedoch in ventraler Richtung. Dies macht häufig die Verwendung eines steuerbaren Drahtes erforderlich, da Lagekorrekturen (meist Absenken) der Nadel zur Sondierung der A. femoralis superficialis nicht immer ausreichen. Roadmap-Techniken sind hierbei sehr hilfreich. Aus strahlenhygienischen Gründen sollten diese jedoch sparsam mit sehr streng eingeblendetem Feld erfolgen.

Nadelangiographie

Die Darstellung der Gefäße eines einzelnen Beines oder des Unterarmes bzw. der Hand über eine Seldinger-Nadel ist eine relativ einfache und risikoarme Untersuchung. Sie sollte insbesondere bei der unteren Extremität dann bevorzugt werden, wenn auf die Kontrastierung der distalen Bauchaorta und der Gefäße des anderen Beines verzichtet werden kann, da die Gefäßdarstellung insbesondere im Hinblick auf die Unterschenkel- und Vorfußarterien besonders kontrastreich wird.

Nach Ziehen des scharfen Innenmandrains der Seldinger-Nadel wird der Führungsdraht wie gewohnt ca. 10–20 cm weit eingeführt und die Nadel über den liegenden Führungsdraht um 2–4 cm in das Gefäß hineingeschoben. Die Nadel ist beim Vorschieben genauso flach zu halten wie beim Einführen des Drahtes, d. h. in einem Winkel von maximal 20° zur Horizontalen. Bei Entfernung des Drahtes kann Kochsalz bzw. Kontrastmittel injiziert werden. Bei Kontrastmittelinjektion müssen Menge und Injektionsgeschwindigkeit gegenüber der Katheterangiographie fast halbiert werden. Nach der Entfernung der Nadel gelten grundsätzlich die gleichen Sicherheitsvorkehrungen für die Kompression wie bei der Katheterangiographie, wenn man von der heute üblichen Verwendung von 5-F-Systemen ausgeht.

Gegenstromarteriographie

Ist die Darstellung des Gefäßsystems beider Beine indiziert und gelingt es jedoch nicht, den Führungsdraht oder Katheter bis in die distale Bauchaorta vorzuführen, kann die sog. „Gegenstromangiographie" versucht werden. Hierzu wird – wie bei der direkten Nadelangiographie – die Nadel über den Führungsdraht bis zum Anschlag vorgeschoben. Um das Kontrastmittel entgegen dem Blutstrom in die distale Bauchaorta und in die Gefäße der Gegenseite zu injizieren, muss die Injektionsgeschwindigkeit auf 16–18 ml/s erhöht werden. Das Injektionsvolumen liegt etwas höher als bei einer Katheteraortoarteriographie.

Schwierigkeiten beim Einführen des Führungsdrahtes

1. Der Draht kann nicht durch die Nadel hindurch in das Gefäß vorgeschoben werden, obwohl das Blut frei im Strahl spritzt. In diesem Fall muss die Nadel möglichst weit gesenkt werden, so dass sie nahezu horizontal liegt, Blut jedoch immer noch frei spritzt. Nun wird der Draht nochmals vorsichtig tastend eingeführt. Eventuell muss die Nadel hierbei zusätzlich etwas nach medial oder lateral gerichtet werden. Bringen auch diese Manöver keinen Erfolg und spritzt das Blut weiterhin frei, muss der Verlauf der A. femoralis communis durch eine kurze Kontrastmittelinjektion in die Seldinger-Kanüle sichtbar gemacht werden. Nach dem Ergebnis dieser Untersuchung kann eventuell ein anderer Draht verwendet werden bzw. eine Änderung der Richtung der Seldinger-Nadel indiziert sein. Spritzt kein Blut mehr, ist diese zu entfernen und eine Kompression für mehrere Minuten anzuschließen.

2. Der Draht lässt sich nur 5–10 cm weit in das Gefäß einführen. In diesem Fall wird die Seldinger-Nadel über den liegenden Führungsdraht unter Beibehaltung der Punktionsrichtung mit leicht drehenden Bewegungen 1–2 cm weiter vorgeführt, während das Nadelende gleichzeitig leicht gesenkt wird, damit sich die Nadel sicher im Lumen befindet. Wichtig ist, dass die Nadel über den Draht gleitet und durch dieses Manöver der Draht nicht weiter vorgeführt wird. Anstelle des geraden wird jetzt ein an der Spitze J-förmig gekrümmter Führungsdraht oder ein sog. Benson-Draht eingefädelt: Mit Hilfe dieser Spezialdrähte gelingt es meist Stenosen zu passieren. Auch hier empfiehlt es sich, das Gefäß kurz retrograd anzuspritzen und eventuelle drehstabile Drähte unter kontinuierlicher Rotation vorsichtig über die Stenose zu manipulieren. Ist auch mit J-Draht keine Passage möglich, sollte ein erfahrener Untersucher hinzugezogen werden, bevor eine Gegenstromarteriographie indiziert wird.

3. Der Draht lässt sich nur bis in die A. iliaca communis, nicht aber bis in die Bauchaorta vorführen. In diesem Fall wird über den liegenden Draht ein Selektivkatheter in die A. iliaca externa eingeführt. Während der Katheter vorgeschoben wird, muss unter Durchleuchtung sichergestellt werden, dass der Draht nicht unkontrolliert in die Stenose hineingestoßen wird. Die meist exzentrische Stenose darf nur mit leichter Hand passiert werden. Der Draht ragt dabei wenige Zentimeter weit über die Katheterspitze hinaus. Durch Drehbewegungen des Katheters wird der Winkel, in dem sich der Draht zur Gefäßwand einstellt, verändert. Gleichzeitig wird unter vorsichtigem Tasten versucht, den Draht oder Draht und Katheter gemeinsam durch die Stenose hindurchgleiten zu lassen. Ein Katheterwechsel (z. B. Kobrakatheter) kann sehr zweckmäßig sein. Falls sich ein gekrümmter Führungsdraht oder Katheter nicht mehr drehen lässt, muss eine Dissektion angenommen und der Draht zurückgezogen werden. Unter *vorsichtigen* Anspritzen mit Kontrastmittel wird der Katheter so weit zurückgezogen bis Kontrastmittel frei abfließt, statt im Dissekat stehenzubleiben.

Spezielle Untersuchungstechniken sind in den folgenden Kapiteln beschrieben. Ist die Angiographie beendet, wird der Katheter wieder aus dem Gefäßsystem unter Kompression entfernt. Heute sind üblicherweise keine starren Katheter mehr im Handel, die eine starke Krümmung ihres Endes aufweisen, so dass in aller Regel kein *Wiedereinführen* des *Führungsdrahtes* zum Aufrichten erforderlich ist. Ausnahmen:

- fortgeschrittene Arteriosklerose (arteriosklerotische Plaques können aufgerissen werden) sowie Zustand nach Katheterpassage;
- hochgradige Stenosen und

- sehr dünnlumige Gefäßzugänge (enge Iliakaachse beim Raynaud-Patienten,
- Zugang über die A. brachialis und
- direkt nach Stentimplantation).

Arteriographie bei Kindern

Das kindliche Gefäßsystem beantwortet jede Irritation mit einem ausgeprägten Spasmus. Jede Berührung der Gefäßwand mit einer Anästhesiekanüle, Punktionskanüle, Führungsdraht oder Katheter ruft eine heftige Kontraktion der glatten Muskulatur hervor. Daraus resultiert, dass ein Vasospasmus für mindestens 60 min weitere Punktionen verhindert. Wird die Punktion in dieser Situation erzwungen, kann das Einführen des Drahtes in die verengte Arterie bleibende Schäden hervorrufen. Nach Untersuchungsende bedeutet das Entfernen des Katheters eine erneute Traumatisierung der Gefäßwand mit Vasospasmus. Durch den verlangsamten Blutfluss und dem im Vergleich zum Arteriendurchmesser sehr großen Punktionsloch ist daher die Gefahr einer Thrombose gegenüber einer Untersuchung beim Erwachsenen um ein Vielfaches erhöht. Arteriographien bei Kindern gehören in die Hand eines erfahrenen Angiographikers. Darüber hinaus erfordert die Untersuchung hohe Aufmerksamkeit und Konzentration des Untersuchers; dem muss organisatorisch Rechnung getragen werden.

■ Indikation

Die Indikation zur Angiographie bei Kindern ist entsprechend der psychischen Traumatisierung und der erhöhten Komplikationsrate besonders streng zu stellen, folgt jedoch im Prinzip der Indikation im Erwachsenenalter mit Ausnahme der arteriellen Verschlusskrankheit.

Untersuchungsgang

Die heute verwendeten F-4-Systeme erlauben ein wesentlich komplikationsfreieres Arbeiten als dies in der Vergangenheit der Fall war. Der Punktionsort liegt einen Querfinger unter dem Leistenband. Es ist anzustreben, das Gefäß mit dem ersten Stich zu treffen. Nach beendeter Untersuchung muss bei der Kompression der Punktionsstelle der mit dem Finger ausgeübte Druck wesentlich schwächer sein als nach den Körperproportionen zu erwarten wäre. Der Kompressionsverband entfällt. Die Gefahr ist weniger die des Hämatoms, sondern des iatrogenen Verschlusses.

Entfernung des Katheters und Kompression

Die Punktionsstelle wird mit einem Tupfer komprimiert, wobei der Druck über der Einstichstelle am Gefäß und nicht über der Hautöffnung ausgeübt wird. Als Grundsatz gilt, dass nur der Untersucher komprimiert, der die Arterie punktiert hat. Die Kompression darf nicht so massiv ausgeführt werden, dass die Blutversorgung des Beines vollständig unterbrochen ist, sondern muss so dosiert sein, dass distal der Kompressionsstelle der Arterienpuls noch schwach tastbar bleibt:

2 Finger komprimieren, der 3. tastet den Puls. Die Kompressionsdauer beträgt 5 min, nach mehrfachem Katheterwechsel, nach Benutzung einer Schleuse oder bei Patienten mit Hypertonie entsprechend länger zwischen 10 und 15 min. Bei Kombination mehrerer Risikofaktoren im Sinne einer Blutungsneigung und großlumigen Zugängen muss über 20–30 min komprimiert und ein entsprechender Druckverband angelegt werden.

> **MERKE**
>
> 1. Kompression nur vom Untersucher.
> 2. Kompression immer im Stehen, nicht im Sitzen.
> 3. Während der Kompression gilt die volle Aufmerksamkeit der Punktionsstelle, keine Betrachtung von Röntgenbildern über die Schulter!
> 4. Objektivierung der Zeit durch Stoppuhr oder Wecker.
> 5. Die Kompression ist erst beendet, wenn der Patient mit einem Druckverband im Bett liegt.

Während der Kompression wird der Patient über den Befund insofern informiert, als Absprachen mit dem zuweisenden Kollegen bestehen. Ausmaß dieses Gesprächs muss die Verständnislage und Belastbarkeit des Patienten zum Zeitpunkt der Untersuchung sein. Es ist durchaus vertretbar, den Patienten auf die Notwendigkeit einer subtilen Befundung durch mehrere Spezialisten hinzuweisen, die erst nach Entwicklung aller Bilder und Abschluss der Untersuchung stattfinden kann.

Anschließend werden die Verhaltensmaßregeln, die beim Aufklärungsgespräch bereits angedeutet wurden, nochmals wiederholt: der Patient muss bei der Punktion mit F-5-Kathetern 3–4 h in flacher Rückenlage sein, was ein Aufsitzen ausschließt. Für 8 h ist strenge Bettruhe einzuhalten (auch Essen, Trinken, Wasserlassen, Stuhlgang flach im Bett liegend!). Danach kann der Kompressionsverband entfernt werden und dem Patient wird gestattet, sich im Umfeld der Station vorsichtig zu bewegen.

Bei Verwendung von Schleusen und Kathetern > F-5 ist die Liegedauer auf 24 h auszudehnen.

Der Patient muss darauf hingewiesen werden, dass gefährliche Nachblutungen auftreten, wenn diese Anweisungen nicht befolgt werden. Wurden größere Kontrastmittelmengen injiziert, kommt es zur osmotischen Diurese, so dass der Patient dazu angehalten werden muss, reichlich Flüssigkeit zu trinken (*jedoch cave: Herzinsufflzienz*). Externen Patienten ist vor dem Heimtransport, insbesondere im Hochsommer, Tee oder Mineralwasser anzubieten.

Nur bei unkomplizierten F-4 Angiographien kann die Untersuchung ambulant erfolgen, wenn nach 4 h Bettruhe die Punktionsstelle unauffällig ist.

Druckverband

Das punktierte Bein wird im Hüftgelenk um 45° gebeugt und um 30° abgespreizt. Eventuelle Blutreste auf der Haut werden beseitigt. 2 neue Tupfer werden mit 2

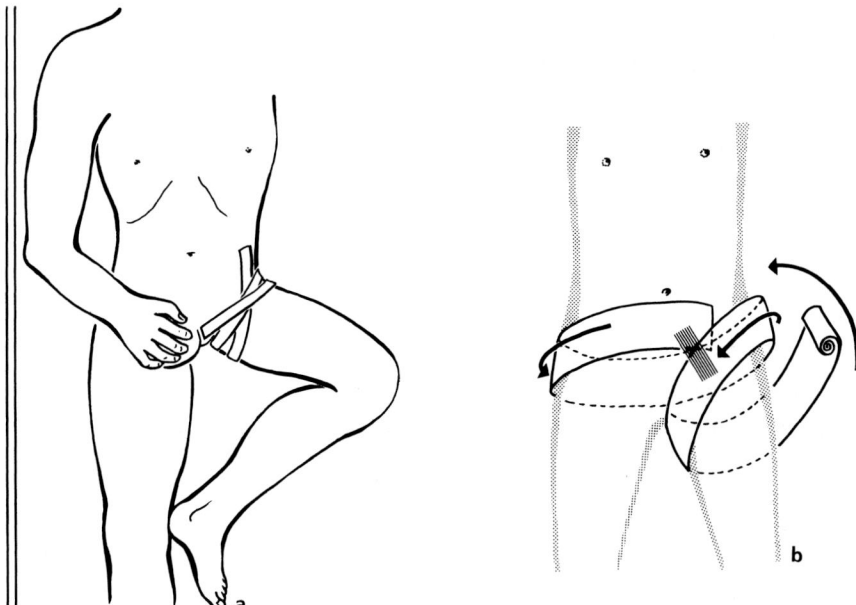

Abb. 14.3a, b. Kompressionsverbände nach Femoralisarteriographie. **a** Normaler Kompressionsverband. **b** Zusätzlicher Kompressionsverband bei erhöhter Gefahr der Nachblutung

Pflasterstreifen (2,5 cm Leukosilk) so fixiert, dass die Tupfer allseits umschlossen sind und beim Strecken des Beins mit Spannung auf die Punktionsstelle drücken (Abb. 14.3). Zu diesem Zweck werden die Pflasterstreifen von der Innenseite des Oberschenkels zur seitlichen Bauchwand gezogen und überlappen sich x-förmig über dem Tupfer.

Haare an der Innenseite des Oberschenkels müssen vor dem Aufkleben des Pflasterstreifens abrasiert werden; der Verband haftet besser und das Pflaster ist später leichter zu entfernen. Jetzt wird der Patient in das Bett umgelagert, wobei der Untersucher ständig mit der Hand auf die Tupfer über der Punktionsstelle drückt. Erst wenn der Patient bequem liegt, nimmt der Untersucher seine Hand von der Punktionsstelle. Die zusätzliche Kompression mit einem Sandsack hat keine Vorteile.

MERKE

Es gehört zu der Pflicht des Radiologen, 4–8 h nach einer Arteriographie ersatzweise auch am nächsten Vormittag seinen Patienten zu besuchen. Nur so kann eine falsche Kompressionstechnik (Thrombose oder Hämatom) erkannt und abgestellt werden.

Konventionelle Filmdokumentation und digitale Subtraktionsangiographie

Grundsätzlich bietet die *konventionelle Technik* die Vorteile einer:
- höheren räumlichen Auflösung (gegenüber 1024 × 1024 noch ca. um den Faktor 3);
- geringeren Bewegungsartefaktanfälligkeit;
- Möglichkeit eine größere „region of interest" in einem Bild darzustellen;
- bedingt höheren „Standardisierung" gegenüber der Manipulierbarkeit des digitalen Bildes, was das Nachvollziehen der Befunde für die klinischen Kollegen u. U. erleichtert.

Bei der *digitalen Subtraktionsangiographie (DSA)* wird ähnlich der konventionellen (photographischen) Subtraktion ein Leerbild der zu untersuchenden Körperregion (Maske) von einem Füllungsbild – allerdings elektronisch – subtrahiert.

Folgende *Vorteile der intraarteriellen DSA* sind hervorzuheben:
- Höhere Kontrastauflösung, die auch durch die konventionelle Subtraktion nicht erreicht wird.
- Geringerer Kontrastmittelbedarf entsprechend geminderter Risiken großer Kontrastmittelmengen.
- Vermeiden der Nachteile von Druckinjektionen (Intimaverletzung, Rückstoß), wenn diese durch Handinjektionen ersetzt werden können).
- Sofortige Verfügbarkeit des digitalen Bildes und entsprechend
- vermindertes Risiko durch kürzere Untersuchungszeit und
- kürzere Arbeitsplatznutzungs- und Untersucherzeit.
- Geringere Filmkosten.

Die *Nachteile der DSA* sind:
- Höhere Empfindlichkeit gegenüber Bewegungsartefakten (Patientenbewegung, Atmung, Schlucken, Darmmotilität [Unterdrückung durch Buscopan i.v./i.a. Nebenwirkungen s. S. 29 u. Kap. 31], Pulsation). Entsprechend ist eine
- bessere Patientenkooperation erforderlich;
- je nach Anlage eventuell keine ausreichend schnelle Bildfolge im gepulsten Betrieb möglich.

Die DSA bietet eine Reihe von *elektronischen Nachverarbeitungsmöglichkeiten.* So können Helligkeit und Kontrast verändert und der Kontrast kann invertiert werden. Durch spätes Setzen einer Maske (Remasking) können Artefakte durch zeitlich vor der Maske liegende Bewegungen ausgeklammert werden und es ist möglich frühe und späte Füllungen in einem Bild mit komplementärem Kontrast zusammenzufassen. Integrierte Bilder erhöhen das Signal-Rausch-Verhältnis. Durch elektronisches Verschieben der Maske (Pixelshift) können Translationsbewegungen z. T. kompensiert werden. Zusammenfassen hoher Kontraste über eine Bildfolge hinweg zu einem errechneten neuen Bild (Vascular tracing) ermöglicht den Gefäßverlauf auch bei langsamem Fluss übersichtlich darzustellen. Während der Untersuchung kann das Unterlegen des aktuellen Durchleuchtungsbildes mit einem „eingefrorenen" unmittelbar zuvor gewonnenen Durchleuchtungsbild mit

Kontrast (sog. Road map) eine komplizierte Sondierung erheblich erleichtern. Ist bei der Auswertung einer DSA-Serie nicht zu entscheiden, ob es sich um einen Subtraktionsartefakt handelt, kann jederzeit auf das nicht subtrahierte Bild zurückgegriffen werden.

Oft werden DSA-Aufnahmen mit zu hohem Kontrast dokumentiert. Die Einstellung von Helligkeit und Kontrast sind dann optimal, wenn die kontrastmittelbedingte Verschattung im interessierenden Gefäßabschnitt so wiedergegeben wird, dass das entsteht, was in der Fotografie ein „durchgezeichneter Schatten" genannt wird. Das heißt, Kontrastunterschiede durch unterschiedliches freies Lumen (z. B.: Plaque) bzw. unterschiedliche Kontrastfüllung des Gefäßes sollten noch aufgelöst werden. Dem Untersucher steht während der Bearbeitung einer Bildfolge sehr viel mehr Information zur Verfügung, als in den wenigen dokumentierten Bildern festgehalten wird.

14.2
Übersichtsaortographie

J. Scharf und G.W. Kauffmann

Darstellung des Aortenbogens und seiner Äste

■ Indikation

Die Indikation zur Aortenbogendarstellung ist heute auf *wenige Fragestellungen* eingeengt. Variationen des Aortenbogens können in den Schnittbildverfahren schwer übersichtlich darzustellen sein. Die Arteriosklerose des Aortenbogens kann Ausgangspunkt arterio-arterieller Embolien sein. Einige Erkrankungen wie die Takayasu-Arteriitis erfassen vorzugsweise die Abgänge der brachiozephalen Gefäßstämme. Bei der Aortendissektion, die prinzipiell genauso gut mit der CT oder der MRT oder besonders sensitiv mit dem transösophagealen Ultraschall erfasst werden kann, sind wichtige Fragestellungen wie Reentry, Einbeziehung der Viszeral- und Nierenarterien in die Dissektion und die Perfusion der abhängigen Organe u. U. erst unter Zuhilfenahme der dynamischen Information, die die angiographische Serie bietet, sicher zu beantworten.

Für die Untersuchung von Stenosen der A. carotis interna oder gar von intrakraniellen Gefäßen wird man die Injektion in den Aortenbogen nicht als ausreichend ansehen und eine selektive Gefäßdarstellung anstreben (s. S. 237). Allenfalls als präoperative Verdeutlichung der Morphologie von Befunden an den hirnversorgenden Halsgefäßen und zur Bestätigung des Dopplerbefundes kann die Aortenbogeninjektion genügen. Die Fragen an die Angiographie werden sich aber in der Regel nicht auf die Morphologie der Carotisbifurkation beschränken sondern auch auf den Ausschluss nachgeschalteter Stenosen (Carotissiphon, intracranielle Arterien) gerichtet sein.

Die *i.a.-DSA* bietet bei moderner Ausstattung für alle Fragestellungen eine ausreichende Auflösung. Gerade in Notfällen, in denen der Patient durch den Anästhesisten begleitet wird, fallen eine Reihe der auf S. 198 genannten Nachteile nicht ins Gewicht. Obwohl die i.a. DSA das Risiko einer zerebralen Embolie beinhaltet, sind bei der Erwägung einer *i.v.-DSA* folgende Nachteile zu bedenken: Die bei intravenöser Injektion erforderlichen großen Kontrastmittelmengen führen zu einem erhöhten kardialen und renalen Risiko. Die Wahrscheinlichkeit einer Unverträglichkeitsreaktion oder von gastrointestinalen Nebenwirkungen mit Erbrechen nimmt zu. Der Kontrast ist gegenüber einer i.a. DSA schlechter und bei insuffizienter Herzauswurfleistung oft unzureichend. Gefäßüberlagerungen beeinträchtigen zusätzlich die Abbildungsqualität. Nichtinvasive bildgebende Verfahren (MR-Angio) erreichen schon jetzt eine Darstellungsgenauigkeit die der i.v.-DSA überlegen ist, und haben die i.v. DSA in den hier besprochenen Fragestellungen abgelöst und werden in vielen Fragestellungen auch die i.a.-DSA verdrängen. Außer bei speziellen Fragestellungen kann die i.a.-DSA statt einer MRA des Aortenbogens indiziert sein, weil die MRT nicht in Frage kommt: intensiv-überwachungspflichtiger Patient, Implantate (Herzschrittmacher, metallisches cochleares Implantat, Insulinpumpe, ferromagnetische Aneurysmaclips, Hinterstrangstimulatoren, orbitaler ferromagnetischer Fremdkörper), Klaustrophobie (5–10 %)

■ Kontraindikationen und Komplikationen

Da die Untersuchung zu irreversiblen neurologischen Ausfällen führen kann, die vital gefährdend bis letal sein oder zu erheblichen Beeinträchtigungen führen können, ist die Indikation besonders streng zu stellen. Eine Untersuchung ohne therapeutische Konsequenz verbietet sich wie bei jeder invasiven Arteriographie. Der Befund der Doppelsonographie der hirnversorgenden Halsarterien, falls indiziert auch der Befund des transkraniellen Dopplers müssen bei Beginn der Untersuchung vorliegen. Nur so kann die Indikation auf klare Kriterien gegründet und die Untersuchung auf den Einzelfall abgestimmt und sinnvoll beschränkt oder zu einer selektiven Darstellung erweitert werden. Die besonderen Risiken sind in die Aufklärung einzubeziehen. Neurologische Grundkenntnisse des Untersuchers sind wünschenswert, damit die Differentialdiagnose etwa zwischen einer Aphasie oder einer Hirnstammischämie und einer Kontrastmittelreaktion schnell gestellt und die entsprechenden Konsequenzen gezogen werden können. Selbstverständliche Voraussetzung ist eine präzise Dokumentation eines pathologischen neurologischen Ausgangsbefundes.

■ Vorsichtsmaßregeln

Zur Vermeidung einer iatrogenen Embolie sind folgende Vorsichtsmaßregeln genau zu beachten (s. auch S. 184):

1. Die Spritze wird so eingestellt, dass die letzten 10–15 ml nicht injiziert werden.
2. Eventuell an der Wand haftende Luftblasen werden durch Beklopfen mit den Fingerknöcheln zum Aufsteigen gebracht.
3. Der Verbindungsschlauch der Druckspritze wird blasenfrei gespült (Licht einschalten!).
4. Die Spritze wird steil mit der Öffnung nach unten und dem Stempel nach oben gestellt.
5. Beim Anschließen des Pumpenschlauches lässt der Untersucher Spülflüssigkeit retrograd aus dem Katheter zurücklaufen und gleichzeitig die Pumpe tropfenweise vorlaufen, so dass die Verbindung beim Konnektieren von Luft freigespült wird.
6. Der Pigtailkatheter als Seitlochkatheter erfordert regelmäßiges kräftiges Spülen (nicht seltener als alle zwei Minuten) wenn es zwischen den Serien zu technischen Verzögerungen kommt. Grundsätzlich empfiehlt sich, gewohnheitsmäßig das Verschlusshähnchen am Katheterende *während* des Spülens (nicht nach dem Spülen) zu schießen, damit eine Säule heparinisierten Kochsalzes (statt Blut) im Katheter steht.
7. Werden die bisherigen angiographischen Serien durchgesehen, um zu entscheiden, ob die Untersuchung abgeschlossen werden kann, wird zuvor der

Katheter in die Aorta abdominalis zurückgezogen! Gegebenenfalls muss er dann für ergänzende Aufnahmen neu plaziert werden.

8. Ein technisch zufriedenstellender Pigtailkatheter sollte sich unter der Druckinjektion nicht entrollen. Die Wendung der Katheterspitze nach innen (zum Lumen, nach medial zur Konkavität des Aortenbogens hin), verhindert für diesen Fall eine akzidentelle Sondierung und Injektion in eine Koronararterie.

Untersuchungsgang

Ein langer (100 cm) F-4-Pigtailkatheter wird in Seldinger-Technik transfemoral eingeführt und über den vorauslaufenden Führungsdraht in die Aorta ascendens vorgeschoben.

Übersichtsaortographie der supraaortalen Äste

Die ideale Position des Katheters ist 2–3 cm proximal des Abgangs des Truncus brachiocephalicus. Als Injektionsrate reichen 15 ml/s (DSA) mit 30 ml Injektionsmenge aus. Bildfolge 2/s (konventionell: 60 ml; 30 ml/s). Es werden Serien in 30–45° LAO- Projektion mit maximal rechts gewendetem Kopf, 30–45° RAO mit nach links gewendetem Kopf und a.-p. aufgenommen. Einblendung nach Fragestellung. Die Fragestellung entscheidet auch über die Wahl der Vergrößerungen oder eine ergänzende Serie mit Vergrößerung und die Dauer der Serie (z. B. „Subclavian steal").

Aortenbogendarstellung bei Aneurysma verum oder traumatischer Aortenruptur

Der Verdacht auf eine traumatische Aortenruptur ergibt sich oft aus der Anamnese (Dezelerationstrauma) in Kombination mit einem auffälligen Thoraxübersichtsbild: Mediastinalverbreiterung, Auslöschung des Aortenknopfes (nicht obligat), Rechtsverlagerung der Trachea oder des Ösophagus (Magensonde) und Verschattung über der linken Lungenspitze durch extrapleurale Blutansammlung („apical cap"). Im Zweifelsfall sollte angiographiert werden. Wenn eine schnelle hochauflösende Spiral-CT zur Verfügung steht, wird man dieser Untersuchung ein Vorzug geben.

Der Katheter wird weiter proximal plaziert als bei der Darstellung der brachiozephalen Gefäße. Die Zentrierung wird 10–15 cm tiefer eingestellt, so dass die Aortenbogenabgänge noch erfasst sind, die automatische Belichtung aber auf den Thorax abgestellt ist. Ausgangsprojektion sind 30–45° LAO und a.-p., weitere Einstellungen nach Befund. Injektionsmenge (30–50 ml) und Flussgeschwindigkeit (15–18 ml/s) werden dem Alter des Patienten und den Dimensionen der Gefäße (Aneurysma) angepasst.

Aortenbogendarstellung bei Aneurysma dissecans

Im Ensemble der bei V.a. Aortendissektion zur Verfügung stehenden Methoden ist die Aortographie das älteste und damit am besten hinsichtlich hoher Sensitivität überprüfte und dokumentierte aber auch das riskanteste Verfahren, das den Untersucher im Einzelfall vor technische Probleme stellen kann. Zunehmende Bedeutung haben die transthorakale Echokardiographie, transösophageale Echokardiographie, Computertomographie (insbesondere Spiraltechniken lösen die Katheterangiographie bei bestimmten Indikationen ab) und Magnetresonanztomographie erlangt.

Da sich die Aortendissektion bis in die Iliakal- oder sogar Femoralarterien ausdehnen kann, hat die Wahl der kräftiger pulsierenden Leistenarterie als Zugang besondere Bedeutung. Beim Verschieben des Katheters ist wiederholt durch Probeinjektionen zu prüfen, dass das wahre Lumen sondiert wird. Es kommt vor, dass das wahre Lumen transfemoral nicht erreicht und nur transbrachial angiographiert werden kann. Der Pigtailkatheter muss soweit proximal in die Aorta ascendens plaziert werden, dass die Ebene der Aortenklappe dargestellt ist. Grade im klappentragenden Abschnitt des ascendierenden Segments wird bei guter Kontrastfüllung die Abbildungsqualität der Katheterangiographie von den konkurrierenden Verfahren oft nicht erreicht. Die Aufnahmeserie sollte lang genug sein, um auch die Füllung des falschen Lumens zu zeigen. Wird die Reentrystelle in der thorakalen Serie nicht erfasst, wird eine Serie in abdominaler Einstellung (bei gleicher Katheterposition) angeschlossen. Besteht Unklarheit darüber, ob Viszeral- oder Nierenarterien aus dem falschen oder wahren Lumen gefüllt werden, wird der Katheter im wahren Lumen in die entsprechende Höhe vorgeschoben oder zurückgezogen (antegrade oder retrograde Durchströmung des Dissekates) und die Serie wiederholt.

Darstellung der Bauchaorta und ihrer Äste

■ Indikationen

Die Darstellung der Bauchaorta erfolgt meist isoliert zur Abklärung einer *renalen Hypertonie* als Katheterangiographie. Bei dieser Indikation ist die intravenöse DSA häufig nicht aussagekräftig, so dass sie nicht mehr durchgeführt wird. Vor gefäßchirurgischen Eingriffen an der Bauchaorta z. B. wegen Aneurysmen ist prinzipiell die CT-Angiographie oder MR-Angiographie ausreichend. Bei Spezialeingriffen, wie der Applikation sogenannter Endoprothesen (TPEG: transluminally placed endovascular graft) wird jedoch die Katheterarteriographie mit gradiertem (im cm-Abstand markierten) Pigtailkatheter durchgeführt. Ob sich komplexere Fragestellungen, die sich aus der Ausdehnung der Befunde ergeben können (Stenosen, Einbeziehung von Gefäßabgängen in das Aneurysma) ohne Katheterangiographie ausreichend sicher beantworten lassen, hängt zur Zeit in hohem Grad vom Qualitätsstandard ab, in dem die alternativen Verfahren (CTA, MRA) zur Verfügung stehen.

■ Kontraindikation, Komplikationen und Vorsichtsmaßregeln

Es gelten die üblichen Komplikationen und Kontraindikationen wie bei der Katheterarteriographie in bezug auf Kontrastmittelschädigung der Nieren bzw. anaphylaktische Reaktionen.

Untersuchungsgang

Die Einführung des Katheters ist beschrieben. Verwendet werden F-5-Pigtailkatheter, die in Höhe der Nierenarterienabgänge, plaziert werden, um z. B. bei der Frage nach Nierenarterienstenosen Überlagerungen durch Viszeralgefäße zu vermeiden. Die Kontrastmittelmenge beträgt 40 ml bei 18–20 ml/s; sie kann bei der arteriellen DSA auf 1 : 1 verdünntes Kontrastmittel (Menge: 30 ml; Flussgeschwindigkeit: 15 ml/ s) reduziert werden. Oberhalb des Truncus coeliacus wird eine um 20 % höhere Kontrastmittelmenge und Flussrate erforderlich sein, um eine adäquate Kontrastierung zu erreichen.

Darstellung der Becken-Bein-Arterien

■ Indikation

Die Untersuchung der Becken-Bein-Etage wird am häufigsten bei arterieller Verschlusskrankheit vorgenommen.

Nach dem Prinzip – kein invasiver Eingriff ohne therapeutische Konsequenz – gilt als *Indikation in erster Linie Stadium II b bis IV nach Fontaine.*

Das Stadium II a muss im Hinblick auf die Indikation zur Arteriographie besonders sorgfältig geprüft werden, da therapeutische Konsequenzen hier nur bei entsprechendem Leidensdruck und Wunsch des Patienten auf berufliche und freizeitliche Aktivität gegeben sein kann. In seltenen Fällen ist der Eingriff auch zur Planung der operativen Strategie (vor Tumoreingriffen oder vor Gefäßperfusion) indiziert, wird jedoch dann meist als *Nadelangiographie* durchgeführt.

■ Kontraindikation, Komplikationen und Vorsichtsmaßregeln

Es gelten die üblichen Komplikationen und Kontraindikationen wie bei der Katheterarteriographie in bezug auf Kontrastmittelschädigung der Nieren bzw. anaphylaktische Reaktionen. Speziell bei den hier untersuchten Patienten ist auf Gefäßprothesen (Infektionsgefahr!!) und geplante operative Eingriffe zu achten (*Vorsichtsmaßregeln*, s. S. 182).

Vorbereitung und Untersuchung des Patienten

Es werden die oben (Kap. 14.1) beschriebenen vorbereitenden Maßnahmen für Patienten und MTRA eingesetzt. Für die Untersuchung selbst werden F-4-Pigtailkatheter verwendet. Zur Planung der operativen Strategie reichen venöse DSA-Aufnahmen nicht aus. Sie haben angesichts der guten Qualität, mit der MRA und CTA (bei vergleichbarer Kontrastmittelbelastung) die Gefäße darstellen keine Indikation mehr. Dagegen behält die arterielle DSA in manchen Fällen ihre Berechtigung.

Untersuchungsgang

Die Punktion erfolgt üblicherweise auf der Seite, auf der der Patient die geringeren Beschwerden angibt und auf der der Puls meist auch besser zu tasten ist. Das Gefäßsystem, das geringer vorgeschädigt ist, wird eine niedrigere Komplikationsquote bei der Gefäßuntersuchung erwarten lassen (s. auch Vorsichtsmaßregeln Kap. 14.1 S. 182).

Bei Patienten mit aorto-femoralen Bypass wird auf der nicht operierten Seite punktiert. Ist dies nicht möglich (z. B. kein Puls) oder bei aortobifemoralem Bypass kann die Prothese direkt punktiert werden. Das Risiko (Infekt, Thrombose, Nachblutung) ist gegenüber der Punktion eines gesunden Gefäßes etwas erhöht. Dennoch gilt der Zugang durch eine Prothese, sofern sie nicht frisch implantiert wurde, als sicherer und risikoarmer Weg, der alternativen Zugängen z. B. transbrachial, transaxillär und auch der venösen DSA in der Regel vorzuziehen ist. Vor dem Einbringen von Katheter oder Schleuse empfiehlt es sich, auf ein French oberhalb des angestrebten Zugangskalibers vorzudilatieren. Sowohl bei Einführen als auch bei Ziehen des Katheters (oder der Schleuse) sollte dieser durch einen steifen Führungsdraht geschient werden. Zu forciertes Abdrücken ist zu vermeiden (Thrombosegefahr).

In Seldinger-Technik wird der Pigtailkatheter handbreit über der Aortenbifurkation plaziert und unter Durchleuchtung die Flussgeschwindigkeit einer Probeinjektion von ca. 8 ml Kontrastmittel verfolgt, um einen Anhalt für die Geschwindigkeit der Tischverschiebung zu erhalten. Bei konventionellen Anlagen gelten die Tischverschiebegeschwindigkeiten, die in Tabelle 14.1 angegeben sind. Dabei ist entsprechend der Flussgeschwindigkeit, Stenose- bzw. Verschlusssymptomatik, die sich bei der Probeinjektion andeutet, ein entsprechender Vorlauf von 1-5 s zu wählen.

Insbesondere bei schlechtem Herzminutenvolumen, dilatativer Arteriopathie und einer Kombination mit Aneurysma und Stenose müssen Vorlaufzeiten von über 6 s gewählt werden) um eine adäquate Darstellung der Becken-Bein-Region zu erhalten. Um schonend vorzugehen (Einsparen von Kontrastmittel, Einsparen von Strahlendosis), ist hier besondere Sorgfalt bei der Wahl des Aufnahmezeitpunktes angebracht.

Bei der arteriellen DSA wird (Ausnahme: arterielle DSA mit Tischverschiebung) für jede Position eine eigene Vorlaufzeit von jeder Kontrastmittelinjektion bis zum Beginn der Aufnahmen zu wählen sein. Steht eine digitale DSA mit Tischverschiebung zur Verfügung, kann analog zur konventionellen Arteriographie mit einem einzigen Untersuchungsgang die gesamte Becken-Beinstrombahn untersucht werden. 80 ml KM mit einem Fluss von 10 ml/s sind ausreichend, die Tischverschiebung wird manuell ausgelöst. Nachteile könne sich bei unkooperativen Patienten ergeben, die sich zwischen Maskenlauf und Aufnahme bewegen. Bei stark seitendifferentem Kontrastmitteleinstrom kann der Untersuchungsgang auf einer Seite wiederholt werden.

Damit signifikante pathologische Befunde in ihrem Ausmaß richtig eingeschätzt werden können, sollten sie in der Regel in zwei Ebenen dokumentiert werden. Alternativ kann, falls verfügbar, die Rotationsangiographie eingesetzt werden, deren multiple Projektionsrichtungen bei geringer Strahlenbelastung eine gute Einschätzung des Stenosegrades erlauben.

In jedem Fall sollten für die eventuelle chirurgische Therapie relevante Fragen auch beantwortet werden können (z. B. Femoralisbifurkation?, A. fem. prof.-Stenosen? bei A. fem. sup.-Stenose; abdominale Aorta descendens? vor einem geplanten, von der Aorta ausgehenden Bypass; u. U. sind metrische Daten mit entsprechenden Kalibrierungskathetern zu erheben). In Zweifelsfällen kann der Befund u. U. vor Abschluss der Untersuchung mit dem Gefäßchirurgen diskutiert werden.

Tabelle 14.1. Tischverschiebung bei Becken-Bein-Angiographie. 1 bei Pt ohne AVK/normales Herzminutenvolumen, 2 bei Pt mit AVK/normales Herzminutenvolumina, 3 bei Pt AVK/langsamer KM-Fluss in Ao[a], 4 bei Pt AVK/schlechte Herzfunktion/dilatativea Arteriopathie, Aneurysmen

		1	2[b]	3	4	5
Fluss bei Probeinjektion		schnell	„normal"	langsam	äußerst langsam	Gegenstrom
KM/ml		70	70	80	80	80
KM ml/s		12	12	11	11	16–18
Becken	[s][c]	1	2	3	4–7	22,5
		1,5	2,5	3,5	5–9	33,5
Oberschenkel	[s]	4	5	7	8/10	6
		4,5	5,5	8	9/13	6,5
Knie	[s]	7	8	10	12/13	9
		7,5	9,5	11	14/16	10
Unterschenkel	[s]	10	11	14	17/20	13
		11	12	16	19/23	15, 17
			13, 15	17, 19		

[a] Variation durch Vorlauf: nach Durchleuchtungsbefund Vorlauf verlängern, z. B. auf 3–6 s.
[b] Tischverschiebung deckt 80 % aller Patienten mit AVK ab, falls der Vorlauf zwischen 2 und 6 s variiert wird.
[c] Vorlauf bzw. Verzögerung in Sekunden.

14.3
Selektive Gefäßdarstellungen

J. Scharf

Grundsätzlich werden die Punktionstechnik und das Einführen von Draht und Katheter in den vorangegangenen Teilkapiteln abgehandelt. Im folgenden wird nur auf die speziellen Indikationen, Komplikationen, Vorsichtsmaßregeln und Techniken eingegangen, die für selektive Arteriographien und einzelne Gefäßprovinzen typisch sind.

Besonderheiten der selektiven Angiographie

Die *Sondierung* folgt dem Grundprinzip der longitudinalen leichten Auf- und Abbewegungen bei simultaner Rotation um die Katheterachse um wenige Grad. Dadurch wird der Reibewiderstand deutlich gemindert. Die Frage nach der Richtung der Katheterspitze (dorsal/ventral) läßt sich mit einer einfachen Manipulation beantworten: zeigt der Katheter nach rechts, wird ihn die Rotation im Uhrzeigersinn nach vorne, die Drehung entgegen dem Uhrzeigersinn nach hinten ausrichten. Es empfiehlt sich, diese Schritte im „Trockenen" zu üben.

Die *Steifigkeit von Katheter- und Drahtende* müssen an das Sondierungsproblem angepasst werden: Ist z. B. die Sekundärkrümmung für die Sondierung ideal, wird aber die Katheterkrümmung durch den steifen vorgeführten Draht aufgerichtet, kann der Katheter evtl. beim Einführen des Drahtes aus dem Abgang zurückgedrückt werden. Umgekehrt kann es wünschenswert sein, dass der Draht die Primärkrümmung teilweise aufrichtet, z. B. beim transbrachialen Sondieren der Aorta descendens mit Pigtail- oder Häkchenkatheter oder zum partiellen Aufrichten einer im Verhältnis zum Aortendurchmesser zu klein gewählten *Katheterkrümmung*. Wird ein Draht mit einer langen Transitionszone zum Überwinden eines spitzen Abgangswinkels gewählt, muss er weit genug nach peripher vorgeschoben werden können, um mit seinem steifen Teil den Katheter führen zu können. Ist andererseits die Sondierung mit einer kurzen Drahtübergangszone auch nicht möglich, kann ein weichmachbarer Draht helfen.

Neben der Katheterkrümmung sind das *Katheterkaliber*, die *Drehstabilität* und der *Ausstromteil* (zugespitzt/nicht zugespitzt; meist mit, nur ausnahmsweise ohne Seitlöcher) auszuwählen. Die Möglichkeiten müssen oft gegeneinander abgewogen werden. Die Anpassung des Katheters an den *Aortendurchmesser* erleichtert die Sondierung bzw. macht sie erst möglich und sichert eine stabile selektive Lage. Als Faustregel sollten jeweils die Länge der Katheterspitze und die Weite der

Krümmung etwa 10 % größer gewählt werden als der Aortendurchmesser in der Höhe der Sondierung. Die *Drehstabilität* ist materialabhängig, wird durch Drahtverstärkung auf das 3- bis 6fache erhöht und ist in erster Näherung bei sonst gleichen Größen der 4. Potenz des Außendurchmessers proportional. Die Rotationsstabilität kleinerer Katheter (F5, mit modernem Material oft auch F4) ist für selektive Viszeralangiographien fast immer ausreichend. Sie haben dann bei peripherer Lage den Vorteil eines besseren Flusses, da sie weniger leicht Spasmen erzeugen und sich weniger leicht in eine Wedge-Position legen. Außerdem folgt ein kleinerer Katheter dem Führungsdraht leichter, und das kleinere Kaliber mindert das lokale Komplikationsrisiko am Zugang.

Ein Katheter mit *Seitlöchern* erlaubt höhere Flüsse und mindert das Risiko einer Intimaverletzung durch Druckinjektion. Er disloziert weniger leicht durch den Rückstoßeffekt, was in ungünstigen Fällen bei Viszeralangiographien zur akzidentellen Überspritzung z. B. der A. radicularis magna (meist zwischen TH 9 und L 2) mit neurologischen Ausfallserscheinungen führen kann. Auf der anderen Seite kommt es bei Seitlochkathetern leichter zu einer Thrombosierung des distalen Katheterabschnitts jenseits der proximalen Seitlöcher. Regelmäßiges Spülen ist deshalb bei Kathetern mit mehreren Seitlöchern besonders wichtig. Bei superselektiver Lage (rechte oder linke Leberarterie, A. gastroduodenalis, A. gastrica sinister etc.) wird man auf Grund der geringen Flüsse in der Regel auch einen Endlochkatheter verwenden können.

Probeinjektion

Während der Sondierung führt der Anfänger Probeinjektionen zur anatomischen Orientierung oft zu zaghaft aus, so dass schließlich mehr Kontrastmittel gebraucht wird als dann, wenn *eine* Injektion die Situation klärt. Umgekehrt kann in bestimmten Versorgungsgebieten, z. B. Nebennieren und Lumbalarterien, Überspritzen zu Parenchymschäden führen.

Vor *Druckinjektionen* mit Kontrastmittel erfüllt eine Probeinjektion die Aufgabe, die freie intraluminale Lage des Katheters zu bestätigen und eine Wedge-Position auszuschließen. Der Abfluss lässt erkennen, ob eine durchschnittliche, eine niedrigere oder eine höhere Flussrate angezeigt ist. Durch eine kräftige Injektion mit NaCl kann man unter fluoroskopischer Kontrolle die stabile Lage des Katheters kontrollieren. Der Rückstoßeffekt kann durch Herabsetzen der Anstiegssteilheit der Injektionsgeschwindigkeit („Rampe") zeitlich gedehnt werden. Dadurch wird die Gefahr der Dislokation des Katheters herabgesetzt. Gleichzeitig ist der langsamere Druckaufbau ein Schutz gegen subintimale Injektion, da ein der Gefäßwandung anliegender Katheter vor dem vollen Injektionsdruck erst abgehoben wird.

Schleuse

Sind häufige Katheterwechsel vorherzusehen, sollte zur Schonung des Zugangs primär eine Katheterschleuse verwendet werden. Sie kann bei schlechter peripherer Manipulierbarkeit helfen, Reibungswiderstände in der präselektiven Sondierungsstrecke herabzusetzen. Das gleiche Ziel kann bei elongierter A. iliaca evtl. durch eine linksseitige Punktion erreicht werden. Durch den Gebrauch einer Schleuse erhöht sich automatisch die postangiographische Liegedauer des Patienten von 8 auf 24 h.

Zugang: Bei Planung einer selektiven Sondierung oder wenn diese im Verlauf einer Angiographie große technische Probleme bereitet, ist zu überlegen, ob sich die Bedingungen durch einen anderen Zugang erleichtern lassen: Bei elongierter A. iliaca rechts kann eine linksseitige Punktion evtl. die Sondierungsbedingungen, z. B. der linken Nierenarterie, erheblich verbessern. Schwierige Abgangsbedingungen, z. B. am Truncus coeliacus bei der selektiven Leberarteriensondierung, können in einigen Fällen erst über den transbrachialen Zugang gemeistert werden (besserer Kraftvektor in Richtung eines spitzen Gefäßabganges).

Ausnutzung der Atemverschieblichkeit der Abdominalorgane: Durch Ausnutzung der Atemverschieblichkeit der Abdominalorgane kann die Sondierung ungünstiger Viszeralarterienabgänge erleichtert werden. So kann a) die Sondierung eines steilen Truncus-coeliacus-Abgangs durch kurzfristigen Atemstillstand in Exspiration abgeflacht werden, b) die Sondierung mit einem Simmons-Katheter bei stumpfwinkligem Mesenterialarterienabgang durch Inspiration erleichtert und umgekehrt c) die Gefäßkompression des Truncus coeliacus durch ein Lig. arcuatum diaphragmalis in Exspiration verschärft werden.

Heparinisierung: Wird eine komplizierte Arteriographie voraussichtlich länger als 2 h dauern, ist bei normaler Ausgangsgerinnung des Patienten und Berücksichtigung der Kontraindikationen eine Heparinisierung durch einen initialen Bolus, 5000 IE Heparin i.a. durch die Katheterschleuse, sinnvoll (Ausnahme: Blutungssuche). Die Kompressionsdauer wird dadurch in der Regel nicht verlängert. (Antidot Protaminsulfat, Faustregel 1 ml = 10 mg für je 1000 IE Heparin; Halbwertzeit von Heparin (ca. 1.5 h) beachten).

Selektive Darstellung der A. renalis

Bei Nierentumoren erreicht die Arteriographie nicht die Sensitivität der CT, die besonders zur Erfassung niedrig vaskularisierter Raumforderungen empfindlicher ist. Dagegen ist die Spezifität für maligne Nierenparenchymtumoren hoch. In der Diagnostik unklarer Hämaturie bei Patienten mit vaskulären Malformationen ist die Arteriographie bisher durch kein gleichwertiges Verfahren zu ersetzen.

■ Indikationen und Kontraindikationen

Die selektive Nierenarteriendarstellung, einschließlich der Pharmakoangiographie, kann zur Abklärung von Raumforderungen unklarer Dignität eingesetzt werden. Die Pharmakoangiographie hat in neuerer Zeit an Bedeutung verloren, da die Operationsindikation in der Regel an Hand der Schnittbildverfahren gestellt wird. Ist die Operationsindikation gestellt, dient sie einschließlich der Aortenübersicht zur präoperativen Darstellung des arteriellen Versorgungstyps, der

Vaskularisation großer Tumoren und der Indikationsstellung zur Embolisation. In der Diagnostik des renovaskulären Hypertonus, der auf eine Segmentarterienstenose zurückgeht, in Fällen von fibromuskulärer Dysplasie, arteriovenösen Fisteln, renalen Aneurysmata und die Niere befallenden Arteritiden (z. B. Panarteriitis nodosa) ist die Arteriographie derzeit das aussagefähigste Untersuchungsverfahren. Bei problematischen dopplersonographischen Befunden an Transplantatnieren kann sie Klarheit herbeiführen und gleichzeitig den Weg für eine transluminale Therapie vorzeichnen.

Wenn relative *Kontraindikationen* gegen den Einsatz von Kontrastmitteln bestehen, sollte überlegt werden, ob eine tragfähige therapeutische Entscheidung schon anhand der vorliegenden Untersuchungsergebnisse gefällt werden kann oder ob zusätzliche Informationen auch anders gewonnen werden können (z. B. durch Punktion).

Vorbereitung des Patienten

Da es sich oft um Patienten mit Nierenvorschädigung handelt, sind renale Kontrastmittelnebenwirkungen besonders zu beachten (s. Kap. 29 u. 30). Dazu gehört die Vermeidung beeinflussbarer Risikofaktoren: Vor der Untersuchung ist eine gute Hydrierung des Patienten anzustreben. Bei erhöhtem Kreatinin ist eine gesteigerte Diurese während und nach der Untersuchung aufrechtzuerhalten. Das *Fünftageintervall* zu anderen Kontrastmitteluntersuchungen sollte nicht ohne zwingenden Grund unterschritten werden. Eine optimale Planung des angiographischen Vorgehens stützt sich auf die vorliegenden (!) Untersuchungen und Befunde, vor allem auf das Ausscheidungsurogramm, das retrograde Pyelogramm und die Ureteroskopie, Sonographie, CT, evtl. die MRT und die Radioisotopenuntersuchung.

■ Komplikationen

Risikofaktoren für eine Kontrastmittelschädigung der Nieren haben besonderes Gewicht und sind in Kap. 29 erläutert. Das Risiko einer Nierenarteriendissektion ist bei arteriosklerotischen Veränderungen und fibromuskulärer Dysplasie erhöht. Sie kann zum kompletten Verschluss der Arterie führen und einen notfallmäßigen gefäßchirurgischen Eingriff erforderlich machen. Auf der Station muss bei einem auffallenden Blutdruckanstieg eines Patienten nach Nierenarteriographie mit oder ohne Flankenschmerz an diese Komplikation gedacht werden.

■ Vorsichtsmaßregeln

Hohe Blutdruckwerte (diastolisch > 110) sollten maßvoll gesenkt werden. Durch Applikation von Nifedipin (10–20 mg p.o./sublingual) kann damit gleichzeitig eine Vorbeugung gegen *Nierenarterienspasmen* verbunden werden. Mit dem Auftreten arterieller Spasmen muss gerechnet werden, und eine entsprechende Medikation sollte bereitliegen (Nitroglyzerin à 100 µg Bolus i.a. durch den Katheter. 5 ml der handelsüblichen Lösung entsprechen 5 mg. Davon wird 1 ml auf 10 ml verdünnt aufgezogen, so dass 1 ml dieser Lösung 100 µg enthält).

Untersuchungsgang

Die Nierenarterien zweigen in Höhe des Zwischenwirbelraumes L 1/2 bis L 2 ab, die rechte oft etwas kranialer als die linke und leicht nach anterior, die linke meist leicht nach posterior. Der Untersucher sollte sich der Tatsache bewusst sein, dass das klassische Versorgungsmuster der Nieren aus einem Hauptstamm, der sich in einen ventralen und einen posterioren Zweig teilt, aus denen die Segmentarterien abgehen, nur in etwa 60 % der Fälle anzutreffen ist. Ektopische Nierenarterien können aus der kaudalen thorakalen Aorta, den Mesenterialarterien, bis zu den Lumbal- und Iliakalarterien (externa u. interna) entspringen. Besonders bei ektoper Nierenlage ist mit atypischen Nierenarterienabgängen zu rechnen. In ca. 4 % kommen 3 und mehr Nierenarterien vor.

Bei kleinen Nierentumoren, besonders bei nierenbeckennaher Lage, sollte die selektive Nierenarteriendarstellung vor der Übersichtsarteriographie erfolgen, um eine Überlagerung durch Kontrastmittel im Hohlraumsystem zu vermeiden. Wenn durch vorrangige Kriterien (Claudicatio der unteren Extremität, Pulsstatus, Bypass) die Seite der Punktion nicht vorgezeichnet ist, erleichtert der ipsilaterale transfemorale Zugang oft die Sondierung, da er das Abstützen der Sekundärkrümmung des Katheters an der gegenüberliegenden Aortenwand begünstigt. Grundsätzlich kann in der Regel mit verschiedenen Katheterformen mühelos sondiert werden: üblicherweise mit einem einfachen Häkchenkatheter, eine Kobrakatheter oder bei leicht kaudalwärts gerichtetem Nierenarterienabgang mit dem kurzschenkligen Simmons-Katheter (S 1). Die Wahl der Katheterform wird sich oft nach zusätzlichen Kriterien, wie Selektivdarstellung weiterer Arterien oder in gleicher Sitzung geplanter Intervention, richten.

Der häkchenförmige Katheter wird in der Aorta bis L 1 vorgeschoben. Durch Einstemmen in einen Gefäßabgang nimmt er seine präformierte Konfiguration an (1). Dann wird er zur Seite gewendet und unter leicht sägeförmigem Hin- und Herdrehen bis L 3 zurückgeführt (2). Die Sondierung des Ostiums ist an einem kleinen Sprung nach lateral und kaudal zu erkennen (3). Die Lage wird jetzt je nach Katheter durch Zurückziehen oder Vorschieben vorsichtig gesichert. Das unfreiwillige Passieren einer meist im proximalen Drittel gelegenen Stenose sollte vermieden werden.

Durch eine Probeinjektion von wenigen Milliliter Kontrastmittel wird die freie intraluminale Lage des Katheters bestätigt (4). Zeigt sich als Hinweis auf eine relevante arteriovenöse Fistel eine vorzeitige Venenfüllung, sind Fluss und Kontrastmittelmenge entsprechend zu erhöhen. Gegebenenfalls wird durch eine kräftigere Injektion von Kochsalz die rückstoßstabile Lage des Katheters geprüft. In konventioneller Technik beginnt die Aufnahmeserie mit 2/s (bei hohem Fluss 3/s) für 2 s, dann 1/s für 3 s, gefolgt von 0,3–0,5/s bis nach 10–12 s die venöse Phase sicher dargestellt ist. Die Flussrate von 5–6 ml/s und Injektionsmenge von 12 ml für Eingefäßversorgung werden bei mehreren Nierenarterien entsprechend aufgeteilt. In DSA-Technik kann das Kontrastmittel je nach Kontrastauflösung der Anlage verdünnt werden, und es genügen Handinjektionen. Nach Lage der Läsion wird in Einzelfällen die Untersuchung durch ipsi- oder kontralateral angehobene Schrägaufnahmen ergänzt, die die Niere im Profil oder en face abbilden.

Zur Klärung einer fraglichen Neovaskularität kann nach Ausschluss der vor allem kardialen Kontraindikationen die *Pharmakoangiographie* eingesetzt werden. Sie beruht auf der fehlenden neurovaskulären Reaktivität primitiv aufgebauter Tumorgefäße, während die Gefäße im gesunden Nierenparenchym durch Katecholaminwirkung zur Kontraktion gebracht werden. Wird die handelsübliche Injektionslösung Epinephrin (1 : 1000, 1 mg in 1 ml) in einer 500-ml-Flasche mit 5 %iger Glucose oder isotonischer Kochsalzlösung verdünnt, entsprechen 3–5 ml dieser Lösung dem angestrebten intraarteriellen Bolus von 6–10 µg Epinephrin (durch den Katheter). Unmittelbar anschließend wird eine Kontrastserie mit reduziertem Fluss und etwa 2mal langsamerer und längerer Bildfolge wiederholt.

Bestehen Zweifel an der Vollständigkeit der arteriellen Darstellung, wird die Untersuchung mit einer abdominalen Übersichtsaortographie abgeschlossen. Ließ sich bei einem Tumorleiden die venöse Seite nicht ausreichend kontrastieren, kann eine Nierenphlebographie ergänzt werden. Bei kontralateral funktionstüchtiger und morphologisch unauffälliger Niere kann auf deren Angiographie verzichtet werden.

Selektive Darstellung der Aa. suprarenales

Die bildgebende Diagnostik der Nebennieren ist in den letzten Jahren durch die Weiterentwicklung der Computertomographie (Spiral-CT) und die Etablierung der MRT mehr und mehr verfeinert worden, und ihre Einbettung in das retroperitoneale Fett macht sie schon primär den genannten Verfahren gut zugänglich. Kleinere (< 3 cm) nichthormonaktive Tumoren können so ohne weitere Maßnahmen wenig invasiv beobachtet werden. Ultraschall, CT-gesteuerte Feinnadelpunktion, selektive venöse Blutentnahme – evtl. mit Nebennierenvenendarstellung – und der ^{131}I-MIBG-Scan (Phäochromozytom) ergänzen das Repertoire diagnostischer Möglichkeiten. Die Befunde in den angeführten Verfahren entscheiden über den selten gewordenen Einsatz der Angiographie. In Einzelfällen aber liefert die Arteriographie wichtige Hinweise auf das Ursprungsorgan großer Tumoren (Niere/Nebenniere/Retroperitoneum/Leber), sie dient zur präoperativen Abklärung der Gefäßversorgung und ergänzt das Spektrum artdiagnostischer Anhaltspunkte.

■ Indikationen

Die Untersuchung ist indiziert zur präoperativen Darstellung der Gefäßversorgung großer Tumoren, zur Sicherung artdiagnostisch unklarer Befunde (z. B. Nebennierenkarzinom, computertomographisch normaldimensioniertes Organ vor allem bei Verdacht auf Nebennierenhyperplasie [mikronoduläre Hyperplasie]).

■ Kontraindikationen und Vorsichtsmaßregeln

Spezifische Risiken bestehen in der Auslösung einer hypertensiven Krise bei Phäochromozytom (Terminabsprache mit Intensivmediziner; Medikamente:

s. „Medikamente zur Notfallbehandlung" Innenseite hinten) und meist reversiblem Funktionsausfall des Organs bis zu Nekrosen bei übermäßiger Kontrastmittelinjektion („Überspritzen"). Ein Phäochromozytom sollte behandelt oder ausgeschlossen sein.

Vorbereitung des Patienten

Über die allgemeine Angiographievorbereitung hinaus sollte bei Verdacht auf einen Nebennierenmarktumor ein stabiler venöser Zugang vor Beginn der Untersuchung gelegt und durch Infusion offengehalten werden. Das Anlegen einer Blutdruckmanschette und eine fortlaufende Blutdruck- und EKG-Überwachung sind erforderlich. Nach Absprache mit dem behandelnden Internisten ist der Patient mehrere Tage durch Prämedikation mit α-Blockern vorzubehandeln, und während der Untersuchung sollten 25 mg Ebrantil zur i.v.-Injektion bereitliegen.

Untersuchungsgang

Die Untersuchung wird mit einer Übersichtsaortographie mit einem in Höhe Th 11/12 plazierten Pigtailkatheter begonnen.

Die Anatomie der Aa. suprarenales ist außerordentlich variantenreich. Der „Lehrbuchtyp" (3 Arterien: Aa. suprarenales superior, medialis und inferior aus der A. phrenica inferior, Aorta abdominalis und A. renalis) macht nur ca. 1/3 der Fälle aus. Am häufigsten ist ein Abgang aus der A. renalis. In der Reihenfolge der Häufigkeit ist eine Versorgung aus 2, 3 oder einem übergeordneten Gefäß zu erwarten. Dabei können die Aa. suprarenales inferiores einzeln (2/3) oder mit gemeinsamem Stamm (1/3) aus der Aorta, dem Truncus coeliacus, der A. gastrica sinistra oder weniger häufig (einzeln) aus den Aa. renales abgehen (Abb. 14.4).

Selektive Sondierungen der A. phrenica inferior und Aa. suprarenales mediae aus der Aorta gelingen mit einem kobraförmigen Katheter oder dem kurzschenkligen Simmons-Katheter (S1). Zur Konfigurierung des Sidewinderkatheters s. unten „Kathetertechniken". Das Abtasten der Aortenwand orientiert sich an der Übersichtsaortographie. Für die superselektive Sondierung des Abgangs der A. suprarenalis inferior aus der A. renalis (oder dem Truncus coeliacus) ist ein Katheter mit gegenläufiger Endkrümmung (s. Abb. 14.1) erforderlich. Alternativ kann der Kobrakatheter in Schleifenkonfiguration eingesetzt werden (s. unten). Zunächst wird das übergeordnete Gefäß sondiert. Im Rückzug aus der A. renalis (oder dem Truncus coeliacus, s. dort) kann die nach kranial gewendete Katheterspitze in das 1–2 cm distal der Aorta abgehende Ostium eingehängt werden. Die Kontrastmittelprobeinjektionen sollten vorsichtig erfolgen (1–2 ml). Bei selektiver Lage und fehlendem Fluss ist von okkludierender Katheterlage auszugehen und der Katheter gleich zurückzuziehen. „Überspritzen" des Organs ist zu vermeiden. In DSA-Technik kann das Kontrastmittel 2 : 1 verdünnt werden. Für die Aufnahmeserien reichen 1–3 ml/s, Gesamtmenge 4–6 ml.

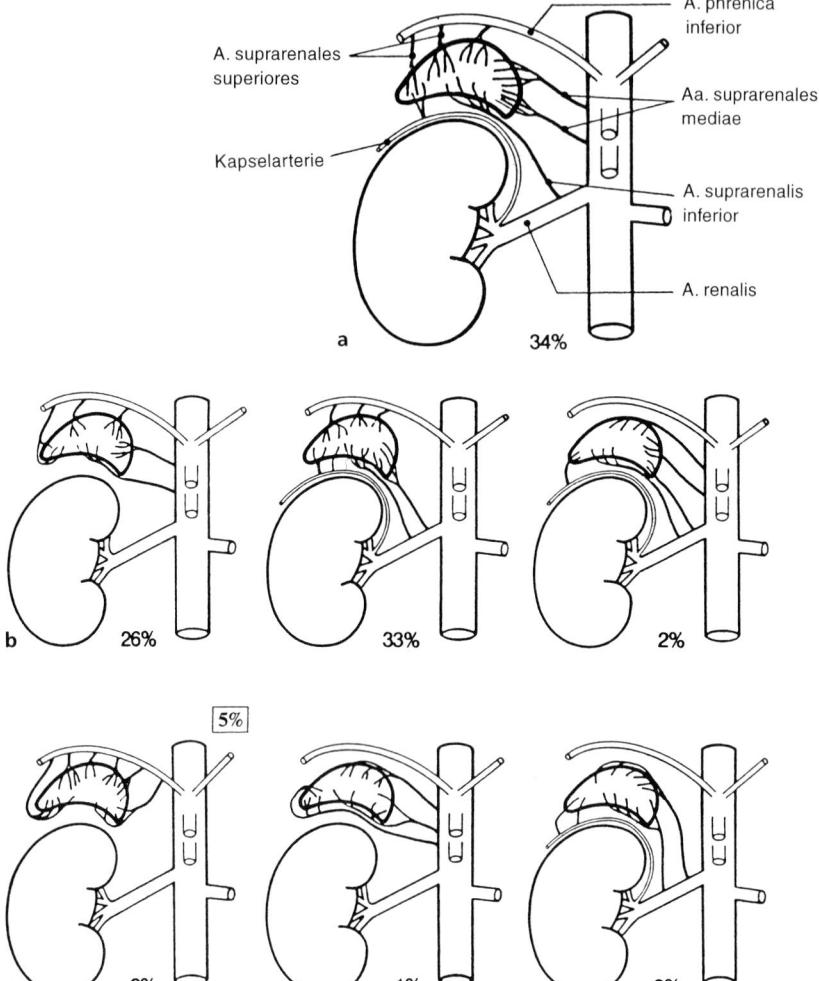

Abb. 14.4 a–c. Verschiedene Möglichkeiten der Blutzufuhr und ihre anatomische Häufigkeit. **a** Zufuhr aus 3 Gefäßen (34 %): A. phrenica inferior, Aorta abdominalis und A. renalis. **b** Zufuhr aus 2 Gefäßen (61 %): A. phrenica inferior und Aorta, häufiger links- als rechtsseitig (*links*); A. phrenica inferior und A. renalis, häufiger rechts- als linksseitig (*Mitte*); Aorta abdominalis und A. renalis (*rechts*). **c** Zufuhr aus einem Gefäß (5 %): A. phrenica inferior (*links*); Aorta abdominalis (*Mitte*); A. renalis (*rechts*): (Nach: Lippert H, Pabst R (1985) Arterial variations in man. Bergmann, München)

Dokumentation/Röntgenaufnahmen

Die Untersuchung kann sowohl in konventioneller als auch in DSA-Technik durchgeführt werden. Bei konventioneller Technik sind Filmsubtraktionsaufnahmen anzufertigen. Gleiche Atemlage bei Einblendung und Serie – am besten entspanntexspiratorischer Atemstillstand – sind zu beachten. In DSA-Technik werden wenige Milliliter verdünntes Kontrastmittel mit der Hand injiziert. Bildfolge 1/s ist ausreichend, maximal 10 Aufnahmen.

Darstellung der kontralateralen A. iliaca communis und A. iliaca interna

■ Indikationen

Die Sondierung der kontralateralen A. iliaca communis ist Ausgangspunkt für superselektive Sondierungen der A. iliaca externa und interna. Erstere wird zur antegraden Darstellung bei gezielter Fragestellung im Verlauf einer AVK wie z. B. Prothesenverschluss, weit peripherer Vaskularisation distal von proximalen Verschlüssen, Druckgradientenmessung von Beckenachsenstenosen und bei Interventionen eingesetzt. Superselektive Darstellungen der A. iliaca interna sind bei Beckentumoren angezeigt, für die Embolisationsbehandlung arterieller Blutungen infolge von Frakturen und Tumoren prä- und postoperativ erforderlich und haben in der Diagnostik der vaskulären Impotenz einen gewissen Stellenwert.

■ Komplikationen

Wie bei jeder antegraden Katheterisierung ist durch entsprechende Technik die Gefahr einer Dissektion möglichst gering zu halten. Häufige Katheterwechsel erhöhen das Risiko an der Punktionsstelle (Hämatom, periphere Thrombembolie). Uneingeschränkt gelten die allgemeinen Kontraindikationen, Komplikationen und Vorsichtsmaßregeln, wie sie im allgemeinen Teil aufgeführt sind. Beim Kompartmentsyndrom ist die Angiographie nur bei zusätzlichen Fragestellungen indiziert (z. B. traumatischer Gefäßabriss) und kann schädlich sein.

Vorbereitung

Wenn mit pathologischen Befunden an den Becken-Bein-Arterien zu rechnen ist, sollte besonders Gewicht auf den Pulsstatus gelegt werden, um Komplikationen rechtzeitig richtig einschätzen zu können. Je nach Fragestellung, z. B. bei vaskulärer Impotenz, kann es sinnvoll sein, durch Legen eines Blasenkatheters vor Beginn der Untersuchung Überlagerungen durch ausgeschiedenes Kontrastmittel zu vermeiden.

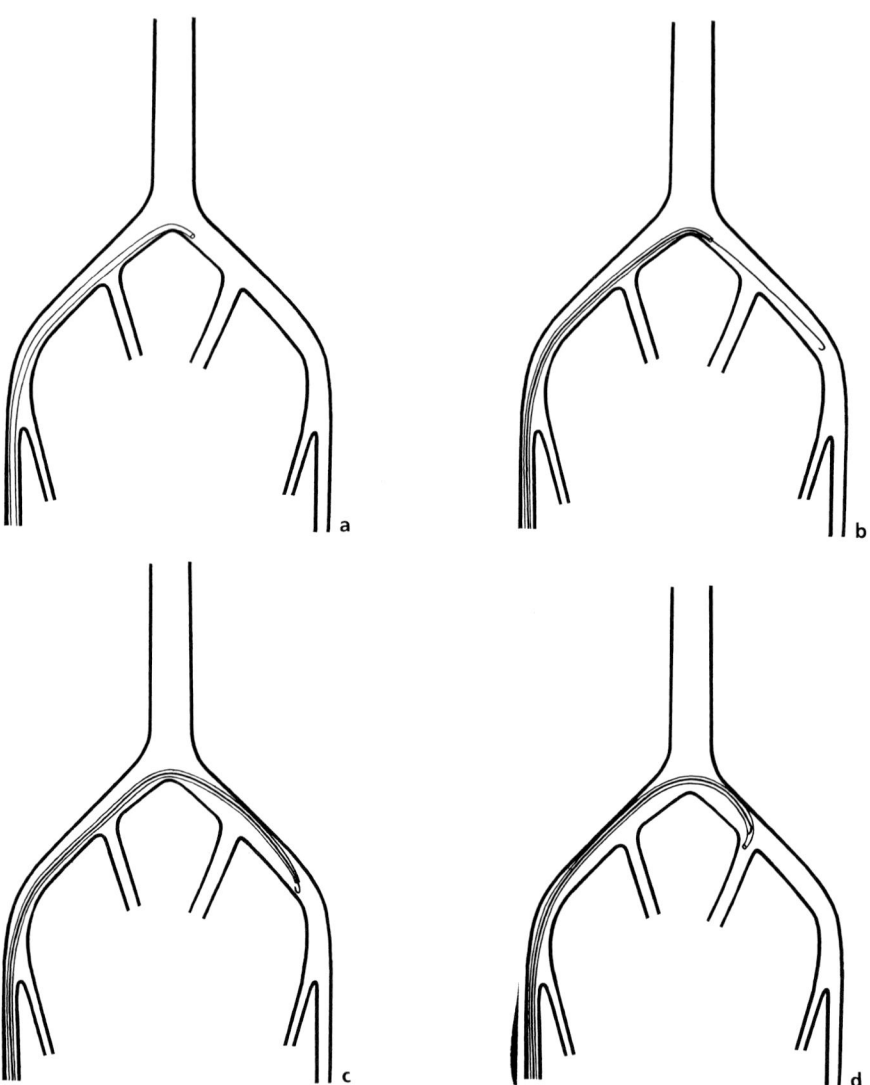

Untersuchungsgang

Eine stumpfwinklige Aortenbifurkation kann leicht mit einem kobraförmigen Katheter (C1–C3) passiert werden (Abb. 14.5): Der F-5-Katheter wird mit einem J-Draht (0,035 oder 0,038 in 3 mm Radius) geschient, bis in die kaudale Bauchaorta vorgeschoben (1), der Draht zurückgezogen und beim Zurückziehen des Katheters dessen Spitze nach kaudal gewendet (2). Über den in die kontralaterale A. iliaca communis eingehängten Katheter wird der Draht weit in die A. iliaca externa vorgeschoben und dann der Katheter über den Draht nachgeführt (3). Bei schlecht

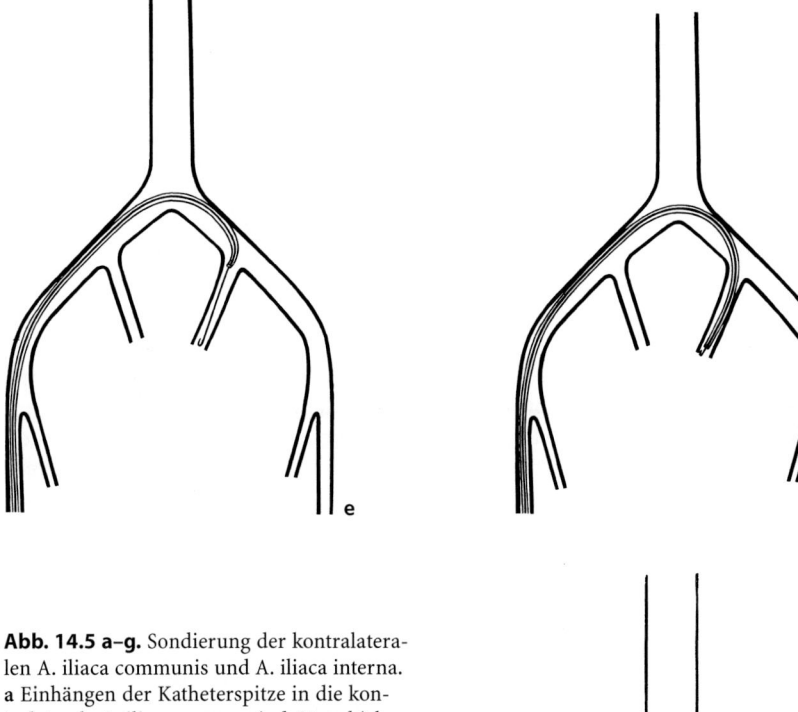

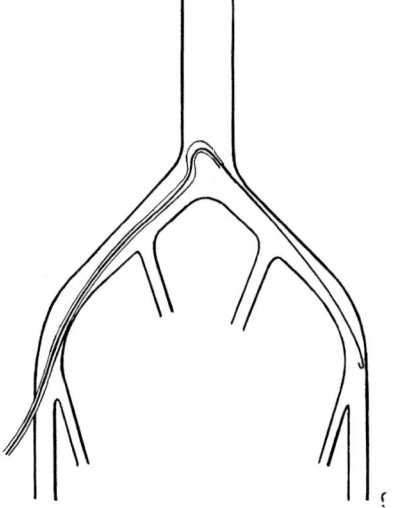

Abb. 14.5 a–g. Sondierung der kontralateralen A. iliaca communis und A. iliaca interna.
a Einhängen der Katheterspitze in die kontralaterale A. iliaca communis. **b** Vorschieben eines J-förmigen Führungsdrahtes in die A. iliaca externa. **c** Nachführen des Katheters, eventuell unter gleichzeitigem Zurückziehen des Drahtes. **d** Im Rückzug Einhängen der Katheterspitze in die kontralaterale A. iliaca interna. **e** Vorführen des Drahtes. **f** Nachführen des Katheters. **g** Sondierung der kontralateralen A. iliaca communis mit dem Pigtailkatheter nach Übersichtsaortographie. Die Krümmung des Pigtailkatheters wird durch einen Führungsdraht teilweise aufgerichtet und dieser in die A. iliaca externa vorgeführt. Anschließend wird über den fixierten Draht ein Selektivkatheter eingetauscht.

laufendem Katheter kann gleichzeitiges Zurückziehen des Drahtes beim Vorschieben des Katheters helfen (3a). Umgekehrt kann man evtl. auch den bis in die kontralaterale A. femoralis vorgeführten Draht hier beim Vorschieben des Katheters manuell fixieren (3b). Wird der bis in die A. iliaca externa vorgeschobene Katheter mit nach medial und posterior zeigender Spitze zurückgezogen, kann er in die Abgang der A. iliaca interna eingehängt werden (4). Die fluoroskopische Kontrolle der A.-iliaca-interna-Sondierung wird durch kontralateral anteriore Schrägprojektion (entspricht kontralateral angehoben) erleichtert.

Schwierigkeiten, die Aortenbifurkation zu überwinden, treten auf, wenn diese spitzwinklig konfiguriert ist und/oder der kaudale Abschnitt der abdominalen Aorta eingeengt ist. In diesen Fällen kann man einen häkchenförmigen Katheter einsetzen, dessen Krümmung nicht wesentlich weiter sein darf als der kaudale Aortenabschnitt. Die Katheterkrümmung wird durch Einstemmen der Katheterspitze in einen Gefäßabgang (im einfachsten Fall ist dies schon die kontralaterale A. iliaca communis) und durch weiteres Vorschieben nach kranial ausgebildet (1). Dann wird der J-Draht mehrere Zentimeter über die Katheterspitze vorgeführt und der Katheter unter leicht drehenden Bewegungen in die Bifurkation zurückgezogen (2a). Alternativ kann das steife Ende des Führungsdrahtes entsprechend dem Aortendurchmesser vorgebogen werden und der Katheter über diese Biegung hinweg in die kontralaterale A. iliaca geführt werden (2b). Es versteht sich von selbst, dass bei diesem Verfahren das Drahtende den Katheter nicht verlassen darf, so dass sorgfältige Durchleuchtungskontrolle ab dem Einführen des Drahtes erforderlich ist! Bei sehr spitzwinkliger Aortenbifurkation ist es empfehlenswert, einen Simmons-Katheter zu verwenden. Dieser wird im Aortenbogen konfiguriert (s. S. 221, 223) und unter kleinen Drehbewegungen zur Aortenbifurkation zurückgezogen. Wird die Sondierung der kontralateralen A. iliaca direkt nach einer Übersichtsaortographie begonnen, kann auch der zurückgezogene Pigtailkatheter eingesetzt werden, um einen Führungsdraht über die Bifurkation zu bringen. Der Draht muss so gewählt werden, dass er distal steif genug ist, um den Pigtailkatheter teilweise aufzurichten (s. Abb. 14.5 g). Wenn der Draht sicher in der kontralateralen A. iliaca externa plaziert ist, wird über diesen der Selektivkatheter eingetauscht. Es gibt auch hybride Seitlochkatheterkonfigurationen, die sowohl für die Übersichtsinjektion geeignet sind als auch eine cross-over Sondierung erleichtern (z. B. Omniflush von Optimed®).

Selektive Darstellung der Viszeralarterien

■ Indikationen

Trotz der Fortschritte in den Schnittbildverfahren hat die viszerale Angiographie besonders in der präoperativen Diagnostik weiterhin große Bedeutung. Zu den Indikationen zählen vaskuläre Erkrankungen, wie arterielle Verschlusskrankheiten an den zentralen und peripheren mesenterialen Gefäßen, Aneurysmen, Thrombosen, Embolien, nichtokklusive mesenteriale Ischämie, Angina abdominalis, Lig.-arcuatum-medianum-Kompressionssyndrom und Angiitiden (Panarteriitis nodosa). Bei den Tumoren parenchymatöser Organe geht es um den individuellen Gefäßversorgungstyp, einen Beitrag zur Artdiagnose und die Frage der Operabilität bei möglicher Gefäßinfiltration. Im Rahmen von Erkrankungen mit portalvenöser Hypertension wird über splenale oder mesenteriale Injektion die Pfortader dargestellt. Die akute gastrointestinale Blutung ist zugleich eine therapeutische Indikation.

Die entwicklungsgeschichtlichen, anatomischen und funktionellen Zusammenhänge der Viszeralarterien sind eng. Es bestehen zahlreiche Variationen und

Tabelle 14.2. Schema organbezogener selektiver Arteriographen: TrcI Truncus coeliacus, Ah A. hepatica, Ah d/s A. hepatica dextra/sinistra, Agd A. gastroduodenalis, Al A. lienalis, Ams A. mesentenca superior, Ami A. mesenterica inferior, Ags A. gastrica sinistra. ++ Regeldarstellung, + häufig sinnvolle Ergänzung, o bei besonderen Fragestellungen.

Organ	Trcl	Ah	Ah d/s	Agd	Al	Ams	Ami	Ags
Leber[a]	++	+	o/o			++		+
Gallenblase	++		+/–[b]					
Pankreas	++			+	+	++		
Magen	++				+		++	+
Milz[c]	++				+			
Darm	o					++	++	

[a] Direkte Abgänge der rechten und linken Leberarterie aus der Aorta kommen vor (< 1 %).
[b] Die A. cystica kann direkt aus der Aorta, aus der Agd oder Ahs abgehen.
[c] Abgangsvarianten der A. lienalis oder von Polarterien aus der Ams oder direkt aus der Aorta sind zu berücksichtigen.

Anastomosen, und die Versorgung einzelner Organe erfolgt meist aus mehreren Gefäßprovenienzen. Eine funktionell-territorial ausgerichtete Analyse ist hilfreicher als das Denken in Verzweigungsvarianten. In der Regel ist die Sondierung von A. mesenterica superior und Truncus coeliacus notwendig, die dann nach Fragestellung und Befund durch superselektive Injektionen ergänzt werden muss. Die organbezogenen Anhaltspunkte der Tabelle 14.2 sind entsprechend der Wertung des Einzelfalls nach Anamnese und Voraufnahmen und der oft wichtigen Rücksprache mit dem zuweisenden Arzt zu modifizieren.

Besondere Kathetertechniken

Schleifentechnik

Für das Aufsuchen kranial gerichteter Gefäßabgänge sowohl im viszeralen als auch im iliakalen Stromgebiet bietet die Schleifenformierung des kobraförmigen Katheters oft eine elegante und schnelle Sondierungstechnik.

Die 3. Kurve des 2fach gekrümmten (kobraförmigen) Katheters wird idealerweise in dem Hauptgefäß ausgebildet, dessen Äste aufgesucht werden sollen. Die Schleifenkonfiguration kann aber auch die Sondierung eines Hauptgefäßabganges erst ermöglichen. Das Vorgehen ist am Beispiel der kontralateralen A. iliaca (Abb. 14.6) gezeigt: Zunächst wird die A. iliaca der Gegenseite sondiert. Wie weit der Katheter über die Bifurkation geführt wird, bestimmt die Länge der Schleife; 10–12 cm sind meist günstig. Dann wird der Draht bis zur Aortenbifurkation zurückgezogen und das Katheterdrahtsystem an der Punktionsstelle bei gleichzei-

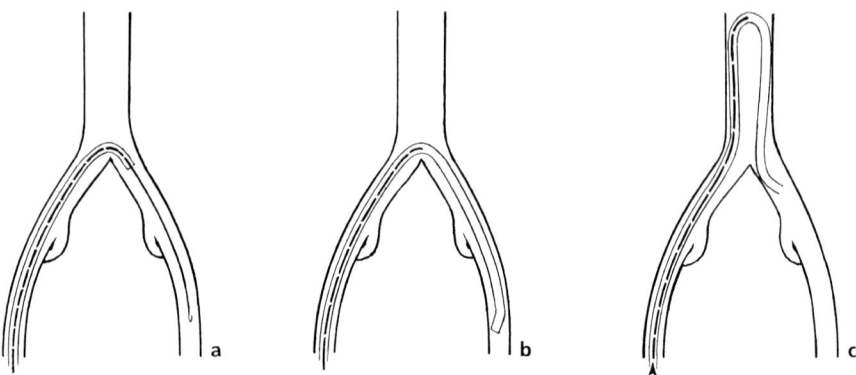

Abb. 14.6 a–c. Schleifenkonfigurierung des kobraförmigen Katheters (Loop-Technik). **a** Zunächst wird die kontralaterale A. iliaca sondiert und **b** der Führungsdraht bis zur Aortenbifurkation zurückgezogen. **c** Die Inversion des distalen Schenkels wird durch Vorschieben des Katheterdrahtsystems an der Punktionsstelle bei gleichzeitigem Drehen im Uhrzeigersinn erreicht. Die gleiche Technik wird in Viszeralgefäßabgängen angewandt (**a–c**: Beispiel einer Lumbalarterie)

tiger Rechtsdrehung vorgeschoben. Die Drehung führt zur Inversion des distalen Schleifenschenkels, so dass die Konfiguration eines gegenläufig gekrümmten Katheters mit ähnlichen funktionellen Eigenschaften wie der Simmons-Katheter entsteht.

Die Schleife kann bei F-5-Kathetern instabil sein, die Technik ist aber auch mit diesen Kathetern in der Regel ausreichend gut zu beherrschen. In einer sehr engen Aorta ist die Methode wegen der Gefahr, dass der Katheter abgeknickt wird und okkludiert, nicht brauchbar. In einer elongierten Aorta mit starkem Kinking wird durch die Abknickung der Schleife die Katheterspitze von der Aortenwand weggelenkt. Das Schleifensegment sollte nicht überdreht werden. Besonders vor dem Dekonfigurieren der Schleife muss diese glatt aufgedreht sein, damit kein Katheterknoten entsteht. Werden die genannten Hinweise beachtet, hat die Schleifentechnik gegenüber dem Simmons-3-Katheter den Vorteil, dass ohne Katheterwechsel eine Konfigurierung weitab der hirnversorgenden aortalen Gefäßabgänge erfolgen kann.

■ Konfigurierung des Simmons-Katheters

Wird der Sidewinderkatheter über die Leiste in die Aorta eingeführt, streckt er sich und verliert dabei seine Ausgangsform. Diese muss, bevor mit dem Katheter selektiv sondiert werden kann, zunächst wiedergewonnen werden: der Katheter muss rekonfiguriert werden.

Das *klassische Verfahren* geht von der linken A. subclavia aus (Abb. 14.7). Mit dem gestreckten Katheter wird der Abgang der linken A. subclavia aufgesucht (1). Über einen J-förmigen Führungsdraht wird der Katheter bis zum Scheitelpunkt der Sekundärkrümmung vorgeführt (2). Der Draht wird bis zu diesem Punkt,

Abb. 14.7 a–d. Konfigurierung des Simmons-Katheters nach dem klassischen Verfahren. **a** Sondierung der linken A. subclavia. **b, c** Nach Zurückziehen des Drahtes wird das Katheterdrahtsystem vorgeschoben, bis die Schleife formiert ist. **d** Die Katheterspitze wird nach innen gewendet und der Katheter an den brachiozephalen Gefäßabgängen vorbei nach kaudal zurückgezogen

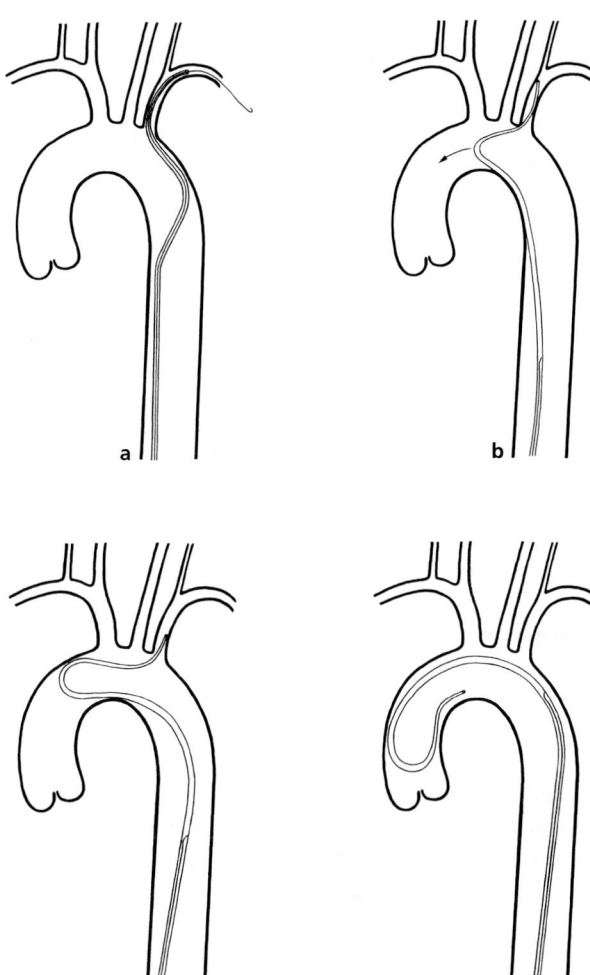

später weiter, zurückgezogen (3) und dann wird das System Katheter/Draht gemeinsam vorgeschoben (4). Dadurch zieht sich der distale Schenkel des Katheters aus der A. subclavia zurück und die Schleife formt sich (5). Die Katheterspitze wird nach innen gewendet, um den Katheter an den brachiozephalen Abgängen vorbei nach kaudal zurückziehen zu können (6). Auch das Zurückziehen des Katheters hat unter Durchleuchtungskontrolle zu erfolgen.

Mehrere *Probleme* können auftreten: Bei stark elongiertem Aortenbogen und spitzwinkligem Abgang der A. subclavia kann ihre Sondierung mit dem gestreckten Katheter misslingen. Katheter und Draht können in die A. vertebralis laufen, so dass grundsätzlich die Möglichkeit einer *Verletzung der A. vertebralis besteht, ein Risiko, mit dem sonst Viszeralarteriographien nicht verbunden sind.* Bei gestrecktem A.-subclavia-Abgang in der Achse der Aorta läuft evtl. (Schritt 4) das Katheter-Draht-System nach peripher, anstatt sich aus der A. subclavia zurückzuziehen.

Die Methode des *„quick aortic turn"* kommt ohne Sondierung eines aortalen Gefäßabganges und ohne Draht aus. Sie ist beim kurzschenkligen Simmons-Katheter, sofern dieser nicht schon in der abdominalen oder deszendierenden thorakalen Aorta konfiguriert wurde (was vorzuziehen ist), stets anwendbar: Der Katheter wird mit seinem Scheitelpunkt bis über den Aortenbogen vorgeschoben. Dann folgt eine schnelle Drehung im Uhrzeigersinn, die mit einer kurzen ruckartigen Vorwärtsbewegung kombiniert ist. Die Katheterspitze schnappt in die Aorta descendens um (Abb. 14.8). Die Schleife formiert sich, wenn der Katheter gegen den Uhrzeigersinn aufgedreht und mit seinem Scheitelpunkt in die Aorta ascendens vorgeschoben wird. Zurückziehen des Katheters wie oben (6).

In sehr schwierigen Fällen kann der Katheter in der *Aorta ascendens* konfiguriert werden. Der Katheter wird im Uhrzeigersinn gedreht und so weit vorgeschoben, dass die Katheterspitze an der Aortenklappe zurückgestoßen wird und sich die Schleife formiert. Die Technik kann durch einen Führungsdraht unterstützt werden, der dann, wenn die Katheterspitze an der Aortenklappe reflektiert wird, bis zum Scheitelpunkt des Katheters zurückgezogen wird. Die Methode kann durch Eindringen von Draht und Katheter in den linken Ventrikel zu Rhythmusstörungen führen und birgt das Risiko einer Verletzung der Aortenklappe oder von Koronararterien.

Wurde vor dem Einsatz des Sidewinderkatheters schon mit einem anderen Katheter (Pigtail, häkchenförmiger Katheter oder Kobrakatheter) untersucht, kann auch ohne zusätzlichen Aufwand *über der Aortenbifurkation* konfiguriert werden: Die kontralaterale A. iliaca wird nach der beschriebenen Methode (s. oben) sondiert. Über den liegenden Draht wird der Sidewinderkatheter eingetauscht. Das weitere Vorgehen gleicht dem oben für das klassische Verfahren angegebenen: Der Katheter wird mit seinem Scheitelpunkt bis zum Apex der Aortenbifurkation vorgeschoben, der Draht bis hier zurückgezogen und dann das System Draht und Katheter durch Vorschieben in der Leiste in die Aorta gebracht. Hat sich die Schleife formiert, wird der Draht zurückgezogen.

Selektive Sondierungen

Eine Übersicht über die Indikation bei verschiedenen Organerkrankungen gibt Tabelle 14.2. Komplikationen und allgemeine Sondierungstechniken sind für die Viszeralarterien zusammenfassend beschrieben (s. S. 244), zu Flussparametern s. Tabelle 14.3.

Truncus coeliacus

Der Abgang des Truncus coeliacus liegt ventral in Höhe Th 12 bis L 1. Der initiale Verlauf kann nach kaudal gerichtet, fast rechtwinklig sein oder leicht kranial zeigen. Besonders adipöse Patienten haben häufig einen stumpfen Abgangswinkel. Bei diesen Fällen gelingt die Sondierung mit einem kobraförmigen Katheter. Der

Abb. 14.8 a–d. Methode des „quick aortic turn". **a** Der Katheter wird so weit vorgeschoben, dass er mit seinem späteren Scheitelpunkt über den Aortenbogen liegt. **b** Durch eine Kombination aus schneller Drehung im Uhrzeigersinn und ruckartiges Vorschieben schnappt die Katheterspitze in die Aorta descendens um. **c, d** Der Katheter wird gegen den Uhrzeigersinn aufgedreht und gleichzeitig in die Aorta ascendens vorgeschoben, so dass sich die Schleife formiert. (Aus Silberstein M, Tress B, Hennessy (1992) Selecting the right technique to reform a reverse curve catheter (Simmons style): Critical review. Cardiovasc Intervent Radiol 15:171–176)

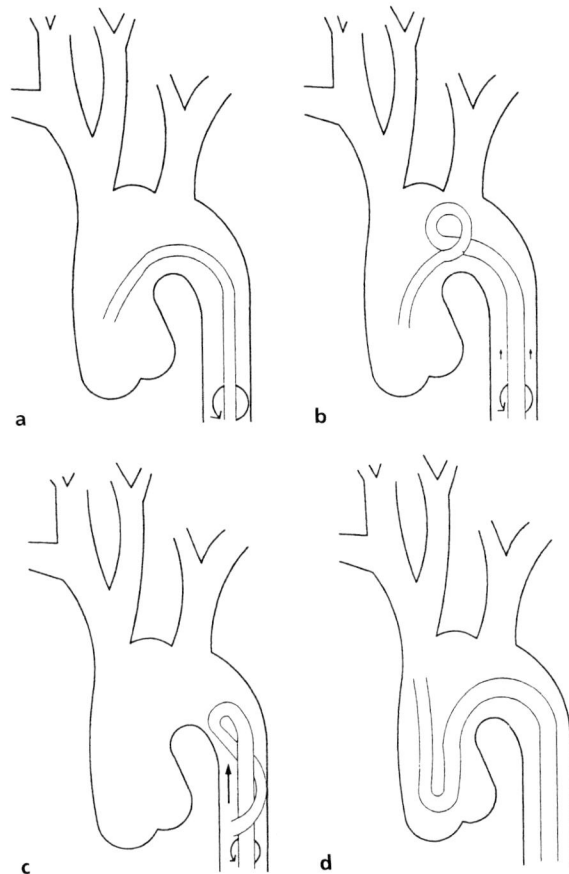

Katheter hat den Vorteil, gut superselektiv weiter verwendet werden zu können. Kann er aber nur knapp im Trunkus plaziert werden, hat der Katheter den Nachteil, durch seine weniger stabile Lage bei Druckinjektionen zu dislozieren. Eine stabile Lage erreicht dagegen der häkchenförmige Katheter, der so tief eingehängt wird, dass er seine Krümmung gerade noch behält. In schwierigen Fällen (insbesondere beim schlanken Patienten) ist ein kleiner Sidewinderkatheter (S1) oder der kobraförmige Katheter in Schleifenkonfiguration hilfreich (s. oben). Nachdem der Katheter in der üblichen Seldinger-Technik in die Aorta abdominalis eingeführt wurde, kann das Ostium durch Abtasten der Aortenvorderwand mit leicht hin und her rotierenden Auf- und Abbewegungen in der angegebenen Höhe gefunden werden. Bei zu langsamer Bewegung ist das Einspringen des Katheters in den Gefäßabgang u. U. schlecht zu erkennen. Gelingt es nicht, den Truncus coeliacus zu sondieren, wird mit der im allgemeinen ohnehin erforderlichen Darstellung der A. mesenterica superior fortgefahren, die weitere Hinweise auf einen möglichen Verschluss des Truncus coeliacus geben kann. Alternativ wird mit der Übersichtsaortographie im seitlichen Strahlengang fortgefahren.

A. mesenterica superior

Die A. mesenterica superior kann 0,5–2 cm unterhalb des Truncus coeliacus ebenfalls nach ventral abgehen. Sie verläuft zunächst horizontal und nach 1 cm steil nach kaudal. Die Sondierung bereitet in der Regel keine Schwierigkeiten. Das Vorgehen entspricht dem für den Truncus coeliacus beschriebenen. Kann der Katheter aufgrund ausgeprägter atheromatöser Plaques in der Bauchaorta nicht oder schlecht nach proximal geschoben werden, wird er über den Führungsdraht nach kranial vorgeschoben und im Rückzug sondiert. Eine stabile Lage wird mit einem häkchenförmigen Katheter erreicht. Im Unterschied zum Truncus coeliacus lässt sich auch der kobraförmige Katheter fast immer durch etwas tiefere Positionierung stabil gegen Rückstoßeffekte einlegen. Er kann nach Umformung in die sidewinderähnliche Konfiguration vorteilhaft zur superselektiven Sondierung benutzt werden. Wurde die Sekundärkrümmung des Katheters gegenüber dem Aortendurchmesser zu klein gewählt, kann sie durch Einführen eines steiferen Drahtes etwas aufgerichtet werden. Ist eine stabile Einstellung nach ventral nicht zu erreichen, kann die Rotationsstabilität des Katheters durch teilweises Einschieben des Führungsdrahtes erhöht werden. Eventuell muss ein drehstabilerer Katheter eingewechselt werden. Zu Fluss und Dokumentation s. Tabelle 14.3.

Kommt es auf die Darstellung der *V. porta* oder der *Mesenterialvenen* an, wird die Injektionsmenge auf 60–80 ml erhöht, und der Fluss wird nach Gabe von 25 mg Tolazolin (1 Amp. Priscol) i.a. (durch den Katheter) auf 8 ml/s gesteigert. In DSA-Technik kann das Kontrastmittel ohne Informationsverlust um 1/3 verdünnt werden. Für die V. mesenterica superior ist in konventioneller Technik durch 20° LAO (= links angehoben) eine Freiprojektion von der Wirbelsäule zu erreichen. Die Serie wird bei erwarteter portaler Hypertension auf 22–29 s verlängert.

A. mesenterica inferior

Die A. mesenterica inferior entspringt ventral aus der Aorta in Höhe L3 bis ZWR L3/4 und zieht nach kaudal links. Die Sondierung erfolgt nach den gleichen Prinzipien wie bei A. mesenterica superior und Truncus coeliacus. Zu beachten ist der kleinere Durchmesser der Aorta abdominalis kaudal der Nierenarterienabgänge, so dass der häkchenförmige Katheter mit enger Krümmung die rascheste Sondierung erlaubt. Der Gefäßabschnitt kann darüber hinaus besonders von atherosklerotischen Veränderungen betroffen sein, so dass ein drehstabilerer Katheter gebraucht wird. Gelingt die Sondierung innerhalb einer angemessenen Zeit (erfahrungsabhängig) nicht, ist beim älteren Patienten an den nicht seltenen Verschluss des Gefäßes zu denken und der Befund durch eine Übersichtsaortographie abzuklären. Bei der Suche nach der Blutungsquelle einer gastrointestinalen Blutung, die im Kolon vermutet wird, ist mit der Darstellung der A. mesenterica inferior zu beginnen.

Superselektive Sondierungen

Die superselektiven Sondierungen der A. lienalis und A. hepatica communis sind annähernd spiegelbildlich. Um Wiederholungen zu vermeiden, werden die Verfahren entweder bei der einen oder der anderen Arterie ausführlicher beschrieben.

A. lienalis

Neben den sich aus Tabelle 14.2 ergebenden Indikationen (Milz, Magen und Pankreas, s. oben) ist die arterielle Splenoportographie hervorzuheben, die eine vergleichbar gute Portalvenendarstellung wie die Mesenterikoportographie erreicht.

Die A. lienalis geht in der Regel distal der A. gastrica sinistra nach links aus dem Truncus coeliacus ab. Sie kann aber auch nach ventral oder rechts aus dem Hauptstamm abgehen und in selteneren Fällen direkt aus der Aorta oder aus einem Truncus splenomesentericus hervorgehen. Meist verläuft sie als kaliberkräftigster Ast initial so in Verlaufsrichtung des Truncus, dass sich die superselektive Sondierung beim Vorschieben von Führungsdraht und Katheter fast von selbst ergibt. Gut geeignet sind der kobraförmige Katheter und, falls die Sondierung damit nicht gelingt, der langschenklige Sidewinderkatheter (S3-Konfiguration), oder entsprechend der loopkonfigurierte Kobrakatheter. Läuft nach Sondierung des Truncus coeliacus der Führungsdraht statt in die A. lienalis wiederholt in die A. hepatica, wird er hier weit genug vorgeschoben und der Katheter zunächst in die A. hepatica nachgeführt (1). Dann wird der Draht entfernt und der Katheter unter leichter Linksdrehung der Spitze und kleinen Probeinjektionen zurückgezogen (2). Außer beim jugendlichen Patienten wird die A. lienalis leicht an ihrem stark geschlängelten Verlauf erkannt. Ist das Ostium sondiert, wird der Katheter unter Spannung gehalten und ein weicher Führungsdraht (J-Draht, 3 mm Endkrümmung oder Bentson-Draht) in die A. lienalis vorgeschoben (3). Ist der steife Teil des Drahtes sicher in der A. lienalis plaziert, wird über diesen dann der Katheter vorgeführt (4). Wie allgemein bei selektiven Sondierungen kann stockendes Vorlaufen des Katheters bei ausreichender Drahtreserve durch gleichzeitiges Zurückziehen des Drahtes erleichtert werden (4a). Beim Simmons-Katheter ergibt sich dabei ein nicht ganz leicht abzustimmendes gleichzeitiges Zurückziehen von Draht und Katheterende. Für die Splenoportographie sollte der Katheter 4–5 cm weit in die A. lienalis gelegt werden, um den Rückfluss in die A. hepatica zu vermeiden. Prinzipiell sind auch Sondierungen mit dem häkchenförmigen Katheter oder mit dem kurzen Sidewinderkatheter möglich.

A. hepatica communis

Wurde der Truncus coeliacus mit dem einfach gekrümmten häkchenförmigen Katheter sondiert, kann bei einfachen anatomischen Verhältnissen, ein J-förmiger (3 mm Krümmung, 3–4 cm weiche Spitze) Führungsdraht in die A. hepatica soweit vorgeschoben werden, dass der steife Katheterabschnitt weit genug in der Arterie liegt (a). Über diesen wird der Katheter, eventuell unter leichtem Zurückziehen des Drahtes nachgeschoben (b). Die A. hepatica communis kann analog wie oben für die A. lienalis angegeben auch mit dem Kobrakatheter sondiert werden (spiegelbildlich wie oben angegeben, entsprechend den Schritten 1–4 bei Vertauschen lienalis/hepatica und li/re).

Gelingt die beschriebene Fortsetzung einer selektiven zur superselektiven Sondierung nicht zügig, sollte zu einer technisch sicheren Methode übergegangen werden. Dann – *sofort* in schwierigeren Fällen: steiler Abgang, langer „stierhornförmiger" Truncus, Lig. arcuatum – wird der langschenklige Simmons-Katheter (S3) oder schleifenkonfigurierte Kobrakatheter verwendet, der idealerweise gleich im Truncus coeliacus geformt wird. Der konfigurierte Katheter wird in üblicher Weise in den Truncus coeliacus (s. dort) eingehängt (1). Durch Zurückziehen gelangt die Spitze des Katheters zur Trunkusbifurkation und wird dann meist in die A. lienalis laufen (2). Der Katheter wird jetzt unter leichter Rotation millimeterweise nach rechts hochgeschoben, so dass sich seine Spitze wieder in Richtung Aorta bewegt (3). Durch häufige kleine Probeinjektionen wird die Katheterposition erfasst, von der aus sich die A. hepatica communis zuerst kontrastiert. Sobald diese Position erreicht ist, wird die Drehung nach rechts verstärkt (4) und der Katheter zurückgezogen, so dass seine Spitze in die A. hepatica communis läuft (5). Die angegebene Drehung nach rechts bedeutet am Katheterende eine Drehung gegen den Uhrzeigersinn. Dadurch gelangt das aortale Segment der Sekundärkurve nach links und die Katheterspitze nach rechts. Im a.p.-Strahlengang kann die Figur einer 8 entstehen.

Spiegelbildlich Entsprechendes gilt für die Sondierung der A. lienalis. Das Vorlaufen des Katheters in die A. hepatica communis kann in leichter Modifikation des beschriebenen Vorgehens erleichtert werden, wenn der Draht während der Schritte (3) bis (5) kurz [nicht zu kurz, s. oben (2)] über das Katheterende hinausragt. Läuft der Katheter nicht in die A. hepatica, muss zunächst ein Führungsdraht plaziert werden: Nach Schritt (4) wird ein Führungsdraht mit flexibler Spitze in die A. hepatica communis vorgeschoben (5a).

Die allgemeinen Grundsätze für Katheter-Draht-Kombinationen sind zu beachten: der Draht muss ein langes weiches Ende haben. Ein weichmachbarer J-Draht oder ein Golddraht mit langer (20 cm) flexibler Spitze sind geeignet. Besteht nur eine leichte Vorspannung des eingehängten Katheters, kann dagegen selbst ein Bentson-Draht den Katheter aus dem Ostium drängen, bevor er stabil genug in die A. hepatica vorgeschoben ist, und der Simmons-Katheter muss neu konfiguriert werden. Der Golddraht hat in schwierigen Fällen den Vorteil, dass er drehstabil ist und gesteuert werden kann, wenn das distale Ende ein wenig gekrümmt ist.

Der Draht wird möglichst weit peripher in die A. hepatica geführt (5b). Er läuft dann in einen beliebigen peripheren Ast. Über den stabil liegenden fixierten Draht wird die Katheterspitze durch Zurückziehen vorgeführt (6). Die Bewegung des Katheters kann wiederum dadurch erleichtert werden, dass gleichzeitig der Draht etwas zurückgenommen wird (6a). Zu diesem Zweck muss gleichzeitig an Draht und Katheterende gezogen werden.

Zu Kontrastmittelfluss und Serie vgl. Tabelle 14.3.

Tabelle 14.3. Anhaltswerte für Kontrastmittelmengen, Fluss und Bildfolge bei Viszeralangiographien. Abkürzungen der Arterien s. Tabelle 14.2. Bei digitaler Technik kann das Kontrastmittel um 20–30 % verdünnt oder die Flüsse können entsprechend reduziert werden. Bei portaler Hypertension gelten die hohen (bis 80) Flussmengen für die SMA, die Serien mit Portalvenendarstellung müssen im Einzelfall bis 30 s verlängert werden. (Abkürzungen s. Tabelle 14.2 auf S. 256)

konventionell	Trcl	Ams	Ami	Al	Ah	Agd
Menge (ml)	45	45–80	15	35–60	25–35	15
Fluss (ml/s)	7	7–8	4	6–7	6	5
Bildfolge						
A/s	1	1	1	1	1	1
Anzahl weiter	4–5	4–5	4	3–4	5	4
A/s	1/2	1/2	1/2	1/2	1/2	1/2
mit Anzahl	5	5	5	5	4	5

A. hepatica propria

Die Sondierung der A. hepatica propria ist aus diagnostischen Gründen selten erforderlich. Sie kann für bestimmte CT-Techniken eingesetzt werden und der gezielten Chemotherapie bzw. Chemoembolisation dienen. Es werden dann einzelne hepatische Äste aufgesucht.

Die Sondierung der A. hepatica communis kann in Schritt (1) oder (5b, 6) direkt in eine Sondierung der A. hepatica propria fortgesetzt werden, wenn der Führungsdraht bereits über den Abgang der A. gastroduodenalis hinausgelaufen ist. Wird dagegen davon ausgegangen, dass ein Katheter in der A. hepatica communis liegt, muss im Fall des Kobrakatheters erst ein Führungsdraht vorgeschoben werden, der den Katheter über den Abgang der A. gastroduodenalis schient; der Simmons-Katheter läuft leicht von selbst bei weiterem Zurückziehen in die A. hepatica propria. Auch bei diesem Katheter ist es schonender, ihn nur über einen Führungsdraht weiter in die Peripherie vorzubringen. Bei selektiver Lage ist besonders zu beachten, dass der Katheter nicht in einer Wedge-Position plaziert werden soll. Der kobraförmige Katheter kann sich mit seiner Spitze so gegen die Intima stemmen, dass bei Druckinjektionen Intimaläsionen hervorgerufen werden können.

Grundsätzlich ist der Simmons-3-Katheter am besten geeignet, sowohl die A. hepatica communis bei schwierigen Verhältnissen zu sondieren als auch nach Lage in der A. hepatica communis in die A. hepatica propria zu gelangen. Für die selektive Sondierung einzelner A.-hepatica-Äste wird dann der kobraförmige Katheter über einen langen (2 m) Draht, der in superselektiver Lage fixiert gehalten wird, eingetauscht. Alternativ kann die weitere Sondierung durch steuerbare Führungsdrähte vorbereitet oder koaxial weitergeführt werden. In diesem Fall wird ein 2. dünner Katheter durch den superselektiv liegenden Katheter eingeführt. Der Innenkatheter hat einen eigenen, dünnen, steuerbaren Führungsdraht, der zum Aufsuchen einzelner Äste eingesetzt wird. In neuerer Zeit stehen dünne steife Drähte (0.018", z. B. Platium Plus-type, Medi-Tech, Inc.) zur Verfügung, die es ermöglichen, dass der Aussenkatheter nach Schienung des Mikrokatheters mit einem solchen Draht in ein sonst primär nur mit dem Mikrokatheter sondierbares Gefäß nachgeführt wird.

A. gastroduodenalis

Für die Sondierung der A. gastroduodenalis muss ein 2fach gleichsinnig gebogener (kobraförmiger) Katheter eingesetzt werden. Der Simmons-Katheter ist nicht geeignet. In der einfachsten Ausgangssituation ist die A. hepatica communis mit dem kobraförmigen Katheter sondiert (1). Der Führungsdraht wird dann weiter in der A. hepatica communis vorgeschoben (2). Läuft er in die A. gastroduodenalis (3a), muss der Katheter nur nachgeführt werden (4a). Läuft er in die A. hepatica propria (3b), wird der Katheter über den Abgang der A. gastroduodenalis nachgeführt (4b). Dann wird der Draht zurückgezogen (5 b). Meist richtet sich die Katheterspitze von selbst nach kaudal aus. Im Rückzug hängt sich die Katheterspitze in den Abgang der A. gastroduodenalis ein (6b). Nach Probeinjektion wird der Führungsdraht in das Gefäß vorgeschoben und über diesen der Katheter 2–4 cm sicher in die A. gastroduodenalis gelegt (7b).

War die Sondierung der A. hepatica communis nur über einen Sidewinderkatheter möglich, wird ein Wechseldraht (Länge 2 m) weit nach peripher, in der Regel in die A. hepatica dextra, vorgeschoben und unter fluoroskopischer Kontrolle der stabilen peripheren Lage des Führungsdrahtes in einen Kobrakatheter ausgetauscht. Dann wird wie oben beschrieben (5b–7b) verfahren.

Zu Injektionsrate und Serie s. Tabelle 14.3.

A. gastrica sinistra

Selten sind Abgänge der A. gastrica sinistra aus der A. hepatica, der A. lienalis oder direkt aus der Aorta. Sehr selten ist ein Abgang aus der A. mesenterica superior. Wird die Arterie in der Trunkusinjektion nicht dargestellt, liegt es fast immer an einer zu tiefen Positionierung des Katheters. Das Gefäß kann von jedem Punkt zwischen Aorta und dessen Bifurkation aus dem Truncus coeliacus abgehen. Im Unterschied zu den bisher besprochenen superselektiven Sondierungen, bei denen der aufzusuchende Gefäßast in der Verlängerung des Hauptgefäßes lag oder nach kaudal abging, ist in diesem Fall der Abgang nach kranial gerichtet.

Ideal ist ein Katheter mit einer gegenläufigen, stärker nach kranial gebogenen Primärkrümmung (s. Abb. 14.1). Das Vorgehen entspricht dem in den Schritten 2, 3b–6b für die A. gastroduodenalis beschriebenen, nur mit dem Unterschied, dass die Katheterspitze nach kranial ausgerichtet wird und der nach kranial gerichtete Abgang aufgesucht wird.

Ohne Katheteraustauschmethode kann auch der schleifenkonfigurierte Kobra-katheter oder seine Modifikation mit ausgeprägterer Sekundärkrümmung („Walt-man loop") eingesetzt werden. Die Schleife wird vorzugsweise in der A. hepatica oder lienalis gebildet. Im Rückzug unter wiederholten kleinen Probeinjektionen wird mit nach kranial gewendeter Katheterspitze das Ostium der A. gastrica son-diert. In Einzelfällen kann es auch gelingen, durch vorsichtiges „Überziehen" eines im Truncus coeliacus liegenden Simmons-1-Katheters dessen Sekundärkrüm-mung so aufzufalten, dass seine Katheterspitze weit genug nach kranial zeigt, um das Ostium der A. gastroca sinistra zu finden.

14.4
Angiographie der Pulmonalarterien

W. S. Rau

Die Angiographie der Pulmonalarterien ist das aussagekräftigste Verfahren zur Beurteilung der Lungenstrombahn und gilt im Vergleich zu allen anderen Methoden als Goldstandard. Szintigraphische Methoden sind als Screening geeignet und werden eingesetzt, wenn kein akuter Handlungsbedarf besteht. Die MR-Angiographie ist noch kein Standardverfahren und scheint die Gefäßperipherie noch nicht im erforderlichen Umfang darstellen zu können. In einer akuten Notfallsituation, wenn der Verdacht auf eine fulminante Lungenembolie besteht, die eine chirurgische Embolektomie oder eine Thrombolysetherapie indizieren würde, hat sich inzwischen die CT-Angiographie als Verfahren der ersten Wahl durchgesetzt. Die CT-Diagnostik ist schnell durchführbar, erlaubt besonders dann, wenn ein Mehrschicht-CT mit EKG-Triggerung zur Verfügung steht, eine Beurteilung auch der Segment- und Subsegmentarterien und erfordert keinen angiographisch erfahrenen Untersucher. Wenn jedoch detaillierte Aussagen über periphere Gefäßveränderungen, arteriovenöse Fisteln oder Gefäßanomalien erforderlich sind, oder wenn bei Patienten mit einer schweren pulmonalarteriellen Hypertonie der risikoreiche Eingriff einer Thrombendarteriektomie der Pulmonalarterien erwogen wird, ist die so selektiv wie möglich durchzuführende Angiographie der Pulmonalarterien die Methode der Wahl.

■ Indikationen

- akute Lungenembolie,
- pulmonalarterielle Hypertonie: rezidivierende (Mikro-)Embolien, primäre, z. B. medikamentös bedingte Gefäßveränderungen,
- arteriovenöse Fisteln und Aneurysmen,
- Tumorinfiltration,
- Differentialdiagnostik der „einseitig hellen Lunge",
- Gefäßanomalien.

■ Kontraindikationen

Steht in einer Notfallsituation kein CT zur Lungenemboliediagnostik zur Verfügung, darf der Therapiebeginn nicht durch Unzulänglichkeiten bei der angiographischen Diagnostik verzögert werden. Die *selektive* Pulmonalisangiographie ist zu unterlassen, wenn ein erfahrener Untersucher nicht oder erst nach längerer Anfahrtzeit zur Verfügung steht. In diesem Fall muss die schlechtere Bildqualität der ungezielten Kontrastmittelinjektion (z. B. in den rechten Vorhof) zugunsten einer raschen Entscheidungsfindung in Kauf genommen werden.

Die Passage des rechten Ventrikels mit dem Katheter hat zu unterbleiben, wenn bereits schwere Rhythmusstörungen bestehen oder wenn ein frischer Herzinfarkt eine erhöhte Perforationsgefahr bedingt.

Ein bestehendes Lungenödem ist eine *relative* Kontraindikation, denn die Flüssigkeitseinlagerung kann durch die Kontrastmittelgabe verstärkt werden. Andererseits kann aber eine Verlegung der Pulmonalstrombahn die Ursache von Hypoxie und eingeschränkter linksventrikulärer Pumpfunktion sein. Spricht daher die klinische Symptomatik für die Möglichkeit einer hämodynamisch wirksamen und therapiebedürftigen Lungenembolie, muss das Ödemrisiko in Kauf genommen werden.

■ Komplikationen

Bei der Passage des rechten Ventrikels mit dem Angiographiekatheter kommt es regelmäßig zu einigen Extrasystolen. Nur selten muss auf die selektive Sondierung der Pulmonalarterien verzichtet werden, wenn die Herzleistung durch ganze Salven von Extrasystolen beeinträchtigt wird.

Bei dilatiertem rechtem Ventrikel oder nach Myokardinfarkt kann die Dicke der Muskulatur so abgenommen haben, dass die Herzwand von der Spitze des Katheters oder des Führungsdrahtes perforiert wird. Sogar Kontrastmittelinjektionen in die Perikardhöhle sind schon vorgekommen. Muss aufgrund des Katheterverlaufs oder eines Kontrastmittelaustritts in den Herzbeutel eine Perforation festgestellt werden, ist der Patient spätestens von nun an intensivmedizinisch zu überwachen, um eine Herzbeuteltamponade rechtzeitig erkennen und behandeln zu können.

Die Häufigkeit von Lungenödemen nach der Pulmonalisangiographie scheint seit Einführung der nichtionischen Kontrastmittel und der Reduzierung der Kontrastmittelmenge durch die Beschränkung auf 2 selektive Aufnahmeserien in DSA-Technik abgenommen zu haben. Der Untersucher muss jedoch evtl. vorangegangene Kontrastmittelgaben, die zur Phlebographie oder Kavographie eingesetzt wurden, mit in Betracht ziehen. Auch für die Platzierung eines Kavaschirms ist weiteres Kontrastmittel erforderlich.

Beim Einführen des Katheters ist sorgfältig eine Arterienpunktion zu vermeiden, gleichgültig, ob der typische Zugangsweg von der linken Ellbeuge gewählt werden kann oder ob von der Leiste ausgegangen werden muss. Wird im Anschluss an die Pulmonalisangiographie die Indikation zur lokalen oder systemischen Thrombolyse gestellt, kann es aus einer akzidentiellen Punktionsstelle der Arterie bedrohlich bluten, so dass die Thrombolyse abgebrochen werden muss. Fatal wäre in dieser Situation, wenn bei der vorangegangenen Pulmonalisangiographie versehentlich die A. femoralis oberhalb des Leistenbandes (punctio alta) punktiert wurde. Die aus diesem Gefäßwanddefekt austretenden Blutmassen breiten sich im Becken und im Retroperitoneum aus. Sie sind weder als Hämatom am Oberschenkel sichtbar, noch besteht eine Kompressionsmöglichkeit der Punktionsstelle.

Muss wegen schlechter Venen in den Ellbeugen der Zugang von einer Leiste aus erfolgen, ist selbstverständlich diejenige Seite zu wählen, auf der keine Beinvenenthrombose zu vermuten ist. Trotzdem kann es vorkommen, dass der Katheter in den Beckenvenen oder in der V. cava inferior an frischen Thromben entlang vorgeschoben wird. Hierbei ist es jederzeit möglich, dass durch die Kathetermanipulation Thrombenteile abreißen und noch zusätzlich in die Lungenstrombahn embolisieren. Bei sehr behutsamen Bewegungen des Führungsdrahtes und des

Katheters scheint ein solches Ereignis in der Praxis jedoch nur selten vorzukommen. Auf jeden Fall darf ein Pigtailkatheter nur im geradlinig gesteckten Zustand – über den Führungsdraht – an den Thromben vorbeigeführt werden.

Vorbereitung des Patienten

Die Aufklärung des Patienten hat sich an der Akuität und Bedrohlichkeit des Krankheitsbildes zu orientieren. Sie darf umso kürzer ausfallen, je größer die vitale Gefährdung ist. In einer Notfallsituation darf das Einverständnis von intubierten Patienten zu lebensrettenden Maßnahmen – auch zu diagnostischen Maßnahmen – vorausgesetzt werden. Bei einer elektiven Pulmonalisangiographie hat die Aufklärung selbstverständlich in vollem Umfang und mit ausreichender Bedenkzeit zu erfolgen.

Wünschenswert ist es, wenn der Patient nüchtern ist und wenn die Laboruntersuchungen normale Parameter der Blutgerinnung ergeben. In Notfallsituationen muss darauf verzichtet werden.

Patienten mit einer fulminanten Lungenembolie leiden unter schwerer Dyspnoe, die durch pleurale Schmerzen und die heftige Angst ersticken zu müssen noch verstärkt wird. Sie müssen über eine Nasensonde Sauerstoff erhalten oder sogar intubiert werden, um überhaupt flach auf dem Angiographietisch liegen zu können. Auch bei Patienten mit weniger schwerem Krankheitsbild ist die Sauerstoffzufuhr über eine Sonde in der Nase nützlich, um die Atemfrequenz zu senken.

Eine vom Angiographiekatheter unabhängige großkalibrige Venenkanüle, EKG-Überwachung und regelmäßige Blutdruckmessung sind selbstverständlich. Soll eine selektive Katheterisierung der Pulmonalarterien mit Passage des rechten Ventrikels erfolgen, muss ein Defibrillator kurzfristig einsetzbar sein.

Vorbereitung der Untersuchung durch MTRA

Bevor der Patient auf den Angiographietisch gelagert wird, ist zu prüfen, ob in der linken Ellbeuge eine Vene mit ausreichendem Kaliber für einen 5-F-Katheter zur Verfügung steht. Wenn Zweifel bestehen, muss der die Untersuchung durchführende Radiologe entscheiden, ob er auf die rechte Ellbeuge oder eine Leiste ausweicht.

Der Patient ist so auf den Untersuchungstisch zu lagern, dass zur Punktionsstelle freier Zugang besteht. Wenn eine Ellbeugenvene punktiert werden kann, empfiehlt es sich, am Tisch eine Armstütze anzubringen und den Arm um etwa 45° zu abduzieren.

Die Punktionsstelle wird in üblicher Weise rasiert (falls erforderlich), desinfiziert und mit großen sterilen Tüchern abgedeckt.

Instrumente und Verbrauchsmaterial
- Standardisiertes, steriles Zubehör zur Angiographie (s. S. 185);
- Pigtailkatheter (5 F, 90 und 110 cm lang);

für die nichtselektive Pulmonalisangiographie muss der Pigtailkatheter eine Injektionsgeschwindigkeit von mindestens 25 ml/s erlauben (unverdünntes Kontrastmittel: 350–370 mg J/ml); ggf. ist ein 7-F-Katheter zu verwenden;

- hydrophil beschichtete Führungsdrähte mit gebogener Spitze (180 cm lang) mit normaler Flexibilität und „stiff";
- zur Venenpunktion am Arm: Teflonvenenverweilkanüle (1,1 mm Innendurchmesser);
- zur Venenpunktion in der Leiste: Seldinger-Nadel;
- 10–20 ml Lokalanästhetikum;
- 100 ml nichtionisches Kontrastmittel, verdünnt auf ca. 200 mg J/ml.

Für die nichtselektive Pulmonalisangiographie ist unverdünntes Kontrastmittel mit 350–370 mg J/ml zu verwenden.

Untersuchungsgang

Anamnese und Vorbefunde

Beim Verdacht auf eine fulminante Lungenembolie ist schnelles Handeln erforderlich, so dass sich der Untersucher auf wenige orientierende Fragen an den Patienten beschränken wird, sofern der Patient überhaupt zu einem Gespräch in der Lage ist. Trotzdem muss sich der Radiologe in der Zeit zwischen der ersten Information über die bevorstehende Pulmonalisangiographie und dem Untersuchungsbeginn mit den verfügbaren Befunden vertraut machen, soweit sie durchgeführt wurden und vorliegen: vorangegangene Operation, Thoraxübersichtsaufnahme, Phlebographie, Kavographie, Perfusions- und Inhalationsszintigraphie der Lunge, kapilläre Sauerstoffsättigung, EKG. Diese Untersuchungen können hilfreich für das Vorgehen bei der Angiographie sein, sind aber keinesfalls zwingend erforderlich.

Bei der elektiven Pulmonalisangiographie (z. B. Suche nach arteriovenösen Fisteln) sind selbstverständlich eine eingehende Anamnese und ein sorgfältiges Studium der Vorbefunde und der bereits durchgeführten bildgebenden Diagnostik erforderlich.

Untersuchungsablauf

Zur Punktion wird am zweckmäßigsten eine zur V. basilica ziehende Vene in der linken Ellbeuge benutzt. (Der Zugangsweg vom linken Arm erleichtert durch den gleichmäßigen Bogen des Katheterverlaufs die Passage des rechten Ventrikels.) Alternativ ist eine zur linken V cephalica ziehende Vene, ein Vene in der rechten Ellbeuge oder die V. femoralis desjenigen Beines zu wählen, das aufgrund des phlebographischen oder klinischen Befundes keine tiefe (Oberschenkel- und Becken-)Venenthrombose aufweist. Nur in Ausnahmefällen kann einmal die Punktion einer V. jugularis erforderlich werden.

Bei Punktion einer *Ellbeugenvene* wird zunächst mit einer G-22-Nadel eine kleine Hautquaddel mit Lokalanästhetikum gesetzt, die Vene mit der Verweilkanüle punktiert und deren Teflonhülle vorgeschoben. Bei noch liegendem Metallinnenteil wird die Einstichstelle mit einem feinen, spitzen Skalpell um 2 mm erweitert. Nach Entfernung des Metallinnenteils der Kanüle wird der Führungsdraht unter Durchleuchtungskontrolle vorgeschoben. Treten beim Vorführen des

Drahtes Hindernisse auf (z. B. an der Einmündungsstelle der V. cephalica in die V. subclavia) ist die gebogene Drahtspitze so zu steuern, wie es den anatomischen Verhältnissen entspricht. Lässt sich der Draht weiterhin nicht vorführen, muss er wieder völlig entfernt werden, damit über die Kanüle eine Phlebographie der V. axillaris, V. subclavia und V. brachiocephalica durchgeführt werden kann. Der Katheterisierungsversuch wird dann entweder durch die exakte Darstellung der Anatomie erleichtert, oder er muss an dieser Stelle abgebrochen werden, weil eine (alte?, kollateralisierte?) Thrombose vorliegt.

Liegt der Führungsdraht mit der Spitze in der V. cava superior, wird ein ausreichend langer Pigtailkatheter (je nach Körpergröße des Patienten 90 oder 110 cm) in Seldinger-Technik vorgeführt. Kurz oberhalb des Zwerchfells wird die Krümmung so gedreht, dass der Führungsdraht die Katheterspitze nach links in Richtung des rechten Vorhofs verlassen kann.

Gelegentlich verfangen sich der Kringel des Pigtailkatheters oder die Spitze des Führungsdrahtes in den Trabekeln oder Papillarmuskeln eines dilatierten rechten Ventrikels. Um den Ausgang in Richtung Pulmonalklappe zu finden, ist der mit dem Führungsdraht stabilisierte Katheter zunächst etwas zurückzuziehen, damit er sich im rechten Ventrikel frei bewegen kann. Dann wird der Katheter unter gleichzeitigem Vorschieben so gedreht, dass sich seine gekrümmte Spitze von kaudal nach ventral bewegt, an der Vorderwand des rechten Ventrikels nach kranial gleitet und dann noch weiter kranial – unter kontinuierlichem Vorschieben – in den Truncus pulmonalis gelangt. Dieses Manöver gelingt bei „gesunden" Patienten mit normal großem Herzen leichter als bei Patienten mit Rechtsherzdilatation oder -hypertrophie. Da gelegentlich sehr viel Fingerspitzengefühl und Erfahrung erforderlich sind, darf die selektive Sondierung der Pulmonalarterien nur angestrebt werden, wenn sie von einem in diesem Verfahren geübten Radiologen beaufsichtigt oder durchgeführt wird.

Bei der Passage des rechten Ventrikels kommt es regelmäßig zu einigen Extrasystolen, die meist harmlos sind. Nur wenn sie salvenartig gehäuft auftreten, wenn sie beim Patienten zusätzliche Beschwerden oder Angst hervorrufen, wenn sie vorbestehende Rhythmusstörungen bedrohlich verschlimmern oder die Herzleistung weiter beeinträchtigen, muss der Versuch einer selektiven Sondierung abgebrochen und das Kontrastmittel in den rechten Vorhof oder in den rechten Ventrikel injiziert werden.

Selektive Pulmonalisangiographie

Da bei der DSA-Technik in der Regel nur 12 bit Grauwerttiefe zur Verfügung stehen, ist es nicht sinnvoll, eine Aufnahmeserie in strenger a.-p. -Projektion durchzuführen. Die Dichteunterschiede zwischen Mediastinum und Lungenperipherie sind so groß, dass es auch bei Verwendung von Ausgleichsfiltern regelmäßig zu Überstrahlungsartefakten kommt. Stattdessen ist es zweckmäßig, schon primär die linke Lunge in LAO- und die rechte Lunge in RAO-Projektion abzubilden.

Aus dem Truncus pulmonalis gleitet der Pigtailkatheter beim weiteren Einführen meist in die linke Pulmonalarterie. Er darf aber nicht zu weit in die Peripherie vorgeführt werden, da sonst die Oberlappenarterien zu wenig Kontrastmittel erhalten könnten. Bestehen Zweifel, wird die korrekte Katheterlage durch die rasche, manuelle Probeinjektion von ca. 7–8 ml Kontrastmittel verifiziert.

Aufnahmeserie zur Darstellung der linken A. pulmonalis. Der C-Bogen des Angiographiegerätes wird um ca. 35° nach links gedreht, so dass sich der linke Hemithorax des Patienten in LAO-Projektion abbildet. Steht kein C-Bogen zur Verfügung, ist der Patient entsprechend zu drehen (linke Seite anheben) und in dieser Lage mit Schaumstoffkeilen zu stabilisieren.

Die Angiographieserie wird mit 3 Bildern/s und 3 s Vorlauf angefertigt; injiziert werden 40 ml verdünntes Kontrastmittel (200 mg J/ml) mit einer Geschwindigkeit von 20 ml/s. Dadurch stehen 9 Nativbilder zur Verfügung. Patienten mit Lungenembolie, die nicht intubiert sind, können auch bei Sauerstoffzufuhr über eine Nasensonde oder eine Maske nicht 10- bis 15 s lang die Luft anhalten. Es ist daher besser, sie während der Kontrastmittelinjektion flach weiteratmen zu lassen. Bei den 9 Nativbildern findet sich in der Regel immer eines, das mit ausreichender Übereinstimmung von Herz- und Atemphase als Maske benutzt werden kann.

Selbstverständlich ist es vorzuziehen, die Aufnahmeserie bei intubierten Patienten und bei Patienten, die ausreichend lange die Luft anhalten können, in Atemstillstand anzufertigen:

Bei einer bekannten, schweren pulmonalarteriellen Hypertonie kann die Kontrastmittelmenge pro Seite auf 30 ml reduziert werden. Zur Vorbereitung einer pulmonalarteriellen Thrombendarteriektomie ist eine weitere Angiographieserie in fast seitlicher Projektion (allenfalls 10 bis 15° RAO) erfoderlich, bei der der Bildverstärker der linken Thoraxwand anliegt.

Aufnahmeserie zur Darstellung der rechten Pulmonalarterie. Die Sondierung der rechten Pulmonalarterie erfordert ebenfalls etwas Übung und Fingerspitzengefühl. In der Regel gelangt die Katheterspitze leichter auf die rechte Seite, wenn sie aus dem Truncus pulmonalis nach kranial geschoben wird und dabei über die Vorderwand gleitet. Auch in die rechte Pulmonalarterie darf der Katheter nicht zu weit peripher eingeführt werden, da sonst der Truncus superior nicht kontrastiert wird.

Die Darstellung der Arterien der rechten Lunge erfolgt in RAO-Projektion. Dazu wird der C-Bogen um 20 bis 30° nach rechts gedreht (oder der Patient mit seiner rechten Seite angehoben). Die übrigen Parameter sind identisch mit denen für die linken Pulmonalarterien: 3 Bilder/s, 3 s Vorlauf, 40 ml Kontrastmittel, 20 ml/s (bei pulmonaler Hypertonie: 30 ml. Zur Vorbereitung einer pulmonalarteriellen Thrombendarteriektomie ist eine vierte Angiographieserie in fast seitlicher Projektion (allenfalls 10 bis 15° LAO) erforderlich, bei der der Bildverstärker der linken Thoraxwand anliegt.

Nichtselektive Pulmonalisangiographie in DSA-Technik
Muss auf eine selektive Katheterisierung der linken und der rechten A. pulmonalis verzichtet werden, weil nicht sofort ein erfahrener Untersucher zur Verfügung steht, aber keine Zeit zu verlieren ist, kann die Katheterspitze auch in den rechten Vorhof platziert und die Untersuchung in DSA-Technik durchgeführt werden.

Injiziert werden pro Serie 50 bis 60 ml Kontrastmittel mit 300 mg J/ml bei einer Geschwindigkeit von 25 ml/s; ggf. ist ein 7-F-Katheter zu verwenden.

Auch wenn das Kontrastmittel bei Injektion in den Vorhof die Pulmonalarterien beidseits erreicht, sollten wegen der zu erwartenden Überstrahlungsartefakte bei a.-p.-Projektion die linke und die rechte Lungenstrombahn nacheinander in LAO- und in RAO-Projektion dargestellt werden. Die hierfür erforderliche Verdoppelung der Kontrastmittelmenge muss in Kauf genommen werden.

Eine Untersuchung in DSA-Technik mit peripherer Kontrastmittelinjektion, z. B. in eine Ellbeugenvene, sollte unterbleiben. Dieses Vorgehen lässt auch an modernen DSA-Anlagen nur grobe Befunde erkennen und führt nur bei „gesunden" Patienten zu einer diagnostisch verwertbaren Kontrastierung der Pulmonalarterien.

■ Vorsichtsmaßregeln

- Kontinuierliche EKG-Überwachung.
- Defibrillator muss kurzfristig einsatzbereit sein.
- Sauerstoffzufuhr über Nasensonde (falls Patient nicht intubiert ist).
- Die versehentliche Punktion einer Arterie ist sorgfältig zu meiden (→ Blutungskomplikationen bei nachfolgender Thrombolysetherapie).
- Kontrastmittelmenge so gering wie möglich halten (zur Vermeidung eines Lungenödems). Das erforderliche Volumen kann zum Beispiel durch selektive Katheterisierung der rechten und der linken Pulmonalarterie vermindert werden.
- Die selektive Angiographie erfordert jedoch die Katheterpassage durch den rechten Ventrikel und ist nur dann zulässig, wenn Durchführung oder Überwachung durch einen erfahrenen Untersucher gewährleistet sind.

14.5
Selektive Darstellung
der supraaortalen Arterien

M. FORSTING, H. SAHL und K. SARTOR

Die selektive Darstellung der *supraaortalen Arterien* erfolgt heute fast ausschließlich transfemoral in Kathetertechnik; Karotisdirektpunktion und retrograde Brachialisangiographie werden nur noch ausnahmsweise angewandt. Generell sind bei der Abklärung intrakranieller Läsionen die selektive Injektion in die einzelnen zum Kopf führenden Arterien der globalen Injektion in den Aortenbogen vorzuziehen. Auch extrakranielle Gefäßstenosen, wie die an der Karotisgabel, sollten möglichst durch selektive Injektionen in das symptomatische Gefäßterritorium dargestellt werden.

■ Indikationen

Durch die Einführung der CT und der MRT hat sich das Indikationsspektrum zur zerebralen Angiographie erheblich gewandelt. Anders als früher werden Hirntumorpatienten heuten nur noch selten angiographiert, gewöhnlich nur dann, wenn vor dem chirurgischen Eingriff die Devaskularisierung einer vermutlich gefäßreichen Geschwulst durch Embolisation angestrebt wird, oder wenn noch differentialdiagnostische Fragen offen sind. Besonders die MR-Angiographie hat die DSA vielerorts auch bei der Diagnostik von arteriosklerotischen Erkrankungen an den Carotiden ersetzt. Zum Nachweis von Aneurysmen, Angiomen und anderen möglichen Blutungsquellen bei Subarachnoidalblutungen und Blutungen in das Hirnparenchym ist die invasive, konventionelle Angiographie aber vorerst noch unverzichtbar.

■ Kontraindikationen

Es gibt keine absolute Kontraindikationen gegen die zerebrale Angiographie. Man muss aber die Einschränkungen und Gegenanzeigen der intravasalen Kontrastmittelgabe bei Patienten mit Hyperthyreose, allergischer Diathese, eingeschränkter Nierenfunktion usw. beachten (s. auch Kap. 29, 30).

■ Komplikationen und Vorsichtsmaßregeln

Die *Komplikationsrate bei zerebralen Angiographien* hängt im wesentlichen von der Erfahrung des Untersuchers, der Sondierungstechnik und der Katheterwahl ab; fast alle Komplikationen sind thrombembolischer Art. Über die Häufigkeit von neurologischen Komplikationen bei zerebralen und spinalen Angiographien (s. S. 247) liegen keine verlässlichen Zahlen vor. Für das Aufklärungsgespräch mit dem Patienten ist daher empfehlenswert, auch die Komplikationsrate der eigenen Abteilung zu nennen. Die Zahlen in Tabelle 14.4 sind nur als Anhaltswerte aus der Literatur zu verstehen:

Tabelle 14.4. Komplikationsrate bei der zerebralen Angiographie

Flüchtige neurologische Ausfälle	3 %
Bleibende neurologische Ausfälle	0,2 %
Todesfälle	<0,1 %

Da jede versehentliche Embolisation in die intrakraniellen Arterien irreversible neurologische Ausfälle verursachen kann, müssen bei der Vorbereitung selektiver supraaortaler Angiographien über die in Kap. 29, 30 genannten allgemeinen Kautelen hinaus folgende Vorsichtsmaßregeln beachtet werden:

- Es ist ratsam, möglichst dünne Katheter (F 5 oder dünner, besonders bei Kindern) und antithrombotisch beschichtete Führungsdrähte zu verwenden. Bei etwa 80 % aller Patienten gelingt die selektive Sondierung der hirnversorgenden Arterien mit einem sog. Universalkatheter, dessen kurze Spitze um etwa 45° abgewinkelt ist.
- Das Endstück des Führungsdrahtes sollte weich und distal auf einer Strecke von 3 cm J-förmig gekrümmt sein.
- Der Führungsdraht muss nach jeder Benutzung mit einem feuchten Tupfer gesäubert und in einer Schale mit heparinisierter Spülflüssigkeit (200 IE Heparin/500 ml physiologischer Kochsalzlösung) vollständig untergetaucht werden. So kann verhindert werden, dass Blutgerinnsel am Draht haftenbleiben und bei der nächsten Einführung des Drahts eine zerebrale Embolie verursachen.
- Bei Verwendung von nichtionischen Kontrastmitteln darf die Injektion nicht mit Glasspritzen erfolgen, denn sonst resultiert eine erhöhte Thrombogenität! Günstig sind 10-ml-Luer-Lock-Spritzen aus Plastik.
- Die Kontaktzeit von Blut und Kontrastmittel sollte minimiert werden. Der Katheter sollte möglichst nicht mit Kontrastmittel gefüllt werden, um ihn unter Durchleuchtung besser sichtbar zu machen. Anders als bei den ionischen Kontrastmitteln kann es bei den nichtionischen an der Grenzfläche zum Blut zur Thrombininduktion kommen. Durch den *Heparinzusatz* zum Kontrastmittel (5 IE/ml) kann der Thrombinbildung zusätzlich entgegengewirkt werden.
- Bei jeder Injektion ist die Spritze senkrecht zu halten: Öffnung nach unten, Stempel nach oben.
- Vor jeder Injektion von Kontrastmittel oder Kochsalzlösung muss der Spritzenstempel zurückgezogen werden bis Blut luftblasenfrei in die Spritze eintritt.
- Die letzten 2 ml Kontrastmittel oder Kochsalzlösung dürfen nicht injiziert werden, da sich hier Luftblasen und Blutkoagel ansammeln können.
- Kontrastmittel und Kochsalzlösung sollten nicht aus Ampullen entnommen werden, da hierbei Kontaminationsgefahr mit kleinen Glassplittern besteht. Statt dessen sind Flaschen mit Gummistopfen zu verwenden, deren Verschluss vollständig zu entfernen ist, so dass der Inhalt in eine Schale gegossen werden kann. Ein Durchstechen des Gummistopfens zur Entnahme des Kontrastmittels darf unter keinen Umständen erfolgen, da so immer kleine Gummipartikel ausgestochen werden.

- Tupfer und Kompressen dürfen nicht in der Schale mit Spülflüssigkeit angefeuchtet werden, denn hierbei können sich kleine Baumwollpartikel ablösen, die später als Embolus injiziert werden; das Anfeuchten sollte daher in einer eigenen Schale erfolgen. Auf dem Instrumentiertisch sind also mindestens 4 Metallschalen bereitzuhalten: für Spülflüssigkeit, für Kontrastmittel, zum Aufbewahren des Führungsdrahts und zum Anfeuchten von Tupfern.
- Vor jeder Injektion in eine hirnversorgende Arterie muss sichergestellt sein, dass die Schraubverbindung zwischen Spritze und Katheter fest und luftdicht ist und sich keine Luftblasen im Injektionssystem befinden; dies gilt für die manuelle Injektion wie für die maschinelle. Letzteres erreicht man am besten dadurch, dass man vorsichtig Blut in die Spritze aspiriert und gleichzeitig an die Luer-Lock-Verbindung klopft.
- *Zwischen den Kontrastmittelinjektionen muss der Katheter mit Spülflüssigkeit gespült werden. Dies kann intermittierend manuell oder kontinuierlich über Druckbeutel geschehen. Bei längeren Intervallen zwischen den einzelnen Injektionen ist die kontinuierliche Spülung vorzuziehen. Die kontinuierliche Spülung des Katheters über Druckbeutel ist wesentlich weniger störanfällig als die Spülung mit einem Infusomaten.*
- Die Zahl der Komplikationen wächst mit der *Untersuchungsdauer!* Der Untersuchungsablauf sollte daher genau geplant sein. Ein erfahrener Untersucher sollte jeden Untersuchungsabschnitt überwachen.
- Vor jeder zerebralen Angiographie muss ein sicherer venöser Zugang (Braunüle) gelegt sein. Nur so können Komplikationen unverzüglich behandelt werden.
- Es ist nicht nötig, den Patienten nach jeder Kontrastmittelinjektion neurologisch zu untersuchen. Der Untersucher sollte jedoch die für jede Gefäßprovinz typischen neurologischen Störungen kennen und jede Reaktion des Patienten auf die Kontrastmittelinjektion klinisch einordnen können. Die meisten neurologischen Ausfälle sind durch genaues Beobachten des Patienten erkennbar. Plötzliches Hängen des Mundwinkels oder Abrutschen des Arms vom Angiographietisch zeigen die Hemiparese an. Inadäquate oder ausbleibende Antwort des Patienten nach Injektion in die linke Karotis können Ausdruck einer Aphasie durch embolischen Gefäßverschluss sein. Durchblutungsstörungen in der hinteren Hirnzirkulation sind häufig assoziiert mit Augenbewegungsstörungen (Nystagmus) und plötzlich auftretenden Schwindel.
- Ist es zu einer solchen Komplikation gekommen, sollte der Katheter zunächst in die Aorta descendens zurückgezogen werden. Wenn sich die neurologischen Störungen nicht innerhalb von wenigen Minuten zurückbilden, muss die entsprechende Gefäßprovinz erneut dargestellt werden, um einen Gefäßverschluss als Ursache der Symptomatik zu sichern und ggf. sogar eine thrombolytische Therapie (s. Kap. 30) einzuleiten.
- Wegen der geringeren Neurotoxizität und der geringer ausgeprägten subjektiven Nebenwirkungen sollten nichtionische Kontrastmittel verwendet werden. Die schon erwähnte höhere Thrombogenität dieser Kontrastmittel kann durch die Verwendung von *Plastikspritzen* und Spülung des Injektionssystems mit heparinisierter Kochsalzlösung ausgeglichen werden.

Vorbereitung des Patienten

Der Patient sollte nüchtern sein; die Laborwerte zur Blutgerinnung (PTT, Quick), Nierenfunktion (Kreatinin) und Schilddrüse sollten im Normbereich liegen. Der Patient muss am Vortag in einem ausführlichen Gespräch über die speziellen Komplikationen der kraniozerebralen Angiographie aufgeklärt worden sein, besonders im Hinblick auf zerebrale Durchblutungsstörungen. Außerdem sollte ein kraniales CT vorliegen (s. auch Kap. 29 u. 30).

Untersuchungsgang

Allgemeines und gerätetechnische Voraussetzungen

Wenn möglich sollte die DSA eingesetzt werden, idealerweise mit sog. Roadmapping. Die sofortige Verfügbarkeit von Angiographiebildern ohne Knochenüberlagerung verkürzt die Untersuchungszeit bzw. die Verweildauer des Katheters im Gefäß; bei Einsatz des Roadmapping werden die Sondierungszeiten noch kürzer. Die hohe Kontrastauflösung der DSA erlaubt eine wesentliche Verringerung von Kontrastmittelmenge und -dosis pro Untersuchung. Die übliche Jodkonzentration kann von 300 mg/ml auf die Hälfte reduziert werden.

Die Kontrastmittelinjektion kann bei Nutzung der DSA-Technik wahlweise manuell oder mit der automatischen Druckspritze erfolgen; steht nur eine konventionelle Blattfilmanlage zur Verfügung, ist die maschinelle Injektion vorzuziehen. Vorteil der maschinellen Injektion ist die geringere Strahlenbelastung des Untersuchers (dieser kann während der Injektion hinter eine Bleiwand treten) und eine besser reproduzierbare Bolusgeometrie mit deutlicherer Trennung in eine arterielle, kapilläre und venöse Phase. Die manuelle Injektion ist in der Regel schneller durchführbar und – besonders bei dünnen Gefäßen (A. vertebralis) – „dosierter" an das Gefäßlumen adaptierbar. Empfehlungen für die Dosierung und die Art der Applikation des Kontrastmittels sind in Tabelle 14.5 aufgeführt.

Truncus brachiocephalicus

Die Sondierung dieses Gefäßstamms mit dem Universalkatheter (= Multi Purpose-Katheter) gelingt fast immer. Da dieser Katheter sehr weich ist, empfiehlt sich unbedingt eine Einführungsschleuse (F 5 oder F 6) zu verwenden! Der Katheter wird zunächst über den Aortenbogen hinaus in die Aorta ascendens vorgeschoben, was leichter ist, wenn man einen am Ende J-förmig gebogenen Führungsdraht verwendet. Eine mehrfache „versehentliche" Sondierung der linken A. subclavia oder gar die Sondierung der linken A. vertebralis sollte unbedingt vermieden werden. Sobald der Katheter die Aorta ascendens erreicht hat, wird der Führungsdraht entfernt, und man aspiriert kräftig mit einer 10-ml-Spritze. Anschließend wird der Katheter mit einer 2. heparinisierten Kochsalzlösung enthaltenden Spritze gespült. Die früher übliche Technik, den Katheter dann mit Kontrastmittel zu füllen, um ihn unter Durchleuchtung besser erkennen zu können, sollte wegen der erhöhten Thrombogenität der nichtionischen Kontrastmittel unterbleiben. Wird die Katheterspitze dann nach kranial gedreht, nötigenfalls unter langsamem Zurückziehen des Katheters, springt sie fast immer in das Ostium des Trunkus hinein.

Tabelle 14.5. Kontrastmittelapplikationen bei der zerebralen Angiographie

	Dosis [ml]	Flow [ml/s]	Konzentration [mg Jod/ml]
Blattfilmangiographie			
– Aortenbogen	40–60	20–25	300–370
– A. carotis communis	10–12	8–10	300
– A. carotis interna	8	6	300
– A. carotis externa	4	3	300
– A. vertebralis	7	6	300
Intraarterielle DSA			
– Aortenbogen	20–30	15–20	300
– A. carotis communis	6–8	manuell	300
– A. carotis interna	6	manuell	150
– A. carotis externa	3	manuell	150
– A. vertebralis	6	manuell	150

A. carotis communis dextra

Zeigt die Katheterspitze im Truncus brachiocephalicus nach oben und medial, ist mit dem Universalkatheter die Sondierung der rechten A. carotis communis oft ohne Führungsdraht möglich. Bei proximal stark geschlängelten Gefäßen kann ein J-förmig gebogener Führungsdraht aber hilfreich sein. Generell gilt, dass ein weicher Katheter dem Führungsdraht bei anatomisch schwierigen Verhältnissen besser folgt als ein rigider Katheter (z. B. vom Typ Sidewinder). Projiziert sich der Katheter bei der Durchleuchtung dann auf die Halsweichteile lateral der Processus transversi, wird er in der A. carotis communis liegen; die A. vertebralis verläuft durch die Querfortsatzlöcher der HWS und damit weiter medial. Bei versehentlicher Sondierung eines zervikalen Asts der A. subclavia wurde man das am Widerstand beim Vorschieben des Katheters merken.

Sämtliche Probeinjektionen in den Katheter erfolgen nach dem gleichen Schema: Zunächst Aspiration von Blut mit einer 10-ml-Spritze. Kann man nicht mühelos aspirieren, liegt der Katheter der Gefäßwand unmittelbar an oder die Katheterspitze ist durch ein Blutkoagel verlegt. Ist auch nach Drehen der Katheterspitze keine Aspiration möglich, darf die Injektion unter keinen Umständen erfolgen, sondern der Katheter muss bei ständigem Sog an der Spritze entfernt werden. Ist die Aspiration aber möglich, werden unter Durchleuchtung 1–2 ml Kontrastmittel zur Kontrolle der Katheterlage injiziert.

A. carotis interna dextra

Befindet sich der Katheter in der A. carotis communis, wird entweder der Kopf des Patienten zur Seite gedreht, oder man bringt den C-Bogen des Angiographiegeräts in mehr oder minder seitliche Projektion. Entscheidend ist, dass die Karotisgabel zur Sondierung „aufgedreht" wird. Bei Durchleuchtung im seitlichen

Strahlengang geht die A. carotis interna meist nach dorsal ab, so dass durch entsprechendes Drehen der Katheterspitze die Gefäßsondierung oft ohne Führungsdraht möglich ist. Ist der Führungsdraht nötig, wird er etwa 3–4 cm in die A. carotis interna vorgeschoben und dient dann als Leitschiene für den Katheter. Bei wesentlichen arteriosklerotischen Veränderungen im Anfangsteil der A. carotis interna, besonders aber bei atheromatösen Ulzera, verbietet sich die selektive Sondierung. Zur Darstellung des Internakreislaufs sind 6–8 ml verdünnten Kontrastmittels pro Untersuchungsserie ausreichend. Serien in 2 Projektionen (a.-p. und seitlich) sind obligat, je nach Fragestellung müssen auch noch Serien in verschiedenen Schrägprojektionen angefertigt werden (Aneurysmen!). Die a.-p.-Projektion sollte um etwa 20° von der Deutschen Horizontalen abweichen, so dass sich Orbitadächer und Oberkanten der Schläfenbeinpyramiden aufeinander projizieren. In der Regel reicht eine Bildfrequenz von 2 Bildern/s aus, bei arteriovenösen Malformationen sollte man jedoch 3–6 Bilder/s anfertigen können.

A. carotis externa dextra

Liegt der Katheter in der A. carotis communis dextra, lässt sich die A. carotis externa am einfachsten im seitlichen Strahlengang sondieren. In der Mehrzahl der Fälle geht das Gefäß nach ventral ab. Nach einer Probeinjektion mit 1–2 ml Kontrastmittel wird zunächst der Führungsdraht in den proximalen Anteil der A. maxillaris vorgeschoben, wobei die Sondierung über einen weichen Führungsdraht das Risiko von Gefäßspasmen minimiert. Bei besonders empfindlichen Patienten muss das Kontrastmittel u. U. mehr als sonst verdünnt werden, damit das Hitzegefühl möglichst gering bleibt. Wiederum gilt, dass vor jeder Angiographieserie die freie Lage der Katheterspitze durch die Aspiration von Blut zu überprüfen ist. Lässt sich kein Blut aspirieren, muss die Katheterspitze leicht gedreht oder um wenige Millimeter gezogen werden. In der Regel sind 5–7 ml verdünnten Kontrastmittels pro Untersuchungsserie ausreichend. Vorzugsweise wird man Serien im seitlichen Strahlengang anfertigen, selten sind zusätzliche Serien im a.-p.-Strahlengang (z. B. bei duralen Gefäßmalformationen) nötig.

A. subclavia dextra

Bei jungen Patienten ist die Sondierung der rechten A. subclavia mit dem Universalkatheter einfach. Die Katheterspitze wird im Truncus brachiocephalicus nach lateral gedreht und kann dann meist ohne den Führungsdraht in die A. subclavia vorgeschoben werden. Bei älteren Patienten muss dieses Manöver häufig durch einen J-förmig gebogenen Führungsdraht unterstützt werden. Eine versehentliche Sondierung der A. vertebralis dextra kann vermieden werden, wenn man die Spitze des J (Katheter oder Draht) immer nach kaudolateral richtet. Bei ausgeprägter Gefäßschlängelung sollte der Führungsdraht bis auf die Höhe des Schultergelenks vorgeschoben werden. Durch Dreh- und Vorwärtsbewegungen gelingt es dann fast immer, den Katheter aus dem Truncus brachiocephalicus in die A. subclavia vorzuschieben.

A. vertebralis dextra

Der Katheter wird zunächst in den Anfangsabschnitt der A. subclavia plaziert. Dann wird entweder eine Probeinjektion mit 2–3 ml Kontrastmittel oder – bei unsicherem Durchleuchtungsbefund – eine Angiographieserie durchgeführt. Hat die A. vertebralis normales Kaliber, darf sie mit dem F-5-Katheter selektiv sondiert werden, was in der Regel durch einfaches Drehen der Katheterspitze nach oben gelingt. Ein J-förmig gebogener Führungsdraht kann bei Elongation der A. subclavia hilfreich sein, indem er eine sichere Schiene für den Katheter bildet; in ein normalkalibriges Gefäß kann er bis zur Höhe von 3 HWK vorgeschoben werden. Bei allen Kathetermanipulationen über den Führungsdraht gilt, dass Drehbewegungen unter leichtem Druck häufiger zum Erfolg führen als alleiniges Vorschieben. Gerade bei Gefäßelongation führt Vorschieben eher zum Zurückspringen von Draht *und* Katheter in den Trunkus oder den Aortenbogen als zur Vorwärtsbewegung. Die zu injizierende Kontrastmittelmenge richtet sich zwar auch nach dem Gefäßkaliber, doch kann als Faustregel gelten, dass 4–6 ml ausreichen. Der Injektionsdruck sollte bei einem normalkalibrigen Gefäß so hoch sein, dass es zu Reflux in das intradurale Vertebralissegment der Gegenseite kommt. Wird der Patient wegen Subarachnoidalblutung zum Ausschluss eines intrakraniellen Aneurysmas angiographiert, kann man sich damit die Sondierung der anderen A. vertebralis ersparen; in der Regel wird man aber den Kontrastmittelreflux durch Injektion der (meist kaliberkräftigeren und leichter zu sondierenden) linken A. vertebralis erzeugen (s. unten). Während bei normalem Vertebraliskaliber der Katheter für alle nötigen Angiographieserien im Gefäß bleiben kann, empfiehlt es sich bei dünnen Gefäßen, den Katheter nach jeder Injektion zurückzuziehen, besonders wenn das Kaliber der gegenseitigen A. vertebralis unbekannt ist; die Injektionen sind dann auf ein Minimum zu reduzieren.

Eine genügend kontrastreiche Vertebralisangiographie kann häufig auch bei Platzierung des Katheters in die A. subclavia erreicht werden, wenn am gleichseitigen Oberarm für die Dauer der Injektion eine Blutdruckmanschette auf suprasystolische Werte aufgeblasen wird. Lässt sich so keine befriedigende Darstellung des hinteren Hirnkreislaufs erreichen, bleibt als Ausweg die retrograde Brachialisangiographie (s. unten).

Das Vertebralisangiogramm sollte grundsätzlich im seitlichen und halbaxialen Strahlengang (Projektion nach *Towne)* durchgeführt werden. Für spezielle Fragestellungen können auch streng a.-p. eingestellte Serien (hier stellt sich die A. basilaris unverkürzt dar) oder auch Schrägserien (Aneurysmasuche) erforderlich sein.

A. subclavia sinistra

Bei jungen Patienten liegt das Ostium der linken A. subclavia geradewegs in der Verlängerung der Aorta descendens. Statt die Katheterspitze zur Passage des Aortenbogens nach ventromedial zu drehen, wendet man sie nach lateral und gelangt so fast zwangsläufig in die linke A. subclavia. Vor Sondierung der linken A. vertebralis muss aber in jedem Fall deren Abgang mit Hilfe einer durchleuchtungskontrollierten Probeinjektion oder einer kurzen Angiographieserie dargestellt werden.

A. vertebralis sinistra

Bei jungen Patienten ist durch einfaches Drehen der Katheterspitze in der A. subclavia eine Sondierung der linken A. vertebralis auch ohne Führungsdraht möglich. Je älter der Patient aber ist, desto häufiger ist die A. vertebralis besonders proximal elongiert, weshalb das Ostium zunächst von der A. subclavia aus mit einem J-förmigen Führungsdraht sondiert werden muss. Bei stabiler Lage des Drahts kann dann der Katheter unter Drehbewegungen in das Gefäß vorgeschoben werden. Die Angiographieserien erfolgen nach dem gleichen Schema wie bei Injektion über die A. vertebralis dextra.

A. carotis sinistra

Bei jungen Patienten gelingt die Sondierung der linken A. carotis communis fast immer auch mit dem Universalkatheter, den man zunächst wie beschrieben bis in die Aorta ascendens vorschiebt. Dann zieht man den Katheter langsam zurück, wobei die Katheterspitze nach kranial gerichtet sein muss. Die Katheterspitze wird zunächst in das Ostium des Truncus brachiocephalicus springen. Zieht man den Katheter mit nach wie vor kranialwärts zeigender Spitze jetzt um wenige Millimeter weiter zurück, springt er in das Ostium der linken A. carotis communis. Von hier aus kann der Katheter nach leichter Drehung der Spitze nach links häufig ohne Hilfe des Führungsdrahtes vorgeschoben werden. Bei einem sehr spitzwinkligen Abgang – über die genauen Abgangsverhältnisse kann man sich durch eine Probeinjektion von 2–3 ml Kontrastmittel bei Lage der Katheterspitze im Ostium orientieren – hilft wieder der J-Führungsdraht. Von der A. carotis communis aus erfolgt die Sondierung der Aa. carotis interna et externa in gleicher Weise wie bei der A. carotis dextra.

Bei älteren Patienten ist die Sondierung der A. carotis sinistra mit dem Universalkatheter manchmal jedoch nicht möglich. Hier werden wir dann einen Sidewinderkatheter und einen etwas härteren, aber ebenfalls J-förmig gekrümmten Führungsdraht. Die Kombination Sidewinderkatheter und härterer Führungsdraht erhöhen allerdings das Risiko der Untersuchung!

Handhabung des Sidewinderkatheters

Der Sidewinderkatheter (Abb. 14.9) nimmt seine Form nicht sofort an, wenn er über den Führungsdraht gestreckt in die Aorta eingeführt wird, er muss daher rekonfiguriert werden. Die Rekonfiguration des Katheters erfolgt am besten über eine Sondierung der linken A. subclavia. Liegt der Katheter in der Aorta descendens, wird zunächst über den J-Draht die A. subclavia sondiert. Der Draht darf dabei aber nicht versehentlich in die A. vertebralis geraten, sondern sollte eher am Vertebralisostium vorbei weit in die A. subclavia vorgeschoben werden. Über den Draht wird dann der Katheter 5–7 cm weit in die A. subclavia vorgeschoben. Beim Zurückziehen des Drahts (der meist ganz entfernt werden kann) wird der Endabschnitt des Katheters nicht mehr gestreckt und kann daher die typische Sidewin-

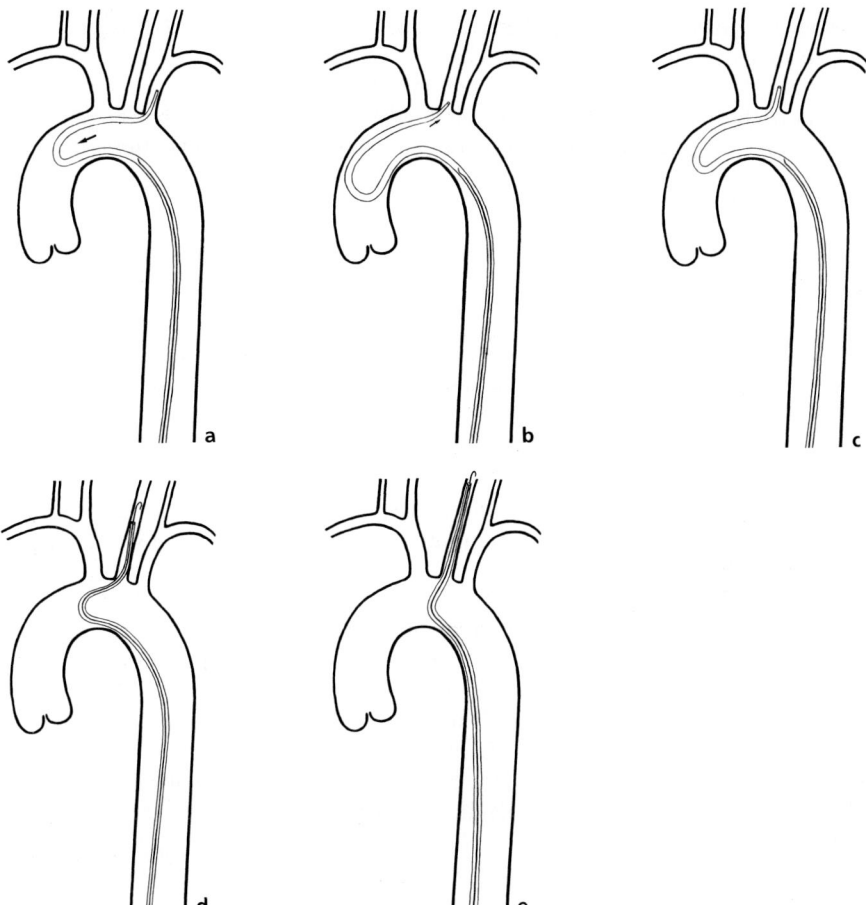

Abb. 14.9 a–e. Sondierung der A. carotis sinistra (s. a. Abb. 37, S. 209). **a** Nach Sondierung der A. subclavia sinistra wird der Führungsdraht zurückgezogen und der Katheter vorgeschoben, so dass er die typische Sidewinderkonfiguration annimmt. **b** Der Katheter wird vorsichtig tastend weiter vorgeschoben, bis seine Spitze in das Ostium der A. carotis sinistra springt. Die Lage ist evtl. durch die Injektion von 1 ml Kontrastmittel zu überprüfen. **c** Jetzt wird am Katheter gezogen, so dass seine Spitze 1–2 cm weit in die A. carotis sinistra hineingleitet. **d** Durch weiteres Ziehen am Katheter gleitet die Spitze weiter in die A. carotis sinistra hinein. Durch Vorschieben des Führungsdrahtes wird die Streckung der Katheterkrümmung unterstützt. **e** Nach weiterem Vorschieben von Draht und Katheter erreicht der Katheter eine sichere Lage in der A. carotis communis sinistra (jetzt entweder Kontrastmittelinjektion oder selektive Sondierung von Karotisästen)

derkonfiguration annehmen. Wird der Katheter jetzt vorgeschoben, läuft er nicht weiter in die A. subclavia hinein, sondern schiebt sich in den Aortenbogen. Aus dieser Position ist eine Sondierung aller supraaortalen Gefäße möglich. Oft gelingt es, nach Verlassen der A. subclavia, durch millimeterweises Vorschieben des Katheters das Ostium der linken A. carotis communis zu sondieren. Manchmal ist es aber leichter, das Ostium der linken A. carotis communis von der Aorta ascendens aus zu sondieren. Hierzu wird zunächst die Katheterspitze proximal des Truncus brachiocephalicus nach medial gedreht. Durch langsames Zurückziehen des Katheters (dabei gelangt die Katheterspitze weiter in Richtung Aortenbogen) versucht man dann, das Ostium der linken A. carotis communis zu sondieren. Gelingt das, rutscht bei weiterem Ziehen des Katheters dessen Spitze tiefer in das Gefäß hinein. Für die selektive Sondierung der Aa. carotis interna et externa muss dann wieder der Führungsdraht benutzt werden.

Retrograde Kontrastmittelinjektion in die A. brachialis

Misslingt die transfemorale Darstellung der supraaortalen Gefäße, kann über die rechte A. brachialis in Gegenstromtechnik eine Simultandarstellung der rechten A. vertebralis und der rechten A. carotis communis, über die linke A. brachialis eine überlagerungsfreie Einzeldarstellung der linken A. vertebralis erreicht werden. Die Untersuchung muss bei Verwendung moderner, nichtionischer Kontrastmittel auch nicht in Allgemeinanästhesie durchgeführt werden. Die Punktion der A. brachialis wird bei gestrecktem, supiniertem Arm gewöhnlich etwas oberhalb der Ellenbeuge vorgenommen. Statt der früher üblichen geschliffenen Stahlkanülen vom Seldinger-Typ, werden heute fast ausschließlich sog. Braunülen verwendet. Die genaue Punktionstechnik ist auf S. 191 beschrieben. Nach der Punktion wird ein mit Kochsalzlösung luftblasenfrei gefüllter Hochdruckverbindungsschlauch an die Kanüle angeschlossen. Unmittelbar unterhalb der Punktionsstelle wird eine Blutdruckmanschette auf suprasystolische Werte aufgeblasen. Für die Aufnahmeserie werden 40 ml Kontrastmittel mit einer Geschwindigkeit von 10 ml/s mit einer automatischen Druckspritze injiziert. Dabei wird die angiographische Aufnahmeserie 2 s nach Beginn der Injektion ausgelöst.

Direktpunktion der A. carotis

Die Direktpunktion der A. carotis wird heute nur noch sehr selten durchgeführt. Der Patient liegt auf dem Rücken, die Schultern sind mit einem aufblasbaren Gummikissen unterpolstert, der Hals wird überstreckt. Zeige- und Ringfinger der linken Hand fixieren das Gefäß gegen die Querfortsätze der Halswirbelsäule. Nach Lokalanästhesie wird das Gefäß mit einer Karotisnadel punktiert, wobei selbst der Erfahrene häufig auch die Hinterwand durchsticht. Der Innenmandrin wird herausgezogen und der äußere Nadelzylinder langsam zurückgezogen, bis arterielles Blut frei spritzt. Mit einem stumpfen, die Spitze der Nadel etwas überragenden Mandrin kann die Nadel dann wenige Zentimeter tiefer ins Gefäß vorgeschoben werden, damit sie eine sichere Lage erhält. Für die Angiographieserie kann das Kontrastmittel über einen Verbindungsschlauch mit einer 10-ml-Spritze manuell injiziert werden. Dabei sind 8 ml Kontrastmittel fast immer ausreichend. Nach Entfernung der Kanüle muss die Punktionsstelle mindestens 10 min lang komprimiert werden.

14.6
Selektive spinale Angiographie

M. Forsting, H. Sahl und K. Sartor

■ Indikationen und Kontraindikationen

Hauptindikation zur selektiven *spinalen Angiographie ist* der Verdacht auf eine spinale Gefäßmissbildung oder Durafistel. Vorher sollte immer eine Myelographie oder eine spinale MRT durchgeführt worden sein. Gefäßreiche Tumoren wie Hämangioblastome oder Wirbelmetastasen sind weitere Indikationen zur selektiven spinalen Angiographie, letztere gewöhnlich in Verbindung mit einer präoperativen Devaskularisation. Der klinische Verdacht auf eine Durchblutungsstörung des Rückenmarks rechtfertigt dagegen keine selektive spinale Angiographie.

■ Vorsichtsmaßregeln und Komplikationen

Genaue Zahlen zur Komplikationsrate bei spinalen Angiographien liegen nicht vor. Generell ist das Risiko bezüglich passagerer oder bleibender neurologischer Ausfälle etwa mit dem einer zerebralen Angiographie vergleichbar (s. dort). Zur Vermeidung einer angiographisch bedingten Schädigung des Rückenmarks und somit des Risikos einer bleibenden Querschnittsymptomatik sollten unbedingt folgende Regeln eingehalten werden:
- Es sollten nur nichtionische Kontrastmittel angewandt werden.
- Die Kontrastmittelmenge sollte so gering wie möglich behalten werden. Für die Interkostal- und Lumbalarterien ist die manuelle Injektion von 2–3 ml im Verhältnis 1 : 1 verdünnten Kontrastmittels ausreichend. Für die zervikalen Zuflüsse zur Versorgung des Rückenmarks (A. vertebralis, Truncus thyreocervicalis und Truncus costocervicalis) können etwas größere Mengen dieser Mischung (bis zu 7 ml für die A. vertebralis) injiziert werden.
- Im Anschluss an die Injektion in eine Interkostal- oder Lumbalarterie sollte die Katheterspitze sofort aus dem Gefäßabgang genommen werden.

Vorbereitung des Patienten

Die Vorbereitung des Patienten zur spinalen Angiographie unterscheidet sich nicht von der zu anderen angiographischen Untersuchungen. Gerinnungsstatus und Nierenretentionswerte sollten normal sein. Am Vortag muss der Patient in einem ausführlichen Gespräch über die speziellen Komplikationen der spinalen Angiographie, besonders ischämische Rückenmarkschäden mit bleibender Querschnittsymptomatik, aufgeklärt worden sein. Um Darmgasüberlagerungen zu verringern, sollten 24 h vor der Untersuchung entblähende Medikamente verabreicht werden.

Vorbereitung der Untersuchung

Der Angiographietisch wird wie üblich vorbereitet (s. S. 185). Es sollte ein Kessel zur Erzeugung von Wasserdampf bereitstehen, damit man die Katheterform notfalls individuell gestalten kann; gut geeignet ist auch ein elektrischer Eierkocher, in dessen „Deckel" man eine kleine Öffnung macht, durch den der Wasserdampf in feinem Strahl entweichen kann. Vor Beginn der Untersuchung müssen am Rücken des Patienten paravertebral röntgendichte Markierungen angebracht werden, damit während der Untersuchung und später auf den Angiographieserien eine rasche Höhenzuordnung der injizierten Segmentalarterien möglich ist. Die Lage dieser Markierungen (z. B. Bleikugeln) zu den Wirbeln muss mit Übersichtsaufnahmen dokumentiert werden. Diese Aufnahmen können dann auch zur Vermeidung von Doppelinjektionen dazu benutzt werden, erfolgreich injizierte Segmentalarterien „abzuhaken". Um Katheterwechsel zu erleichtern, die besonders bei Untersuchung langer Spinalabschnitte notwendig werden, empfiehlt sich die Verwendung einer Einführschleuse (F 6).

Untersuchungsgang

Eine vollständige spinale Angiographie erfordert die beiderseitige selektive Darstellung der A. vertebralis, der A. cervicalis ascendens bzw. des Truncus thyreocervicalis, des Truncus costocervicalis, aller Interkostal- und Lumbalarterien und der iliolumbalen Arterien. Da die Sondierung dieser Gefäße nie mit einem Katheter allein gelingt, sollte immer eine arterielle Einführschleuse (F 6) benutzt werden (s. oben). Die zervikalen Zuflüsse lassen sich in der Regel leicht mit einem F-5-Universalkatheter der erwähnten Art sondieren. Die Abgänge der Interkostal- und Lumbalarterien liegen an der dorsolateralen Aortenwand. Bei den meisten Patienten wird man hier mit Selektivkathetern vom Typ Kobra oder sog. Hirtenstabkathetern mit Gegenkrümmung (s. Schemazeichnung S. 188) die Gefäßostien sondieren können. Immer wieder wird es jedoch nötig sein, die vorgegebene Katheterkrümmung in heißem Wasserdampf den individuellen Erfordernissen anzupassen. Ähnlich wie zerebral ist auch spinal die DSA-Methode der Wahl. Für die Darstellung der normalen Gefäßanatomie sind 3–5 Angiographiebilder pro Serie bei einer Aufnahmefrequenz von 1 Bild/s ausreichend. Sobald aber der Verdacht auf pathologische Verhältnisse besteht, sollte die Filmserie länger ausgedehnt werden, nötigenfalls auf 7–10 s, manchmal sogar länger.

Die Hauptzuflüsse zum Rückenmark kommen für das obere Halsmark aus der A. vertebralis, für das übrige Halsmark vor allem aus dem Truncus costocervicalis. In der oberen und mittleren Thorakalregion besteht der Zufluss zur A. spinalis anterior häufig nur aus einem radikulomedullärem Gefäß, das die 4. oder 5. Thorakalwurzel begleitet und häufiger rechts entspringt. Die untere thorakale und die lumbosakrale Region des Rückenmarks wird in der Regel auch nur durch eine, allerdings kaliberstarke Arterie versorgt, die *A. radicularis magna* Adamkiewicz. In über 80 % entspringt dieses Gefäß aus den Segmentarterien Th 9 bis L 2 der linken Seite. Die Cauda equina wird von Gefäßen versorgt, die aus unteren lumbalen, iliolumbalen und sakralen Arterien hervorgehen.

Wegen der segmentalen Blutversorgung der Wirbelsäule und der angrenzenden Weichteile haben pathologische Gefäßprozesse meist mehr als einen arteriellen Zufluss. Deshalb darf die Untersuchung erst beendet werden, wenn je 2 Etagen oberhalb und unterhalb der Wirbelläsion angiographisch ohne pathologische Gefäße sind. Bei Verdacht auf ein arteriovenöses Angiom oder Durafisteln ist immer eine vollständige selektive spinale Angiographie nötig, es sei denn, der Nidus der Läsion bzw. der Ort des AV-Shunts ist vom Myelogram oder MRT her bekannt; dann kann die Untersuchung u. U. auf eine Region, beispielsweise die thorakale, beschränkt werden.

KAPITEL 15

Phlebographie 15

K. Aretz, G. Erb, M. Forsting, V. Hoffmann, G.M. Richter
H. Sahl und K. Sartor

15.1
Obere Extremität

G. Erb, G.M. Richter und V. Hoffmann

■ Indikationen

Die Phlebographie der Armvenen ist indiziert beim Verdacht auf Thrombose der V. axillaris (Paget-von-Schroetter-Syndrom) sowie der Vv. brachiocephalicae, V. subclavia und zur präoperativen Orientierung bei verschiedenen raumfordernden Prozessen in der oberen Thoraxapertur, des Halses und des Schulter-Arm-Bereiches. Als alternative Verfahren steht die Duplex-Sonographie bzw. die Magnetresonanztomographie zur Verfügung.

■ Kontraindikationen

Ein chronisches Lymphödem (z. B. nach Ablatio mammae mit Axilladissektion) sowie die Phlegmasia coerulea dolens, sind eine Kontraindikation. Ebenfalls darf nicht durch infizierte Bereiche, wie etwa beim Erysipel, punktiert werden. Bei bekannter Kontrastmittelallergie sind die oben genannten Alternativverfahren anzuwenden.

■ Komplikationen und Vorsichtsmaßnahmen

Die häufigste Komplikation ist mit 0,7 % die lokale Thrombophlebitis. Zur Vorbeugung sollte daher unter sterilen Bedingungen punktiert und ein Extravasat vermieden werden. Multiple Punktionsversuche begünstigen eine lokale Infektion und einen Kontrastmittelaustritt in das Unterhautfettgewebe.

Im Anschluss an die Kontrastmittelinjektion ist mit etwa 20 ml Kochsalz zu spülen, wobei die erste Hälfte bei angelegter, die zweite Hälfte bei gelöster Staubinde injiziert werden sollte.

Bei nicht korrekter Nadellage können so große Kontrastmittelparavasate auftreten, dass es lokal zur Nekrose kommt. Dies ist eine zwar seltene, für den Patienten jedoch äußerst schmerzhafte Komplikation, die zu wochenlanger Krankheit und in Extremfällen zur Amputation einer Gliedmaße führen kann. Bei sehr dünnen Gefäßen muss eine entsprechend feine Kanüle benutzt werden, und die Injektionsgeschwindigkeit ist so zu vermindern, dass das Gefäß nicht platzt.

Allgemeine und spezielle Vorbereitungsmaßnahmen und Gefahren bei Kontrastmittelgaben sind im Kap. 29 und 30 dargestellt.

Vorbereitung des Patienten

Eine spezielle Vorbereitung ist nicht erforderlich; bei intravaskulärer Kontrastmittelgabe gelten jedoch die allgemeinen Vorsichtsmaßnahmen).

Vorbereitung der Untersuchung

Die Untersuchung lässt sich an jedem Durchleuchtungsgerät mit Zieleinrichtung oder einer DSA-Anlage durchführen.

Folgende Materialien werden benötigt:
- Stauschlauch, Desinfektionsspray;
- 2 Butterflykanülen G 16 oder 2 Braunülen G 16 oder G 18 bei Verwendung einer Druckspritze;
- Pflasterstreifen;
- 1 Spritze mit 50 ml oder 2 Spritzen mit je 25 ml nichtionischem Kontrastmittel
- 1 Spritze mit 20 ml physiologischer Kochsalzlösung.

Untersuchungsgang

Die Punktionsstelle ist distal des vermuteten Venenverschlusses zu wählen. In der Regel wird in der Ellbeuge punktiert. Nur wenn die hier verlaufenden Venen eine Entzündung oder einen Verschluss aufweisen, sollte weiter distal punktiert werden. Die Punktionsrichtung soll nach medial verlaufen, damit das Kontrastmittel vorzugsweise die V. basilica und nicht die V. cephalica erreicht. Liegt die Kanüle in der Vene, wird sie mit Pflasterstreifen fixiert. Durch Probeinjektion von 1–2 ml Kochsalz muss die korrekte intravasale Lage sichergestellt werden. Der Patient ist so zu lagern, dass sich das Durchleuchtungsgerät ohne weiteres über Oberarm, Schulter und obere Thoraxapertur einstellen lässt. Dabei ist der Arm zu strecken.

Bei muskulösen Patienten kann eine Stenosierung oder sogar ein Verschluss der V. axillaris vorgetäuscht werden, wenn der Arm nicht um etwa 30° abduziert wird. Der Patient muss daher mit Becken und Oberkörper zur Gegenseite rutschen, so dass der zu untersuchende Arm auf dem Untersuchungstisch ausreichend Platz hat.

Proximal der Injektionsstelle wird ein Stauschlauch angelegt. Nach Injektion von 25 ml nichtionischem Kontrastmittel (30° mg I/ml) wird die Stauung gelöst und die weitere Kontrastmittelgabe unter Durchleuchtung verfolgt. Die Aufnahme wird im Augenblick der maximalen Venenfüllung ausgelöst. In DSA-Technik kann eine Bildserie mit einer Bildfrequenz von 0,5 Bilder/sec. durchgeführt werden. Besteht ein Kollateralkreislauf über die Venen des Halses oder der oberen Thoraxapertur, wird der Befund durch Zusatzaufnahmen dokumentiert. Der venöse Abfluss sollte bis zum rechten Vorhof dargestellt werden.

15.2
V. cava superior

G. ERB, G.M. RICHTER und V. HOFFMANN

■ Indikationen

Die Venen der oberen Thoraxapertur mit der V. cava superior werden präoperativ bei Mediastinal- und supraklavikulären Tumoren dargestellt, falls durch die Computertomographie Infiltration oder Verdrängung der Gefäße nicht unterschieden werden können.

Die V. cava superior kann selbst bei digitaler Subtraktionsangiographie meist nur bei simultaner Injektion in die Venen des rechten und des linken Arms ausreichend beurteilt werden. Deshalb sollten beide Kubitalvenen mit je einer Braunüle G 16 oder G 18 punktiert werden.

■ Komplikationen

Siehe Kap. 29, 30.

Vorbereitung des Patienten

Eine spezielle Vorbereitung ist nicht erforderlich, jedoch sollten die allgemeinen Vorsichtsmaßnahmen bei intravaskulärer Kontrastmittelgabe ergriffen werden (s Kap. 29, 30).

Vorbereitung der Untersuchung

Für die Injektion ist entweder eine Druckspritze mit Y-Stück zu benutzen oder aber 2 Untersucher müssen gleichzeitig injizieren. Eine Injektion mit der Druckspritze darf aber nur über eine Kubitalvene erfolgen. Gelingt die Punktion bei einem der beiden Arme nur am Handrücken, muss der Untersucher auf dieser Seite früher mit der Injektion beginnen als der Untersucher auf der Gegenseite.

Folgende Materialien werden benötigt:
- Stauschlauch, Desinfektionsspray,
- 1 Y-Verbindungsstück
- 2 Braunülen G 16 oder G 18, Pflasterstreifen,
- 2 Spritzen mit je 25 ml nichtionischem Kontrastmittel bzw. Druckspritze (Flow 8–12 ml/s)
- 2 Spritzen mit 20 ml physiologischer Kochsalzlösung.

Untersuchungsgang

Zunächst wird die Hälfte des Kontrastmittels bei liegendem Stauschlauch appliziert. Anschließend wird der Stauschlauch gelöst und der Patient aufgefordert, tief einzuatmen und dann die Luft anzuhalten ohne zu pressen (kein Valsalva-Manöver!). Bei DSA-Phlebographie erfolgt die Aufnahmeserie mit 1 Bild/s und ggf. mit einer Verzögerung von 2 bis 6 s. Wenn die Phlebographie an einem Durchleuchtungsgerät durchgeführt wird, erfolgt die Aufnahme im Augenblick der maximalen Venenfüllung.

15.3
Untere Extremität

G. Erb, G.M. Richter und V. Hoffmann

■ Indikationen

Die Phlebographie der unteren Extremität wird zur Differenzierung zwischen primärer und sekundärer Varikose mit Prüfung der Klappenfunktion und auch vor Venenentnahme in der Bypasschirurgie durchgeführt. Die genaue Fragestellung hat dabei direkte Auswirkungen auf den Untersuchungsgang. Bei Verdacht auf tiefe Beinvenenthrombose sollte zunächst eine Duplexsonographie durchgeführt werden. Nur bei komplexen Fragestellungen bzw. bei ungenügenden Schallbedingungen sollte eine Phlebographie erfolgen (z. B.: Re-Thrombose, Beckenvenenkomplikationen etc.).

Der Patient muss außer über die Risiken der venösen Kontrastmittelinjektion auch über die lokalen Komplikationsmöglichkeiten unterrichtet sein. Ein Loslösen von Thromben durch die Kontrastmittelinjektion selbst ist nicht eindeutig nachgewiesen, es muss jedoch jede manuelle Kompression bei röntgenologisch sichtbaren Füllungsdefekten unterbleiben.

■ Kontraindikationen

Kontraindikationen sind das chronische Lymphödem und die Phlegmasia coerulea dolens. Durch infizierte Bereiche sollte man eine Vene nicht punktieren, somit ist ein manifestes Erysipel eine Kontraindikation.

■ Komplikationen und Vorsichtsmaßnahmen

Diese sind im wesentlichen identisch mit den bereits unter „Obere Extremitäten" besprochenen.

Nach einer Phlebographie der unteren Extremität ist das Bein sorgfältig auszustreichen (sofern keine Thrombose vorliegt!), mit 2 elastischen Binden bis über das Knie hinaus zu wickeln und für 30 min hochzulagern. Dem Patienten ist zu empfehlen, anschließend zu laufen oder – mit hochgelagertem Bein – zu liegen. Auf jeden Fall ist längeres Stehen oder Sitzen am Untersuchungstag zu vermeiden.

Vorbereitung des Patienten

Die Vorbereitung erfolgt wie bei allen Untersuchungen mit intravenösen jodhaltigen Kontrastmitteln.

Die Punktion von Fußrückenvenen ist gelegentlich schwierig und kann für den Patienten schmerzhaft sein. Es hat sich bewährt, die Venen daher durch ein heißes Fußbad weit zu stellen und dabei auch die relativ harte Vorfußkutis zu erweichen.

Vorbereitung der Untersuchung

Die Untersuchung kann grundsätzlich an jedem Durchleuchtungsgerät durchgeführt werden. Am besten geeignet sind Übertischröhren wegen der Strahlengeometrie.

Folgende Materialien werden benötigt:
- Wasserbad, 40 °C für 15–30 min;
- Stauschlauch, Desinfektionsspray;
- 1 Butterflykanüle G 18 oder G 21, Pflasterstreifen;
  alternativ: kleiner venöser Verweilkatheter (G 18);
- 1 Spritze mit 50 ml nichtionischem Kontrastmittel
- 1 Spritze mit 20 ml physiologischer Kochsalzlösung;
- 2 elastische Binden;
- rittstabiler Klotz (15 · 15 · 20 cm).

Untersuchungsgang

Lagerung des Patienten und Punktion der Vene: ein ca. 15 · 15 · 20 cm großer trittstabiler Klotz wird auf das Trittbrett des Untersuchungsgeräts gestellt und mit einer Moltexunterlage bedeckt. Der Patient tritt mit dem nicht zu untersuchenden Bein auf den Holzklotz und lässt das zu untersuchende Bein frei hängen. Das Becken kippt auf dieser Seite nach kaudal ab. Der Patient hält sich mit beiden Händen an den Handgriffen fest, die auf die jetzt eingenommene Position eingestellt werden. Falls vorhanden, wird ein Bauchgurt angelegt. Der Tisch wird um 45° gekippt. Ein Stauschlauch wird unmittelbar oberhalb der Malleolengabel angelegt. Die Punktion wird in der Regel am um 45° aufgerichteten Patienten durchgeführt. Bei sehr dünnen Venen kann die Punktion auch am mit herunterhängenden Beinen sitzenden Patienten erfolgen.

Bei Patienten mit ödematös geschwollenem Fuß sollte eine eventuell erforderliche Wartezeit durch Hochlagerung der Beine auf einer Trage genutzt werden. Entscheidend ist allerdings, unmittelbar vor der Punktion das Ödem manuell zu exprimieren, bis sich eine tiefe, breite Delle zeigt. In der Regel schimmern jetzt am Grund dieser Vertiefung gestaute Venen erkennbar durch.

Für phlebologisch orientierte Untersuchungen wird eine in die tiefen Beinvenen drainierende Vene, in der Regel am Hallux, gewählt. Es soll möglichst kein Gefäß gewählt werden, das unmittelbar in die V. saphena magna übergeht, sondern eine Vene des mittleren Fußrückens oder Vorfußes. Varixknoten eignen sich nicht zur Punktion.

An den Verbindungsschlauch der Butterflykanüle wird zunächst keine Spritze angeschlossen, sondern die spontane Füllung des Verbindungsschlauchs abgewartet. Die Nadel wird mit einem Pflasterstreifen über den Flügeln der Butterflykanüle fixiert. Der Anschlussschlauch wird einmal in einer Schlaufe um den großen Zeh gelegt und mit einem Pflasterstreifen fixiert. Durch probeweise Injektion von 3 ml Kochsalzlösung wird geprüft, ob die punktierte Vene dem Injektionsdruck standhält. Kommt es zu keinem Paravasat, kann die Spritze mit Kontrastmittel angeschlossen werden. Der Tisch bleibt um 45° gekippt.

Für die Untersuchung wird eine röntgendichte Messlatte mit der Nullmarke auf das obere Sprunggelenk gelegt und an Unter- und Oberschenkel befestigt.

Abbildungsprogramm

Das Kontrastmittel wird unter Durchleuchtungskontrolle bei innenrotiertem Bein injiziert. Hierbei ist auf 3 Dinge zu achten:

- Am Fußrücken darf sich kein Paravasat bilden, und
- die Spannung des Stauschlauches muss dem Durchmesser des Unterschenkels angepasst sein. Bei zu schwachem Kompressionsdruck füllt das Kontrastmittel die oberflächlichen, subkutanen Venen, bei zu stark angezogenem Stauschlauch stellen sich die Vv. tibiales anteriores nicht dar.
- Insuffiziente Perforatoren werden beobachtet. Ist gezielt nach insuffizienten Vv. perforantes gefragt, können die Durchtrittsstellen dieser Gefäße durch die Faszie unter Verwendung eines Metallstabes mit einem Filzstift markiert werden.

Hat das Kontrastmittel den distalen Oberschenkel gerade erreicht, so werden die ersten Aufnahmen angefertigt. Dabei sollte der Objekt-Film-Abstand möglichst klein sein.

Teil 1
Aufnahmen unter Pressen mit etwa 60 kV

1. Aufnahme: Proximaler Unterschenkel in maximaler Innenrotation zur Prüfung der Insuffizienz der V. saphena parva (Bildoberkante = Patellaoberkante wegen Darstellung der Vena saphena parva-Klappe)

2. Aufnahme: Distaler Unterschenkel 5–10° Innenrotation, dabei soll der Abstand zwischen Tibia und Fibula möglichst groß sein.

3. Aufnahme: Distaler Unterschenkel streng seitlich, also maximal außenorientiert (gleiche Höhe wie Aufnahme 2).

Teil 2
Aufnahmen unter Pressen mit 70 kV nach Erreichen der Beckenvene mit Stellung des Beines in a.p.-Richtung.

1. Aufnahme: Distaler Oberschenkel a.-p. mit Kniegelenk.

2. Aufnahme: Proximaler Oberschenkel mit Leistenregion; die Einmündung der V. saphena magna sollte sichtbar sein; während der Aufnahme maximal pressen lassen, um die Krossensuffizienz zu prüfen. Durch manuelle Kompression des Fußgewölbes bzw. des Unterschenkels wird der nach kranial verlaufende Kontrastmittelfluss deutlich verbessert. Dies darf jedoch nur dann erfolgen, wenn kein frischer Thrombus sichtbar ist. Die Aufnahme muss erfolgen, bevor das Kontrastmittel über das oberflächliche System die Krosse erreicht, und ist auch im Liegen möglich und bei ausgeprägter Thrombose sinnvoll. Bei Insuffizienz der Mündungsklappen der V. saphena magna ist der Kontrastmittelsäule nach distal zu folgen, um den distalen Insuffizienzpunkt zu bestimmen, ggf. zu dokumentieren („Phleboskopie").

3. Aufnahme: Beckenvene bis zur Einmündung in die V. cava inferior, am besten im Liegen, um einen guten Kontrastmittelfluss zu erhalten, wobei das Abkippen des Tisches in Atemstillstand und Valsalva-Manöver, die Aufnahme zum Ausschluss einer Beckenvenenthrombose im Ausatmen erfolgt. Falls keine sichtbare Venenthrombose vorliegt, kann die Kontrastierung der V. iliaca verbessert werden, indem das in den Unterschenkelvenen enthaltene Kontrastmittel nochmals kräftig manuell exprimiert wird. Durch das Abkippen des Beckens auf der zu untersuchenden Seite verläuft die V. iliaca etwa in Längsrichtung des Filmformats. Dies ist besonders linksseitig von Bedeutung zum Ausschluss eines Beckenvenensporns.

Teil 3

Abschließend Durchleuchtung der Venen und ggf. isolierte Darstellung des distalen Insuffizienzpunktes (siehe oben).

Für die *Notfallphlebographie* reichen 4 Aufnahmen, besonders dann, wenn der Zustand des Patienten (z. B. wegen Frakturen) mehrere Projektionen des Unterschenkel nicht zulässt: Unterschenkel, Knie, Oberschenkel jeweils a.-p.; dann Beckenaufnahme zur Darstellung eines Kollateralkreislaufs bei Beckenvenenthrombose. Kurz vor der Exposition wird der Patient aufgefordert, seinen Fuß auf und ab zu bewegen, um dadurch das Kontrastmittel aus den Unterschenkelvenen zu entleeren.

Vor dem Öffnen der Stauung werden die tiefe Venen mit mindestens 10 ml NaCl durchgespült, dann restliche 10 ml im Liegen. Das Bein wird von distal nach proximal bis über das Knie gewickelt.

15.4
Beckenvenen und V. cava inferior

G. Erb, G. M. Richter und V. Hoffmann

■ Indikationen

Die Darstellung der Beckenvenen in einer eigenen Untersuchung kann indiziert sein, wenn wegen einer Oberschenkelvenenthrombose keine ausreichende Darstellung der Beckenregion zu erreichen ist. Seltene Fragestellungen sind Anomalien (Beckenvenensporn) und Raumforderungen im kleinen Becken (zur Operationsplanung). Die *Kavographie* ist indiziert beim Verdacht auf Thrombose oder Kompression der V. cava inferior. Auch bei der präoperativen Abklärung von retroperitonealen Tumoren, wie z. B. Nieren- oder Nebennierentumoren, von primären und sekundären Lebertumoren sowie vor Anlage eines Warren-Shunts kann gelegentlich eine Kavographie erforderlich sein, wenn andere bildgebende Verfahren (CT, MRT) nicht in der Lage sind, eine durchgängige Nierenvene oder Cava inferior nachzuweisen.

Vorbereitung des Patienten

Eine spezielle Vorbereitung außer dem Rasieren der Leistenregion ist nicht erforderlich, jedoch sollten die für intravaskuläre Kontrastmittelgabe nötigen „allgemeinen Maßnahmen" ergriffen werden.

Vorbereitung der Untersuchung

Die Untersuchung kann mit einem Durchleuchtungsgerät durchgeführt werden, das die Möglichkeit zu 3 konsekutiven Aufnahmen im Abstand von 1 s bietet. Empfehlenswert ist eine Untersuchung in DSA-Technik.

Folgende Materialien werden benötigt (vgl. Kap. 14):
• Fertig gepacktes steriles Sieb mit Instrumenten wie zur Arteriographie;
• 1 oder 2 Verbindungsschläuche;
• 1 Punktionsnadel;
• 1 Y-Verbindungsstück;
• 50 ml nichtionisches Kontrastmittel
• 1 zusätzliche Spritze mit 10 ml Lokalanästhetikum, 1 zusätzliches Lochtuch.

Untersuchungsgang

Wird das Kontrastmittel über eine Seldinger-Kanüle injiziert, sind über die Risiken der Kontrastmittelunverträglichkeit und des Kontrastmittelparavasats hinaus praktisch keine weiteren Komplikationen zu erwarten. Eine Punktion der Arterie muss jedoch vermieden werden (**cave!** arteriovenöse Fistel). Wurde versehentlich die Arterie punktiert, ist der Patient nach der Untersuchung in derselben Weise zu versorgen wie nach einer Arteriographie. Wird das Kontrastmittel über einen Katheter injiziert, kommt das Risiko einer Loslösung von Thromben oder Tumorzapfen hinzu. Führungsdraht und Katheter dürfen daher grundsätzlich nicht gegen Widerstand in die Beckenvenen eingeführt werden.

Die Punktionstechnik entspricht im wesentlichen dem Vorgehen bei der direkten transfemoralen Arteriographie (s. Kap. 14). Die Punktionsstelle liegt jedoch 1 cm weiter medial. Nach Lokalanästhesie, Hautritz und Einführen der Nadel in das subkutane Fettgewebe wird der Patient zum kräftigen Pressen aufgefordert. Der Puls der A. femoralis wird zwischen 2 Fingern palpiert, die Nadelspitze zielt jedoch auf die etwa 1 cm medial des maximalen Palpationsbefundes verlaufende Vene. Nach der Punktion wird der Patient aufgefordert, wieder normal zu atmen.

Nun wird der Mandrin der Seldinger-Nadel entfernt und, während der Patient nochmals presst, die Nadel langsam zurückgezogen. Dabei wird mit einer aufgesetzten 20-ml-Spritze, die einige Milliliter NaCl-Lösung enthält, langsam aspiriert, bis dunkelrotes Blut aus der Kanüle kommt. Besonders bei niedrigem ZVD oder geringer Kooperation des Patienten tropft das Blut nicht frei aus der Kanüle! Das Nadelende wird etwas abgesenkt und ein Führungsdraht etwa 10 cm weit eingeführt. Nun wird die Nadel unter leichten Drehbewegungen um einige Zentimeter vorgeschoben, wobei das Nadelende abgesenkt bleibt.

Der Führungsdraht wird entfernt, die Nadel an einen Verbindungsschlauch angeschlossen und eine Spritze mit 10 ml Kontrastmittel aufgesetzt. Zeigt die probeweise vorgenommene Kontrastmittelinjektion, dass die Spitze der Kanüle korrekt liegt, kann die diagnostische Aufnahmeserie erfolgen.

Injektionstechnik

Grundsätzlich gelingt die Darstellung der V. cava inferior besser, wenn das Kontrastmittel von beiden Seiten gleichzeitig injiziert wird. Ist abzusehen, dass eine seitliche Projektion erforderlich wird, empfiehlt es sich, statt der Seldinger-Nadeln 2 gerade Katheter mit mindestens 6 Seitlöchern einzuführen. Kommt es nur auf die Nierenvenen an, reicht ein einzelner Katheter aus, der bis über die Bifurkation hinaus vorgeführt wird, dessen Spitze jedoch nicht höher als bei LWK 4 liegen sollte.

Kontrastmittel und Aufnahmen

Als Kontrastmittel wird nichtionisches Kontrastmittel, meist in einer Konzentration von 370 mg I/ml, verwendet. 50 ml werden mit 18 ml/s nach beidseitiger Punktion und 10 ml/s bei nur einseitiger Punktion während eines Valsalva-Manö-

vers injiziert. Die Aufnahmen erfolgen mit einer Bildfrequenz von 1/2 unter seitlicher Einblendung.

Zur Vermeidung von Peristaltikartefakten kann Buscopan® (max. 2 Ampullen)
i.v. gegeben werden.

15.5
Selektive Venenblutentnahme

K. Aretz und G. M. Richter

Hals, Nebennieren, Pfortader

Trotz der zunehmenden Sensitivität moderner Schnittbildverfahren ist die selektive Venenblutentnahme zur Hormonbestimmung nach wie vor bei der Diagnostik endokrin aktiver Tumoren bedeutsam. Das dem Verfahren zugrundeliegende Prinzip ist die selektive Entnahme von Blut zur Hormonbestimmung für die Lokalisationsdiagnostik von Tumoren, die bestimmbare Stoffwechselprodukte in die abführenden Venen sezernieren. Dazu wird eine selektive Sondierung und Blutentnahme (transfemoral) meist von Hals- und Nebennieren-, seltener von peripankreatischen Venen (perkutane Pfortaderpunktion) durchgeführt. Die pathologische Erhöhung des Plasmaspiegels bestimmter Hormone (Parathormon, Kalzitonin etc.), zugeordnet zu einer anatomisch umschriebenen Region, gilt dabei als diagnostisch richtungsweisend.

■ Indikationen und Kontraindikationen

Das Verfahren der *Halsvenenblutentnahme (HV)* dient in erster Linie der sekundären Lokalisationsdiagnostik bei Hyperparathyreoidismus nach chirurgischer Intervention, dem Auffinden von Epithelkörperchen im voroperierten Gebiet und der Suche nach postoperativen Rezidiven von Kalzitonin produzierenden Schilddrüsentumoren. Die präoperative Diagnostik bei Verdacht auf einen hormonaktiven Prozess der Nebennieren ist zur Differenzierung von bilateraler Hyperplasie und Adenomatose geeignet (NNV). *Peripankreatische Venen* werden bei zwingendem Verdacht auf hormonsezernierende Tumoren des Pankreas und seiner unmittelbaren Umgebung (sog. APUDOME, Nesidioblastose bei Kindern) transhepatisch sondiert. Es gelten die üblichen Kontraindikationen zur Angiographie (s. Kap. 14); falls üblicherweise nur wenige Milliliter Kontrastmittel verwendet werden, ist die Niereninsuffizienz keine zwingende Kontraindikation.

Vorbereitung des Patienten und Untersuchung durch MTRA

Der Patient erscheint wie zu einer diagnostischen Angiographie nüchtern zur Untersuchung, und die gängigen Laborwerte (s. Kap. 14) sind bereits bestimmt. Eine weitere Vorbereitung ist nicht erforderlich. Für die selektive Venenblutentnahme gelten die üblichen vorbereitenden Maßnahmen, die auch für die Angiographie zu beachten sind. Bei der Auswahl der Selektivkatheter ist darauf zu achten, dass diese ein Seitloch in der Nähe der Katheterspitze aufweisen, da hierdurch die Blutentnahme aus den meist leicht kollabierenden Venen wesentlich erleichtert wird. Bei Eingriffen an den Halsvenen empfiehlt es sich, die Herzaktionen durch eine EKG-Ableitung zu überwachen, da der Katheter durch den rechten

Vorhof geführt wird. Als Katheter sind für die HV die Headhunter-Konfiguration, 100 cm, F 7, die NNV die Bentson-Konfiguration, 60 cm, F 7 oder F 5 und für die peripankreatischen Venen die Kobrakonfiguration, 60 cm, F 5 zu empfehlen. Bei Blutentnahme aus Nebennierenvenen muss Ebrantiel (früher Regitin) zur Behandlung einer eventuellen hypertonen Krise bereitgehalten werden.

■ Komplikationen und Vorsichtsmaßregeln

Außer den genannten Komplikationen beim Einführen von Venenkathetern und der i.v.-Kontrastmittelgabe (s. Kap. 29 und 30) ist eine untersuchungstypische Komplikation die Überspritzung von Organen durch retrograde Kontrastmittelinjektion. Die Kontrastmittelinjektion sollte, wenn überhaupt, nur kurz mit kleinen Mengen durchgeführt werden und zur Orientierung dienen. Die von manchen Autoren zur anatomischen Orientierung empfohlene Phlebographie im Anschluss an die Venenblutentnahme führen wir aus praktischen Gründen nur bei der Sondierung peripankreatischer Venen durch; sie wird jedoch auch als ergänzendes Verfahren an den Nebennieren vielfach eingesetzt (Ebrantil, früher Regitin bereithalten!). Für die Pankreasvenenblutentnahme gelten zusätzlich die bei den perkutanen Leberpunktionen möglichen Komplikationen (s. Kap. 26).

Untersuchungsgang

In der Regel wird die rechte, alternativ auch die linke V. femoralis nach sterilem Abdecken in Lokalanästhesie punktiert (s. Kap. 15). Das Einlegen einer Schleuse ist nicht zwingend. Es empfiehlt sich, einen Katheter mit zusätzlichem Seitloch an der Spitze zu verwenden, der unter dem Schutz eines mehrere Zentimeter die Katheterspitze überragenden Führungsdrahtes z. B. J-Draht oder Bentson-Draht, in die einzelnen Venen vorgeführt wird. Bei jeder selektiven Katheterlage werden ca. 8 ml Blut entnommen. Vor jeder neuen Blutentnahme werden 1–1,5 ml Blut aspiriert und verworfen, um die Trennung der Hormonwerte aus verschiedenen Regionen ohne Resthormon aus einer benachbarten Position zu erreichen. Falls eine *orientierende* Kontrastmittelinjektion zwingend erscheint, erfolgt sie grundsätzlich erst nach der Blutentnahme!

Bei den *Halsvenen* werden nacheinander systematisch folgende Positionen abgesucht:
- V. jugularis interna links, Höhe C1, C3, C5, C7, Th1, Th2,
- V. thyreoidea inferior links,
- V. subclavia links,
- V. brachiocephalica links distal und proximal,
- V. thyreoidea ima,
- V. jugularis interna rechts, Höhe C1, C3, C5, C7, Th1, Th2,
- V. thyreoidea inferior rechts,
- V. subclavia rechts,
- V. brachiocephalica rechts distal und proximal,
- V. cava superior,
- V. azygos,

- Rechter Vorhof,
- V. hepatica,
- V. cava inferior oberhalb der Nierenvenen
- V. renalis rechts,
- V. renalis links und
- V. cava inferior unterhalb der Nierenvenen

Dabei sollte auf eine sorgfältige Beschriftung der Röhrchen und eine anatomische Skizze mit identischer Beschriftung geachtet werden (Abb. 15.1). Die einzelnen Katheterpositionen werden am besten durch zarte Sondierung mit einem Führungsdraht erreicht, da Venenklappen das direkte Vorführen des Katheters verhindern. Mit dem Draht in selektiver Position wird der Katheter unter Festhalten des Drahtes vorgeführt. Gleichzeitig wird damit ein Verhaken des Katheters in der Venenwand verhindert.

Bei den peripankreatischen Venen wird nach transhepatischer Punktion der Pfortader mit sonographischer Hilfe über einen Führungsdraht eine F-6-Schleuse bis zur V. portae vorgeführt. Ein F 5-Pigtailkatheter wird zur orientierenden Phlebographie eingeführt und danach gegen einen F-5-Katheter mit Kobrakonfiguration eingewechselt. Großlumigere (F-7-)Katheter machen die selektive Sondierung unnötigerweise schmerzhaft. Um Referenzwerte zu erhalten, die von Stimulationen des sondierenden Katheters und Kontrastmittelinjektionen unabhängig sind, wird ein Venenkatheter (z. B. Pigtail) transfemoral in die V. cava inferior platziert. Zeitgleich mit jeder selektiven Venenblutentnahme wird eine Probe aus dem Kavakatheter gewonnen! Die einzelnen Katheterpositionen werden auf der Phlebographie markiert und beschriftet, z. B.:

- V. portae,
- V. lienalis (V.l.) Hilusnähe,
- V.l.-Mitte,
- V.l.-Pfortadernähe,
- Vv. pancraticoduodenales,
- V. mesenterica superior distal/proximal und
- andere Venen nach Markierung (s. Phlebographie).

Bei den *Nebennieren* ist die Venenblutentnahme weniger aufwendig; es werden Referenzwerte aus der

- V. cava inferior supra- und
- infrarenal sowie aus beiden
- Nierenvenen entnommen. Anschließend werden die
- Nebennierenvenen selektiv aufgesucht (Spezialkatheter s. oben), wobei u. U. die Hilfe eines Drahtes (z. B. Bentson-Draht) erforderlich sein kann.

Stimulationsarteriographie

Das dem Verfahren zugrunde liegende Prinzip ist die unselektive Venenblutentnahme aus einer V. hepatica nach selektiver arterieller Provokation eines hormon-

Bestimmung von   **Calcitonin**   **PTH**

Selektiver Halsvenenkatheter:

rechts   **links**

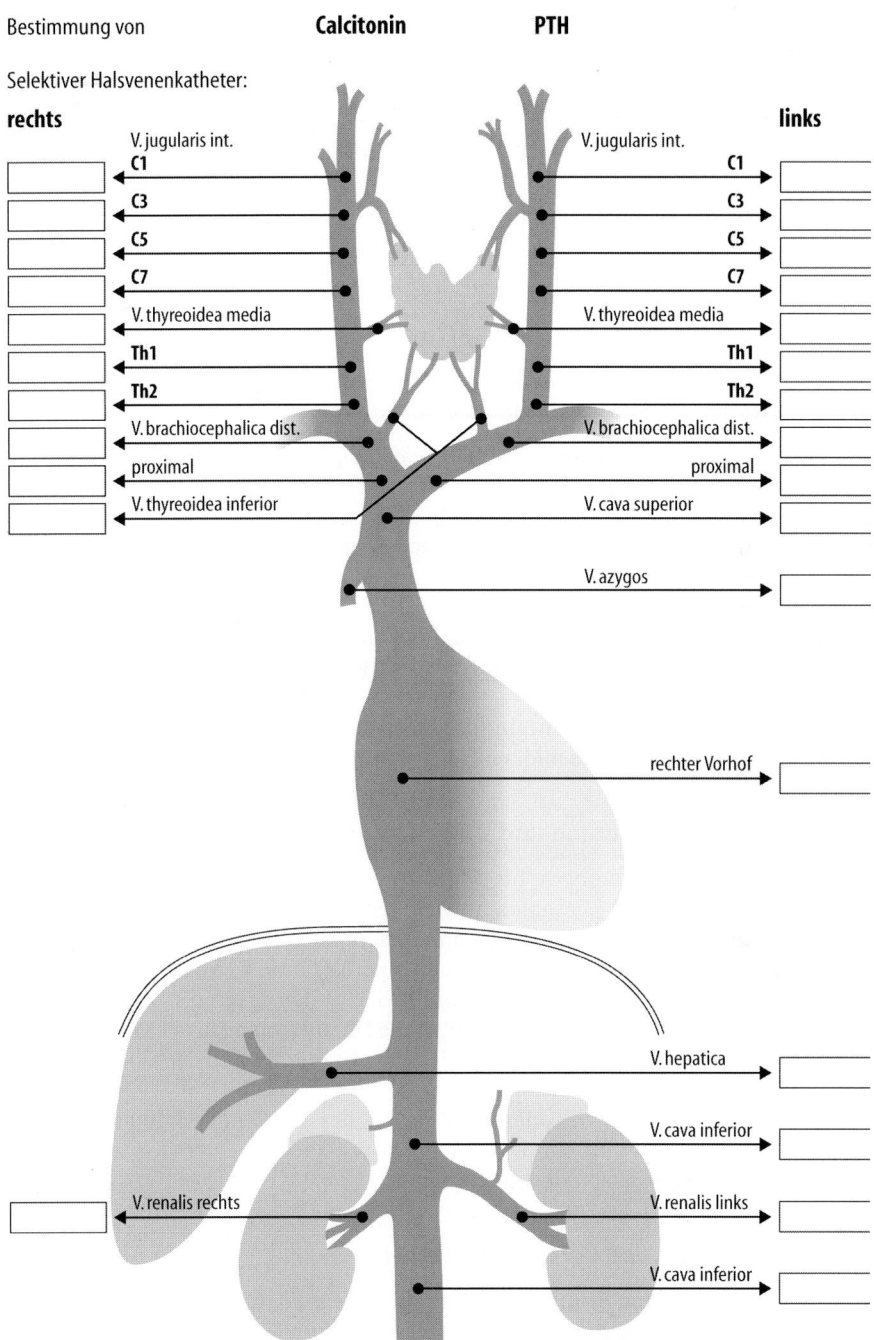

Abb. 15.1. Untersuchungsbogen zur Calcitoninbestimmung mit Lokalisation der Blutentnahmestellen beim selektiven Halsvenenkatheter

sezernierenden Tumors. Anhand der Korrelation von selektivem Stimulationsort und Anstieg der gemessenen Hormonkonzentration im Lebervenenblut kann auf die Lokalisation des Tumors zurückgeschlossen werden.

Das Verfahren stellt eine patientenschonendere und komplikationsärmere Alternative zur transhepatischen Pfortaderpunktion mit selektiver Blutentnahme aus den drainierenden Venen dar (Rate an ernstzunehmenden Komplikationen bis 6 % bei selektiver Insulinbestimmung).

Intraarterielle Calciumprovokation

■ Indikationen und Kontraindikationen

Die intraarterielle Calciumprovokation dient zur präoperativen Lokalisationsdiagnostik des okkulten Insulinoms. Sie wird bei Patienten mit Hyperinsulinismus und negativer CT- und Ultraschall-Diagnostik durchgeführt. Durch die intraarterielle Calciumgabe wird eine akute Insulinausschüttung des β-Zell-Adenoms provoziert, die quantifizierbar ist. Die Calciumgabe erfolgt in die arteriellen Versorgungsgebiete des Pankreas und die A. hepatica propria zur Erfassung möglicher Lebermetastasen. Die venöse Drainage des Pankreas findet über die Leber statt, weshalb nach jeder einzelnen Calciumprovokation Lebervenenblut zur Insulinbestimmung entnommen wird.

Es gelten die üblichen Kontraindikationen zur Angiographie (Kap. 14). Eine Hyperkalzämie sollte ausgeschlossen sein.

Vorbereitung des Patienten und Untersuchung durch MTRA

Es gelten die für die Angiographie (Kap. 14) und selektive Venenblutentnahme üblichen vorbereitenden Maßnahmen. Medikamente, die die Reizbarkeit der Adenomzellen drosseln können, wie Calciumantagonisten und Diazoxid, sollten vor der Untersuchung abgesetzt werden. Eine Hypercalcämie ist vor der Provokation auszuschließen, bzw. abhängig vom Grundleiden zu korrigieren.

Während der Calciumprovokation sollte die Herzaktion mittels EKG überwacht werden. Besondere Vorsicht ist bei Patienten mit Herzinsuffizienz oder -rhythmusstörungen geboten.

Als Katheter sind ein 5F oder 7F Kobra- oder Headhunterkatheter für die venöse Blutentnahme und ein 4F oder 5F Kobra- oder Sidewinderkatheter zur Sondierung der Viszeralarterien zu empfehlen.

■ Komplikationen und Vorsichtsmaßregeln

Es gelten die genannten Komplikationen von Venenblutentnahme und Angiographie (Kap. 14). Neben einem Wärmegefühl kann die Calciumgabe zu Elektrolytverschiebungen führen, sowie zu hypoglykämischen Zuständen durch akute Insulinfreisetzung. Die EKG-Überwachung während der Untersuchung ist daher obligat. Da Calciumionen die Empfindlichkeit gegenüber Herzglykosiden erhöhen, können bei Patienten die Digitalispräparate einnehmen Zeichen der Digitalis-überdosierung auftreten. Mit Herzrhythmusstörungen grundsätzlich jeder Art ist zu rechnen. Zusätzlich können Digitalis-induzierte EKG-Veränderungen auftreten (muldenförmige ST-Strecken-Senkung; Abflachung/Negativierung der T-Welle; PQ-Verlängerung; QT-Verkürzung). Der Kaliumspiegel sollte bei diesen Patienten bekannt sein. Bei klinischen Zeichen der Digitalisüberdosierung sollte keine weitere Calciumgabe erfolgen und gegebenenfalls der Serumkaliumspiegel in den oberen Normbereich angehoben werden.

Untersuchungsgang

Nach sterilem Abdecken wird in Lokalanästhesie in Seldinger Technik eine V. femoralis punktiert. Ein 5- oder 7F- Headhunter- oder Kobrakatheter wird zur Blutentnahme drahtgeführt (z. B. Bentson Draht) in einer Lebervene platziert. Das Einlegen einer Schleuse ist nicht zwingend erforderlich. In gleicher Technik werden von der Gegenseite über die A. femoralis communis die Viszeralarterien selektiv mit einem 4F- oder 5F- Kobra- oder Sidewinderkatheter drahtgeführt (Bentson oder Terumo-Draht) sondiert. Das Einlegen einer Schleuse ist nicht zwingend erforderlich, empfiehlt sich aber arteriell zur besseren Katheterführung und Reduktion des lokalen Blutungsrisikos bei den Kathetermanipulationen während der verschiedenen Gefäßsondierungen. Vor jeder Calciumprovokation erfolgt eine Angiographie. Anschließend werden je Stimulationsort 0,005–0,0125 mmol Calcium/kg Körpergewicht intraarteriell appliziert. Bei Übergewichtigen (besonders bei >100 kg) wird ein unterer Dosisbereich gewählt. Das Calcium wird mit physiologischer Kochsalzlösung auf insgesamt 5 ml verdünnt und als Bolus in nachfolgende Gefäße gegeben [1]:

- A. lienalis: proximal, mittleres Drittel, distal (Pankreascorpus und -cauda)
- A. gastroduodenalis (oberer Pankreaskopfbereich über A. pancreaticoduodenalis superior anterior und posterior)
- A. mesenterica superior (unterer Pankreaskopfbereich über A. pancreaticoduodenalis inferior anterior und posterior)
- A. hepatica propria (Lebermetastasen)

Die Blutentnahmen (4–5 ml) aus der Lebervene erfolgen jeweils vor, 30 s, 60 s, 90 s, 120 s, 180 s und ggf. 300 s nach der Provokation zur Insulinbestimmung[1]. Vor jeder neuen Blutentnahme werden 1–1,5 ml Blut aspiriert und verworfen. Die Messproben werden nach Stimulationsort und Zeitpunkt markiert und bei 4 °C aufbewahrt. Zeitgleich sollten die Blutzuckerwerte bestimmt werden.

Nach Abschluss der Calciumstimulation mit Venenblutentnahme wird auf der arteriell punktierten Seite ein Kompressionsverband angelegt, der bei Bettruhe für 6 h belassen werden sollte. Auf der Station sollte der Blutzucker zur Erkennung einer eventuellen Hypoglykämie kontrolliert werden.

Intraarterielle Sekretinprovokation

■ Indikationen und Kontraindikationen

Stimulationstest zur präoperativen Lokalisation von Gastrinomen bei Patienten mit Zollinger-Ellison-Syndrom, wobei Sekretin zu einer sofortigen Freisetzung von Gastrin aus Gastrinomzellen führt.

Es gelten die Kontraindikationen zur Angiographie (Kap. 14).

Vorbereitung des Patienten und Untersuchung durch MTRA

Entsprechend der Vorbereitung bei der intraarteriellen Calciumprovokation mit Ausnahme der Medikamentenhinweise. Da zur medikamentösen Therapie des Zollinger-Ellison-Syndroms H_2-Blocker (z. B. Ranitidin) und Protonenpumpenhemmer (z. B. Omeprazol) eingesetzt werden, ist auch unter fortgesetzter medikamentöser Therapie keine blockierende Wirkung der Gastrinsekretion nach Sekretinstimulation zu erwarten. Der Gastrin-Rezeptor-Antagonist Proglumid ist in die Ulkustherapie nicht integriert.

■ Komplikationen und Vorsichtsmaßregeln

Es gelten die genannten Komplikationen der Angiographie (Kap. 14) und selektiven Venenblutentnahme.

Untersuchungsgang

Er entspricht primär dem der Calciumprovokation. Über einen transfemoralen Zugang erfolgt die selektive Sondierung der Viszeralarterien mit einem 4F oder 5F Kobra- oder Sidewinderkatheter. Die Venenblutentnahme erfolgt über einen transfemoral eingebrachten 5F oder 7F Kobra- oder Headhunterkatheter aus einer V. hepatica.

Vor jeder Provokation erfolgt die Angiographie. Anschließend werden in getrennten Untersuchungsgängen jeweils 30 IE Sekretin in nachfolgende Arterien injeziert [2]:

• A. gastroduodenalis
• A. lienalis
• A. mesenterica superior

Die Venenblutentnahme erfolgt jeweils vor, 20 s, 40 s, 60 s, 90 s und 120 s nach der Sekretingabe [2]. Vor jeder neuen Blutentnahme werden 1–1,5 ml Blut aspiriert und verworfen. Eine Arterie wird als tumorversorgend betrachtet, wenn das Serumgastrin innerhalb von 40 s auf über 80 pg/ml oder mindestens 120 % des Basalwertes in der Lebervene ansteigt[2].

Nach Abschluß der Untersuchung wird auf der arteriell punktierten Seite ein Kompressionsverband angelegt und bei Bettruhe für 6h belassen.

Literatur

1. Defreyne L, Moser C, Scheidt T, Kubale R, Meessen S, Koch B, Kramann B (1992) Calciumprovokation zur Lokalisationsdiagnostik des okkulten Insulinoms. DMW 117;1829–1836
2. Masayuki I, Kiyoyuki T (1993) Use of selective arterial secretin injection test to guide surgery
   in patients with Zollinger-Ellison Syndrome. World J Surg 17;433–438

15.6
Selektive Venenblutentnahme

M. Forsting, H. Sahl und K. Sartor

Sinus petrosus inferior

■ Indikationen und Kontraindikationen

Die Indikation zur selektiven Blutentnahme aus dem Sinus petrosus inferior ist gegeben, wenn weder im CT noch im MRT ein Adenom der Hypophyse als Ursache für die endokrine Störung – meistens liegt ein Morbus Cushing vor – nachzuweisen ist. Die diagnostische Aussagekraft der selektiven Blutentnahme wird gesteigert durch Kombination mit einem *CRH-Test*. Die genauen Modalitäten dieses Tests müssen mit dem endokrinologischen Labor abgesprochen werden. Ein ACTH-Gradient zentral zu peripher von mehr als 1,4 (nach CHR-Stimulation) gilt als beweisend für das Vorhandensein eines Mikroadenoms der Hypophyse.

■ Vorsichtsmaßregeln und Komplikationen

Die Sondierung des Sinus petrosus inferior kann leichte Kopfschmerzen verursachen, die sich jedoch nach Entfernen des Katheters zurückbilden. Zur Vermeidung einer Thrombose des Sinus werden vor der Sondierung 5000 IE Heparin i.v. verabreicht. Nach Sondierung des Sinus sollte möglichst wenig Kontrastmittel zur Dokumentation der Katheterlage injiziert werden, damit man keine Mehrausschüttung von ACTH provoziert. Eine „Überspritzung" des Sinus ist wegen der – wenngleich geringen – Gefahr eines venösen Hirnstamminfarkts unbedingt zu unterlassen. Selten sind in der Literatur auch Hirnstammblutungen als Komplikation beschrieben.

Vorbereitung des Patienten

Eine besondere Vorbereitung des Patienten für die selektive Venenblutentnahme aus dem Sinus petrosus inferior ist nicht notwendig; Gerinnungs- und Retentionswerte sollten normal sein. Wie bei jedem invasiven Eingriff sollte der Patient am Vortag aufgeklärt werden und nüchtern zur Untersuchung kommen.

Vorbereitung der Untersuchung

Der für die zerebrale Angiographie übliche Instrumentiertisch genügt. Untersuchungstermin und Procedere müssen mit einem endokrinologischen Labor abgesprochen werden, da die Blutproben in speziellen Röhrchen und mit Hilfe von Trockeneis gekühlt transportiert werden müssen. Günstig ist, wenn ein Endokrinologe bei der Untersuchung anwesend ist.

Untersuchungsgang

Allgemein wird heute die beidseitige simultane Blutentnahme aus dem Sinus petrosus inferior empfohlen. Dazu wird in der Regel je ein Katheter in die rechte und in die linke V. femoralis eingeführt. Eine Alternative ist die Punktion einer V. femoralis auf 2 Höhen, wobei ein Katheter über eine Schleuse, der 2. per Seldinger-Technik eingeführt wird. Die Schleuse hat den Vorteil, dass die Manövrierbarkeit des einen Katheters nicht durch Reibung an dem 2. Katheter eingeschränkt wird.

Wir verwenden für die Sondierung des Sinus petrosus inferior F-5-Universalkatheter (45°-Biegung der Spitze) und J-förmig gebogene, antithrombotisch beschichtete Führungsdrähte. Die Sondierung der V. cava superior (nach Passage des rechten Herzvorhofs) gelingt praktisch immer ohne Zuhilfenahme des Drahtes. Die J-förmige Krümmung des Drahtes erleichtert dann die Sondierung der beiden brachiozephalen Venen. Bei Vorhandensein einer Venenklappe an ihrer Mündung lässt sich die V. jugularis zunächst häufig einfacher mit dem Draht sondieren. Hilfreich ist außerdem, wenn der Patient während der Sondierung ein Valsalva-Manöver ausführt. Die Sondierung des Sinus petrosus erfolgt mit anteromedial gerichteter Katheterspitze im unteren Anteil des Foramen jugulare. Zur Schonung der Orbita sollte der Patient während der Durchleuchtung den Kopf leicht zur Gegenseite drehen, was auch die Gegend des Foramen jugulare übersichtlicher macht (Projektion in den Sinus maxillaris); die Platzierung der Katheterspitze in die Mündung des Sinus genügt. Der Sinus petrosus inferior kann aber auch etwas mehr unterhalb der Schädelbasis in die V. jugularis einmünden. Bei DSA-Technik reicht die Injektion von 3–5 ml verdünnten Kontrastmittels zur Dokumentation der Katheterlage aus, wobei auch der kontralaterale Sinus petrosus inferior mitkontrastiert werden kann. Beim Zurückziehen des Katheters werden dann noch Blutproben aus der V. jugularis, dem rechten Vorhof und der V. cava inferior (in Höhe der Nebennieren) entnommen, so dass der ACTH-Gradient bestimmbar ist. Das genaue Blutentnahmeprotokoll muss vorher mit dem endokrinologischen Labor abgesprochen werden.

KAPITEL 16

Mammographie 16

D. v. FOURNIER

Derzeit ist die Röntgenmammographie die häufigste Röntgeneinzelleistung bei niedergelassenen Radiologen geworden. Die unerlässlichen speziellen Mammographiegeräte haben derzeit folgenden Mindestanforderungen zu genügen:

1. Weichstrahl-Raster-Mammographiegerät mit schichtdickenunabhängig arbeitender Belichtungsautomatik. Film-Folien-System, welches dosissparend ist.
2. Selektiv gefilterte Molybdän-Anoden-Strahlung, die für dünne und strahlentransparente Brüste optimal ist. Bei dickeren oder dichteren Brüsten wäre heute Rhodium als Anodenmaterial und Filtermaterial mit einer etwas höheren bildwirksamen Energie (20 und 23 keV) wünschenswert. Erste Mammographiegeräte mit einer Doppelanode von Molybdän und Rhodium sind auf dem Markt.
3. Röhrenfokus: Eine nominale Fokusgröße bei 0,3–0,4 mm. Wünschenswert ist ein reelles Auflösungsvermögen im Mammogramm von 8 Linienpaaren in beiden Richtungen für Objekte 4 cm oberhalb der Brustlagerungsplatte.
4. Mikrofokusvergrößerungstechnik: Nomineller Fokus von 0,1 mm Durchmesser. Bei 1,7facher Vergrößerungszielaufnahme mit kleinflächiger Einblendung können Mikroverkalkungen von unter 0,1 mm (100 µ) dargestellt werden.
5. Tägliche Kontrolle der Filmschwärzung mit maximaler Schwankung von ±0,15 Dichteeinheiten.
6. Begrenzung der Parenchymdosis auf unter/bis 0,5 cGy pro 2 Aufnahmen (entsprechend 5 mGy).
7. Hochauflösende Filme, die für Film-Folien-Kombination mit Rastertechnik geprüft sind (Empfehlungen der Deutschen Gesellschaft für Senologie, Deutsche Mammographiestudie).

Allgemein

■ Indikationen

1. Jede symptomatische Patientin kann und sollte eine Mammographie erhalten. Bei jungen Frauen (unter 30 Jahren) mit dichtem Drüsenparenchym ist die Indikation dann zu stellen, wenn möglicherweise eine Operation zu indizieren ist.
2. Selbstbeobachtete Knoten, umschriebene Schmerzen, Verdichtungen in der Brust, palpable unklare Verdichtungen, axillare palpable Lymphknoten, behan-

deltes Karzinom der Gegenseite und hohes familiäres Risiko sind gültige Indikationen zur Mammographie.

3. Die Vorsorgemammographie in Form von jährlichen oder 2jährlichen Untersuchungen (je nach Risikosituation, Screeningmammographie) ist zur Zeit noch keine kassenpflichtige Leistung im Gegensatz zur regelmäßigen Palpation der Brustdrüse. Tatsächlich haben sich je nach Aufklärung durch die behandelnden Ärzte zunehmend Frauen jenseits des 40. Lebensjahres für die Durchführung von regelmäßigen Mammographien entschlossen, 32 % aller Frauen dieser Altersgruppe. Da Karzinophobie ebenfalls als Indikation zur Mammographie anerkannt wird, gibt es keine abrechnungstechnischen Schwierigkeiten bei der Mammographie dieser Patientinnen.

■ Kontraindikationen

Eine bestehende Schwangerschaft ist eine Kontraindikation gegen eine Vorsorgemammographie. Wenn ein abklärungsbedürftiger Knoten sich in der Schwangerschaft bildet, kann allerdings eine Mammographie (Seitaufnahme, Schutz des Abdomens der Patientin mit Bleischürze) durchgeführt werden. Die Streustrahlung im Körper in Richtung Uterus ist äußerst gering und zu vernachlässigen im Verhältnis zu dem möglichen diagnostischen Gewinn. Wenn durch andere Untersuchungen (Punktionszytologie, Ultraschall) ein Karzinom nachgewiesen wurde, kann auf die Mammographie in der Schwangerschaft verzichtet werden.

■ Strahlenrisiko

Ein Strahlenrisiko ist nur theoretisch vorhanden und muss, wenn überhaupt vorhanden, als äußerst gering eingeschätzt werden. Selbst bei ungünstigster Annahme erhöht sich nach 20 Mammographieuntersuchungen das spätere kumulative Brustkrebsrisiko lebenslang nur um 0,006 %. Da die Überlebensvorteile nach Vorsorgemammographie bewiesen sind, die Senkung der Brustkrebssterblichkeit erreicht über 30 %, nimmt die Angst in der weiblichen Bevölkerung vor der Mammographie ab.

Vorbereitung der Patientin

Außer bei akut abzuklärendem suspektem klinischem Befund handelt es sich um eine elektive Untersuchung. Die Mammographie sollte in den ersten 10 Tagen nach Eintritt der Menstruation durchgeführt werden, weil dann das hormonell bedingte Brustödem noch nicht ausgeprägt ist.

Klinische Untersuchung

Inspektion, Befragung und Palpation vor jeder Mammographie sind unerlässlich für die richtige Interpretation. Ohne klinische Untersuchung soll eine Mammographie nicht befundet werden. Zu achten ist bei der Inspektion auf Veränderungen im Seitenvergleich: Rötung, Hauteinziehung, Hautvorwölbung, Warzeneinziehung, Plateauphänomen, Orangenhautphänomen, Sekretion, Ekzem oder Verkrustungen im Warzenbereich und auffälliges Venenmuster.

Bei der Palpation ist zu achten auf: umschriebene Knoten, Verdichtungen, Verschieblichkeit der Veränderungen gegenüber Haut und Unterlage, axilläre Lymphknoten, Plateaueffekt.

MERKE

Eine eingehende Befragung und körperliche Untersuchung durch den mammographierenden Arzt ist unverzichtbar für die Interpretation der Mammographie.

Untersuchungsgang

Standardmäßig wird eine kraniokaudale und eine mediolaterale Aufnahme durchgeführt. Bei Bedarf kann zusätzlich eine Aufnahme im schrägen axillaren Strahlengang durchgeführt werden. Die Brustwarze muss auf dem Auflagetisch so nach vorne gelagert werden, dass die Mamille sich korrekt vor die Brusthaut und nicht in den Drüsenkörper hinein projiziert. Das brustwandnahe Drüsenzentrum muss über der Belichtungskammer zentriert werden, um eine optimale Filmbelichtung zu erreichen. Jede Aufnahme wird mit Bleibuchstaben der Seite (rechts R, links L) und dem Strahlengang markiert: cc = kraniokaudal; ml = mediolateral; ax = axilläre Schrägeinstellung. Die Markierung wird im kraniokaudalen Strahlengang am lateralen Filmrand und im mediolateralen Strahlengang am kranialen Rand des Mammographiefilmes eingeblendet.

Die Schwärzung soll so gewählt werden, dass unter einer Halogenlampe mit Irisblende die Haut noch abgrenzbar ist und die strahlendichtesten Parenchymanteile noch genügend Kontrast zeigen. Mikroverkalkungen entgehen in einer zu weichen Aufnahme dem Betrachter. Zur Feindiagnostik wird eine Lupe, möglichst mit 6 Dioptrien, benutzt. Bei unklaren Verdichtungen, wie fraglichen Spiculae oder fraglichen Mikroverkalkungen, soll eine eingeblendete Zielaufnahme mit Mikrofokusvergrößerungstechnik erfolgen.

Mammographisch-stereotaktische Biopsiezusätze (Abb. 16.1)

Um nicht tastbare kleinste Malignitätszeichen, wie Mikrokalk oder Spiculae, auch operativ sicher entfernen zu können, müssen diese Veränderungen stereotaktisch lokalisiert werden. Das dafür benötigte Gerät (Abb. 16.1) besteht aus einem an den Röntgenstrahlerarm ankoppelbaren Mammalagerungstisch. Dieser erlaubt bei sitzender Patientin 2 Schrägaufnahmen aus unterschiedlichen Blickwinkeln auf einen Film. Die Ortskoordinaten des Zielgebietes werden eingeblendet, und mit Hilfe eines Zusatzgerätes kann die genaue Lage der okkulten Veränderung in der Brustdrüse mit millimetergenauen Koordinaten ermittelt werden. Hierauf erfolgen sowohl ein Einstich als auch die Tiefenlokalisation an der berechneten Posi-

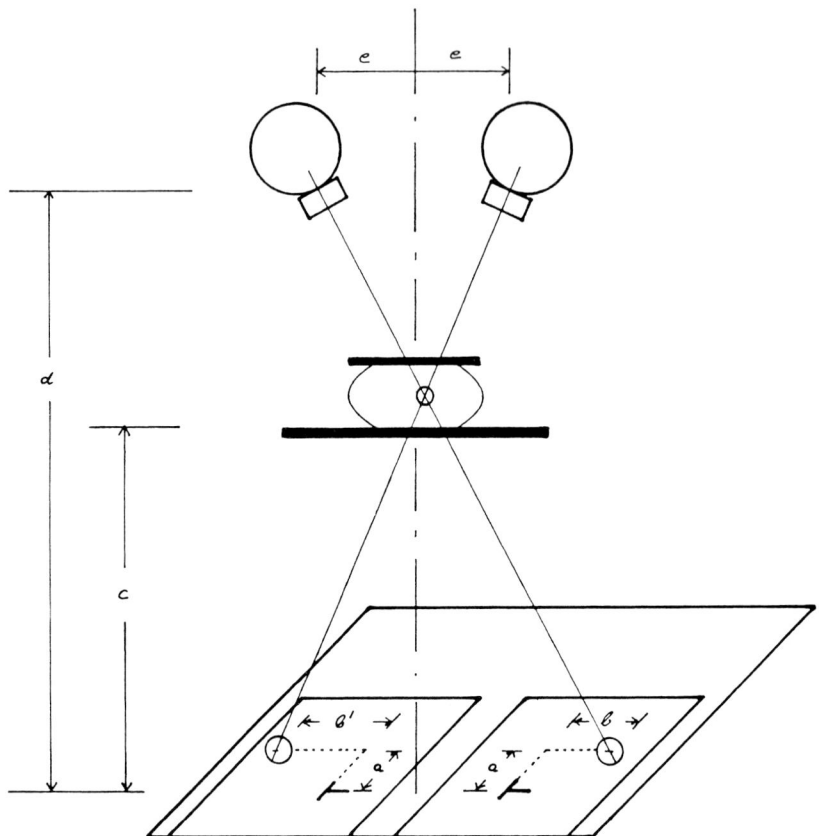

Abb. 16.1. Schematische Darstellung des Prinzips der stereotaktischen Lokalisation. Fest vorgegebene Abstände sind: *c* Abstand Lagerungstisch-Filmebene; *d* Fokus-Film-Abstand; *e* Fokus
Abstände und Winkel bei Auslenkung des Zentralstrahles. Ausgehend von den Nullpunktmar-
kierungen (-Balken) kann mit Hilfe der Abstände a, *b*, *b'* des Projektionspunktes der räumliche
Ort im Zielobjekt rechnergestützt reproduziert werden

tion. Durch eine Führungsnadel kann beispielsweise ein steriler Drahthaken an
den Zielort vorgeschoben sowie die Nadel entfernt werden, und der Operateur
findet entlang des Drahtmarkierungshakens die okkulte Veränderung im Rönt-
genbild. In jedem Fall muss bei liegendem Drahthaken durch 2 Kontrollaufnahmen (mediolateral und kraniokaudal) die exakte Lage der Hakenspitze bestätigt
werden. Bei nicht tastbaren soliden Veränderungen, wie kleinsten Karzinomen,
kann durch die liegende Nadel eine stereotaktische Zellgewinnung mittels Aspirationszytologie erfolgen. Hiermit lässt sich die Dignität eines soliden Befundes
sehr genau bestimmen. Suspekte Veränderungen müssen operiert werden, stereotaktisch als gutartig nachgewiesene Veränderungen können beobachtet werden.
Hierdurch werden unnötige Biopsien bei mammographisch kleinsten Veränderungen vermieden.

Bei ausschließlichem Vorliegen von suspekten Mikroverkalkungen muss in jedem Fall eine Exzisionsbiopsie nach stereotaktischer Lokalisation erfolgen. Anstelle einer Aspirationszytologie kann durch Einführen einer etwas stärkeren Führungsnadel auch eine Hochgeschwindigkeitsstanzbiopsie durchgeführt werden. Stereotaktisch wird hierbei ein histologisch verwertbarer Gewebezylinder gewonnen. Dieser Eingriff erfolgt in Lokalanästhesie. Durch stereotaktische Lokalisation oder stereotaktische Biopsie wird die Brustkrebsfrüherkennung zu immer kleineren, radiologisch gerade erkennbaren Veränderungen hin erweitert.

Technische Daten:

4–6 hochauflösende Mammographiefilme, 18 × 24 cm, Aufnahmespannung, je nach Dichte und Größe der Mamma frei zu wählen, oder durch Belichtungsautomatik vorzugsweise gewählt, meist zwischen 20 und 35 keV.

Strahlendosis: Bei Weichstrahl-Raster-Mammographie mit von der Schichtdicke unabhängig arbeitender Belichtungsautomatik und dosissparendem Film-Folien-System: Unter 5 mGy/2 Aufnahmen/mittlere Parenchymdosis.

Galaktographie

Eine Galaktographie ist indiziert, wenn eine verdächtige oder blutige Sekretion aus einem Milchgang festgestellt wird. Zuvor sind eine Röntgennativdiagnostik beider Brustdrüsen und eine Abstrichszytologie vorzunehmen.

■ Indikationen

Das auffällige Sekret sollte zuvor zytologisch auf Tumorzellen oder Blutbeimengungen untersucht werden. Eine milchige oder wässrige Sekretion stellt keine Indikation zur Galaktographie dar.

■ Komplikationen

Das Kontrastmittel kann als Paravasat Schmerzen verursachen. Durch Einschleppen von Krankheitserregern kann es zur Milchgangentzündung kommen. Dieses wird durch steriles Arbeiten verhindert.

Vorbereitung

Die Untersuchung erfolgt auf einer Untersuchungsliege. Es müssen gerichtet werden: Desinfektion (Kodanspray), sterile Handschuhe, steriles Lochtuch, mindestens 5 Tupfer oder Kompressen (steril); konusförmiger Metaildilatator (0,4 und 0,6 mm Durchmesser), Galaktographienadeln verschiedener Kaliber oder Galaktographiekatheter aus Polyäthylen verschiedener Kaliber; eine 5-ml-Spritze mit 60 %igem wasserlöslichem Kontrastmittel.

Untersuchungsgang

Desinfizieren der Mamille und der umgebenden Brustdrüse, steriles Abdecken, Darstellen des zu untersuchenden Milchgangs durch Kompression der Brustdrüse. Der Milchgang mit blutiger Sekretion wird dann mit dem Metaildilatator vorsichtig bis ca. 4 mm Tiefe dilatiert, wobei der Verschlussmuskel des Milchganges aufgedehnt wird. Bei Schmerzhaftigkeit kann ein 2 %iges Scandicain-Spray benutzt werden. In den dilatierten Milchgang wird eine gebogene Milchgangnadel. (Olivennadel) ca. 1 cm eingeführt. Alternativ kann ein spitz ausgezogener Polyäthylenkatheter benutzt werden. Die Füllung mit Kontrastmittel ist zu beenden, wenn Widerstand bemerkt wird oder wenn die Patientin über Schmerzen klagt.

> **CAVE**
>
> Zu starker Druck bei Injektion füllt die Milchgänge bis in die endständigen Acini auf. Bei Mammographie dann Übertritt von Kontrastmittel in den interzellularen Raum.

Nach Milchgangsauffüllung unverzüglich Mammographie in 2 Ebenen durchführen, da sich das Kontrastmittel sonst durch Diffusion aus den Milchgängen heraus verteilt.

Milchgangmarkierung

Um dem Chirurgen das zu exstirpierende Gangsystem darzustellen, kann zusätzlich zum 60 %igen Kontrastmittel (1o Teile) Patentblau (1 Teil) als Mischung injiziert werden. Diese Milchgangdarstellung mit zusätzlich Patentblau muss unmittelbar vor Operation einschließlich der Kontrollmammographie erfolgen. Der blaue Farbstoff verteilt sich ab ca. 30 min relativ rasch in das Drüsenparenchym.

Punktion von Mammazysten

Beide Verfahren gehören heute in die Hand des mammographierenden Radiologen, weil sie eine Komplettierung oder manchmal erst den entscheidenden Schritt in der Diagnostik darstellen.

■ Indikation zur Zystenpunktion

Mit hochauflösenden Schallgeräten werden heute bei geschlechtsreifen Frauen in mindestens 60 % aller Patientinnen irgendwo Zysten gefunden. Die Indikation für eine Zystenpunktion ist heute nur in Kombination des Röntgenbefundes mit dem Ultraschallbefund zu stellen. Nur wenn eine der beiden Methoden suspekte Veränderungen in der Zystenwand, beispielsweise Mikrokalk in der Mammographie oder Raumforderungen im Ultraschall im Bereich der Zystenwand darstellt, besteht Indikation zur Zystenpunktion. Wenn neben Zysten solide unklare Verdichtungen in Zystennähe bestehen, ist es eine weitere Indikation, wenn die Zyste schmerzhaft ist und als Palpationsbefund die Patientin stört.

Multiple kleine Zysten oder nicht störende größere Zysten werden bei unauffälligem Befund im Ultraschall nur beobachtet. Ein Hauptziel der Zystenpunktion stellt die Gewinnung von Zystensekret dar, das zytologisch auf suspekte Zellen hin untersucht wird.

CAVE

Bei sehr schlanken Frauen mit dünnen Weichteilen ist durchaus die Punktion der Pleura mit Pneumothorax möglich.

Vorbereitung

Für diese Untersuchung sind erforderlich: Patientenliege, Desinfektion (Kodanspray), steriles Lochtuch, sterile Handschuhe, sterile Tupfer und Kompressen (mindestens je 5), ausreichend Spritzen (10 ml bis 20 ml), sterile Nadeln (für Zystenpunktion Nr. 1, für Punktionszytologie Nr. 2 [G 14; 18]), verschließbare Zentrifugenröhrchen (Anzahl nach Zahl der zu punktierenden Zysten), Objektträger, Fixationslösung oder Merckofix-Spray.

Untersuchungsgang

Bei der liegenden Patientin wird die Brust desinfiziert (Kodanspray) und mit einem sterilen Lochtuch abgedeckt. Der Untersucher trägt sterile Handschuhe und lässt sich assistieren. Der Schallkopf ist in einen sterilen Handschuh verpackt. Unter Schallführung wird in die Zyste eingestochen. Unter Sicht wird die Zyste abgesaugt. Bei mehreren oder größeren Zysten kann kurzfristig ein Kompressionsverband eine Einblutung in die Zystenhöhle verhindern. Eine Pneumozystographie erfolgt nur, wenn eine Raumforderung oder Mikrokalk in der Zystenwand gesehen wurden. Dann wird die Menge Flüssigkeit, die abpunktiert wird, durch dieselbe Menge Luft ersetzt. In jedem Fall wird das Punktat zytologisch untersucht.

Punktion solider Knoten

■ Indikation

Die Punktion solider Knoten dient zunächst der Sicherung eines Karzinoms präoperativ durch Dreifach-Diagnostik. Wenn Klinik, Ultraschall und Mammographie karzinomsuspekt sind, kann eine suspekte Punktionszytologie (Pap IV, Pap V) die Diagnose sichern. Falsch-positive Befunde bei der Punktionszytologie sind sehr selten (unter 1 %). Wenn Mammographie, Sonographie und Klinik für eine gutartige Veränderung sprechen, kann die Diagnose durch eine Zytologie mit gutartigem Ergebnis weiter abgesichert werden, unnötige Operationen können vermieden werden. Die Rate falsch-negativer Ergebnisse muss jedoch mit etwa 5 bis zu 15 % abgeschätzt werden. Die gleichlautenden Ergebnisse von Röntgen, Sonographie und Zytologie zusammengenommen führen bei gutartigen Veränderungen zu einer Diagnosesicherheit von über 98 %. Immer ist bei soliden Befunden, die nicht operiert werden, eine Kontrolluntersuchung nach spätestens 3 Monaten erforderlich.

Untersuchungsgang

Die Vorbereitung entspricht der bei der Zystenpunktion. Unter Ultraschallsicht wird eine Nadel (Nr. 2) bis an den Rand der soliden Verdichtung herangeführt. Fächerförmig wird unter Schallsicht 7- bis 10mal der solide Herd unter Sog durchstochen. Mit einem Zusatzgerät (Cameco) wird ein gleichbleibender Unterdruck zum Aspirieren der Zellen erzeugt. Die punktierten Zellen werden auf Objektträger ausgespritzt, mit einem zweiten Objektträger ausgestrichen und anschließend fixiert.

MERKE

Unterstützt eine unverdächtige Zytologie die Diagnose auf Gutartigkeit, muß trotzdem 3 Monate später eine Kontrolluntersuchung (Mammographie, Sonographie) erfolgen.

Lokalisation suspekter Herde zur Operation

Die Lokalisation mit der stereotaktischen Lokalisationseinheit wurde oben beschrieben. Alle soliden Befunde, die im Ultraschall darstellbar sind, werden unter Schallführung viel schneller und sehr sicher lokalisiert.

Vorbereitung

Die Lokalisation kann am Vortag der Operation erfolgen. Die Lokalisation mit Drahthaken verschiebt sich nicht, wenn der Draht auf der Brustwand über Nacht gut fixiert ist. Die weitere Vorbereitung geschieht wie bei Punktion von Zysten oder soliden Herden. Zusätzlich wird ein Markierungsdrahthaken mit Führungsnadel Nr. 1,2 bis Nr. 1,3 benötigt.

Lokalisationsvorgang mit Ultraschallführung

Die Führungsnadel wird unter sterilen Bedingungen und unter Schallsicht in den darstellbaren soliden Knoten eingeführt. Anschließend wird durch diese Nadel ein

Markierungsdraht mit hakenförmiger Spitze in den Herd eingeführt, und die Führungsnadel wird herausgezogen. Der Draht wird auf der Hautoberfläche um 90° abgeknickt und mit Pflaster fest auf die Haut fixiert. Zur Dokumentation der richtigen Lage des Markierungsdrahtes wird eine Ultraschallaufnahme, besser jedoch eine Röntgenaufnahme in 2 Ebenen durchgeführt.

Präparatradiographie

In jedem Fall muss von der okkulten Veränderung mit liegender Hakenspitze eine Präparatradiographie durchgeführt werden. Das Gewebestück hat auf der Messkammer der Belichtungsautomatik zu liegen. Der Operateur muss das Gewebestück an 2 Stellen mit verschiedenen Fäden markieren. Dann kann bei exzentrischer Lage des Herdes oder bei unvollständiger Entfernung (Mikrokalk nur teilweise entfernt) eine Nachresektion an der richtigen Stelle erfolgen. Auch das Nachresektat muss erneut einer Präparatradiographie zugeführt werden. Markierungen des Gewebes mit Röntgenkontrastmittel, Kohlepartikeln und Patentblau werden heute meistens nicht mehr gemacht, weil die Drahthakenmarkierung dem Operateur den direkten Weg von der Hauteinstichstelle zum Herd aufzeigt.

Lokalisation von Mikrokalk bei Fehlen eines Stereotaxiezusatzgerätes (Abb. 16.2 u. Abb. 16.3)

Wenn kein Stereotaxiegerät vorhanden ist, wird auf den Mammographien in 2 Ebenen die Lage des okkulten Mikrokalkes ausgemessen und in einer Zeichnung mit Aufsicht auf die Brustdrüse eingezeichnet. Um die eingezeichnete Lokalisation

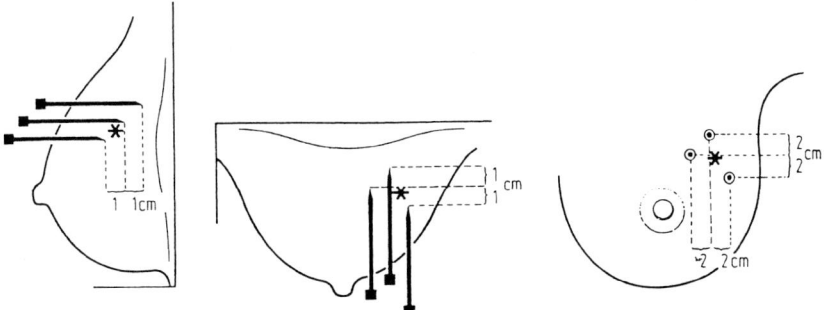

Abb. 16.2. Konservative Methode bei Fehlen eines Stereotaxiegerätes. 3 Nadeln sind je 11/2 cm auf der Hautoberfläche gegeneinander versetzt in Richtung des berechneten okkulten Befundes parallel zueinander eingestochen. Die Nadelspitzen variieren zueinander jeweils um ca. 1/2 cm. Durch Mammographie in 2 Ebenen lassen sich die am nächsten liegende Nadel und die passende Tiefe relativ genau ermitteln. Durch die günstigste Nadel wird der Markierungsdraht gelegt

Abb. 16.3. Einteilung der Mamma
in Quadranten. Schema in das die
MTRA ihre Befunde einzeichnen
oder eintragen soll.
1 oberer äußerer Quadrant;
2 oberer innerer Quadrant;
3 unterer äußerer Quadrant;
4 unterer innerer Quadrant;
5 zentrale Region;
6 axillarer Ausläufer („tail
of Spence")

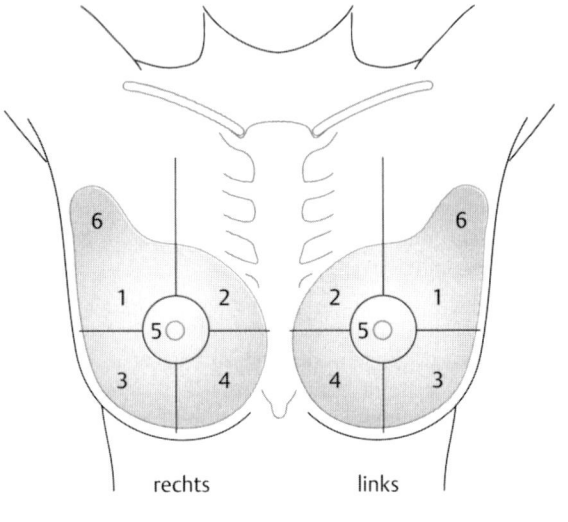

herum werden im Abstand von 1,5 cm 3 Nadeln parallel zueinander in die Tiefe
geschoben, wobei die Nadelspitzen jeweils 0,5 cm verschieden tief eingestochen
werden. Die aus der Brust herausstehenden Nadelenden werden (mit Büroklam-
mern) zur Unterscheidung markiert. Da der Einstich streng von ventral nach
dorsal erfolgt, kann die Brust anschließend in 2 Ebenen geröntgt werden, ohne
dass sich die Position der Nadeln durch den Kompressionsdruck verändert. In den
Kontrollmammographien wird diejenige Nadel herausgesucht, die dem zu mar-
kierenden Mikrokalk am nächsten liegt. Gegebenenfalls wird ihre Position noch
etwas korrigiert. Der Markierungsdrahthaken wird dann durch diese Führungsnadel eingeschoben, die Nadel wird herausgezogen, und die Lage des Markierungsdrahtes kann durch erneute Mammographie dargestellt werden. Bei einiger
Übung ist diese erneute Sicherung der Drahthakenspitze nicht mehr erforderlich.

KAPITEL 17

Hysterosalpingographie (HSG)   **17**

D. v. Fournier

Die Hysterosalpingographie ist die Darstellung von Zervix, Cavum uteri und Tubengängen bis in das Abdomen hinein mittels Röntgenkontrastmittel. Intraoperativ kann bei begleitender Laparoskopie anstelle des Kontrastmittels oder zusätzlich zum Kontrastmittel eine Patentblaulösung injiziert werden, die für den Operateur den Verlauf des Ganges in der Tube und den Ort eines möglichen Tubenverschlusses markiert.

Vorbereitung

Die Spezialuntersuchung erfolgt normalerweise ambulant und ohne Schmerzmittel.

Erforderlich: Beinhalterung für gynäkologische Rückenlage zum Anlegen des Adapters, Desinfektionslösung für die Scheide, sterile Handschuhe, sterile Tupfer; sterile Tücher zum Abdecken, 2 sterile 20-ml-Spritzen mit nichtionischem Kontrastmittel (Omnipaque Solutrast); ein Hysterosalpingographiegerät, selbsthaltende Entenschnabelspekula; bei dem starren Gerät nach Schulz: 2 Kugelzangen; bei Portioadapter (nach Semm) eine Spritze zum Erzeugen eines Unterdrucks.

■ Indikationen

Bei Verdacht auf Fehlbildungen (Abb. 17.1) im Verlauf des Uterus (Kavums), auf Verklebungen (Synechien), auf Tubenverschluss oder postentzündliche Tubenverklebung sowie bei Verdacht auf intrauterine Myome.

Voraussetzungen

Mit einer Abstrichzytologie muss zuvor gesichert sein, dass keine auffälligen Zellveränderungen, keine Präkanzerosen und keine Verkeimung der Zervix vorhanden sind. Bei vorausgehender Infektion muss über 5 Tage eine Scheidendesinfektion lokal erfolgen, und ein Kontrollabstrich vor dem Eingriff muss die Keimfreiheit nachweisen.

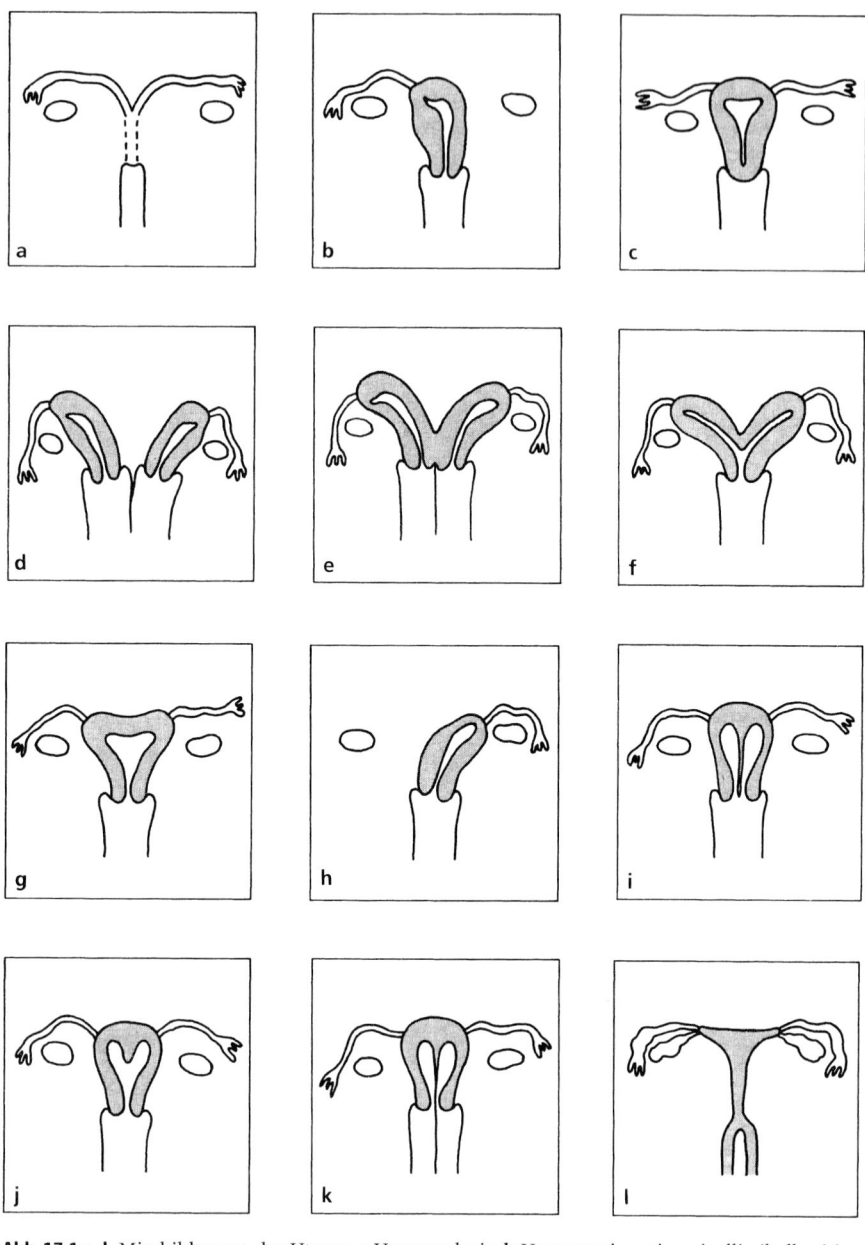

Abb. 17.1 a–l. Missbildungen des Uterus. **a** Uterusaplasie. **b** Uterus unicornis unicollis (halbseitige Aplasie). **c** Zervixaplasie. **d** Uterus didelphys (Duplikatur, auch der Vagina). **e** Uterus bicornis bicollis (mit doppelter Vagina). **f** Uterus bicornis unicollis. **g** Uterus arcuatus. **h** Asymmetrischer Uterus duplex mit Hemiatresie, Hämatometrokolpos und Hämatosalpinx bei der Menarche. **i** Uterus septus. **j** Uterus subseptus. **k** Uterus septus mit Vaginaduplikatur. **l** Uterushypoplasie. [Nach Willich 1989]

Untersuchungsgang

Die Patientin liegt in gynäkologischer Lage auf dem Bucky-Tisch, die Beine ruhen in Beinhaltern. Scheide und Portio werden mit Kodan desinfiziert.

Bei Verwendung eines Portioadapters wird dieser über die Portio aufgeschoben, die zentrale Kunststoffsonde in den Zervikalkanal eingeführt und ein Unterdruck zum Ansaugen des Adapters an die Portio erzeugt.

Bei Verwendung des starren Gerätes nach Schulz (oder Modifikationen) werden die vordere und hintere Muttermundlippe mit Kugelzangen gefasst, die Hohlolive in den Zervikalkanal eingeführt und die Muttermundlippen mit leichtem Zug über den Konus gespannt. Die Patientin wird jetzt flach auf den Bucky-Tisch kopfwärts gezogen, so dass die Beine gestreckt liegen. Unter Durchleuchtung wird langsam Kontrastmittel durch den Zervikalkanal in das Cavum uteri eingespritzt. Ein eingebautes Manometer zeigt den Injektionsdruck an.

Bei Verklebung der Tuben kann mit leichtem Druck eine Öffnung der Tube bewirkt werden. Stärkerer Druck darf nicht angewendet werden, weil sonst Kontrastmittel in die Venen des Zervikalkanals vordringt und hier zu Extravasaten führt. Unter Durchleuchtungssicht wird im Normfall der freie Austritt des Kontrastmittels über die Ostien der Tuben in die freie Bauchhöhle beobachtet. Wenn das Gavum uteri vollständig ausgefüllt ist und das Kontrastmittel in die Bauchhöhle übertritt, erfolgt eine Kontrollaufnahme. In der Regel reichen 10 ml Kontrastmittel aus.

Nach dem Eingriff soll die Patientin mindestens 30 min auf einer Liege ausruhen, da es bei kreislauflabilen Patientinnen zu Kreislaufreaktionen (Hypotonus) kommen kann. Die Patientin soll nach dem Eingriff reichlich Flüssigkeit zu sich nehmen.

KAPITEL 18

Untersuchungen im Kindesalter 18

R. Wunsch, W. Rohrschneider und J. Tröger

Besonders im Kindesalter sind Röntgenaufnahmen nur dann indiziert, wenn deren Ergebnis therapierelevant ist. Routineaufnahmen vor Operationen sollten ebenso entfallen wie Röntgenschädelaufnahmen nach Trauma. Die Röntgenuntersuchungen sollten nicht nach einem Standardprocedere ablaufen, sondern der Fragestellung angepasst werden. So ist z. B. häufig ein Thorax in einer Ebene ausreichend, Röntgenhandaufnahmen zur Skelettalterbestimmung sind natürlich nur in einer Ebene anzufertigen.

Streustrahlenraster (r=8) sind erst bei Körperdurchmessern größer als 12–15 cm erforderlich und einzusetzen. Da die Streustrahlenentwicklung gering ist, lässt sich ohne wesentlichen Qualitätsverlust die Strahlendosis deutlich reduzieren.

Soweit möglich, sollten Röntgenuntersuchungen durch die Sonographie ersetzt werden. Indikationslisten für die Erwachsenen sind ungültig, da die Aussagekraft der Sonographie beim Kind wesentlich höher ist. Das Kind ist ein ideales „Schallobjekt", da durch die geringe Tiefenausdehnung und den geringen Fettmantel hochfrequente Schallköpfe mit exzellenter Auflösung verwendet werden können.

Bei den nachfolgenden Indikationen sind Röntgenuntersuchungen nicht mehr indiziert bzw. weitestgehend durch die Sonographie ersetzt:
- Hüftdysplasie des Säuglings,
- Gelenkergüsse,
- hypertrophische Pylorusstenose,
- Invagination,
- Tumorausschluss im Abdomen,
- inneres weibliches Genitale.
- Ausscheidungsurographien sind nur noch selten erforderlich.

18.1
Technische Hilfen zur bildgebenden Untersuchung des Kindes

Fixierung

Fixierung zur Röntgenaufnahme

Voraussetzung für eine technisch optimale Röntgenaufnahme ist im Säuglings- und Kleinkindalter bis zu etwa 3 Jahren eine ausreichende mechanische Fixierung des Kindes. Es stehen verschiedene Hilfsmittel zur Verfügung.

Für Aufnahmen in liegender Position erfolgt die Fixierung des ganzen Körpers, einzelner Gliedmaßen und des Schädels am besten mit durchsichtigen Plastik- kompressorien (Abb. 18.1). Zusätzlich gehören mehrere unterschiedlich große Sandsäcke, Schaumgummikissen in verschiedener Form und Größe, Schädelpelot- ten (Abb. 18.2), elastische Binden, Stoffwindeln und eine Bleidecke zur Ausstat- tung. Als Unterlage dient eine Schaumgummimatte mit abwaschbarem Pla- stiküberzug. Für Aufnahmen in aufrechter Position empfiehlt sich bis zum Alter von etwa 2 Jahren die „Babix-Hülle", die in unterschiedlichen Größen zur Verfü- gung steht (Abb. 18.3 und 18.4). Rumpf und Extremitäten werden gleichmäßig von

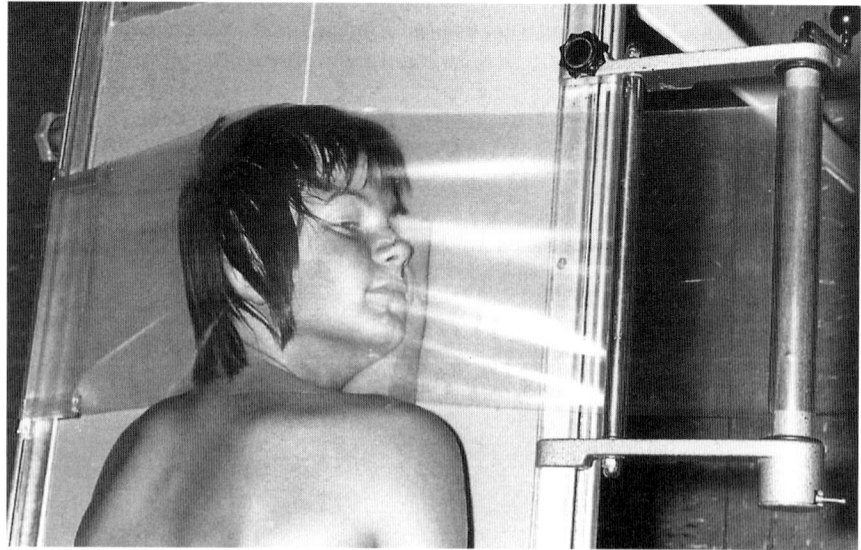

Abb. 18.1. Plastikkompressorium. Das Plastikkompressorium kann auch zur Fixierung anderer Körperteile genutzt werden, es erlaubt bei der Schädelaufnahme den Blickkontakt mit der Rönt- genassistentin

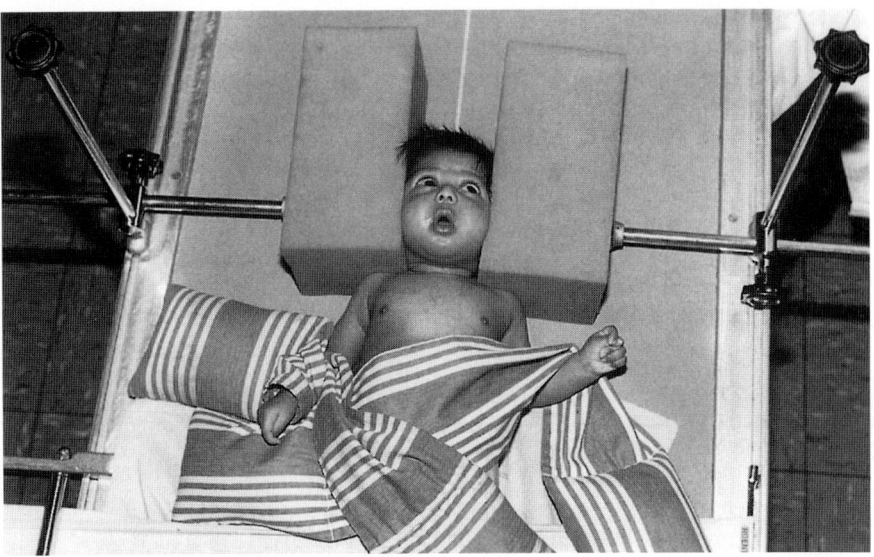

Abb. 18.2. Fixierung mit Schädelpelotten. Fixierung der Arme mit Sandsäcken, die durch Stoff miteinander verbunden sind

Abb. 18.3 Säugling in Babix-Hülle. Nach Fixierung der Arme wird durch leichte Korrektur der Körperposition eine orthograde Einstellung ermöglicht

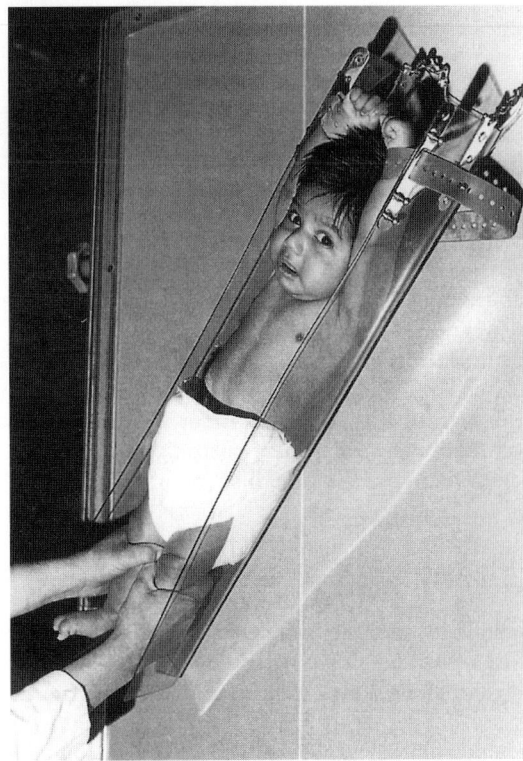

Abb. 18.4. Thoraxaufnahme im Hängen in Babix-Hülle

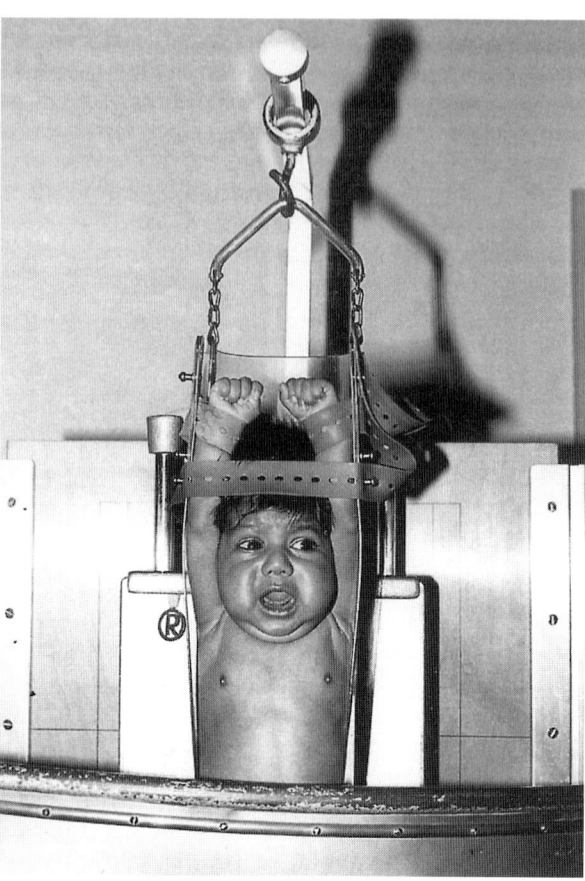

einer durchsichtigen Plastikumhüllung umschlossen, wobei die gestreckten Arme dem Kopf seitlich anliegen und ihn so fixieren. Die Hülle wird durch Bänder festgeschnürt, die Handgelenke werden durch Gummiknopfbänder gehalten. Mittels einer Aufhängevorrichtung wird die Hülle am Stativ oder am Durchleuchtungsgerät befestigt. Kleinkinder werden auf einem Schemel sitzend untersucht, während die nach oben gestreckten Arme von einer hinter einer Strahlenschutzwand stehenden Hilfsperson (meist Eltern) gehalten werden.

Fixierung zur Durchleuchtungsuntersuchung

Säuglinge und Kleinkinder werden am besten im Liegen untersucht, da sie in dieser Position sicher gehalten und bewegt werden können. Sehr hilfreich ist eine Begleitperson am Kopfende des Tisches, die die seitlich am Kopf anliegenden Arme des Kindes hält und auf diese Weise die notwendigen Bewegungen auf entsprechendes Kommando des Untersuchers hin durchführt. Alternativ können

Säuglinge auch in der „Babix" untersucht werden, wodurch ein schnelles und gezieltes Drehen des Kindes mit einer Hand ermöglicht wird. Mittels einfacher Stoffwindeln können bei Anwendung spezieller Wickeltechniken einzelne Körperteile für bestimmte Aufnahmepositionen gezielt fixiert werden (z. B. Arme nach dorsokaudal für Tracheazielaufnahme).

Hilfsmittel

Hilfsmittel zur Kontrastmittelfütterung

Zur Fütterung von Säuglingen kann das Kontrastmittel in eine handelsübliche Trinkflasche eingefüllt werden, am besten ist die eigene Flasche des Kindes. Für die Fütterung während der Durchleuchtung eignet sich die Spezialflasche nach Förster (Abb. 18.5), an deren unterem Ende der Sauger seitlich angebracht ist, indem er einen rechten Winkel mit der Flasche bildet. Auf diese Weise kann der Abstand der Röntgenröhre vom Kind gering gehalten werden und der Sauger bleibt immer mit Kontrastmittel gefüllt. Besteht keine Bereitschaft zur aktiven Kontrastmittelaufnahme durch das Kind, ist die Anwendung des Katheter-Dummy (Abb. 18.6) hilfreich. Es handelt sich um einen Gummisauger mit umgebendem Plastikring, durch den ein Polyethylenkatheter geführt ist. Am Ring befestigte Gummibänder werden um die Ohren gespannt, um den Sauger im Mund zu

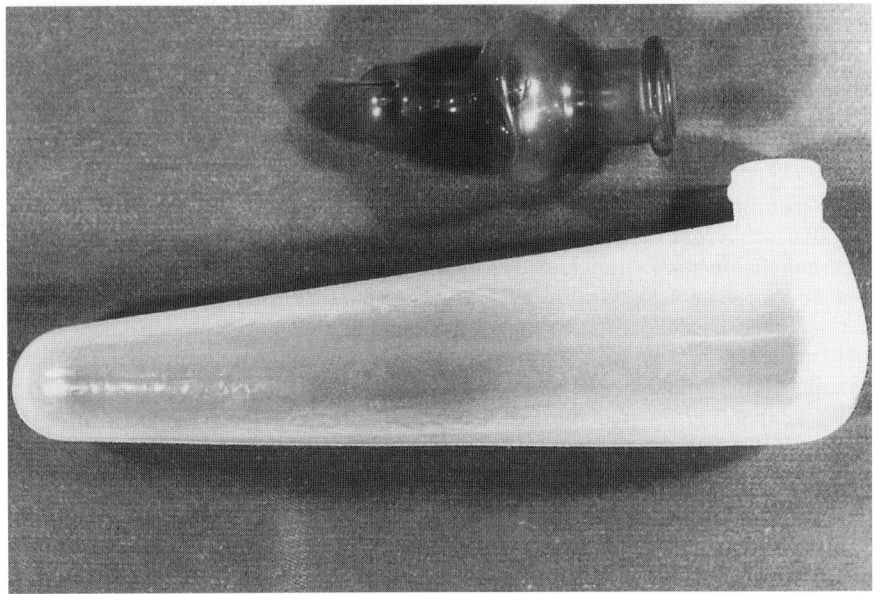

Abb. 18.5. Förster-Flasche

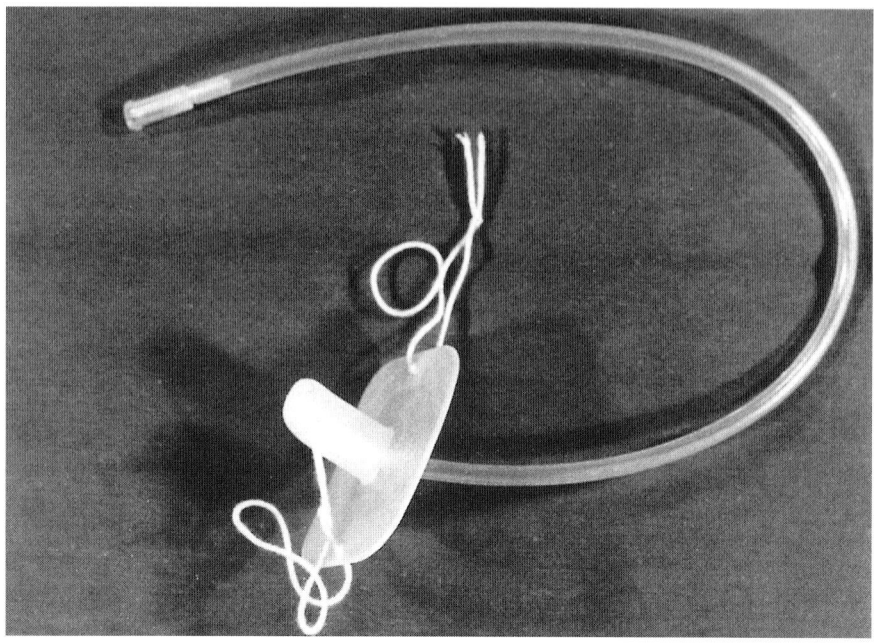

Abb. 18.6. Katheter-Dummy

fixieren. Mit beginnender Saugbewegung wird das Kontrastmittel durch den Katheter instilliert. Ältere Kinder werden entweder mit dem Löffel gefüttert oder trinken das Kontrastmittel über einen gebogenen Trinkhalm.

Hilfsmittel zur sonographischen Untersuchung

Ein wesentliches Hilfsmittel zur optimalen *Lagerung für die Sonographie* ist eine mit abwaschbarem Kunststoff bezogene Schaumstoffrolle in Form eines in Längsrichtung halbierten Zylinders. Sie wird angewandt zur ventralen Unterpolsterung des Abdomens bei Untersuchungen in Bauchlage, bei denen ein Ausgleich der Lendenlordose erforderlich ist (Nierensonographie von dorsal) oder eine Kyphosierung der gesamten Wirbelsäule erreicht werden soll (Sonographie des Spinalkanals). Weiterhin wird die Rolle zur dorsalen Unterpolsterung der Schulterpartie in Rückenlage bei Untersuchung des Mediastinums, des Halses und der Schilddrüse benötigt, um eine Überstreckung des Kopfes zu gewährleisten.

Für die sonographische Untersuchung der Säuglingshüfte liegt das Kind auf der Seite in einer Lagerungsmulde, die mit beweglichen, dem Körper anliegenden Seitenteilen und einem verstellbaren Kopfteil ausgestattet ist.

Zur sonographisch gesteuerten hydrostatischen Reposition der Invagination (s. S. 307) empfiehlt sich die Lagerung des Kindes auf der Repositionswanne. Sie besteht aus einem mit einer Abflussmöglichkeit ausgestatteten Auffangbecken, auf

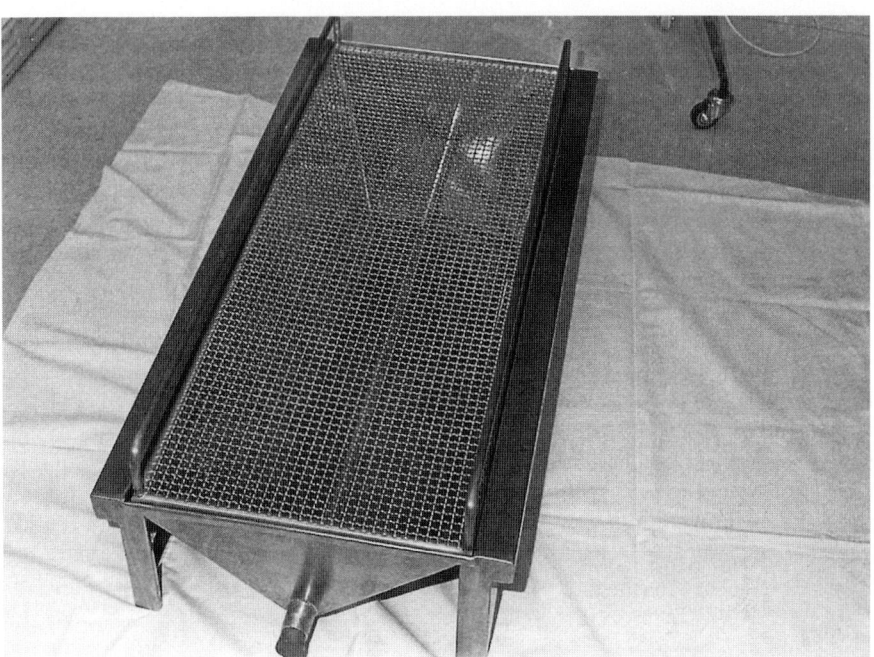

Abb. 18.7. Repositionswanne

dem ein Metallgitter angebracht ist (Abb. 18.7). Dies wird mit einer weichen saugfähigen Unterlage bedeckt, auf die das Kind gelegt wird. Die überschüssige Repositionsflüssigkeit kann somit schnell abfließen, ohne dass das Kind im Nassen
liegt.

Sedierung zur CT- und MRT-Untersuchung

Vor der Durchführung einer CT- oder MRT-Untersuchung im Kindesalter müssen
die Möglichkeiten anderer bildgebender Verfahren ausgeschöpft werden und eine
klare Indikation gegeben sein. Es folgt dann ein aufklärendes Gespräch mit den
Eltern bzw. einer Begleitperson und dem Patienten, soweit dieser zur Kooperation
fähig ist (im allgemeinen ab dem 4. Lebensjahr).

Zur MRT-Untersuchung müssen nicht-kooperative Kinder sediert werden; zur
CT-Untersuchung reicht bei Verwendung eines schnellen Gerätes (Spiral-CT) oftmals eine leichte Sedierung aus. Folgendes Vorgehen hat sich bewährt: Bei Neuge-
borenen genügt oftmals die Schlafphase nach einer ausreichenden Fütterung. Bei
älteren Säuglingen und Kleinkindern wird durch Applikation von Truxaletten-Saft
(Chlorproxiten) in der Dosierung von 1,5–2,0 mg/kg KG (0,6 ml/kg KG) der Tief-
schlaf erreicht. In manchen Fällen kann die zusätzliche Gabe einer Chloralhydrat-
Rectiole erforderlich werden. Eine kurze Fahrt im Kinderwagen oder Auto kann

das Erreichen der Tiefschlafphase beschleunigen. Wichtig ist, dass die Sedierung zeitgerecht gegeben wird, der Zugang zum Gerät beim Einsetzen des Tiefschlafes gewährleistet ist und der Untersuchungsablauf problemgerecht festliegt. Vor der Gabe des Sedativums vor einer MRT-Untersuchung sollten magnetisierbare Teile der Kleidung (z. B. Druckknöpfe an Windeln und Strampelhosen, Reissverschlüsse) entfernt, ein absehbar notwendiger intravenöser Zugang oder auch eine Rektalsonde zur Kontrastierung bei Fehlbildungen im Beckenbereich gelegt werden und die Kinder in eine warmhaltende Decke gehüllt sein, um spätere den Schlaf störende Manipulationen im Gerät zu vermeiden.

Bei tief sedierten Kindern werden Atem- und Herzfunktion im Untersuchungsraum überwacht. Wegen des zusätzlichen Risikos, des Zeitaufwandes und der Kosten halten wir bei Kindern Untersuchungen in Narkose für nicht generell erforderlich.

Bei Patienten mit Erkrankungen des Herz-Kreislauf-Systems, der Atemwege sowie des ZNS – vor allem bei Schlafapnoen, Schluckstörungen oder Krampfbereitschaft – ist eine Allgemeinnarkose angezeigt. Diese wird mit heutigen Mitteln im Untersuchungsraum selbst durchgeführt. Ältere Kinder können von ihren Eltern begleitet werden. Gelegentlich ist es hilfreich, wenn sich ein Elternteil mit ins Gerät legt.

18.2
Fremdkörperingestion und Fremdkörperaspiration

Im frühen Kindesalter stellen Fremdkörperingestion und Fremdkörperaspiration
ein nicht seltenes Ereignis dar. Bei plötzlich auftretender Symptomatik von seiten
des Verdauungs- oder Respirationstraktes, insbesondere im Alter zwischen 6 Monaten und 3 Jahren, sollte ein solches Ereignis grundsätzlich als Ursache in Erwägung gezogen werden.

Fremdkörperingestion

■ Indikationen

Abgeklärt wird jede Fremdkörperingestion bzw. der Verdacht mit klinischer Symptomatik (plötzliches Würgen oder Erbrechen, Schluckschmerz, retrosternaler
Schmerz, Globusgefühl) und jede Ingestion eines potentiell gefährlichen Fremdkörpers bzw. der Verdacht darauf.

■ Kontraindikationen

Keine.

■ Komplikationen

Besonders bei im Ösophagus befindlichem obstruierenden Fremdkörper besteht
die Möglichkeit der Aspiration von Kontrastmittel oder des Fremdkörpers selbst.
Während eines Extraktionsmanövers ist die Gefahr besonders gegeben, wenn der
Fremdkörper durch den Hypopharynx oralwärts bewegt wird.

Vorbereitung des Patienten

Nicht erforderlich.

Vorbereitung der Untersuchung bzw. des Eingriffs

Niederosmolares wasserlösliches Kontrastmittel. Evtl. werden Magensonde oder
Foley-Katheter benötigt.

■ Vorsichtsmaßregeln

Bei der Durchführung einer Kontrastmitteluntersuchung wird zunächst nur eine
geringe Kontrastmittelmenge appliziert, um einer Aspiration bei schlechtem Kontrastmittelabfluss vorzubeugen.

Untersuchungsgang

Wenn die Radiodensität des ingestierten Fremdkörpers nicht bekannt ist, sollte, falls verfügbar, ein identischer Fremdkörper geröntgt werden. Bei sicher oder möglicherweise schattengebendem Fremdkörper werden zunächst in liegender Position Übersichtsaufnahmen des Abdomens und des Thorax unter Einbeziehung des Pharynx und der Halsregion im dorsoventralen Strahlengang und eine seitliche Halsaufnahme durchgeführt. (Je nach Größe des Kindes auch auf einem Film). Steht ausschließlich ein sicher röntgendichter Fremdkörper (z. B. Münze) zur Diskussion, ist die Untersuchung bei negativem Befund hiermit beendet. Andernfalls muss bei entsprechender klinischer Symptomatik eine Kontrastmitteluntersuchung des oberen Magen-Darm-Traktes angeschlossen werden. Bei eindeutig nicht-radiodensem Fremdkörper wird direkt mit der Kontrastmitteluntersuchung begonnen.

Die Kontrastmitteluntersuchung wird mit niederosmolalem wasserlöslichen Kontrastmittel durchgeführt und umfasst die Darstellung des Pharynx, des Ösophagus und des Magens. An die Beobachtung der Kontrastmittelpassage im Liegen schließen sich bei negativem Befund Übersichtsaufnahmen der jeweiligen Region in 2 Ebenen an, bei Darstellung einer Kontrastmittelaussparung zusätzlich entsprechende Zielaufnahmen. Bei Nachweis eines Fremdkörpers im Magen wird die Beweglichkeit durch Lageveränderung des Kindes (z. B. aufrechte Position) geprüft. Ist bis zum Pylorus kein Fremdkörper zu finden, so erübrigt sich meistens jede weitere Kontrastmitteluntersuchung.

Besondere Aufmerksamkeit gebührt den physiologischen Engen im Verdauungstrakt. Lässt sich ein fixierter oder obstruierender Fremdkörper im Pharynx oder in der Speiseröhre (meist auf Höhe des oberen Ösophagussphinkters, der Trachealbifurkation oder der Kardia) präpylorisch oder vor der Ileozoekalklappe nachweisen, muss dieser entfernt werden. Bei beweglichem Fremdkörper in anderer Lokalisation ohne klinische Symptomatik kann zunächst abgewartet werden. Zur Vermeidung einer weiteren Strahlenexposition des Kindes ist die Stuhlkontrolle (Sieb) durch die Eltern bis zum Auffinden des Fremdkörpers oder die Röntgenuntersuchung des gesammelten Stuhles bei nachweisbar schattengebendem Fremdkörper sinnvoll.

Eine besondere Situation ergibt sich, wenn es sich bei dem Fremdkörper um eine Knopfbatterie handelt. Bei Lagekonstanz der sich langsam auflösenden Batterie ist mit schweren Schleimhautverätzungen und Penetration durch die Hohlorganwand zu rechnen. Röntgenkontrollen zur Beobachtung des Transportes erfolgen alle 24 h. Eine die Position nicht verändernde oder intraösophageal gelegene Knopfbatterie wird sofort entfernt. Die Fremdkörperentfernung aus dem oberen Verdauungstrakt erfolgt in der Regel endoskopisch. In einigen Zentren werden Fremdkörper aus dem Pharynx und Ösophagus mittels eines aufgeblasenen Ballonkatheters unter Durchleuchtungskontrolle extrahiert, die Methode ist allerdings umstritten. Magnetische Fremdkörper in der Speiseröhre können auch mit Hilfe einer Magnetsonde entfernt werden.

Fremdkörperaspiration

■ Indikationen

Jede anamnestisch mögliche oder gesicherte Aspiration eines Gegenstandes in den kindlichen Respirationstrakt führt zur radiologischen Abklärung, ebenso eine hinweisende klinische Symptomatik (plötzlich einsetzender starker Husten oder Stridor).

■ Kontraindikationen

Bei akut bedrohten Kindern ist die sofortige Bronchoskopie indiziert, hier verbietet sich die zeitraubende radiologische Diagnostik.

■ Komplikationen

Keine.

Vorbereitung des Patienten

Nicht erforderlich.

Vorbereitung der Untersuchung

Entfällt.

■ Vorsichtsmaßregeln

Keine.

Untersuchungsgang

Zur Darstellung von schattengebenden Fremdkörpern und Belüftungsstörungen erfolgt zunächst die Thoraxübersichtsaufnahme unter Einbeziehung der Halsregion im dorsoventralen Strahlengang. Die seitliche *Halsaufnahme* ist zur genaueren Lokalisation eines Fremdkörpers im Halsbereich sinnvoll. Die Fremdkörperaspiration in den unteren Respirationstrakt manifestiert sich je nach Lokalisation, Art und Größe des Fremdkörpers als Atelektase, als rezidivierende Pneumonie oder als *Bronchoventilmechanismus.* Letztere äußert sich in der isolierten Strahlentransparenzerhöhung des entsprechenden Lungenabschnittes mit ipsilateralem Zwerchfelltiefstand und Mediastinalverschiebung zur gesunden Seite. Aufnahmen in In- und Exspiration bzw. alternativ Aufnahmen in Rechts-/Linksseitenlage bei horizontalem Strahlengang sind sensitiver im Nachweis eines gering ausgeprägten Bronchoventilmechanismus. Ein überblähter Bezirk stellt sich in der Exspirationsphase bzw. in der unten liegenden Seite gegenüber dem physiologisch minderbelüfteten umgebenden Lungengewebe deutlicher dar. In Zweifelsfällen ist die Durchleuchtungsuntersuchung anzuschließen, bei der auf abnorme Zwerch-fellbeweglichkeit und Mediastinalpendeln geachtet wird.

Bei röntgenologisch negativem Befund lässt sich eine Fremdkörperaspiration trotzdem nicht mit letzter Sicherheit ausschließen. In dieser Situation kann eine Perfusionsventilationsszintigraphie den Fremdkörpernachweis bzw. -ausschluss erbringen. Grundsätzlich gilt, dass der dringende klinische Verdacht auf einen aspirierten Fremdkörper die Indikation zur Bronchoskopie darstellt.

18.3
Magen-Darm-Trakt

Ösophagus und Gastrointestinaltrakt

Der überwiegende Anteil aller oralen Kontrastmitteluntersuchungen des kindlichen Verdauungstraktes wird heutzutage zur Beurteilung der Passage durch Ösophagus, Kardia, Magen und Dünndarm durchgeführt. Die Schleimhautbeurteilung des oberen Magen-Darm-Traktes ist eine Domäne der Endoskopie. Untersuchungen in Doppelkontrasttechnik oder Hypotonie werden nur noch selten durchgeführt.

Weisen Anamnese und klinische Symptomatik auf ein akutes abdominelles Krankheitsgeschehen hin, so kommt dem natürlichen Kontrastmittel *Luft* große Bedeutung zu. Insbesondere im frühen Säuglingsalter sind oft die Übersichtsaufnahmen diagnostisch ausreichend. Die Abdomenaufnahme in Rückenlage bei ventrodorsalem Strahlengang dient der Beurteilung von Organschatten und pathologischen Weichteilschatten, der Lokalisation von Fremdkörpern und Verkalkungen und zeigt gleichzeitig die natürliche Luftverteilung im Darmlumen. Die *Abdomenaufnahme* in Linksseitenlage (bei schwerkrankem Kind alternativ in Rückenlage) in horizontalem Strahlengang wird zur Beurteilung einer Passagestörung bzw. einer Perforation angefertigt. Die Abdomenaufnahme in Bauchlage mit unterpolstertem Becken im horizontalen Strahlengang zeigt das luftgefüllte Rektum, sofern keine Passagebehinderung vorliegt.

■ Indikationen

Indikationen zur Ösophagusdarstellung sind die Schluckstörung, die angeborene Fehlbildung, die stattgehabte Ingestion bzw. Verätzung (frische Verätzungen dürfen nicht radiologisch untersucht werden) oder sonstige erworbene Stenosen; des weiteren der Stridor congenitus, andere klinische Symptome, die den Verdacht auf eine den Ösophagus komprimierende, externe Struktur lenken, und der postoperative Ösophagus. Bei Verdacht auf eine Kardiainsuffizienz dient die Kontrastmitteluntersuchung der Suche nach einer gastroösophagealen Hernie. Die Refluxdiagnostik im Kindesalter ist heutzutage anderen Untersuchungsverfahren, wie der ösophagealen Ph-Metrie oder der Sonographie, vorbehalten.

Hauptindikation zur Magen-Darm-Passage ist die Abklärung einer Passagestörung unterschiedlicher Ätiologie, wobei oftmals anhand des Alters des Kindes, des klinischen Befundes und der Übersichtsaufnahme schon vorab eine Eingrenzung der zu erwartenden Problematik erfolgen kann. Die Kontrastdarstellung ist indiziert zur Beurteilung einer Passagestörung im Bereich des oberen Gastrointestinaltraktes oder zur Lokalisation nichtschattengebender Fremdkörper. Kongenitale Anomalien werden gut erfasst. Abhängig vom sonographischen oder computertomographischen Befund kann die Magen-Darm-Passage zur Beurteilung einer externen Kompression durch eine intraabdominelle Raumforderung sinnvoll sein.

Selten sind im Kindesalter Divertikel, polypöse Schleimhauterkrankungen, Ulzera oder maligne Tumoren des Magen-Darm-Traktes zu erwarten.

Zur sicheren Beurteilung einer infiltrativen oder entzündlichen Dünndarmerkrankung ist die Dünndarmpassage nach Sellink durchzuführen. Auch zur Suche nach einer intermittierenden oder partiellen Obstruktion im Bereich des Jejunums oder Ileums, z. B. in Form von Adhäsionen oder Briden nach operativem abdominellen Eingriff oder von peritonealen Bändern bei Rotationsanomalie, ist in der Regel die Sellink-Untersuchung indiziert.

■ Kontraindikationen

Die Gabe von Bariumsulfat ist kontraindiziert bei allen Fragestellungen mit der Möglichkeit des Kontrastmittelübertritts in Respirationstrakt, Mediastinum oder Peritonealhöhle. Hier sollte niederosmolales, wasserlösliches Kontrastmittel verwendet werden.

Vor allem bei Säuglingen und Kleinkindern darf Gastrografin wegen seiner hohen Osmolalität (Wassereinstrom ins Darmlumen – Verminderung des Plasmavolumens) nicht mehr appliziert werden.

Die Magen-Darm-Passage ist nicht mehr indiziert bei hypertrophischer Pylorusstenose (nur Sonographie!) und bei Verdacht auf eine angeborene Duodenalstenose. Die angeborene Duodenalobstruktion (Double-bubble-Zeichen) wird durch Luftgabe durch die Magensonde vor der Röntgenaufnahme (20 ml) deutlicher gemacht.

■ Komplikationen

Wenn eine größere Menge Bariumsulfat in die Luftwege gelangt, droht eine Aspirationspneumonie. Der Übertritt ins Mediastinum führt zu einer Mediastinitis, die Passage in die Peritonealhöhle zu einer Bariumperitonitis. Im übrigen gilt, dass insbesondere beim Säugling jede Aspiration abhängig von der aspirierten Menge zu respiratorischen Problemen führen kann. Wird das Kontrastmittel über eine Magensonde appliziert, muss die Lage der Magensonde geprüft werden (Cave! Tracheaintubation). Perforationen sind selten.

Vorbereitung des Patienten

Größere Kinder sollen vom Vorabend an nüchtern sein, ältere Säuglinge und Kleinkinder werden vor der nächsten Mahlzeit untersucht. Die Untersuchung soll früh morgens erfolgen, um störendes Nüchternsekret und Meteorismus zu vermeiden. Außerdem schlucken hungrige Säuglinge beim Schreien sehr viel Luft.

Vorbereitung der Untersuchung

Es wird eine dem Alter des Kindes und der vorgesehenen Untersuchung entsprechende Menge Kontrastmittel (20–250 ml) bereitgestellt. In der Regel wird Bariumsulfat verwendet, bei Säuglingen muss die Konsistenz des Bariumsulfats entsprechend der Saugerlochgröße gewählt werden. Bei bestimmten Indikationen wird niederosmolales, wasserlösliches Kontrastmittel benötigt (s. unten). Abhängig vom Alter des Kindes werden Becher mit Trinkhalm, Löffel oder eine Spezialflasche nach Förster benötigt, selten auch der Katheter-Dummy. Zur Prüfung der Kardiainsuffizienz ist zusätzlich Tee oder Wasser notwendig. Bei geplanter ösophagotrachealer Fisteldarstellung werden eine Magensonde (je nach Alter Kaliber F6–F10) und eine 20-ml-Spritze vorbereitet, die zur Hälfte mit niederosmolalem, wasserlöslichem Kontrastmittel, zur Hälfte mit Luft gefüllt sein muss.

Bei geplanter Doppelkontrastdarstellung wird ein Mischpräparat von Brausepulver und Dimethylpolysiloxan (Gastrovison) bereitgestellt, evtl. auch Buscopan (1 mg/kg KG) oder Glucagon (0,025 mg/kg KG). Immer sollte ein Lineal mit Bleimarkierung vorhanden sein, ebenso die Infrarotlampe.

■ Vorsichtsmaßregeln

Vor der Kontrastmittelgabe müssen Ileus und Darmperforation ausgeschlossen sein. Es empfiehlt sich grundsätzlich, zunächst die Ösophaguspassage eines kleinen Schluckes zu beobachten. Bei Symptomen wie Würgen, Erbrechen oder Husten ist die Kontrastmittelgabe sofort zu unterbrechen und der Patient auf die Seite zu lagern.

Ösophagus

Untersuchungsgang

Säuglinge und Kleinkinder werden in Rückenlage untersucht, zur Beurteilung der Passage ist bei älteren Kindern auch die aufrechte Position sinnvoll. Der erste Kontrastmittelschluck dient der Beobachtung der *Ösophaguspassage* unter Durchleuchtung. Hierbei werden eine ausgeprägte Passagestörung oder Aspiration sofort erkannt. Unter fortlaufendem Schlucken wird dann der gesamte Ösophagus unter rotierender Durchleuchtung beobachtet, und es werden Aufnahmen in Prallfüllung in 2 Ebenen unter Einbeziehung der direkten Nachbarstrukturen angefertigt. Dann folgt die Darstellung des Schleimhautreliefs, die durch den direkt nach Passage noch kurzzeitig verbleibenden zarten Kontrastmittelbeschlag erreicht wird. Hierbei ist auf enge Einblendung zu achten.

Die Doppelkontrastdarstellung in Hypotonie ist nur noch selten zur Differenzierung zwischen organischer und funktioneller Stenose indiziert. Beim Nachweis eines Lokalbefundes werden ergänzende Zielaufnahmen angeschlossen. Den Abschluss bildet in der Regel eine Übersichtsaufnahme des oberen Abdomens im sagittalen Strahlengang, um sich über die anatomische Situation des proximalen Intestinuums zu orientieren (Rotationsanomalie?) und sich gleichzeitig einen Überblick über die weitere Kontrastmittelpassage zu verschaffen.

Spezielle Techniken bei gezielten Fragestellungen

Schluckstörungen

Die Position sollte der entsprechen, in der die Nahrung üblicherweise eingenommen wird. Besteht die Gefahr einer Aspiration, wird die Untersuchung mit niederosmolalem, wasserlöslichem Kontrastmittel begonnen. Bleibt eine Aspiration aus, wird der Pharnyx mit einer luftblasenfreien 1 : 2-Mischung aus Bariumpaste und Bariumbrei in 2 Ebenen dargestellt. Danach wird der Schluckakt mit Bariumbrei durch den gesamten Ösophagus beobachtet, wobei dem oberen Sphinkter besondere Aufmerksamkeit zukommt und auf nasopharyngealen Reflux und Aspiration geachtet werden muss. Sinnvoll ist die Dokumentation in schneller Bildfolge (1–2 Bilder/s). Gegebenenfalls wird eine Mischung aus Barium und fester Nahrung hergestellt (getränktes Brot), um eventuelle von der Nahrungskonsistenz abhängige Schluckstörungen zu erfassen.

Ösophagusatresie

Der Nachweis des oberen Blindsacks gelingt meist auf einer a.p.-Aufnahme des Thorax und des Abdomens nach Einführen einer Magensonde, die am kaudalen Ende des Blindsacks umbiegt und die Kontur somit markiert. Durch die Sonde wird Luft appliziert, damit zusätzlich ein negativer Kontrast des Blindsacks erreicht wird. Gleichzeitig ergeben sich anhand der Belüftung der Lunge und des Magen-Darm-Traktes weitere Aufschlüsse über den Typ der Atresie (meist begleitende untere ösophago-tracheale Fistel mit Luftfüllung des Magen-Darm-Traktes). Nur wenn die Situation hierdurch nicht ausreichend zu klären ist, erfolgt die Applikation einer geringen Menge niederosmolalen, wasserlöslichen Kontrastmittels (0,5 ml), wobei sich der obere Blindsack und ggf. eine obere ösophagotracheale Fistel darstellen. Es werden Thoraxaufnahmen unter Einbeziehung der Halsregion in 2 Ebenen angefertigt.

Ösophagotracheale Fistel ohne Atresie

Eine Magensonde wird im oberen Ösophagusdrittel platziert und fixiert. Das Kind wird in gut fixiertem Zustand (Säuglinge in der Babix-Hülle) ausgehend von der rechten Seitenlage in Richtung Bauchlage gedreht, so dass Trachea und Ösophagus sich gerade noch nebeneinander projizieren. Die vorbereitete 10- bzw. 20-ml-Spritze (je nach Alter), die zur Hälfte mit Luft, zur Hälfte mit niederosmolalem, wasserlöslichem Kontrastmittel gefüllt ist, wird an die Magensonde angeschlossen. Dann erfolgt unter Durchleuchtungskontrolle die schnelle Injektion des Kontrastmittels und nach raschem Umdrehen der Spritze direkt anschließend die Luftbolus-Injektion. Dokumentiert werden in schneller Bildfolge 3 Aufnahmen pro Sekunde, um die oft haarfeinen Fisteln nicht zu verpassen. Die Einstellung sollte unbedingt den Pharynx miterfassen, um einen Übertritt des Kontrastmittels über den Larynxeingang ausschließen bzw. nachweisen zu können. Zum Abschluss wird eine Thoraxübersichtsaufnahme im sagittalen Strahlengang zur Dokumentation einer eventuellen Kontrastmitteldarstellung des Tracheobronchialsystems angefertigt.

Alternativ existieren noch andere Methoden, um einen ausreichenden intraösophagealen Druck zur Darstellung der Fistel zu erzielen. Einige Untersucher bevorzugen die Ausübung eines manuellen Gegendrucks in der Kardiaregion oder die Anwendung einer oberen und unteren Blockung des Ösophagus mittels Ballonkatheterokklusion. Nach unseren Erfahrungen können wir die oben beschriebene Technik als zuverlässig, sicher und komplikationsarm empfehlen.

■ Komplikation

Bei allen Fisteldarstellungen kommt es zu einer Aspiration. Die Menge des aspirierten Kontrastmittels hängt von der Breite der Fistel ab. Absaugmöglichkeit und Reanimationsmöglichkeit müssen direkt zur Verfügung stehen.

Postoperativer Ösophagus

Vor Beginn der oralen Nahrungsaufnahme wird mit wasserlöslichem, niederosmolalem Kontrastmittel die Anastomose gezielt in 2 Ebenen dargestellt, um eine Anastomoseninsuffizienz oder -stenose auszuschließen. Spätkontrollen erfolgen mit Bariumsulfat.

Gastroösophageale Hernie und Kardiainsuffizienz

Es ist darauf zu achten, dass eine ausreichende Kontrastmittelfüllung des Magens erreicht wird. Die Speiseröhre muss durch Trinken von Tee oder Wasser vollständig vom Kontrastmittel befreit werden. Die Kardia wird in 2 Positionen dargestellt: Zunächst im ersten schrägen Durchmesser, dann in Rechtsseitenlage, wobei der sternförmige Kontrastmittelbeschlag der Kardia sich in Überlagerung mit dem jetzt luftgefüllten Fundus zeigt. Unter Provokation durch Bauchlage, Kopftieflage, Teegabe, bei kooperativem Kind auch Pressmanöver, werden zusätzliche Aufnahmen angefertigt.

Magen-Darm-Passage

Untersuchungsgang

Nach Kontrolle der Kontrastmittelpassage durch Pharynx, Ösophagus und Kardia wird die Speiseröhre in 2 Ebenen dargestellt. Mit der altersentsprechenden Kontrastmittelmenge wird der Magen prallgefüllt, das Kind wird in Rechtsseitenlage gebracht, bis die Magenentleerung beginnt und sich das Duodenum vollständig füllt. Magen und Duodenum werden jetzt in 2 Ebenen dargestellt: Die 1. Aufnahme erfolgt in Rückenlage oder leichtem ersten Schrägdurchmesser, die 2. Aufnahme in der rechten schrägen Bauchlage (ausgehend von der Rechtsseitenlage wird das Kind leicht in Richtung Bauchlage gedreht), wobei Kardia und Pylorus jeweils frei projiziert sein müssen. Sollte eine gezielte Fragestellung die detaillierte Beurteilung des Magens erforderlich machen, ist die Technik der Schleimhautdarstellung und der standardisierten Doppelkontrastuntersuchung dem Kapitel 4.1 zu entnehmen. Zur weiteren Verfolgung werden Übersichtsaufnahmen des Abdomens angefertigt: erste Aufnahme in Bauchlage 30 min p.c. zur Darstellung des Jejunums, weitere Aufnahmen in Rückenlage im Abstand von 30 bis 60 min je nach Passagegeschwindigkeit, bis der Ileozökalbereich erreicht ist. Unter Durchleuchtung erfolgt jetzt die Zielaufnahme des terminalen Ileums mit Ileozökalklappe unter Kompression, wobei in der Regel ein leichtes Anheben der rechten Beckenschaufel die Darstellung erleichtert. Im Verlauf der gesamten Untersuchung kann zusätzlich die gezielte Darstellung pathologischer Befunde erforderlich werden.

Die Technik der selektiven *Dünndarmdarstellung nach Sellink* wird ausführlich in Kap. 4.4 abgehandelt. Für das Kindesalter ist lediglich zu erwähnen, dass sich die Menge des Kontrastmittels und der Methylzellulose nach dem Körpergewicht richtet und jeweils 4 ml/kg KG beträgt.

Dickdarm

Indikation und Durchführung der Kontrastuntersuchung sowie die Wahl des Kontrastmittels sind abhängig vom Ergebnis der Leeraufnahme, vom Alter des Kindes und natürlich von der klinischen Fragestellung.

Neugeborenes

Analatresie

Synonyma: Anorektale Fehlbildung, ektoper Anus.

Für die Planung des operativen Vorgehens werden Kenntnisse über die Länge der atretischen Strecke (hohe, intermediäre, tiefe Form) und über Begleitfehlbildungen (z. B. rektourethrale Fistel) benötigt. Es stehen verschiedene Verfahren zur Verfügung:

Wangensteen-Aufnahme

Abdomenaufnahme in Kopftieflage im seitlichen Strahlengang mit Markierung des Analgrübchens. Messung der Distanz zwischen Luft und Bleimarkierung; kein Raster. Die Aufnahme darf erst ca. 6–9 h nach der Geburt durchgeführt werden, da dann erst die geschluckte Luft den Enddarm erreicht hat. Die Wangensteen-Aufnahme ergibt Falschaussagen bei Fisteln (keine Dilatation des Enddarms) und bei Mekoniumfüllung des dilatierten Enddarms (es wird eine zu lange Distanz gemessen).

Sonographie

Vom Analgrübchen aus wird die Distanz bis zum ersten Mekonium bzw. bis zur Luft gemessen. Diese Untersuchung wird bei gefüllter Harnblase mittels suprapubischer Schallkopfposition unter der gleichen Fragestellung ergänzt.

Transperineale Punktion

Mit einer dünnen Lumbalpunktionskanüle wird am Damm in der Mittellinie 1 cm vor der Steißbeinspitze punktiert und die Nadel parallel zum Kreuzbein bis zum Erreichen des Blindsacks vorgeschoben. Anschließend Füllung mit wasserlöslichem, niederosmolalem Kontrastmittel.

Diagnostischer und therapeutischer Kontrasteinlauf

■ Indikationen

Diagnostischer Kontrasteinlauf: Ziel ist die Lokalisation einer meist angeborenen *tiefen Darmobstruktion* im Ileum oder Kolon. Der Verdacht darauf resultiert aus der Abdomenübersicht. Außerdem sollen Fehlbildungen klassifiziert werden.

Therapeutischer Kontrasteinlauf: Ziel ist die Beseitigung einer intraluminalen Blockade durch einen Mekoniumpfropf (meist im Rektosigmoid, jedoch auch im Colon descendens) bzw. die Lösung einer Mekoniumansammlung an der Ileozökalklappe (Mekoniumileus, meist bei Mukoviszidose).

■ Kontraindikationen

Perforation und sehr schlechter Allgemeinzustand stellen eine Kontraindikation hierfür dar.

■ Komplikationen

Es besteht die Gefahr der Perforation. Außerdem sind kontrastmittelbedingte Komplikationen zu bedenken. Der Gehalt an freiem Jod der wasserlöslichen Kontrastmittel führt zu einer Jodbelastung der Schilddrüse. Falls noch hochosmolale, ionische Kontrastmittel verwendet werden, besteht die Gefahr der aseptischen Darmwandentzündung und des schnellen Flüssigkeitseinstroms aus dem Körper in das Darmlumen (bis zum hypovolämischen Schock). Die Anwendung niederosmolaler, nichtionischer monomerer Kontrastmittel ist angezeigt.

Vorbereitung des Patienten

Keine.

Vorbereitung der Untersuchung bzw. des Eingriffs

Das Kontrastmittel muss entsprechend der Verdachtsdiagnose gewählt werden. Auch für die Änderung des Kontrastmittels während der Untersuchung muss Sorge getragen sein. Rektaler Tubus entsprechend der Größe des Kindes.

■ Vorsichtsmaßregeln

Der Kinderchirurg sollte informiert sein (Perforationsgefahr), während des Einlaufes sollten hohe Drücke vermieden werden, eine Doppelkontrastuntersuchung ist nicht notwendig.

Untersuchungsgang

Diagnostischer Kontrasteinlauf: Verwendung von Bariumsulfat unter Durchleuchtung bis zur Überwindung der Enge bzw. Darstellung der anatomischen Situation. Hypotone Suspensionen sollen wegen der Gefahr der Wasserintoxikation (Wassereinstrom in den Körper) nicht verwendet werden. Aufnahmen in ein oder zwei Ebenen, evtl. Spätaufnahmen, Durchleuchtung ohne Raster.

Therapeutischer Kontrasteinlauf: Wasserlösliches, mäßig gegenüber Blut hyperosmolales Kontrastmittel (monomer nichtionisch) langsam einlaufen lassen bis zur Blockade. Ein *Mekoniumpfropf* wird umspült und erscheint bei der nächsten Stuhlentleerung meist auf dem Tisch. Beim *Mekoniumileus* (fast immer Mukoviszidose) wird das gleiche Procedere bis zur Ileozökalklappe und bis zum terminalen Ileum durchgeführt. Die Mekoniumblockade wird umspült, und oft gelingt die Entleerung auf dem Tisch. Das Procedere muss gelegentlich wiederholt werden. Kurze Durchleuchtungszeiten, kein Raster. Einzelne Autoren verwenden noch hochhypertone, ionische Kontrastmittel (Cave! aseptische Darmwandentzündung, Wassereinstrom ins Darmlumen mit der Gefahr des hypovolämischen Schocks). Dokumentation in ein oder 2 Ebenen, kein Raster.

Säugling und Kleinkind

Diagnostischer Kontrasteinlauf

■ Indikationen

Ziel ist die Lokalisation einer Obstruktion bzw. die Darstellung eines Kalibersprungs einer *Aganglionose* (Morbus Hirschsprung) bzw. die Darstellung einer *Dysganglionose*.

Bei Verdacht auf einen *Volvulus* wird mittels Kontrasteinlauf die Lage der Ileozökalklappe und damit der Ausschluss oder der Nachweis einer Malrotation gefordert. Alternativ sind bei hohem Volvulus Kontrastmittelgaben oral (wasserlöslich) zum Nachweis des hohen Stopps indiziert.

■ Kontraindikationen

Perforation, Peritonitis und Schock stellen Kontraindikationen der Untersuchung dar.

■ Komplikationen

Eine Perforation ist sehr selten.

Vorbereitung des Patienten

Keine. Vor allem sollen unter der Fragestellung eines Morbus Hirschsprung (Aganglionose) keine Reinigungseinläufe vorher durchgeführt werden.

Vorbereitung der Untersuchung

Rektaltubus dem Alter entsprechend.

■ Vorsichtsmaßregeln

Möglichst blutisotone bzw. nur wenig von der Blutisotonie abweichende Bariumsulfatsuspensionen.

Untersuchungsgang

Kontrastmittel bis zur Obstruktion bzw. bis zum Kalibersprung (Morbus Hirschsprung) oder bis zum Zökumpol (Volvulus). Röntgenaufnahmen ohne Raster in ein oder 2 Ebenen, evtl. Spätbild. Selten ist eine Doppelkontrastuntersuchung bei Morbus Hirschsprung notwendig.

Invagination

Der weit überwiegende Teil aller kindlichen Darminvaginationen betrifft die Altersgruppe zwischen 3 Monaten und 2 Jahren, wobei in über 90 % der Fälle keine Ursache erkennbar ist. Diese idiopathischen Invaginationen sind fast immer Einstülpungen des letzten Ileumanteils in das Kolon, während der ileoilealen Invagination häufig ein Führungspunkt (z. B. Meckel-Divertikel) zugrundeliegt. Die Diagnose wird sonographisch anhand des typischen Target-Zeichens gestellt. Die Domäne der konservativen *Reposition* ist die klassische ileokolische Invagination; alle anderen Formen haben geringe Aussicht auf Erfolg und müssen in den meisten Fällen operiert werden.

Verschiedene hydrostatische und pneumatische Repositionsmethoden stehen zur Verfügung, die grundsätzlich unter röntgenologischer oder sonographischer Sicht durchgeführt werden.

■ Indikationen

Sonographisch nachgewiesene Invagination. Bei Zeichen eines Ileus oder einer Darmperforation oder einer größeren Menge freier intraperitonealer Flüssigkeit wird zusätzlich eine Röntgennativuntersuchung des Abdomens durchgeführt.

■ Kontraindikationen

Absolute Kontraindikationen sind Peritonitis, Perforation und Schock. Flüssigkeits- und Elektrolytimbalancen müssen ausgeglichen werden.

■ Komplikationen

Die iatrogene Darmperforation während der Reposition kommt selten vor und ist vor allem bei vorbestehender Darmwandnekrose zu befürchten. Die notfallmäßige Laparotomie schließt sich an.

Vorbereitung des Patienten

Erforderlich sind venöser Zugang und Magensonde, letztere insbesondere bei gleichzeitig bestehendem Ileus. Die Sedierung erfolgt mittels Chloralhydrat- oder Diazepam-Rectiole, alternativ Luminal i.v.

Vorbereitung der Untersuchung bzw. des Eingriffs

Je nach gewählter Technik werden mehrere Liter einer plasmaisotonen Flüssigkeitslösung (physiologische NaCl, Ringer), Bariumsulfat oder niederosmolales, wasserlösliches Kontrastmittel benötigt, die in den Einlaufbeutel oder alternativ in 100-ml-Spritzen eingefüllt werden. Zusätzliches Instrumentarium sind Ballonpumpe, 1 Anschlussleitungssystem, Adapter und Kinderdarmrohr (wir verwenden keine Ballonkatheter), dessen Kaliber ausreichend groß gewählt werden sollte (F18–F20), um einen optimalen Druckaufbau zu gewährleisten. Wünschenswert ist der Anschluss eines *Druckbegrenzers*. Eine ausreichende Menge saugfähiger Unterlagen ist bereitzustellen. Infrarotlampe und Anwärmen der Repositionsflüssigkeit auf ca. 37 °C verhindern eine Auskühlung des Kindes.

■ Vorsichtsmaßregeln

Die Maßnahme sollte grundsätzlich in Operationsbereitschaft eines kinderchirurgischen Teams durchgeführt werden. Vorsicht ist geboten bei bestehendem Ileus, längerer Anamnesedauer (über 24 h), ausgeprägter Rektalblutung oder dopplersonographisch fehlenden Gefäßpulsationen im Invaginat. Es sollten in dieser Situation keine forcierten Repositionsversuche vorgenommen werden, da die Perforationsgefahr steigt. Zur Sicherheit sollte der intraluminale Druck fortlaufend kontrolliert werden und die Begrenzung auf maximal 120 mmHg eingestellt sein.

Untersuchungsgang

Sonographisch gesteuerte Reposition: Zunächst wird das Darmrohr eingeführt und über ein Schlauchsystem mit dem in ca. 1 m über Tischhöhe angebrachten Einlaufbeutel verbunden. Nach sonographischer Einstellung des Invaginatkopfes im Längsschnitt lässt man die plasmaisotone Lösung im Schuss einlaufen. Dabei fließen in der Regel große Mengen wieder am Darmrohr vorbei nach außen, wodurch sich eine natürliche Druckregulation ergibt. Der durch die Flüssigkeit oralwärts gedrängte Invaginatkopf lässt sich sonographisch fortlaufend verfolgen. Kriterien für die erfolgreiche Reposition sind die sichtbare Bewegung des Invaginates über die Ileozökalklappe hinweg mit konsekutivem Verschwinden der Invaginationsfigur, die daraufhin darstellbaren flottierenden Segel der Bauhin-Klappe, die Beobachtung des Flüssigkeitsrefluxes ins terminale Ileum mit Füllung der Ileumschlingen. Bei Ausbleiben eines sofortigen Erfolges ist nach Erholungspause die Wiederholung des Repositionsversuches mehrfach möglich. Eine Lageänderung kann sinnvoll sein.

Auch kann der *Einlaufdruck* durch manuelles Lufteinpumpen in den Beutel vorsichtig bis auf etwa maximal 120 mmHg gesteigert werden. Die abschließende Untersuchung des flüssigkeitsgefüllten Dünndarms dient der Suche nach einem führenden Teil und dem Ausschluss einer ileoilealen Restinvagination. Dokumentiert werden zumindest die Invagination im Längs- und Querschnitt sowie nach erfolgreicher Maßnahme die (geöffnete) Ileozökalklappe und die flüssigkeitsgefüllten Dünndarmschlingen. Bei Stagnation des Invaginatkopfes während der Reposition erfolgen Aufnahmen des entsprechenden Bereichs unter Angabe der Schallkopfposition. Weiterhin werden alle wichtigen Zusatzbefunde dokumentiert.

Röntgenologisch gesteuerte Reposition: Bei der klassischen Methode wird der mit mehreren Litern Bariumsulfat gefüllte Einlaufbeutel über ein Schlauchsystem an das Darmrohr angeschlossen; unter Durchleuchtung wird der Invaginatkopf zunächst dargestellt und dann durch den Druck des einlaufenden Kontrastmittels unter fortlaufender Röntgenkontrolle oralwärts geschoben. Alternativ kann auch wasserlösliches, niederosmolales Kontrastmittel verwendet werden (teuer!). Bei der pneumatischen Methode wird mittels einer Ballonpumpe manuell Luft oder ein anderes Gas (CO_2/O_2) rektal insuffliert, das ebenfalls unter Durchleuchtungskontrolle das Invaginat nach oral zurückschiebt. Die Kontrolle des Repositionsvorganges lässt sich hierbei noch verbessern, indem zunächst der Invaginatkopf mit wenig wasserlöslichem Kontrastmittel markiert wird. Abschließend wird auch bei diesem Verfahren eine Ultraschalluntersuchung zum Ausschluss einer Restinvagination und eines Führungspunktes durchgeführt. Die Dokumentation erfolgt grundsätzlich nur in einer Ebene und umfasst den Invaginatkopf zu Beginn, die erfassbaren Stadien der Reposition sowie, nach Lösung der Invagination, den kontrastmittel- bzw. luftgefüllten Zökumpol mit dem freiprojizierten ileozökalen Übergang. Bei erfolglosem Abbruch der konservativen Reposition wird die letzte Invaginatposition dokumentiert.

Für alle unvollständigen Repositionen gilt, dass direkt vor der Operation eine erneute Kontrolle durchgeführt werden sollte, da sich in der Zwischenzeit die

Invagination spontan lösen kann. Ideal ist, falls durchführbar, diese Kontrolle in der präoperativen Sedierungsphase.

Auch bei erfolgreicher konservativer Reposition (ca. 80–95 %) muss das Kind stationär aufgenommen werden. Eine abschließende sonographische Kontrolluntersuchung vor der Entlassung ist erforderlich (große Lymphknoten?, führender Teil?, Darmwandödem?).

Schulkinder und Jugendliche

S. Kap. 3, 4, 5.

Defäkogramm

■ Indikationen

Innervationsstörungen im Bereich des Sphinkters und des Beckenbodens; kurzstreckige bzw. ultrakurze *Aganglionose.*

■ Kontraindikationen

Keine.

■ Komplikationen

Keine.

Vorbereitung des Patienten

Keine.

Vorbereitung der Untersuchung

Angewärmtes Bariumsulfat; rektaler Tubus dem Alter entsprechend.

■ Vorsichtsmaßregeln

Keine. Wenn möglich, Gonadenschutz!

Untersuchungsgang

Einlaufen des Kontrastmittels in Seitlage des Patienten zur Beurteilung des Beckenbodens und des anorektalen Übergangs; Füllung bis zum Sigma bzw. Golon descendens. Anschließend Untersuchung in sitzender Position in seitlichem Strahlengang.

Defäkationsuntersuchung

Aufnahmen überwiegend in seitlichem Strahlengang, evtl. Serienaufnahmen zur Beurteilung des Beckenbodens und der Sphinkteren. Kein Raster!

18.4
Harntrakt

Ausscheidungsurogramm

Ausscheidungsurographien sind nur noch selten erforderlich. Vor jeder Ausscheidungsurographie muss darüber nachgedacht werden, ob die gleiche diagnostische Aussage nicht auch mit der Sonographie bzw. mit der nuklearmedizinischen Nierenuntersuchung zu erreichen ist, oder ob die Indikation zur Durchführung einer MR-Urographie gegeben ist. Falls eine Röntgenuntersuchung erforderlich ist, wird zuerst die Sonographie durchgeführt und danach die Ausscheidungsurographie strahlensparend modifiziert. Als Kontrastmittel sollten in der Pädiatrie nur die niederosmolalen (in der Regel monomer, nichtionisch) Kontrastmittel verwendet werden. Risikogruppen können mit den blutisotonen dimeren, nichtionischen Kontrastmitteln untersucht werden.

■ Indikationen

Dekompensierte Harntransportstörung nur präoperativ bei komplizierter Morphologie, vesiko-uretero-renaler Reflux Grad IV und V, Konkrement vor Operation oder Lithotrypsie, Harnträufeln (ektope Uretermündung?), Nebenhodenentzündung vor der Pubertät (ektope Uretermündung?).

Nierentumor bzw. retroperitonealer Tumor: Nur spezielle Fragestellungen, z. B. prähistologische Chemotherapie, z. B. Uretereinmauerung u. a.

■ Kontraindikationen

Niereninsuffizienz, anamnestisch Idiosynkrasiereaktion, manifeste Hyperthyreose.

■ Komplikationen

Idiosynkrasiereaktion (sehr selten), Verschlechterung der Nierenfunktion (Nephrotoxizität der Kontrastmittel!), thyreotoxische Krise bei vorbestehender Hyperthyreose, paravenöse Injektion.

Vorbereitung des Patienten

Das Kind muss in einem „beruhigenden" Umfeld untersucht werden, möglichst im Beisein der Eltern. Kreatininwerte und Harnstoffwerte sollten bekannt sein. Dursten ist unnötig und erhöht die Nephrotoxizität des Kontrastmittels.

Säuglinge: Termin vor der nächsten Mahlzeit, direkt nach der Untersuchung wird gestillt bzw. gefüttert.

Kinder: Letzte feste Mahlzeit sollte das Abendbrot des vorhergehenden Tages sein. Am Tag vor der Untersuchung sollten blähende Speisen (Milch und Milchprodukte, Hülsenfrüchte, Kraut u. a.) vermieden werden. Am günstigsten ist eine Ernährung mit Weißbrot und Tee, Saft oder Sprudel. Kein Vollkornbrot. 3 h vor der Untersuchung kann und soll das Kind Tee trinken. Danach keine weitere Flüssigkeitszufuhr (dadurch ist das Kind zum Zeitpunkt der Untersuchung nicht dehydriert, der Magen jedoch leer).

Vorbereitung der Untersuchung

Niederosmolales Kontrastmittel.

■ Vorsichtsmaßregeln

Der intravenöse Zugang wird während der gesamten Untersuchung belassen, damit die bei Kindern extrem seltenen Zwischenfälle sofort therapierbar sind. Das Notfalltablett bzw. der Notfallkoffer müssen griffbereit, für das Kind jedoch nicht sichtbar, zur Verfügung stehen. Der Arzt hat in den ersten Minuten nach der Kontrastmittelapplikation am Patienten zu bleiben.

Untersuchungsgang

Keine Standardisierung der Röntgenbildfolge. Harntransportstörungen bedürfen der Spätaufnahme, gedrehte Aufnahmen können für die Uretermündung notwendig werden. Tomographische Untersuchungen sind praktisch nicht mehr indiziert. Die Frühaufnahme ist speziellen Fragestellungen vorbehalten.

Dosierung:
1. Lebensjahr 3 ml/kg KG, minimal 15 ml, maximal 20 ml
2. Lebensjahr 2,5 ml/kg KG, minimal 15 ml, maximal 20 ml
3. Lebensjahr 1,5 ml/kg KG, minimal 15 ml, maximal 25 ml
ab 4. Lebensjahr 1 ml/kg KG, minimal 15 ml, maximal 40 ml

Spezielle Aufnahmetechniken

Gasfüllung des Magens: Durch Sprudelgabe wird der Magen stark mit Kohlendioxyd gefüllt, und damit werden die Nieren, insbesondere die linke Niere, wie durch ein Fenster von dem überlagernden Darminhalt befreit.

Gekippte Aufnahme: Kraniokaudale Kippung des Strahlengangs führt zu einer Freiprojektion der Nieren von dem überlagernden Darminhalt. Gleichzeitig muss natürlich die Kassette nach kaudal verschoben werden.

Aufnahme nach Blasenentleerung: Zur überlagerungsfreien Darstellung der terminalen Ureteren (meist bei terminaler Ureterstenose) kann die Aufnahme nach Blasenentleerung dienen.

Diureseurogramm: Belastung mit Furosemid kann zur Differentialdiagnose zwischen kompensierter und dekompensierter Harntransportstörung beitragen. Die Untersuchung ist jedoch durch die Diuresesonographie komplett ersetzbar.

Miktionszysturethrogramm

Direktes Miktionszysturethrogramm

■ Indikationen

Rezidivierende Harnweginfekte (auch bei normalem Ultraschallbefund).

Erster nachgewiesener Harnweginfekt mit pathologischem Ultraschallbefund (z. B. große, echogenitätsveränderte Niere, z. B. Megaureter, z. B. wechselnde, erhebliche Weite des Hohlsystems u.a.).

Differentialdiagnose des Megaureters (refluxiv?, obstruktiv?, nicht refluxiv – nicht obstruktiv?), Staging bei neurogener Blasenentleerungsstörung, Ausschluss infravesikaler Obstruktion (meist Klappenverdacht beim Jungen), Darstellung von Fehlbildungen (z. B. Sinus urogenitalis beim AGS), Abklärung nach Urethraverletzung (keinesfalls Katheteruntersuchung bei frischer Harnröhrenverletzung!).

Dieses Verfahren wird zunehmend durch kontrastmittelverstärkte Miktionsurosonographie (MUS) abgelöst, welche bei Mädchen als primäre Untersuchung, bei Jungen, als Folgeuntersuchung nach einmaliger Darstellung der Urethra durchgeführt wird.

■ Kontraindikationen

Akuter Harnweginfekt (kann vesikoureterorenalen Reflux vortäuschen bzw. maskieren), frische Urethralverletzung: Gefahr des vollständigen Abrisses der Urethra bei Katheteruntersuchung.

■ Komplikationen

Bei Blasenpunktion: paravesikale Kontrastmittelapplikation, Hämaturie (meist nach der ersten Miktion sistierend).

Bei transurethralem Katheter: Harnröhrenverletzung, Infektion.

Vorbereitung des Patienten

Für die Punktion ist eine gutgefüllte Harnblase erforderlich. Direkt vor der Punktion wird dies mit einer sonographischen Untersuchung abgeklärt. Für die Katheteruntersuchung ist eine Vorbereitung nicht erforderlich.

Vorbereitung der Untersuchung

Punktionsuntersuchung:
- Desinfektionsflüssigkeit (angewärmt)
- Röhrchen zur sterilen Urinverwahrung
- Dreiwegesystem mit Schlauch zur sterilen Urinentnahme, zur Kontrastmittelgabe und zum Hantieren außerhalb des Strahlenfeldes
- niederosmolales Kontrastmittel für Säuglinge und Kleinkinder, ionisches (billiger) Kontrastmittel für große Kinder (verdünnt sich im Urin)
- 1er Nadel, bei adipösen Patienten lange Nadel verwenden

Katheteruntersuchung:
- Sterile Handschuhe
- Desinfektionslösung, sterile Tupfer
- Katheter, z. B. dünne Magensonde
- Röhrchen zur sterilen Urinverwahrung
- niederosmolales Kontrastmittel bzw. verdünntes ionisches Kontrastmittel

■ Vorsichtsmaßregeln

Keine.

Untersuchungsgang

Punktion: Nach sonographischer Blasenlokalisation wird die Nadellänge (Weichteilmantel) bestimmt. Nach gründlicher Hautdesinfektion mit angewärmter Desinfektionslösung wird 1 cm oberhalb der Symphyse mit um 10–15° nach kranial gerichteter Nadel zügig punktiert (Abb. 18.8). Urinentnahme (Erreger- und Resistenzbestimmung) und Kontrastmittelgabe bis zum Miktionsdrang. Bei spontaner Miktion wird die Nadel sofort entfernt. Hohe Füllungsdrücke sind zu vermeiden.

Falls Säuglinge und sehr kleine Kinder die Blase nicht entleeren, hilft oft eine Tee- bzw. Milchmahlzeit. Die Blasenentleerung ist oft auch durch hochfrequentes Klopfen oberhalb der Symphyse bzw. durch Auftropfen kühler Flüssigkeit in diesem Bereich in Gang zu bringen.

Katheteruntersuchung: Desinfektion; steriles Vorschieben des Katheters, bis sich Urin entleert.

Aufnahmen: Erste Aufnahme wird während der flauen Kontrastierung zum Nachweis von Kontrastmittelaussparungen durchgeführt. Schrägaufnahmen stellen

Abb. 18.8. Schematische Darstellung der Technik der suprapubischen Blasenpunktion. (Aus Ebel-Willich)

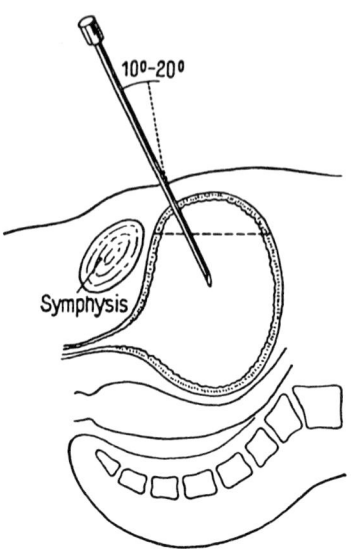

beiderseits die Uretermündung und die Hinterwand dar. Die Urethra muss in der gesamten Länge durch Schrägposition frei projiziert sein, Sphinkter internus, Sphinkter externus und Meatus müssen eindeutig einsehbar sein.

Nach Miktionsende Aufnahme mit Nierenregion zum Nachweis eines diskreten, während der Durchleuchtung nicht gesehenen Refluxes. Bei Auftreten eines Refluxes muss die gesamte Nieren- und Uretereinheit mit der Blase dokumentiert werden (Stadienbestimmung). Aufnahmen ohne Raster.

Bei großen Jungen unbedingt Gonadenschutz anlegen; bei kleinen Jungen muss die Anlage eines Gonadenschutzes versucht werden (bei Leistenhoden, bei extrem unruhigen Kindern und bei beweglichen, kleinen Hoden oft nicht möglich).

Indirektes Miktionszysturethrogramm

Falls nur die Darstellung der Harnröhre erforderlich ist, kann im Rahmen eines Ausscheidungsurogramms oder als alleinige Untersuchung das Kontrastmittel intravenös gespritzt werden. Vor der Kontrastmittelapplikation muss die Harnblase entleert werden, damit eine möglichst optimale Kontrastierung erreicht wird.

Bei Kindern, die ihre Harnblase noch nicht willkürlich entleeren können, ist die Untersuchung nicht durchführbar. Indikationen und Kontraindikationen entsprechen dem Ausscheidungsurogramm (s. S. 312), die Aufnahmetechnik dem Miktionszysturethrogramm (s. S. 314).

Abb. 18.9. Anatomische Situation bei
Sinus urogenitalis (Aus Ebel-Willich)

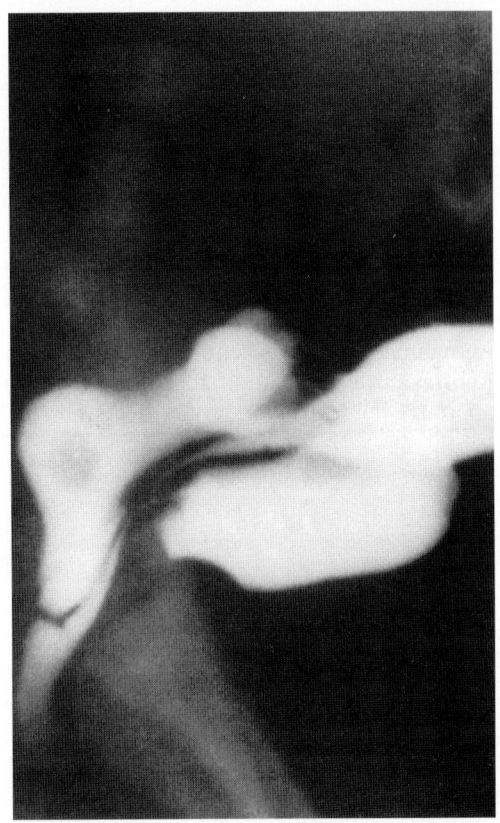

Retrogrades Urethro-(Vagino-)gramm

■ Indikationen

Unklare anatomische Situation nach dem Miktionszysturethrogramm, insbesondere beim *adrenogenitalen Syndrom* (AGS).

■ Kontraindikationen

Keine.

■ Komplikationen

Harnröhrenverletzung bzw. Verletzung des Sinus urogenitalis.

Vorbereitung des Patienten

Keine.

Vorbereitung der Untersuchung

Sterile Handschuhe, angewärmte Desinfektionsflüssigkeit, 2 dünne Katheter.

Untersuchungsgang

Mit einem weichen Katheter wird der Sinus urogenitalis sondiert. Mittels Kontrastmittel wird geprüft, wo das Ende des Katheters liegt (meist in der Harnröhre). Anschließend wird mit einem dünnen, etwas festeren Katheter der Sinus urogenitalis sondiert und dorsal die Mündung der Vagina gesucht (Abb. 18.9).

Aufnahmen: Mit dem Zentimetermaß werden streng seitliche Aufnahmen unter Kontrastmittelapplikation angefertigt. Die Länge der Urethra ist für die spätere operative Korrektur von großer Bedeutung.

KAPITEL 19

Prämedikation und Patientenüberwachung 19

T. Roeren

Die zunehmende Komplexität radiologischer Interventionen erfordert ein Team, das nicht nur in der Durchführung eines Eingriffs, sondern auch in Ausführung und Kontrolle der begleitenden Maßnahmen erfahren ist und nahtlos zusammenarbeitet. Interventionell-radiologische Eingriffe haben den Vorteil, dass sie als minimalinvasive Verfahren grundsätzlich in *Lokalanästhesie* und, wenn notwendig, in Analgosedierung durchgeführt werden können. Da die Verfügbarkeit eines Anästhesisten für diese Eingriffe die Ausnahme ist, obliegt dem Radiologen die ärztliche Verantwortung für die korrekte Durchführung und Überwachung der begleitenden medikamentösen Therapie. Vor Durchführung einer Intervention sollte dafür gesorgt sein, dass zuweisende und nachbetreuende Kollegen über den Eingriff, seine Risiken und die notwendige stationäre oder ambulante Betreuung, soweit sie nicht vom Radiologen durchgeführt wird, informiert sind. Abgesehen von dem Eingriff selbst gliedern sich Begleitung und Betreuung des Patienten durch den Radiologen in 3 Abschnitte:
1. Aufklärung und Vorbereitung des Patienten.
2. Begleitende Therapie und Überwachung während des Eingriffs.
3. Nachsorge.
Nach unserer eigenen Erfahrung werden Akzeptanz und Erfolg interventionell-radiologischer Verfahren auch deutlich davon bestimmt, wie engagiert sich der Radiologe um das Befinden seiner Patienten und auch um die Behandlung eventueller *Komplikationen* kümmert. Die in der Praxis häufige Konstellation, dass mangels eigener stationärer Einheiten die Betreuung und Pflege durch andere Abteilungen wahrgenommen wird, entbindet nicht von der Pflicht der kontinuierlichen Betreuung durch den Radiologen, gerade auch weil die spezielle Problematik der in den Folgekapiteln beschriebenen Techniken häufig nicht allgemein bekannt ist.

Aufklärungsgespräch

Hier gelten dieselben Regeln wie für andere invasive oder operative Eingriffe. Bei elektiven Eingriffen erfolgt spätestens am Vortag eine Besprechung mit dem Patienten, in der die Durchführung und die Risiken für den Patienten verständlich erklärt und therapeutische Alternativen, soweit vorhanden, erläutert werden (s. auch Kap. 1). Der Radiologe soll sich Zeit für dieses Gespräch nehmen, damit der Patient auch Mut und Gelegenheit zu Fragen hat. Ist eine Aufklärung erst direkt vor dem Eingriff möglich, z. B. bei *Notfalleingriffen,* so sollte auch hier beim einwilligungsfähigen Patienten ein Aufklärungsgespräch geführt werden. Aufklärungsgespräche sollten auf keinen Fall im Behandlungsraum erfolgen, da die Rechtsprechung die Entscheidungsfreiheit für den Patienten unter dieser räumlichen Voraussetzung als nicht gegeben ansieht und eine Einwilligung damit nichtig sein kann.

Auf der *Einwilligungserklärung* sollten – auch wenn ein Standardformular verwendet wird – einzelne, für den jeweiligen Patienten und Eingriff wichtige Punkte handschriftlich vermerkt werden. Verweigert ein Patient die Einwilligung, sollten die Gründe erfragt, die Nachteile einer Ablehnung genannt und mit dem Patienten wertfrei besprochen werden, ohne dass man versucht, ihn zu einer Entscheidung zu überreden. Möchte der Patient trotz ausführlicher Besprechung nicht einwilligen, muss diese Entscheidung respektiert werden. Unter Nennung möglicher Nachteile bei Ablehnung des Eingriffs sollte dieses Gespräch auf jeden Fall mit der Unterschrift des Patienten und des aufklärenden Arztes dokumentiert werden.

Adjuvante Medikation

Im Rahmen dieses Abschnitts wird die Gabe von i.v. applizierten Sedativa und Analgetika besprochen. Andere für eine Intervention spezifische Pharmaka (z. B. Antikoagulantien, Lokalanästhetika) sind in den entsprechenden Kapiteln nachzulesen.

Die Entscheidung, ob ein Eingriff in Narkose, in Sedierung und/oder Analgesie durchgeführt werden muss, hängt im Einzelfall von der Ausdehnung des Eingriffs und auch von der Konstitution des Patienten ab. Schmerzen und Ängste sollten immer therapiert werden (bei letzteren ist oft eine gute Aufklärung Therapie!), um den Eingriff für den Patienten erträglich zu machen. Bei den verwendeten Mitteln handelt es sich um sehr potente Pharmaka, über deren durchschnittliche und maximale Dosierungen sowie Nebenwirkungen der Radiologe informiert sein muss. Für alle Pharmaka müssen die *Antagonisten* stets sofort verfügbar sein.

Sedativa

Hierzu werden überwiegend Benzodiazepine eingesetzt, die außer einer sedativen Wirkung eine Anxiolyse, Amnesie und Muskelrelaxation erzeugen, ohne dass Übelkeit oder Erbrechen auftreten. Das weitverbreitete Diazepam wird zunehmend durch das kürzer wirkende und besser steuerbare Midazolam ersetzt. Allen Benzodiazepinen eigen ist ein relativ langsamer Wirkungseintritt nach 2–3 min, so dass adäquate Injektionsintervalle bei Folgegaben eingehalten werden müssen. Bei den unten angegebenen Dosierungen ist anzumerken, dass mit zunehmendem Alter die Dosis reduziert werden muss und für ältere Patienten (ab 60–70 Jahre) der untere Grenzwert gilt.

Midazolam (Dormicum)

Wasserlöslich (keine Schmerzen bei Injektion), biologische Halbwertszeit 1–4 h.

Relative Kontraindikation
Chronische Lungenerkrankungen.

Maximaldosis
0,1 mg/kg KG (gilt für Sedierung).

Dosierung
0,025–0,05 mg/kg KG initial, weiter mit 0,5–1,0 mg alle 15 min oder 0,5–1,0 µg/kg KG/min als Infusion.

Nebenwirkungen
Atemdepression mit Hypoxämie oder Apnoe, Hypotonie durch Verminderung des peripheren Gefäßwiderstands;

CAVE

hypovolämischer Patient!

deutlich höhere Inzidenz der Nebenwirkungen bei Kombination mit Opioiden.

Antagonist
Flumazenil (Annexate); Indikation bei schwerer Hypoxämie, Apnoe; Dosierung 0,1–0,2 mg/min bis zum gewünschten Effekt (erfahrungsgemäß maximal 1 mg nötig). Schneller Wirkungseintritt, keine Nebenwirkungen.

MERKE

Nach Gabe hoher Dosen Midazolam kann nach einer ersten erfolgreichen Flumazenilgabe durch *Redistribution* des Midazolam und schnellere Elimination des Flumazenil eine erneute Hypoxämie auftreten. Daher ist eine engmaschige Überwachung auch nach primärem Erfolg des Antagonisten notwendig.

Analgetika

Bei Durchführung interventioneller Eingriffe müssen Präparate aus der Gruppe der Opioide und deren Antagonisten verfügbar sein. Es gibt eine Vielzahl natürlicher, halbsynthetischer und synthetischer Opioide, von denen 2 besprochen werden.

Pethidin (engl. oft meperidine) (Dolantin)

Synthetisches Opioid, deutlich weniger analgetisch und hypnotisch als Morphin, Wirkungseintritt nach einigen Minuten, Wirkungsdauer maximal 2–3 h.

Kontraindikation
Therapie mit *Monoaminooxydase-(MAO-)hemmern.*

Maximaldosis
500 mg (bei interventionellen Eingriffen selten >200 mg).

Dosierung
25–100 mg, üblicherweise 50 mg über 1–2 min i.v.; Wiederholung der Erstdosis nach Bedarf, jedoch frühestens nach Abwarten des Effekts der ersten Dosis, Wiederholungsgabe nach Bedarf.

Nebenwirkungen
Atemdepression mit Hypoxämie oder Apnoe, deutlich höhere Inzidenz bei Kombination mit Benzodiazepinen. Spasmus des Sphincter Oddi (bei Interventionen am Gallengang beachten!), Tachykardie, Hypotonie, Übelkeit; selten allergische Reaktionen.

Antagonist
Naloxon (Narcanti); Indikation bei schwerer Hypoxämie, Apnoe; Dosierung 0,1–0,2 mg/min bis zum gewünschten Effekt (erfahrungsgemäß maximal 1 mg nötig). Schneller Wirkungseintritt, bei zu schneller Gabe kann Übelkeit/Erbrechen auftreten.

Alfentanil (Rapifen)

Synthetisches Opioid, etwa 1/5 bis 1/10 der Wirksamkeit von Fentanyl, aber damit noch 10- bis 20mal wirksamer als Morphin. Sehr schneller Wirkungseintritt (1–2 min), Wirkungsdauer der Einzeldosis ca. 10 min, kürzeste Halbwertszeit aller Opioide im Plasma (1,5 h).

Kontraindikation
Therapie mit MAO-Hemmern.

Maximaldosis
15–20 µg/kg KG/15 min.

Dosierung
5–10 µg/kg KG, bei Bedarf mehrfach wiederholbar oder 0,25–1,0 µg/kg KG/min als Infusion.

Nebenwirkungen
Atemdepression mit Hypoxämie oder Apnoe, deutlich höhere Inzidenz bei Kombination mit Benzodiazepinen; Erbrechen, Hypotonie, Bradykardie, Thoraxrigidität. Zur Prophylaxe der beiden letztgenannten kann prophylaktische Atropin (0,25–0,5 mg) i.v. gegeben werden.

Antagonist
Naloxon (Narcanti); Indikation bei schwerer Hypoxämie, Apnoe; Dosierung 0,1–0,2 mg/min bis zum gewünschten Effekt (erfahrungsgemäß maximal 1 mg nötig). Schneller Wirkungseintritt, bei zu schneller Gabe kann Übelkeit/Erbrechen auftreten.

Überwachung des Patienten (Monitoring)

Die zum Standard gehörende Ausrüstung zur Behandlung von Kontrastmittelzwischenfällen wird vorausgesetzt. Außerdem sollten in Räumen, in denen interventionelle Eingriffe durchgeführt werden, Absaug- und Beatmungsgerät zur Verfügung stehen.

Während des Eingriffs müssen die Vitalfunktionen des Patienten, auch wegen der möglichen Nebenwirkungen der genannten Pharmaka, regelmäßig kontrolliert werden. Folgende Parameter gehören zur Standardüberwachung bei Eingriffen mit Sedierung und/oder Analgesie:

1. Puls, Blutdruck (unblutig über Manschette).
2. EKG.
3. Arterielle Sauerstoffsättigung (*Pulsoxymeter*).

Nachsorge

Alle Patienten, die in Analgosedierung therapiert wurden, müssen so lange überwacht werden, bis sie wieder ansprechbar und orientiert sind. Wegen der aufgeführten möglichen Nebenwirkungen der Medikation bleiben die Patienten für mindestens 4 h nach Beendigung des Eingriffs nüchtern. Bettruhe und weitere Medikation müssen vom Radiologen je nach Art und Ausmaß des Eingriffs angeordnet werden. Dies geschieht am besten, indem bei Verlegung auf die Station ein Kurzbericht über den Eingriff mit der entsprechenden Ordination mitgegeben wird.

Bei allen Patienten müssen anschließend Visiten durchgeführt werden, bei denen ein klinischer Status erhoben und die Durchführung der Anordnungen zu überprüfen sind. Hier sollten durch entsprechende körperliche oder laborchemische Untersuchungen typische Komplikationsmöglichkeiten abgeklärt werden (z. B. Hämatom nach arterieller Punktion, lokale Peritonitis nach Gallengangpunktion, Nierenfunktion nach hohen Kontrastmitteldosen). Wird der Patient durch Kollegen anderer Abteilungen betreut, sollten weitere Maßnahmen interdisziplinär besprochen und abgestimmt werden.

KAPITEL 20

Rekanalisation und Dilatation arterieller Stenosen und Verschlüsse

20

G.M. Richter

Allgemeines

Neben der klassischen Angioplastie unter Verwendung eines doppellumigen Ballondilatationskatheters haben sich in den letzten Jahren zahlreiche mechanische Rekanalisationsverfahren- und Gefäß-Stents etabliert. Die daraus resultierende Komplexität der perkutanen Gefäßintervention erfordert enorme methodologische und technologische Detailkenntnisse, die einerseits eine intensive Spezialausbildung bedingen und andererseits in erschöpfender Tiefe den Bereich dieser Fibel weit überschreiten. Im vorliegenden Kapitel werden die wichtigsten Grundkenntnisse für perkutane Interventionen an den Stammgefäßen der abdominellen Aorta, an den Becken- und an den Extremitätenarterien besprochen. Eine Vertiefung an Hand von Spezialliteratur (Lit. 1, 2) wird dringend empfohlen.

Allgemein gültige Maßnahmen zur Patientenvorbereitung und -nachbetreuung

Für die unterschiedlichen perkutanen Interventionen an den Stammgefäßen der abdominellen Aorta, an den Becken- oder an den Extremitätenarterien sind zahlreiche Maßnahmen (siehe auch Kap. 19) identisch und allgemein gültig:

- Die Invasivität des Eingriffs erfordert eine intensive Aufklärung des Patienten über Art, Umfang, Erfolg und Komplikationen, die 24 h vor dem Eingriff erfolgen sollte.
- Die Kenntnis aktueller Blutwerte für Blutgerinnung, und Nieren- und Schilddrüsenfunktion) ist essentiell. Beim Hochrisikopatienten müssen diese u. U. wenige Stunden vor dem Eingriff nochmals kontrolliert werden (siehe Kap. 31).
- Ein aktuelles Thoraxbild wird benötigt für die Beurteilung der kardiopulmonalen Ausgangssituation.
- Am Vorabend der Intervention soll mit Thrombozytenaggregationshemmung begonnen werden (z. B. 100 mg Acetylsalicylsäure/Tag), die dann häufig mindestens 3 Monate lang beibehalten wird.
- Am Tag der Intervention muss der Patient nüchtern sein. Zur Vermeidung einer besonders bei Nierenarterienintervention kritischen Dehydratation muss dabei besonders an heißen Tagen oder bei Risikopatienten auf ausreichende Hydratation durch intravenöse Flüssigkeitszufuhr geachtet werden (siehe Kap. 31).

- Mit Ausnahme elektiver transbrachialer, transaxillärer oder transpoplitealer Zugänge ist die für die Punktion bestimmte Leiste 1–3 h vor dem Eingriff zu rasieren.
- Während der Intervention wird üblicherweise eine Antikoagulation mit 5000 IE Heparin durchgeführt. Postinterventionelle Antikoagulation ist nur in Sonderfällen erforderlich.
- Für alle interventionellen Eingriffe außerordentlich wertvoll ist ein Mehrkanalmonitor zur permanenten Registrierung von peripherer Sauerstoffkonzentration, blutigem und unblutigem Blutdruck sowie der Herzfrequenz.
- Perkutane Gefäßinterventionen können gefäßchirurgische Korrekturen (nach Komplikationen) oder Ergänzungen (bei komplexen Gefäßerkrankungen) benötigen. Vor der Intervention getroffene Absprachen zwischen interventioneller Radiologie und Gefäßchirurgie verbessern das Patientenmanagement entscheidend.

Beckenarterien

Vorbereitung des Patienten

Hier sind zusätzlich zu den oben genannten keine speziellen Maßnahmen erforderlich.

Vorbereitung der Intervention durch nichtärztliches Personal

Hinsichtlich Lagerung, steriler Präparation der Punktionsstelle und des Anlegens eines venösen Zugangs wird im Prinzip wie zur Angiographie vorbereitet. Zusätzlich bewährt hat sich für interventionelle Eingriffe eine Klebefolie über der Punktionsstelle für maximale Sterilität. Es ist dabei streng zu beachten, dass keine Haare mehr im Punktionsgebiet sind. Folgendes Material wird benötigt:

Punktionsbesteck: Bei schlanken Patienten und noch tastbarem Arterienpuls eine F-3-Nadel mit 0,035 Zoll Innenlumen (z. B. „Super-4-Punktionskanüle", Angiomed), da damit auch bei zahlreichen Punktionsversuchen kein übermäßiges Punktionstrauma zu erwarten ist. Bei schlechten Punktionsverhältnissen (nicht palpabler Puls, dicker Patient) können dickere und auch überlange Nadeln notwendig werden.

Schleusensystem: Für die Ballondilatation bis zu 8 mm genügt meist eine F-6-Gefäßschleuse, bis 10 mm eine F-7-Schleuse, jeweils mit einer Länge von 10 cm. Für Stentimplantationen können größere (bis max. F9) und längere Schleusen benötigt werden.

Drahtmaterial: Für die Sicherung des arteriellen Zuganges und für erste vorsichtige Rekanalisationsversuche z. B. Bentson-Draht (Cook). Bei stabilem arteriellen Zugang für die Rekanalisation je nach Situation folgende Drähte:

- mit spezieller Gleitschicht überzogene monofile Drähte (z. B. „Glide-Wire", Terumo),
- steuerbare Führungsdrähte mit individuell verformbarer Spitze und 1 : 1 Drehstabilität (z. B. Gold- oder Platinspitzendrähte),
- supersteife Drähte bei stark geschlängeltem Gefäßverlauf, einzuwechseln nach erfolgreicher Rekanalisation.

Ballonkatheter: Am besten geeignet sind sog. Low-profile-Katheter mit Ballongrößen zwischen 6 und 12 mm, einer Druckstabilität bis zu 10 atm bei einer Schaftstärke von F5–F6 und einem Innenlumen von 0,035 Zoll (zahlreiche Hersteller), die keine Überdehnbarkeit unter Maximaldruck (= non-compliant) aufweisen.

Metallgitterendoprothesen (Stents): Die gebräuchlichsten Typen sind bislang der ballon-expandierbare *Palmaz-Stent,* der selbstexpandierende *Wallstent.* Je nach gewünschtem Stenttyp können unterschiedliche Schleusengrößen zur Implantation erforderlich werden. Allerdings sind bis Ende 2000 zahlreiche neue Stenttypen, sowohl ballonexpandierbare als auch selbstexpandierende Stents auf den Markt gekommen, die zu einer Vereinfachung der Technik und Verkleinerung des Zugangsweges geführt haben.

Sonstige Materialien: Gelegentlich sind zur Rekanalisation Selektivkatheter erforderlich. Meist kommt eine Multipurpose-Konfiguration, selten auch eine Kobra- oder Häkchen-Form in Frage. Für das kontrollierte Aufblasen des Ballonkatheters empfiehlt sich ferner die Anwendung eines Manometers.

■ Indikationen

Über die Differentialindikation zwischen konservativem Vorgehen – interventionellem Eingriff – gefäßchirurgischer Rekonstruktion entscheiden allgemeine und spezielle Faktoren. Ein optimales Behandlungskonzept erfordert eine Feinabstimmung zwischen den Disziplinen.

Für die Dilatationsbehandlung disponieren folgende morphologische und klinische Faktoren:
- singuläre unilaterale Stenose,
- multiple, aber lokalisierte unilaterale Stenosen,
- bilateral singuläre Stenose (Simultaneingriff),
- bilateral multiple, lokalisierte Stenosen (Simultaneingriff),
- unilateral akuter bis subakuter kurzstreckiger Verschluss (zuvor Lyse),
- kombinierte Aorten- und mono- oder biiliakale Stenose,
- arterielle Verschlusskrankheit im Stadium II b, III und IV.

■ Kontraindikationen

Gegen eine alleinige Dilatationsbehandlung sprechen folgende Faktoren:

Morphologisch:
- Läsionen der A. femoralis communis bzw. der Punktionsstelle,

- unilateral chronischer, langstreckiger Beckenarterienverschluss,
- bilateral chronische, kurzstreckige Beckenarterienverschlüsse,
- bilateral chronische, langstreckige Beckenarterienverschlüsse.

Klinisch:
- Unwesentlich beeinträchtigte Gehstrecke,
- schwere Adipositas bei zugleich nur mäßig reduzierter Gehstrecke,
- momentan septisches Krankheitsbild,
- Kontraindikationen gegen Antikoagulation.

Daraus ergeben sich weiterhin *relative Indikationen,* die immer für jeden Patienten individuell zu klären und eng mit der Gefäßchirurgie abzustimmen sind. Dazu gehören:
- „Serviceintervention" zur Einstromverbesserung vor geplanter peripherer Intervention (interventionell oder chirurgisch),
- Intervention im Stadium II a der AVK: hier entscheiden Alter und beruflich erforderliche körperliche Aktivität,
- Rekanalisation von verschlossenen Aa. iliacae communis oder externa: hier entscheiden morphologische und klinische Faktoren. Meist kann hier durch eine Stentimplantation das technische und klinische Ergebnis drastisch verbessert werden.

Im Vergleich zur vor etwa 5–10 Jahren üblichen Indikationsstellung hat sich in letzter Zeit eine deutlich „liberalere" Haltung zur Dilatationsbehandlung ergeben, da morphologische Misserfolge durch eine *sekundäre Stentimplantation* u. U. abgefangen werden können. Damit werden heute auch hochgradig exzentrische Plaques dilatiert, die früher immer wieder als Kontraindikation gegen eine Dilatationsbehandlung angesehen wurden.

Technische Durchführung

Wahl des Zugangs
Sobald die Läsion etwa 5 cm proximal des Leistenbandes und höher liegt, ist einer ipsilateralen Punktion der Vorzug zu geben. Bei distaleren Läsionen (unter Beachtung der Indikationskriterien) ist ein kontralateraler Zugang sinnvoller.

Punktionstechnik
Bei noch tastbarem Leistenpuls wird wie bei einer diagnostischen Angiographie punktiert. Bei fehlendem Leistenpuls ist es zweckmäßig, die arterielle Punktionsstelle mittels Durchleuchtung zu markieren. Diese projiziert sich über den unter Durchleuchtung gedachten Schnittpunkt der Arterie mit der kaudalen Femurkopfkontur etwa 1 cm medial des Hüftgelenksspaltes. Bei intraarterieller Nadellage (meist deutlich reduzierter Blutaustritt!) wird zunächst am besten ein gerader Führungsdraht mit flexibler Spitze, z. B. ein Bentson-Draht (Cook), vorsichtig eingeführt.

Rekanalisationstechnik

Mit dem Bentson-Draht kann unmittelbar eine Stenosepassage versucht und dann die Gefäßschleuse zur Vorbereitung der Dilatation eingebracht werden. Gelingt dies nicht, wird der Bentson-Draht bis knapp distal der Stenose plaziert. Liegt diese relativ nahe an der Punktionsstelle (s. oben), muss anstelle des Bentson-Drahtes ein Draht mit sehr kurzer flexibler Spitze oder ein Draht mit beweglichem Innenmandrin verwendet werden, um ein sicheres Plazieren der Schleuse zu ermöglichen. Die Rekanalisation erfolgt dann am besten mittels Roadmapping und mit steuerbaren Führungsdrähten (z. B. Glide-wire). Gelingt die Passage dann immer noch nicht, muss zusätzlich zum steuerbaren Selektivdraht ein Selektivkatheter verwendet werden. Zur Rekanalisation von chronischen Verschlüssen ist praktisch immer die Kombination von Selektivkatheter und steuerbarem Führungsdraht erforderlich. Die Rekanalisation ist erfolgreich abgeschlossen, wenn nach Überwindung einer Stenose der Führungsdraht frei nach proximal in die Aorta vorgeschoben werden kann und sich dort mühelos ohne Veränderung seiner Konfiguration bewegen lässt. Nach Rekanalisation eines chronischen Verschlusses ist jedoch immer die intravasale Lage durch eine Kontrastmittelinjektion über den vorgeschobenen Selektivkatheter zu beweisen. Wenn eine Rekanalisation von ipsilateral nicht gelingt oder die Gefäßläsion relativ distal in der A. iliaca externa gelegen ist, wird kontralateral eingegangen und mit adäquaten Selektivkathetern zunächst die A. iliaca communis der betroffenen Seite sondiert. Die Rekanalisation erfolgt dann in gleicher Weise wie oben beschrieben bei ipsilateraler Punktion mittels steuerbarer Drähte und ggf. mit Selektivkatheter. Hier ist gelegentlich das Fangen des Drahtes erforderlich, um die Reibungskraft überwinden zu können. Dies gelingt mit einer Schlinge am besten (z. B. Typ „Goose-Neck"). Dann kann ein Katheter von ipsilateral darüber nachgeschoben werden.

Dilatation

Nach der Rekanalisation folgt die Festlegung der Ballongröße zur Dilatation. Zunächst orientiert man sich dabei am Durchmesser benachbarter gesunder Gefäßabschnitte, wobei der Vergrößerungseffekt der Angiographieanlage von 10–30 % mitzuberücksichtigen ist. Verlässliche Erfahrungswerte der Durchmesser der Beckengefäße besagen, dass in der großen Mehrzahl aller Fälle die A. iliaca communis beim Mann mit 9–10 mm und bei einer Frau mit 8–9 mm zu dilatieren ist, die A. iliaca externa mit 7–8 mm bzw. 6–7 mm. Am einfachsten ist es, mit der jeweils kleineren Ballongröße zu beginnen und dann eventuelle Schmerzangaben des Patienten und das Ergebnis abzuwarten. Als befriedigendes morphologisches Ergebnis der Dilatation gilt eine Lumenverbesserung, die mindestens 80 % des verwendeten Ballondurchmessers erreicht ohne längerstreckige Dissektion oder lumeneinengende Intimasegel. Gegebenenfalls muss eine Darstellung in mehreren Projektionen erfolgen. Einen Sonderfall für die Dilatation stellt die Gefäßläsion am aortoiliakalen Übergang dar. Eine unilaterale Dilatation kann zum Verschluss der Gegenseite führen. In solchen Fällen ist die Kissing-balloon-Technik mit simultan bilateraler Ballonentfaltung anzuwenden; dies gilt insbesondere für eine Stentimplantation.

Femoral- und Poplitealarterien

Vorbereitung des Patienten

Hier sind zusätzlich zu den am Beginn des Kapitels genannten keine speziellen Maßnahmen erforderlich.

Vorbereitung der Intervention durch nichtärztliches Personal

Der Patient wird im Prinzip hinsichtlich Lagerung, steriler Präparation der Punktionsstelle und Anlegen eines venösen Zugangs wie zur Angiographie oder zur Beckenintervention vorbereitet. Es werden im wesentlichen gleiche Materialien wie zur Beckenintervention benötigt. Lediglich dünnere Ballonkatheter sind erforderlich, die in moderner Low-profile-Version praktisch immer durch F-5-Gefäßschleusen einzuführen sind.

■ Indikationen und Kontraindikationen

Die Indikationsstellung zu einer femoropoplitealen Gefäßintervention ist deutlich komplexer als die Indikationsstellung zur Intervention an den Beckengefäßen. Drei voneinander zunächst unabhängige Faktoren definieren hierbei die Notwendigkeit einer perkutanen femoropoplitealen Intervention:
1. das klinische Beschwerdebild und das Stadium,
2. die Ein- und Abstromsituation (vor- und nachgeschaltete Läsionen),
3. das morphologische Erscheinungsbild der Läsion.

Zur Entscheidungsfindung sind weiterhin folgende Richtlinien und Fakten bedeutsam:
- Eine Einstromläsion sollte primär behandelt werden.
- Schlechter Ausflusstrakt, Verschlusslänge von etwa 8–10 cm, Diabetes und langstreckig diffuses Befallsmuster verschlechtern die Langzeitprognose.
- Bei komplettem Unterschenkelarterienverschluss verbessert die Dilatation einer Femoralarterienstenose meist kaum, die Dilatation einer distalen Poplitealarterienstenose meist deutlich die klinische Situation.
- Auch bei komplettem Verschluss der A. femoralis superficialis kann ein konsequent durchgeführtes Gehtraining zu Symptomfreiheit bzw. nichtlimitierter Gehstrecke im täglichen Leben führen.
- Je distaler eine Läsion in der A. poplitea liegt, desto geringer ist der mögliche Effekt des Gehtrainings.
- Je schlechter der Zustand der A. profunda femoris ist, desto bedeutsamer wird die A. femoralis superficialis für die Gesamtextremität bzw. desto geringer sind die konservativen Behandlungschancen.
- Je geringer generalisiert die arterielle Verschlusskrankheit ist, desto besser ist die Prognose nach Dilatation.
- Bei Adipositas ist das Risiko der antegraden Punktion drastisch erhöht.

- Ist nur noch eine Unterschenkelarterie offen, führt ein akuter Verschluss oder eine embolische Verschleppung nach Dilatation zu einer unmittelbaren Gefährdung der Extremität.

Technische Durchführung

Wahl des Zugangs

Die ipsilaterale Punktion ist Standard. Bei einem kontralateralen Zugang ist die Punktion zwar einfacher, der weitere Aufwand jedoch deutlich höher. Er ist nur erforderlich, wenn die Läsion sehr proximal liegt oder eine sehr frühe femorale Verzweigung bzw., auf das Leistenband bezogen, eine sehr hohe Gabel vorliegt. In sehr seltenen Fällen (adipöser Patient, mehrfach voroperierte Leiste, lokale Infekte, zwingender Handlungsbedarf nach gescheiterter antegrader Punktion) kommt eine retrograde popliteale Punktion in Frage, die am besten mit einer ultraschallgeführten Punktionsnadel erfolgt.

Die antegrade Femoralarterienpunktion ist deutlich schwieriger als die retrograde und erfordert zur sicheren Durchführung genaue anatomische Kenntnisse und vor allem angiographische Erfahrung (s. Kap. 14).

Rekanalisationstechnik

Die Rekanalisationstechnik ist im Prinzip identisch mit der der Beckenarterien. Allerdings ist die Verwendung eines Selektivkatheters zusätzlich zu steuerbaren Führungsdrähten meist sehr viel seltener erforderlich. Gelegentlich muss steifes Drahtmaterial mit harter Spitze verwendet werden, um einen Verschluss zu durchbohren. Primär sollte jedoch immer der Versuch des sich steuernden „Durchtastens" unternommen werden.

Dilatation

Auch hier bestehen keine wesentlichen Unterschiede gegenüber der oben beschriebenen Vorgehensweise für die Dilatation von Beckenarterien. Bei der Festlegung der geeigneten Ballongröße genügt meist auch die Orientierung an Erfahrungswerten wie 6–7 mm für die A. femoralis superficialis, 5 mm für die A. poplitea im proximalen und mittleren Drittel (Pars I und II) und 4 mm für die A. poplitea im distalen Drittel. Die Länge des Ballons soll sich immer an der Länge der Läsion orientieren: Bei primär langstreckigen Läsionen empfiehlt sich die Verwendung eines Ballonkatheters mit langem Ballonteil und bei kurzen Läsionen dann der kürzestmögliche.

Infrapopliteale Arterien

Vorbereitung des Patienten

Hier sind zusätzlich zu den bereits genannten keine speziellen Maßnahmen erforderlich.

Vorbereitung der Intervention durch nichtärztliches Personal

Die Vorbereitung ist ebenfalls identisch mit der zur femoropoplitealen Intervention, auch die Materialien für die Punktion und Sicherung des Zugangs (Führungsdraht und Schleuse). Abweichend von den bereits dargestellten Interventionen wird aber folgendes Material benötigt:

- Hochflexible und steuerbare Führungsdrähte zur Sondierung der Läsion bzw. des Verschlusses in 0,012–0,025 Zoll Stärke,
- weiche und flexible Dilatationskatheter mit Schaftstärken zwischen F3,5 und F5 mit Ballongrößen zwischen 2 und 4 mm,
- ggf. Verwendung von geradem Führungskatheter (F6),
- zur Spasmusprophylaxe 10 mg Nifedipin sublingual und evtl. Nitropräparate intraarteriell (z. B. 100 µg/pro Bolus).

■ Indikationen und Kontraindikationen

Aus klinischer Sicht stellt zunächst nur die *amputationsbedrohte Extremität,* wie bei gefäßchirurgischen Rekonstruktionen, eine Indikation dar (Stadium III und IV der arteriellen Verschlußkrankheit). Komplex wird die Situation allerdings, wenn eine höher gelegene (z. B. femorale) Läsion zusammen mit einer Unterschenkelarterienläsion klinisch relevant betrachtet wird. In solchen Fällen wird die Indikation auf die femorale Läsion bezogen oft auch schon in einem Stadium II b gestellt. Die Beseitigung einer infragenualen Läsion gilt dann eher als „Serviceintervention" zur Beseitigung eines Abstromhindernisses. Aus morphologischer und hämodynamischer Sicht ist eine Dilatation meist nur sinnvoll, wenn isolierte Stenosen oder ganz kurze Verschlüsse so behandelt werden können, dass eine durchgängige Perfusion einer der Unterschenkelarterien wieder hergestellt werden kann. Unter keinen Umständen ist die Dilatation einer Unterschenkelarterie erforderlich, wenn eine zweite hämodynamisch intakt erscheint. Eine Sonderindikation kann gegeben sein, wenn bei komplettem Unterschenkelarterienverschluss ab dem mittleren Drittel Stenosen in den proximal noch offenen Arterienstämmen vorhanden sind. Hier kann bei chronisch ischämischer Extremität die Beseitigung solcher Stenosen zu einer Verbesserung der Perfusion im Kollateralsystem führen.

Technische Durchführung

Wahl des Zugangs, antegrade Punktionstechnik der A. femoralis communis

Sie sind identisch mit der der femoropoplitealen Intervention (s. oben).

Rekanalisationstechnik

Die Rekanalisationstechnik weist im Vergleich zur femoropoplitealen Intervention einige feine Unterschiede auf. Die sog. Roadmappingtechnik spielt eine deutlich wichtigere Rolle. Oft ist die Verwendung eines geraden Katheters (F4) zusätzlich zu steuerbaren Führungsdrähten erforderlich, da die relativ dünnen Selektivdrähte dann besser zur Läsion hin und durch diese hindurch geführt werden können. Sobald eine Läsion im Aufzweigungsbereich der Arterienstämme besteht, müssen 2 Führungsdrähte in beide betroffenen Äste eingebracht werden, um gegebenenfalls das Zusammendrücken der einen Arterie nach Dilatation der anderen behandeln zu können. Im Fall sehr harter Stenosen kann es vorkommen, dass sich nicht der zum Dilatationskatheter passende Draht zur Rekanalisation einsetzen lässt, sondern möglicherweise ein dickerer. Dann muss ein gerader Katheter über die Läsion nach distal vorgeschoben werden, um einen Drahtwechsel zu ermöglichen.

Dilatation

Bei der Festlegung der geeigneten Ballongröße muss man sich am kleinstmöglichen Durchmesser orientieren. Eine Überdilatation führt unweigerlich zu schweren Spasmen, die auch unter Spasmolytika meist nicht zu durchbrechen sind. Für den ganz proximalen Abschnitt der A. tibialis anterior und den Tractus tibiofibularis ist ein Ballondurchmesser von maximal 3,5 mm geeignet, im proximalen Unterschenkelarteriendrittel dann maximal 3 mm und distal dann maximal 2,5 mm. Bei der Länge des Ballons soll immer der kürzestmögliche gewählt werden.

Die postinterventionelle Antikoagulation hat gegenüber den anderen Interventionen eine ungleich höhere Bedeutung. Eine postinterventionelle Vollantikoagulation für 48 h (mit PTT ca. 50–60 s) ist grundsätzlich erforderlich. Eine Markumarisierung (Quickwert ca. 20–25 %) ist für mindestens 2 Monate postinterventionell anzustreben, kann jedoch, abhängig vom vaskulären Gesamtstatus, auch langfristig fortgesetzt werden. Möglicherweise werden hochselektive Plättcheninhibitoren (z. B. Abciximab) hier noch in nächster Zeit einige Verbesserungen bringen.

Nierenarterien

Vorbereitung des Patienten

Hier sind zusätzlich zu den oben genannten folgende spezielle Maßnahmen erforderlich:
- Der Funktionszustand der Nieren muss an Hand einer adäquaten Szintigraphie geklärt sein (z. B. Mag 3 oder Belastungsszintigraphie).
- Die Intervention muss mit einem gefäßchirurgischen Team abgestimmt sein.
- Der präinterventionelle Hydratationszustand des Patienten muss sorgfältig beachtet werden (siehe Kap. 31).
- Die medikamentöse Spasmusprophylaxe muss vor der Intervention begonnen werden, und gleichzeitig müssen langwirkende Antihypertensiva entweder ab-

gesetzt und ggf. durch kurz wirksame und titrierbare Antihypertensiva ersetzt werden.

Vorbereitung der Intervention durch nichtärztliches Personal

Sie ist mit den anderen Interventionen vergleichbar; allerdings müssen oft zusätzlich ein 2., kontralateraler arterieller Zugang und weiterhin Medikamente zu Beherrschung einer hypertonen Krise bereitgehalten werden (z. B. zentrale α-Blocker). Die erforderlichen Materialien sind im wesentlichen vergleichbar mit denen der femoropoplitealen Intervention. Allerdings muss zur Sondierung der Nierenarterie die gesamte Palette verschiedener Selektivkatheterformen bereitgestellt sein. Zur Sondierung sind dünne, aber steife Führungsdrähte mit kurzer und sehr weicher flexibler Spitze erforderlich, die individuell konfigurierbar und gut steuerbar ist.

Für den Dilatationsvorgang soll ein Manometer verwendet werden. Weiterhin benötigt wird ein Y-Konnektor zur Abdichtung des dünnen Drahtes gegenüber dem Sondier- und später Ballonkatheter.

■ Indikationen und Kontraindikationen

Über die Differentialindikation zwischen konservativem Vorgehen, interventionellem Eingriff und gefäßchirurgischer Rekonstruktion entscheiden allgemeine und spezielle Faktoren. Die 3 Behandlungsverfahren sollten komplementär indiziert werden nach adäquater Feinabstimmung zwischen allen 3 Disziplinen, so dass für jeden Patienten individuell ein optimales Behandlungskonzept entwickelt werden dann.

Folgende spezielle Faktoren disponieren für eine Dilatation:
- fibromuskuläre Dysplasie,
- singuläre, unilaterale Hauptstammstenose,
- bilaterale Hauptstammstenose,
- Stenosen von Transplantatarterien,
- unilaterale Ostiumstenose bei Kontraindikation gegen gefäßchirurgischen Eingriff,
- bilaterale Ostiumstenose bei Kontraindikation gegen gefäßchirurgischen Eingriff,
- Segmentarterienstenosen im Hilusbereich,
- Gabelstenosen im Hilusbereich,
- Rezidivstenosen, abhängig von der klinischen und morphologischen Konstellation.

Folgende spezielle Faktoren disponieren gegen eine alleinige Dilatation:
- chronische oder spontane Dissektion der Nierenarterie,
- uni- oder bilaterale Stenose bei operationswürdigem Aortenaneurysma,
- reine Ostiumstenose,
- frisches thrombotisches Material in der Nierenarterie,

- minimale Restfunktion und Miniaturniere, szintigraphisch <10 % der alterskorrigierten Norm, sonographisch Schrumpfung auf <1/3,
- klassisches Nierenarterienaneurysma,
- fehlendes Einverständnis zur operativen Revision nach eventuell misslungener Dilatation,
- manifeste Kontraindikationen für Antikoagulation.

Technische Durchführung

Während des Eingriffs wird der Blutdruck permanent und alle 5 min protokolliert.

Wahl des Zugangs

Primär wird ein transfemoraler Zugang gewählt, wobei Krümmungsrichtungen in Aorta und Beckenarterien zu berücksichtigen sind. Transaxilläre oder transbrachiale Zugänge müssen bei sehr steilen Nierenarterienabgängen und relativ häufig bei langstreckigen fibromuskulären Dysplasien gewählt werden, um die Sondierung und die sichere Verankerung des Führungsdrahts durchführen zu können. Für die Nierenarterienintervention können lange Schleusen notwendig werden, um die Reibungswiderstände für Selektiv- und Ballonkatheter zu reduzieren (z. B. F6, 25 cm lang). Wenn unmittelbar postostiale Stenosen behandelt werden sollen, hat sich die Etablierung eines zusätzlichen kontralateralen Zugangs bewährt, über den ein Übersichtskatheter zur angiographischen Abschlusskontrolle eingewechselt werden kann.

Rekanalisationstechnik

Die Rekanalisationstechnik beginnt bei der korrekten Auswahl und Anwendung des Selektivkatheters. Dieser darf niemals ohne Schienung oder Führung durch den Selektivdraht gegen oder in die Läsion „gerammt" werden. Nach Überwinden der Läsion wird der Führungsdraht vorsichtig so weit in die Peripherie gesteuert, dass der harte Drahtteil mindestens das Ostium, besser noch die Läsion selbst schient. Zur Dilatation von Gabelstenosen und Segmentarterienstenosen wird ein F-8-Führungskatheter bis in den Hauptstamm plaziert. Bei Gabelstenosen müssen die beiden beteiligten Äste parallel geschient werden, um entweder eine simultane oder eine sukzessive Dilatation zu ermöglichen. Liegt ein Führungskatheter, ist ein schnelles Umwechseln des Ballonkatheters möglich, und das Zwischenergebnis kann sofort dokumentiert werden.

Dilatation

Für die Festlegung der Ballongröße gibt es zahlreiche, kontrovers diskutierte Vorschläge. Folgende Vorgehensweise hat sich als einfach und gefahrlos praktikabel erwiesen: bei männlichen Patienten Beginn meist mit einem Ballondurchmesser von 6 mm, bei weiblichen Patienten mit einem von 5 mm bei einer Ballonlänge von 1,5 oder 2 cm. Hat der Patient unter maximaler Ballonentfaltung deutliche bis starke Schmerzen, wird dies als korrekter Ballondurchmesser betrachtet. Werden keine oder nur leichte Schmerzen angegeben, wird ohne Zwischenkontrolle ein 1 mm größerer Ballon eingewechselt und langsam bis zur Maximalentfaltung aufgeblasen (Manometer!). Verspürt der Patient dabei deutliche Schmerzen und ist das morphologische Ergebnis nicht zufriedenstellend, wird zunächst mit demselben Ballon mehrfach und länger nachdilatiert (bis etwa 1 min). Gabelstenosen werden unter Verwendung eines Führungskatheters und Doppelsondierung der Gabel mittels zweier Führungsdrähte dilatiert, wobei die Dilatation über beide Drähte am besten nacheinander erfolgt. Eine Simultandilatation kann zu einer Überdilatation im Gefäßabschnitt vor der Gabel führen. Die initiale Ballongröße liegt bei etwa 3 mm. Stenosen von Segmentarterien werden meist mit 2 mm beginnend dilatiert, wofür nur noch 1 cm lange Ballonkatheter verwendet werden.

Die angiographische Abschlusskontrolle erfolgt entweder über den vor die Stenose zurückgezogenen Ballonkatheter und den Seitarm des Y-Konnektors oder, falls vorhanden, über einen von kontralateral zusätzlich eingelegten Übersichtskatheter. Letzteres ist vor allem bei ostiumnahen Stenosen notwendig.

Stents sollten beim derzeitigen Kenntnisstand sekundär nach PTA-Misserfolg eingesetzt werden.

Nachsorgeuntersuchungen

Im Verlauf der ersten 48 h wird der Blutdruck engmaschig kontrolliert und möglichst ein Blutdruckprofil erstellt. Bei noch längerem stationären Aufenthalt genügt dann die routinemäßige Registrierung 2- bis 3mal täglich. Wenn möglich, sollten bis zur ersten Nachangiographie tägliche Messungen (am besten in häuslicher Umgebung) erfolgen. Während der weiteren Nachsorgezeit genügen dann wöchentliche Kontrollen.

Die Kontrolle der Retentionswerte, eventueller Proteinurie und Hämaturie erfolgt im Verlauf der ersten 48 h ebenfalls engmaschig. Bei Normwerten genügt eine Abschlusskontrolle vor Entlassung, ansonsten 1mal täglich. Wenn bei der Entlassung pathologische Werte fortbestehen, sind Kontrollen in 14tägigem Abstand bis zur 1. Nachangiographie durchzuführen, danach in vierteljährlichem Abstand.

Das Gewicht bei der Entlassung (nüchtern) ist zu protokollieren. Eine Kontrolle erfolgt vierteljährlich.

Eine szintigraphische Kontrolle wird 2–4 Wochen nach der Intervention vorgenommen, dann nach 6 und 24 Monaten.

Literatur

1. Kauffmann GW, Richter GM (1994) Gefäßintervention, Springer Verlag
2. Günther R, Thelen M (1999) Interventionelle Radiologie, Thieme Verlag

KAPITEL 21

Lokale Fibrinolyse und perkutane mechanische Thrombektomie 21

T. Roeren, M. Düx und K. Aretz

Es existieren verschiedene minimal invasive Therapieansätze zur Behandlung akuter und subakuter Gefäßverschlüsse. Zu unterscheiden sind die medikamentöse Therapie, auch lokale Fibrinolyse genannt, und der rein mechanische Therapieansatz (Thrombusfragmentation und -extraktion).

Die lokale Fibrinolyse basiert auf dem Prinzip, nach Okklusion eines Gefäßes gezielt und dosiert die körpereigene Fibrinolyse zu aktivieren und das Gefäß zu rekanalisieren, ohne hierdurch die plasmatische Gerinnung wesentlich zu beeinflussen. Die Platzierung eines Katheters in den Embolus oder Thrombus erlaubt eine lokale und gezielte Applikation des Fibrinolytikums, die kontinuierliche Beobachtung des Patienten und dessen Gerinnungsparameter eine adäquate Dosierung unter Vermeidung systemischer Nebenwirkungen. Die Langzeiterfolge der lokalen Fibrinolyse liegen insgesamt nur geringfügig hinter vergleichbaren chirurgischen Ergebnissen zurück, haben aber signifikant niedrigere Morbiditäts- und Mortalitätsraten; der Klinikaufenthalt ist bei diesen Patienten im Durchschnitt deutlich kürzer, und bei erfolgloser Therapie bleibt grundsätzlich die Option eines gefäßchirurgischen Eingriffs unberührt.

Die mechanische Rekanalisation von Gefäßverschlüssen erfolgt mit Hilfe von Kathetersystemen, die den Thrombus auf eine kapillargängige Größe fragmentieren oder den Thrombus absaugen und so aus dem Gefäß extrahieren. Einzelne Kathetersysteme kombinieren die Thrombusfragmentation und -extraktion. Die verschiedenen mechanischen Katheterverfahren werden unter dem Begriff „perkutane Thrombektomie" subsumiert. Die mechanischen Kathetersysteme beeinflussen die körpereigene Fibrinolyse nicht und bieten gegenüber dem medikamentösem Ansatz den Vorteil, diesbezüglich keine systemischen Nebenwirkungen zu haben. Die Kombination aus mechanischem und medikamentösem Therapieansatz, die sogenannte pharmakomechanische Thrombolyse, nutzt den Synergismus der beiden Therapieansätze und wird als Sprühlyse oder auch Pulse-Spray-Lyse bezeichnet.

21.1
Lokale Fibrinolyse

Pathophysiologische Grundlagen

Aufgabe der plasmatischen Fibrinolyse ist in erster Linie die Auflösung intravasaler Fibrinmoleküle. Dieser Prozess läuft parallel zu hämostaseologischen Reaktionen ab und steht unter physiologischen Bedingungen mit ihnen im Gleichgewicht. Plasmin, das aktive körpereigene Fibrinolytikum, wird durch enzymatische Spaltung aus zirkulierendem Plasminogen gebildet. Aus einer Vielzahl im Plasma physiologisch vorkommender und bisher bekannter Aktivatoren sind Urokinase (UK) und der aus Endothelzellen stammende Gewebsplasminogenaktivator (t-PA) die quantitativ bedeutsamsten. Aus Streptokokkenkulturen gewonnene Streptokinase wird wegen der höheren Komplikationsraten zur lokalen Lyse nur noch selten eingesetzt. Während der Ausbildung eines intravasalen Thrombus werden Komponenten des fibrinolytischen Systems in den Fibrinpfropf inkorporiert. Der Wirkungsmechanismus der lokalen Fibrinolyse beruht auf der Aktivierung des „intrathrombotischen" Plasminogens. Die unvermeidbare gleichzeitige Aktivierung von zirkulierendem Plasminogen bestimmt die möglichen Nebenwirkungen und systemischen Komplikationen der lokalen Fibrinolyse. Allen klinisch eingesetzten Substanzen ist die Umwandlung von Plasminogen in das fibrinolytisch aktive Plasmin gemeinsam; sie unterscheiden sich lediglich in ihrer Potenz und ihrem Wirkungsmechanismus.

Urokinase (UK)

UK ist eine aus menschlichen Gewebekulturen gewonnene Protease, die ohne Kofaktor Plasminogen in Plasmin umwandelt. Das Enzym wird in der Leber abgebaut, seine biologische Halbwertszeit nach Bolusinjektion beträgt 14 ± 6 min. Da UK physiologisch intravasal vorhanden ist, werden allergische Reaktionen nur äußerst selten beobachtet.

Gewebsplasminogen-Aktivator (rt-PA)

Diese Substanz wird im menschlichen Körper vor allem von Endothel und Gefäßwandzellen produziert und besitzt eine im Vergleich zu UK vielfach höhere Affinität zu Fibrin. Die beiden handelsüblichen Präparationen werden von Kolibakterien durch recombinante DNA (daher rt-PA) oder Zellkulturen gewonnen. Die Wirkungsweise von rt-PA *in vivo* ist noch nicht vollständig erforscht; *in-vitro*-Versuche zeigen eine Komplexbildung von rt-PA mit Fibrin und eine Bindung dieses Komplexes mit Plasminogen, das hierdurch zu Plasmin aktiviert wird. Diese Bindung des Plasmins an den rt-PA-Fibrinkomplex führt zum einen zur direkten Spaltung des Fibrins und schützt zum anderen das Plasmin vor Inhibitoren. Der schnelle fibrinolytische Effekt von rt-PA beruht u. a. auf diesem Wirkungsprinzip. Die biologische Halbwertszeit ist abhängig von der Herkunft der Substanz; sie beträgt 3 min für das einkettige und 5,7/80 min (bimodale Verteilung) für das zweikettige Molekül. Sehr hohe Dosen von rt-PA induzieren in vitro parallel zur Fibrinolyse eine vermehrte Thrombozytenaggregation und antagonisieren so den therapeutischen Effekt. Die Kosten einer rt-PA-Therapie liegen zwischen denen einer SK- und UK-Therapie.

■ Indikationen und Kontraindikationen

Prinzipiell ist jeder Gefäßverschluss einer lokalen Fibrinolyse zugänglich. Die Indikation wird durch die entsprechende klinische Symptomatik (Stadium nach Fontaine II b-IV, drohender Organverlust) gestellt. Je frischer der Thrombus, desto schneller und effektiver wird die Fibrinolyse durchführbar sein. Wird ein Thrombus bereits organisiert, sinkt natürlich sein Fibringehalt und Fibroblasten sprossen ein. In gleichem Maße nimmt der Plasminogengehalt des Thrombus ab und mindert die Chancen eines Therapieerfolgs.

Man kann davon ausgehen, dass Digitalarterien für einige Tage, Unterarm- und Unterschenkelarterien für wenige Wochen, Verschlüsse der Aa. femoralis, poplitea und brachialis für 2–4 Monate und Aorten-Beckenarterienverschlüsse für 6 Monate und länger erfolgreich lysierbar sind.

Da Fibrinolytika nicht zwischen „nützlichen" und „schädlichen" Thromben unterscheiden können, sollte eine lokale Fibrinolyse nicht in den ersten 10–14 Tagen nach chirurgischen Eingriffen oder Traumata der zu lysierenden Region durchgeführt werden. Schwere lokale Blutungen, insbesondere aus Gefäßnähten, sind sonst unweigerlich die Folge. Auch sollte wegen der Möglichkeit systemischer Effekte eine lokale Fibrinolyse in den ersten Wochen nach intraokulären, kardio- und neurochirurgischen Eingriffen sowie mindestens 6 Wochen (einige Autoren empfehlen bis zu 6 Monaten) nach TIA oder Apoplex nicht indiziert werden. Durch Aneurysmata bedingte Verschlüsse sollen wegen der hohen Embolierate nicht lysiert, sondern primär chirurgisch therapiert werden.

Da eine lokale Fibrinolyse gelegentlich bis zu 24 h dauern kann, muss die Ischämie der Extremität kompensiert sein. Bereits aufgetretene Nekrosen oder ein neurologisches Defizit zeigen irreversible Schäden an, die eine Kontraindikation darstellen. Die maligne Hypertonie ist wegen der erhöhten Gefahr einer intrakraniellen Blutung eine relative Kontraindikation. Absolute Kontraindikationen sind: Koagulopathien, blutende gastrointestinale Ulzera, intrakranielle Tumoren und Prozesse mit hohem Blutungsrisiko. Nachgewiesene intrakardiale Thromben sind keine absolute Kontraindikation. Jedoch sollte vor Beginn einer Fibrinolyse eine Arrhythmie therapiert werden und ein Absinken des Fibrinogenspiegels um mehr als 50 mg % (systemische Wirkung des Fibrinolytikums!) zur Unterbrechung oder Beendigung der Lyse führen.

■ Komplikationen

Hier ist zu unterscheiden zwischen Komplikationen an der Punktionsstelle, lokalen Nebenwirkungen der Fibrinolyse bzw. Kathetermanipulation und systemischen Nebenwirkungen.

Punktionsstelle. Bei durchschnittlich 4–25 % (Mittel: 5–8 %) werden Hämatome beobachtet, die nur in Einzelfällen transfusions- oder operationspflichtig sind. Pseudoaneurysmata und arteriovenöse Fisteln treten bei 0,2–1,4 % auf.

Lokale Nebenwirkungen. Bei bis zu 15 % der Patienten beobachtet man periphere *Embolien;* hier muss man allerdings unterscheiden zwischen den häufigen klinisch stummen, lediglich angiographisch nachweisbaren Embolien und der Embolie, die zu dem akuten klinischen Bild der ischämischen Extremität führt (5 %). In der Mehrzahl dieser Fälle führt die weitere Fibrinolyse, u. U. mit Lagekorrektur der Katheterspitze, zu schneller Besserung. Bei einer ischämischen Extremität ist jedoch eine rasche Rekanalisierung unabdingbar, um ein *Kompartmentsyndrom* (2–6 %) oder eine Amputation (0,2–8,5 %) zu vermeiden. Ist eine zeitgerechte Lyse nicht zu erreichen, muss chirurgisch oder perkutan thrombektomiert werden. *Gefäßspasmen* werden bei 0,2–3 % der Patienten, insbesondere bei lokaler Fibrinolyse der oberen Extremität, beobachtet und können mit lokal oder systemisch applizierten Vasodilatantien behandelt werden (150 µg Nitroglyzerin langsam i.a., 10–20 mg Nifedipin sublingual). Über Dissektionen wird in 7 % der Fälle, über Appositionsthromben am Katheter in 3–11 % berichtet.

Systemische Nebenwirkungen. Intrazerebrale und gastrointestinale Blutungen sind bei richtiger Indikationsstellung eine Rarität. Retroperitoneale Blutungen, spontan oder von der Leistenpunktion ausgehend, können gelegentlich auch noch einige Tage nach Beendigung der Fibrinolyse beobachtet werden und haben in Einzelfällen zu letaler Hämorrhagie geführt. Nierenversagen (Crush-Niere) wird bei bis zu 5 % der Patienten beobachtet und ist in 70 % der Fälle reversibel. Myokardinfarkte treten bei 1,3 %, sepsisähnliche Krankheitsbilder bei 1,8 % der Patienten auf. Die Mortalität des Eingriffs liegt zwischen 0,5 und 1,4 %.

Vorbereitung und Überwachung des Patienten

Falls kein Notfall vorliegt, bleibt der Patient 6 h nüchtern, ebenso während des Eingriffs; dabei muss auf eine genügende i.v.-Hydrierung geachtet werden. Während des Eingriffes muss der Patient zudem kardiopulmonal überwacht werden (EKG, wiederholte Messung von Blutdruck und peripherer Sauerstoffsättigung). Nach Beendigung der Therapie und Entfernen der Schleuse wird ein Kompressionsverband in der Leiste angelegt, worauf eine 24-stündige strenge Bettruhe folgt.

Monitoring

Zur Vermeidung von Komplikationen und überlangen Lysezeiten durch systemische Nebenwirkungen muss der Patient unter lokaler Fibrinolyse engmaschig kontrolliert und ständig überwacht werden. Vor Beginn der Lyse und in Abständen von 2–4 h sollten neben dem Blutbild (Hb, Hkt) alle relevanten Gerinnungsparameter (PTT, Quick, Fibrinogen) bestimmt werden. Hierbei ist zu beachten, dass unter rt-PA-Therapie häufig keine Veränderung dieser Parameter beobachtet wird und somit systemische Wirkungen und drohende Komplikationen prospektiv nicht immer erkannt werden können.

Zur laborchemischen Kontrolle der Effizienz der Fibrinolyse eignet sich am besten die Bestimmung der Fibrinspaltprodukte (FSP), die in vielen Kliniken jedoch noch nicht als Routine angeboten wird. Hier kann auch die Reptilasezeit bestimmt werden, die unabhängig von der Heparinisierung eine Aussage über die Effizienz der Fibrinolyse erlaubt. Unter adäquater Lysetherapie und adjuvanter Heparinisierung (s. unten) sollte die PTT bei 60–80 s liegen, der Quick unverändert bleiben. Ein Abfall des Fibrinogens um mehr als 50 mg % zeigt die beginnende systemische Wirkung der Fibrinolyse an; bei einem Abfall des Fibrinogens unter 100 mg % sollte die Fibrinolyse beendet werden. Bei manifester systemischer Wirkung (Blutung) kann auch Fibrinogen substituiert und/oder die Heparinwirkung durch Protamin antagonisiert werden.

Auf der Station müssen halbstündlich Blutdruck und Puls kontrolliert und die Punktionsstelle hinsichtlich einer Blutung oder Entwicklung eines Hämatoms inspiziert und palpiert werden (keine großen Verbände!). Angiographische Kontrollen sind abhängig vom Fortschritt der Fibrinolyse. Bei schneller Wiedereröffnung des Gefäßes sollte in 30–90-min-Abständen kontrolliert werden, um die Katheterspitze immer wieder optimal in den Thrombus zu platzieren und einen Abfluss des Fibrinolytikums über wiedereröffnete Kollateralen zu verhindern. Bei protrahiertem Lyseerfolg genügen Kontrollen in längeren Abständen (z. B. 4 h). Die Laborkontrollen sind so abzustimmen, dass jeweils zur angiographischen Kontrolle die aktuellen Werte vorliegen.

Medikamentöse Zusatztherapie

Grundsätzlich ist während der lokalen Fibrinolyse eine hochdosierte Heparinisierung angeraten. Diese sollte individuell auf eine partielle Thromboplastinzeit (PTT) von 60–80 s eingestellt werden. Die Heparinisierung kann mit einem Bolus von 5000 IE bei Beginn der Fibrinolyse eingeleitet und primär mit 1000 IE/h fortgeführt werden. Die Heparinisierung kann über die Gefäßschleuse erfolgen; hierdurch wird auch einer Bildung von Appositionsthromben an Katheter und Schleuse vorgebeugt. Durch regelmäßige Gerinnungskontrollen (s. unten) muss die Dosierung jeweils angepasst werden, wobei die Antikoagulation mit Heparin in den meisten Fällen über 48 Stunden nach dem Eingriff fortgesetzt wird. Je nach Morphologie von Ein- und Ausflusstrakt sowie der Blutflussgeschwindigkeit in der behandelten Extremität, wird zusätzlich eine orale Antikoagulation überlappend eingeleitet und gegebenenfalls über mehrere Monate fortgeführt.

Schmerzen, insbesondere bei Ischämie einer Extremität, müssen auf jeden Fall adäquat mit Analgetika behandelt werden; eine Sedierung ist nur in Ausnahmefällen notwendig.

Patienten mit bekanntem Ulkusleiden sollten durch H_2-Blocker (2 mal 400 mg Tagamet oral/Tag) abgedeckt werden.

Mit Beginn der Therapie und anschließend für mindestens 6 Monate erhalten die Patienten 100 mg Acetysaliclysäure/Tag. Wirkungsvoller als Acetylsalicylsäure scheinen monoklonale Thrombozytenanitkörper (z. B. Abciximab) die Blutplättchenaggregation zu unterbinden. Ihre Wirkung beruht auf der irreversiblen Hemmung des Glykoprotein IIb/IIIa-Rezeptors an der Thrombozytenoberfläche, wodurch eine Thrombozytenaggregation und -adhäsion verhindert wird. Allgemeingültige Studienergebnisse bezüglich der Überlegenheit des Medikamentes bei der peripheren Gefäßintervention liegen zum jetzigen Zeitpunkt noch nicht vor.

Grundlagen der interventionellen Technik

Abhängig von der Punktionsstelle und der zu lysierenden Gefäßregion sollten verschiedene Selektivkatheter und Drähte zur Verfügung stehen. Bei *antegrader Femoralispunktion* genügen üblicherweise ein gerader F-4- oder F-5-Katheter und ein steuerbarer Draht (z. B. Terumo).

Es hat sich – auch in Anbetracht möglicher Katheterwechsel und Erweiterungen des Eingriffs – als sinnvoll erwiesen, grundsätzlich eine arterielle Schleuse einzulegen, die durch eine Hautnaht fixiert werden muss. Abgesehen von Spezialkathetern zur sog. Pulse-spray-Technik (s. unten) oder bei Verwendung von Kathetern mit mehreren Lumina sollten nur Endlochkatheter eingesetzt werden, um ein ungewolltes Ablaufen des Fibrinolytikums über proximale Seitlöcher in Kollateralgefäße zu vermeiden.

Der Katheter wird vorsichtig bis kurz vor den Verschluss vorgeführt, und durch Kontrastmittelinjektion werden die Länge des Verschlusses und – soweit möglich – die distalen Gefäße dargestellt. Mit dem Fuhrungsdraht wird vorsichtig der Gefäßverschluss sondiert. Widerstände im Gefäß sollten durch Rotation und vorsichtiges Zurück- und Vorführen des Drahts und Katheters überwunden werden, um Dissektionen der Gefäßwand zu vermeiden. Bei frischen thrombotischen Verschlüssen wird lediglich die Katheterspitze in den Verschlussanfang eingeführt und das Fibrinolytikum ohne weitere Manipulationen injiziert, um ein Lösen des nichtwandadhärenten Materials zu vermeiden. Verschlüsse, die älter als 2 Wochen sind, können über die gesamte Länge vorsichtig mit Draht und Katheter passiert werden. Dann kann im Rückzug die gesamte Verschlusslänge mit Fibrinolytikum infiltriert werden und die Lyse mit Lage der Katheterspitze im Verschlussanfang fortgesetzt werden.

Bei der sog. *pharmakomechanischen Thrombolyse, der Pulse-Spray-Technik,* werden spezielle Katheter mit multiplen Seitlöchern in den Thrombus gelegt und durch kleinvolumige Hochdruckinjektionen des Fibrinolytikums eine gleichzeitige Fragmentierung des Thrombus erreicht.

Bei der *Ultraschall-Thrombolyse*, deren Wirksamkeit noch im Rahmen von klinischen Studien untersucht wird, wird das Fibrinolytikum über multiple Seitlöcher in den Thrombus gespritzt, während die Ultraschallsonde an der Spitze des Katheters mit einer Frequenz von 1,3 MHz betrieben wird. Ultraschallwellen dieser Frequenz bewirken eine Auflockerung der Fibrinstruktur des Thrombus und sollen dadurch eine bessere Permeation der gleichzeitig applizierten Fibrinolytikums und damit eine Reduktion der Therapiedauer ermöglichen.

Dosierung des Fibrinolytikums

Die applizierte Gesamtdosis und Dosis/h ist abhängig vom verwendeten Fibrinolytikum.

UK: 125 000–250 000 IE zur Infiltration des Thrombus, weiter mit 125 000 IE/h. Ist der Therapieerfolg protrahiert, wird nach spätestens 4 h auf 60 000 IE/h reduziert, um eine systemische Wirkung zu vermeiden.

rt-PA: 2,5 mg zur Infiltration des Thrombus, weiter mit 2,5 mg/h. Eine kumulative Maximaldosis von 20 mg sollte nicht überschritten werden.

Alle Fibrinolytika sollten so verdünnt werden, dass eine Infusionsmenge von 10–25 ml/h resultiert, die über Perfusor appliziert wird. Nach unserer Erfahrung hat es sich bewährt, die Heparinisierung parallel über die arterielle Schleuse durchzuführen, um gleichzeitig eine Thrombose und – bei antegrader Punktion – eine Thrombenapposition entlang des Katheters zu verhindern.

Endpunkt der lokalen Fibrinolyse sind folgende Kriterien:
- Erfolgreiche Eröffnung des Gefäßes,
- kein technischer oder klinischer Fortschritt nach 4 h hochdosierter oder 12 h niedrig dosierter Lyse,
- Auftreten systemischer Nebenwirkungen.

Spezielle interventionelle Technik nach Gefäßregionen und die Ergebnisse

Becken und untere Extremität

Grundsätzlich ist der „kürzeste Weg" zum Verschluss zu wählen. Tritt ein akuter Verschluss während einer perkutanen Angioplastie auf, sollte über den schon vorhandenen arteriellen Zugang die Fibrinolyse erfolgen. Verschlüsse in der Peripherie werden am besten durch antegrade Femoralispunktion erreicht. Proximale A.-femoralis-superficialis-Verschlüsse ohne stummelähnliches Restlumen sind leichter und komplikationsärmer von der kontralateralen Leiste aus zu sondieren. Bei lokaler Fibrinolyse der Beckenarterien wählen wir ebenfalls den Zugang von der kontralateralen Leiste, um eine lokale Lyse der Punktionsstelle zu vermeiden. In Fällen bilateraler Beckenarterienverschlüsse kann auch ein transbrachialer oder transaxillärer Zugangsweg gewählt werden. Hier ist allerdings das erhöhte Komplikationsrisiko durch Blutungen aus der Punktionsstelle zu berücksichtigen.

Ergebnisse

Der technische Erfolg liegt zwischen 56–80 %, wobei eine Verschlussdauer über 40 Tage offenbar ein negativer Prognosefaktor ist. Klinische Besserung wird von bis zu 92 % der Fälle berichtet, Symptomfreiheit in 56–66 %. Bisherige Untersuchungen zur Pulse-spray-Technik geben technische Erfolge bis 100 % an.

Reokklusionen (bis 30 Tage) treten bei 1/4 der Patienten auf. Die sekundäre Offenheitsrate liegt nach einem Jahr bei 73 %, nach 5 Jahren bei 63 %.

Obere Extremität

Arterielle Verschlüsse der oberen Extremität haben – im Gegensatz zu den Becken- und Beinarterien – meist eine embolische Ursache. Auch wenn über Alter und Herkunft des Embolus (z. B. kardialer Thrombus, Atherom der A. subclavia) meist nur spekuliert werden kann, ist immer dann die lokale Lyse indiziert, wenn keine bedrohliche akute Ischämie besteht, die eine sofortige chirurgische Intervention erfordert, und wenn keine multiplen peripheren Embolien vorliegen, die durch eine lokale Lyse nicht erfolgreich behandelt werden können. Nicht lysierbare Anteile eines Verschlusses können so demaskiert und in einem meist lokalen gefäßchirurgischen Eingriff entfernt werden. Bei distalen Verschlüssen sollten zur Vermeidung von katheterinduzierten Spasmen und Verschlüssen Koaxialsysteme eingesetzt werden.

Ergebnisse

In dieser Gefäßregion ist im Vergleich zu anderen Regionen der technische Erfolg noch mehr abhängig vom Alter des Verschlusses: er wird mit 50–83 % angegeben. Ein klinischer Erfolg ist bei fast allen Patienten zu beobachten. Über Amputationen nach Fibrinolyse wurde bisher nicht berichtet. In einer Studie waren 80 % der Patienten 19 Monate nach lokaler Fibrinolyse noch beschwerdefrei.

Viszeralarterien

Es existieren bisher nur Berichte über einzelne Fälle bei akutem Verschluss der A. mesenterica superior und insbesondere der Nierenarterien. Hier ist sicher dann die lokale Lyse indiziert, wenn nach perkutaner Angioplastie ein akuter Gefäßverschluss auftritt. Prinzipiell limitierend sind die kurzen Ischämiezeiten für Niere und Darm bei Körpertemperatur. Die chirurgische Embolektomie ist zur Erhaltung des Organs vorzuziehen. Lediglich beim inoperablen oder Hochrisikopatienten wäre die Fibrinolyse zum Organerhalt als Notfalltherapie indiziert. Es sind jedoch strikte zeitliche Begrenzungen der Lysetherapie zu beachten, um eine schwere Blutung in ein inzwischen infarziertes Organ zu vermeiden (z. B. keine Lyse über 6 h bei komplettem Nierenarterienverschluss ohne bekannte Nierenarterienstenose).

Pulmonalarterien

Die Indikation zur lokalen Lyse bei pulmonalen Embolien ist fraglich, da bereits eine systemische Fibrinolyse mit rt-PA ein durchschnittliches Intervall bis zur Rekanalisation von 2–6 h gezeigt hat. Insofern ist der Nutzen einer lokalen Therapie umstritten, da der Patient, der nicht chirurgisch embolektomiert werden muss, genügend Zeit für die weniger invasive systemische Lage hat. Es gibt auch die alternative Meinung, dass bei allen Patienten mit nachgewiesener Lungenembolie primär eine lokal hochdosierte Lyse durchzuführen ist. Hier werden Dosierungen von 50–90 mg rt-PA oder 3 Mio. IE UK über 2 h angegeben; die Erfolgsrate liegt bei 90 %.

Erfahrungen mit einer gleichzeitigen Fragmentierung des Thrombus über einen selektiven Pulmonaliskatheter sind bisher zu lückenhaft, um eine allgemeingültige Empfehlung aussprechen zu können. Der Ansatz, durch mechanische Zerkleinerung des Thrombus gleichzeitig den pulmonal-arteriellen Druck zu senken und die Oberfläche des Thrombus zu vergrößern, erscheint jedoch vielversprechend.

Dialyseshunts

In fast allen Fällen handelt es sich um PTFE-Shunts. Nur in wenigen Fällen ist eine Sondierung der arteriellen Anastomose über einen typischen (z. B. transfemoralen) Zugang möglich. Üblicherweise erfolgt die Diagnose und Therapie durch direkte Punktion des Shunts. Insofern ist häufig die „gekreuzte Kathetermethode" notwendig, d. h. durch direkte Punktion des Shunts wird je ein kurzer Katheter in Richtung venöse und arterielle Anastomose vorgeführt und das Fibrinolytikum parallel infundiert. Bei Shuntthrombosen liegt in 86 % der Fälle ein mechanisches Problem, in 2/3 eine venöse Anastomosenstenose vor, das nach erfolgreicher Lyse angiographisch nachgewiesen werden muss und ggf. in der gleichen Sitzung perkutan therapiert werden sollte. Eine spezielle Kontraindikation ist lediglich der infizierte Shunt.

Ergebnisse

Die technische Erfolgsrate liegt bei nahezu 100 %; über Rethrombosen innerhalb von 24 h wird bei 7 % der Patienten berichtet. Primäre und sekundäre Offenheitsraten liegen bei 26 bzw. 51 %.

Arterielle Bypasses

Da akute Bypassverschlüsse häufig zu einer akuten klinischen Symptomatik führen, werden sie schnell erkannt, und die Erfolgsaussichten für eine lokale Fibrinolyse sind hoch. In Vergleichsserien hat die lokale Lyse eine höhere Erfolgsrate als
die chirurgische Therapie. Auch wenn die gesamte Thrombusmasse groß ist, kann
in der Mehrzahl der Fälle innerhalb kurzer Zeit, oft bereits nach 15–30 min, ein
antegrader Fluss im Bypass wiederhergestellt werden, da das thrombotische Material relativ frisch ist und keine Kollateralen den Abfluss des Fibrinolytikums
ermöglichen. Verzögerte Eröffnung des Bypass oder Therapieversagen beruht
meist auf schlechtem peripheren Abstrom oder gleichzeitiger Thrombose der
distal des Bypass gelegenen Gefäße. Meist sind mechanische Probleme, insbesondere Anastomosenstenosen, die Verschlussursache und sollten möglichst interven-
tionell-radiologisch behoben werden.

Bei femoropoplitealen Bypasses ist – ähnlich den proximalen A.-femoralis-su-
perficialis-Verschlüssen – der Zugang von der kontralateralen Leiste zu wählen.
Bei üblicher Operationstechnik muss der Bypass am ventralen Aspekt der A. femoralis communis gesucht werden (Bildverstärker zur Gegenseite 30–45° angu-
lieren). Hier sollten Selektivkatheter mit einer Mindestlänge von 100 cm (z. B.
Vertebraliskatheter) eingesetzt werden. Muss eine Ballonangioplastie angeschlossen werden, ist auf genügend lange Ballonkatheter und Wechseldrähte zu achten.

Bypassverschlüsse während des ersten postoperativen Monats sollten nicht lysiert werden, da hier ein hohes Risiko der Blutung aus den Anastomosen (Kompartmentsyndrom!) und der Bypassleckage bei Kunststoffbypasses besteht; des
weiteren ist bei Verschlüssen zu diesem Zeitpunkt fast immer ein operationstech-
nisches Problem die Ursache, so dass die chirurgische Revision die Therapie der
Wahl ist.

Ergebnisse

Technische Erfolge werden für 75–88 %, klinische Erfolge für 66–85 % der behandelten Patienten berichtet. Venenbypasses zeigen deutlich bessere Ergebnisse als
Kunststoffprothesen. Da mechanische Probleme meist ursächlich sind, liegt die
primäre Offenheitsrate ohne zusätzliche Korrektur einer Stenose bei 23 % und
10 % nach 1 bzw. 2 Jahren. Wird die ursächliche Läsion interventionell oder ge-
fäßchirurgisch angegangen, liegen die entsprechenden Offenheitsraten bei 89 bzw.
79 %.

21.2
Perkutane mechanische Thrombektomie

Pathophysiologische Grundlagen

Pathomorphologisch wird die akute Ischämie durch einen frisch aufgetretenen thrombotischen Verschluss eines arteriosklerotisch veränderten Gefäßsegmentes oder aber durch eine Embolie hervorgerufen. In beiden Fällen handelt es sich um Verschlussmaterial, das im Idealfall noch nicht durchbaut und auch noch nicht an der Gefäßwand adhärent ist. Folglich ist der Thrombus im Gefäß beweglich und durch mechanische Maßnahmen extrahierbar.

Das Fogarty-Manöver, bei dem chirurgisch die mobilen Thromben mit einem Ballonkatheter aus dem Gefäß entfernt werden, macht sich diese Tatsache zunutze. Das Fogarty-Manöver hat jedoch den Nachteil der größeren Invasivität und fehlenden Sichtkontrolle, so dass eine inkomplette Thrombenentfernung resultieren kann und Gefäßverletzungen beschrieben werden. Als Alternative zur operativen Therapie hat sich in den letzten Jahren die perkutane Thrombektomie entwickelt. Die unter diesem Begriff zusammengefassten Verfahren arbeiten nach dem Prinzip der kathetergesteuerten Thrombusextraktion oder der mechanischen Thrombusfragmentation. Einige Verfahren kombinieren beide Wirkungsprinzipien.

Kathetersysteme

Die perkutane *Aspirationsthrombembolektomie* stellt das technisch einfachste Verfahren dar. Dabei wird ein gerader Katheter in das Gefäß eingeführt und mit Hilfe einer 50 ml Spritze ein Unterdruck im Katheter aufgebaut. Durch Vor- und Rückwärtsbewegung des Katheters im Verschlusssegment werden die Thromben angesaugt und entfernt.

Der *Amplatzkatheter* arbeitet nach dem Prinzip der Thrombusfragmentation. Dabei handelt es sich um einen geraden Katheter ohne Drahtführung, dem am distalen Ende eine Metallkammer mit einem schraubenförmigen Impeller aufsitzt. Das System wird mit Druckluft betrieben, saugt bei 100–150 000 Umdrehungen pro Minute thrombotisches Material an und fragmentiert es. Das durch den Impeller zerkleinerte Material wird durch seitliche Öffnungen am Katheter wieder freigesetzt, rezirkuliert, d. h. es passiert mehrfach die Metallkammer, und wird schließlich zu kapillargängigen Fragmenten mit einer Größe unter 13 µm zerkleinert.

Häufig und mit Erfolg werden die *hydrodynamischen Kathetersysteme* eingesetzt, die die Prinzipien von Thrombusfragmentation und extraktion aus dem Gefäß kombinieren. Bei den hydrodynamischen Systemen wird physiologische Kochsalzlösung mit hohem Druck durch eine oder mehrere Düsen an der Spitze des Katheters in das abführende Katheterlumen gespritzt. Dadurch entsteht an der Katheteröffnung ein Unterdruck, der sogenannte Venturi-Effekt, durch den Thromben in den Katheter gesaugt werden. Gleichzeitig wird der Thrombus durch den Wasserstrahl zerkleinert und durch das abführende Lumen nach außen transportiert. Die einzelnen, zur Zeit angebotenen, hydrodynamischen Kathetersysteme unterscheiden sich im wesentlichen in der Spitzenkonfiguration und sind in Kathetergrößen zwischen 5F und 10F verfügbar.

Indikationen und Kontraindikationen

Perkutane Thrombektomiesysteme werden im wesentlichen bei akuten und subakuten arteriellen Verschlüssen (< 6 Monate) in der unteren Extremität eingesetzt. Der wesentliche Vorteil der perkutanen Thrombektomiesysteme ist die kurze Rekanalisationszeit selbst langstreckiger, frischer Gefäßverschlüsse, so dass die kritische Ischämiezeit verkürzt werden kann. Folglich sind diese Kathetersysteme bei der akuten, kompletten Ischämie als interventionelles Verfahren der ersten Wahl indiziert. Bei langstreckigen Verschlüssen reduzieren sie die Gesamtthrombusmasse im Gefäß. Auf diese Weise kann eine nachfolgende Fibrinolysetherapie effizienter arbeiten.

Mechanische Thrombektomiesysteme finden außerdem Anwendung bei der Wiedereröffnung verschlossener Dialyseshunts, großlumiger Venen (z. B. V. subclavia, V. femoralis communis) oder bei TIPSS-Trakt-Verschlüssen. In anderen Stromgebieten ist ihr Einsatz bisher auf Einzelfälle beschränkt.

Meist werden perkutane Thrombektomiesysteme in Kombination mit einer lokalen Fibrinolyse eingesetzt, so dass die Kontraindikationen im wesentlichen denen der lokalen Fibrinolysetherapie (Kapitel 21.1) entsprechen. Nicht eingesetzt werden sollten die perkutanen Thrombektomiesysteme in kleinlumigen Gefäßen (z. B Unterschenkelarterien), da die Kathetersysteme nicht in Größen unter 5–6F zur Verfügung stehen.

Komplikationen

Wie bei der lokalen Fibrinolyse (Kapitel 21.1) ist zwischen Komplikationen an der Punktionsstelle, lokalen und systemischen Nebenwirkungen zu unterscheiden.

An der Punktionsstelle werden Komplikationen häufiger beobachtet als bei der lokalen Fibrinolyse, da die Kathetersysteme großlumiger sind und die Komplikationsrate mit der Größe des Einführungsbestecks korreliert (lokales Blutungsrisiko ca. 9 %).

Die lokalen Nebenwirkungen in der behandelten Extremität entsprechen im wesentlichen denen der lokalen Fibrinolyse, wobei für die verschiedenen Kathetersysteme distale Embolieraten von bis zu 40 % angegeben werden. Diese werden in der Mehrzahl der Fälle jedoch durch eine nachfolgende Fibrinolyse erfolgreich mitbehandelt. Bei den nicht drahtgeführten Kathetersystemen muss eine höhere Rate an Dissektionen in Kauf genommen werden. Gefäßperforationen werden ebenfalls beschrieben.

Die genannten systemischen Nebenwirkungen der lokalen Fibrinolyse haben auch für die perkutanen Thrombektomiesysteme Bestand. Durch die Kombination mit einer Fibrinolysetherapie können systemische Blutungen auftreten und es gelten die mit der Reperfusion assoziierten Komplikationen (Azidose, Myoglobinämie, Crush-Niere, etc.). Zusätzlich ist auf den Blutverlust während der Thrombektomie und die Menge der applizierten Spülflüssigkeit (Gefahr der Überwässerung) zu achten.

Selten treten Katheterbrüche oder Defekte der Antriebseinheit auf. Insgesamt werden für die perkutanen mechanischen Thrombektomieverfahren Mortalitätsraten von 0–3,5 % angegeben.

Vorbereitung und Überwachung des Patienten

Entsprechen den unter 21.1 (lokale Fibrinolyse) genannten Maßnahmen. Das Monitoring ist bei nachfolgender lokaler Fibrinolyse wie unter 21.1 genannt durchzuführen.

Medikamentöse Zusatztherapie

Die medikamentöse Zusatztherapie entspricht der der lokalen Fibrinolyse (Kap. 21.1).

Technisches Vorgehen

Auch das technische Vorgehen ist mit dem der lokalen Fibrinolyse vergleichbar. In der Regel wird ipsilateral von der Leiste aus vorgegangen. Nach der antegraden Femoralispunktion wird eine 8F Schleuse eingelegt. Die angiographische Ausgangssituation wird über die Schleuse dokumentiert und anschließend mit Hilfe eines Führungsdrahtes und Katheters in den Gefäßverschluss eingegangen. Dabei ist zu beachten, dass der Verschluss nicht vollständig mit dem Katheter passiert wird, um eine distale Embolisation zu vermeiden. Anschließend wird über den liegenden Führungsdraht das Thrombektomiesystem an den Verschluss herangeführt, in Betrieb genommen und bis ca. 2 cm an das distale Verschlussende vorgeführt. Meist sind 1–3 Passagen mit dem Thrombektomiesystem notwendig um das zuvor verschlossene Gefäßlumen zu rekanalisieren. Erst nach weitgehender Gefäßwiedereröffnung werden auch die distalen Anteile des Verschlusses eröffnet. Wesentlich für den Erfolg der Thrombektomie ist das langsame, schrittweise Zurückziehen des Katheters, um dem System Zeit zu geben, Thrombus in nennenswerter Menge zu fragmentieren oder abzusaugen. Bei den hydrodynamischen Kathetersystemen kann die Geschwindigkeit der Verschlusspassage anhand der Spülflüssigkeit kontrolliert werden. Bleibt die Spülflüssigkeit weitgehend klar, liegt der Katheter im Thrombus, um dort seine Wirkung zu entfalten. Wird Blut abgesaugt, spricht dies für eine bereits wiederhergestellte Perfusion, so dass der Katheter weiter in den Verschluss vorzuführen ist. Nach Abschluss der perkutanen

Thrombektomie wird der Erfolg angiographisch dokumentiert. Da sich in der Regel noch Restthromben im Gefäß befinden, wird in den meisten Fällen eine lokale Fibrinolysetherapie angeschlossen (Kapitel 21.1).

Ergebnisse

Nach unseren Erfahrungen gewährleisten die perkutanen Thrombektomiesysteme eine schnellere und kontrolliertere primäre Rekanalisation von akuten Gefäßverschlüssen im Vergleich zur lokalen Fibrinolyse. Nur in 19–49 % führt die perkutane Thrombektomie ohne Zusatzmaßnahmen zum Erfolg. Meist verbleiben Restthromben im Gefäß, da das rekanalisierte Lumen oft nicht dem originären Gefäßlumen entspricht. In diesen Fällen empfiehlt es sich die perkutane Thrombektomie mit einer lokalen Fibrinolyse und/oder anderen perkutanen, interventionellen Techniken (z. B. PTA, Stentanlage) zu kombinieren. Betrachtet man die Thrombektomie als Teil einer komplexen Stufentherapie, werden primäre Erfolgsraten für die Aspirationsthrombembolektomie von 84–93 %, für den Amplatzkatheter von 80–100 % und für die hydrodynamischen Systeme von 67–92 % angegeben.

Diese Zahlen gelten im wesentlichen für die perkutane Thrombektomie der unteren Extremität, während für andere Gefäßregionen keine allgemeingültigen Zahlen und Ergebnisse vorliegen. Vergleichsstudien, die die Überlegenheit eines einzelnen Thrombektomiesystems herausstellen, liegen bislang nicht vor, weshalb die Entscheidung, welches Thrombektomiesystem zum Einsatz kommt meist individuell aufgrund persönlicher Erfahrung getroffen wird.

Ein möglicher Einfluss der perkutanen Thrombektomie in Bezug auf den Extremitätenerhalt versus Amputation kann derzeit noch nicht abgeschätzt werden.

Nach unserer Einschätzung dürften sich die mittel- und langfristigen Ergebnisse nicht sehr von denen der lokalen Fibrinolyse (Kapitel 21.1) unterscheiden, da der langfristige klinische Verlauf der Patienten im wesentlichen von der morphologischen und funktionellen Beschaffenheit der behandelten Gefäßregion abhängt und weniger vom Rekanalisationsverfahren.

Kombination mit anderen Therapieverfahren

In 2/3 der Fälle demaskiert sich nach erfolgreicher Fibrinolyse eine Gefäßläsion (Stenose, kurzer älterer Verschluss), die nicht durch das Verfahren therapiert wurde. Dasselbe trifft für die alleinige oder kombinierte Behandlung des Verschlusses mit perkutanen mechanischen Thrombektomieverfahren zu. Hier sollte das notwendige perkutane Verfahren zur Behandlung der oft ursächlichen Läsion eingesetzt werden (Ballonangioplastie, Atherektomie, Stent) oder eine chirurgische Revision im Anschluss erfolgen. Einige Autoren empfehlen ein 2- bis 3tägiges Intervall unter Heparinisierung, bevor die Angioplastie in einem 2. Eingriff durchgeführt wird. Wir führen bei gutem peripherem Abstrom weiterführende angioplastische Verfahren direkt im Anschluss an die Fibrinolyse und/oder perkutane mechanische Thrombektomie durch.

KAPITEL 22

Therapeutische Gefäßokklusion 22

M. Libicher, G.W. Kauffmann und V. Hoffmann

Durch Fortschritte der Kathetertechnik, insbesondere koaxialer Systeme und der Weiterentwicklung der Embolisationsmaterialien, nimmt die Bedeutung der therapeutischen Gefäßokklusion zu. Die Katheterverschlussbehandlung als Alternativmethode zu Endoskopie und Chirurgie ist in ein Gesamtbehandlungskonzept eingebunden. Das folgende Kapitel beschreibt im ersten Teil die häufigsten Indikationen und gibt eine Übersicht der wichtigsten Embolisationsmaterialien. Im zweiten Teil werden die speziellen Techniken einzelner Embolisationen aufgeführt. Eine vollständige Auflistung sämtlicher Verfahren und Techniken, z. B. Pfortaderembolisation u.v.m., war nicht beabsichtigt. Der interessierte Leser sei hier auf die Spezialliteratur verwiesen (z. B. Günther/Thelen, Hrsg.): Interventionelle Radiologie, Thieme).

22.1
Embolisate und ihre Indikationen

Die häufigsten Indikationen zur Embolisationstherapie sind:
1. Blutungen
2. Symptomatische AV-Missbildungen
3. Regionale Tumortherapie (z. B. Embolisation der Niere, Chemoembolisation von Lebertumoren)

Von der Blutung über die arteriovenöse Malformation bis hin zur regionären Tumortherapie sind prinzipiell ganz ähnliche Instrumente und Embolisate zu verwenden. Dies liegt daran, dass moderne Koaxialkatheter es ermöglichen, das jeweilige Gefäß superselektiv zu sondieren und zu okkludieren.

In der superselektiven Position ist es möglich, je nach Organgebiet und Ausmaß der zu erwartenden Schädigung gesunden Nachbargewebes sowohl zentral okkludierende Partikel (z. B. Mini-GAW-Spiralen) als auch kapillär wirksame Flüssigkeiten (z. B. Zyanoakrylate) zu verwenden (Abb. 22.1). Andererseits wird es bei der Behandlung der arteriovenösen Malformation und regionären Tumortherapie gelegentlich erforderlich sein, zum Schutz gesunder Nachbargebiete an Gefäßverzweigungen GAW-Spiralen abzusetzen, bevor aggressivere Embolisate (z. B. Flüssigkeiten) injiziert werden können. Der interventionell tätige Radiologe muss die charakteristischen Eigenschaften der verschiedenen Embolisationsmaterialien kennen, um einen gewünschten Effekt zu erreichen, z. B. temporäre vs. permanen-

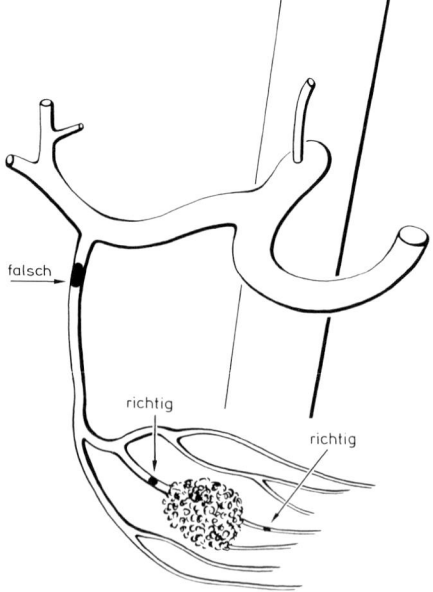

Abb. 22.1. Embolisation zur Blutstillung. Die korrekte periphere Lage des Embolisationsmaterials ist angegeben. Würde der Gefäßverschluss weiter zentral gesetzt werden (→ falsch!), käme es im Falle der A. gastroduodenalis zur Nachblutung über Pankreasarkaden. Um sicher einen Blutungsstillstand zu erreichen wird meist distal und proximal der Blutung embolisiert

falsch

richtig

richtig

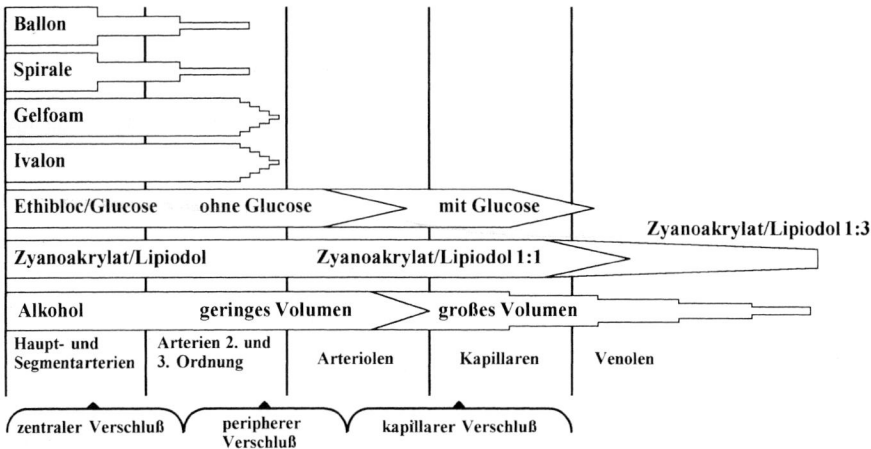

Abb. 22.2. Verschlussebene der verschiedenen Embolisate

te bzw. kapilläre vs. zentrale Embolisation (Abb. 22.2, Tab. 22.1). Die jeweiligen Materialeigenschaften wie Partikelgröße, Röntgendichte, Viskosität und Okklusionsmechanismus bestimmen sowohl das Anwendungs- wie auch Nebenwirkungsspektrum. Wichtig dabei ist die Bestimmung der Verschlussebene vor der Embolisation: bei Blutung großer Arterien sind zentral wirksame GAW-Spiralen indiziert, bei kleineren Gefäßen z. B. Minispiralen, Mikropartikel, Ivalon oder Gelfoam. Ein kapillärer Verschluss, z. B. mit Ethibloc, Alkohol oder Zyanokrylaten, erscheint bei Tumorembolisationen oder Angiodysplasien sinnvoll.

Blutungen

Bronchialarterien

Hauptindikationen sind entzündliche Lungenerkrankungen, besonders Spätveränderungen bei chronischen unspezifischen oder spezifischen Entzündungen. Die Indikation ist auf diejenigen Patienten eingeengt, bei denen effiziente endoskopische Maßnahmen fehlgeschlagen sind und ein kompetenter Thoraxchirurg den sanierenden operativen Eingriff ausschließt.

Viszeralarterien

Hier ist es in erster Linie die *Leber,* bei der nach Trauma oder iatrogen eine *Hämobilie* oder Aneurysmata auftreten, bei der der superselektive Verschluss vor anderen Verfahren indiziert ist. Indikation für die Embolisation der Arterien des Pankreas ist das Aneurysma einer Pankreas- oder Milzarterie mit Wirsungirrhagie.

Tabelle 22.1. Übersicht über die Eigenschaften häufig verwendeter Embolisate

	Ballon ablösbar	Spirale (GAW)	Ivalon
Partikelgröße	variabel; > 3 mm	F2–F7	variabel: 50–500 µm
Röntgendichte	verdünntes (!) KM/Akrylate	mangelhaft; Platinspitze	nein
Okklusionsmechanismus	mechanisch	mechanisch und Thromboaggregation	mechanisch
Biologisches Verhalten	inert, semipermeabel	leichte entzündliche Reaktion	inert
Rekanalisation in Tagen	nicht möglich	möglich, selten	prinzipiell nicht; mengenabhängig
Applikation	koaxial	Applikationsset, auch koaxial[a]	koaxial als Suspension von KM/Ivalon

	Ethibloc	Ethibloc niederviskös
Partikelgröße	flüssig	Emulsion: 2 Teile Ethibloc; 1 Teil Lipiodol
Röntgendichte	mäßig: 120 mg J/ml	gut: ca. 250 mg J/ml
Okklusionsmechanismus	Präzipitation, langsam	Präzipitation, sehr langsam
Biologisches Verhalten	inert	inert bis Granulome
Rekanalisation	prinzipiell nicht; mengenabhängig	prinzipiell nicht; mengenabhängig
Applikation	über jeden Katheter, auch koaxial	über jeden Katheter, auch koaxial
	cave: Reflux!!	**cave:** rasche Entmischung und venöse Verschleppung!!

	Zyanokrylate	*Varigloban*
Partikelgröße	flüssig	flüssig
Röntgendichte	öliges KM: bis 300 mg/ml	0
Okklusionsmechanismus	Polymerisationsgeschwindigkeit:	Kontaktdenaturierung und Thrombose

Zyanoakrylat/Lipiodol	s
10/90	170
25/75	30
50/50	3
75/25	1

Biologisches Verhalten	Fremdkörperreaktionen	sterile Thrombophlebitis
Rekanalisation	möglich, mengenabhängig	denkbar, mengenabhängig
Applikation	meist koaxial	über jeden Katheter, auch koaxial

[a] Achtung: Für Koaxialkatheter sind 3 Größen verfügbar; immer im Verhältnis zum zu verschließenden Gefäß die „kleinste" Spirale verwenden, die voraussichtlich nicht erschleppt wird: „Gestreckte" Spiralen haben eine stark herabgesetzte Thrombogenität und damit keine Effizienz! Neuerdings sind auch mechanisch **oder elektrolytisch ablösbare Spiralen erhältlich: Vorteil bei delikater (z. B. Neuroradiologische Eingriffe) Plazierung.**

Bei Blutungen von Magen und Duodenum wegen Ulkus, Tumor, Lymphom, Papillotomie oder Magenresektion ist die Embolisation eine Alternativbehandlung; Endoskopie und Chirurgie haben zunächst den Vortritt. Eine Indikation zur Katheterverschlussbehandlung im Stromgebiet von Dünn- oder Dickdarm ist nur bei wenigen Ausnahmen gegeben, kann aber unmittelbar präoperativ bei vital gefährdeten Blutungen indiziert sein.

Nieren- und Beckenarterien

Blutungen aus der Niere, z. B. nach Gefäßverletzung bei operativen Eingriffen, sollten im Koaxialverfahren primär embolisiert werden. Beckenringfrakturen, die zu kreislaufwirksamen Massenblutungen führen können, stellen eine klassische Indikation zur sofortigen interventionellen Therapie dar, der die operative Stabilisierung (Fixateur externe/interne) folgen muss. Weitere mögliche Indikationen im Beckenbereich sind Tumorblutungen (z. B. Corpus- oder Cervix-Ca, Harnblasen-Ca).

Arteriovenöse Malformationen

Bei *Hämangiomen* sollte die Indikationsstellung zurückhaltend erfolgen, da sich über 90 % der Hämangiome im Kindesalter ohne Komplikationen oder nennenswerte kosmetische Beeinträchtigung zurückbilden. Andererseits sind die Sofortkomplikationen der Embolisation zu beachten. Fehlgeschlagene Therapieversuche können zur Ausschüttung von Angiogenesisfaktoren führen, die Wachstum und Ausbreitung des Gefäßtumors beschleunigen. Grundsätzlich werden Hämangiome zunächst sorgfältig beobachtet und die Patienten bzw. Eltern einer gezielten Beratung zugeführt. Eltern und Patienten müssen darauf hingewiesen werden, dass jede Behandlung, von der plastischen Chirurgie über Laserbestrahlung bis zur transkatheteralen Embolisation, eine entstellende Narbenbildung nach sich ziehen kann, die im natürlichen Verlauf der Erkrankung u. U. nicht eingetreten wäre.

Patienten mit symptomatischen *arteriovenösen Malformationen* können jedoch Komplikationen entwickeln. Entstellung durch rasches Wachstum, Kasabach-Merritt-Syndrom, Kompression von vitalen Strukturen oder Öffnungen, hyperdyname Herzbelastung, veränderte Reaktion auf Pharmaka und portaler Hochdruck sind einige dieser Komplikationen. Bei arteriovenösen Malformationen der Lunge werden gehäuft kardiale Volumenbelastung oder paradoxe Embolien beobachtet. Arteriovenöse Malformationen der *Niere*, die sich durch Hämaturie oder seltener in Kombination mit renaler Hypertonie manifestieren, können ebenfalls embolisiert werden.

Tumoren

Bei der Tumorbehandlung an der *Leber* ist die Indikation auf die Fälle beschränkt, bei denen eine Resektion nicht möglich oder sinnvoll ist (z. B. Ausbreitung eines primären Tumors über die Grenze eines Leberlappens hinaus bzw. mehr als 3 Lebermetastasen auf beide Leberlappen verteilt) und bei denen eine extrahepatische Tumormanifestation ausgeschlossen werden kann. Die Indikation zur transarteriellen Chemoembolisation (TACE) wird im allgemeinen bei inoperablen hepatozellulären (HCC) oder cholangiozellulären (CCC) Karzinomen und bei APUDOM-Metastasen gestellt. Die Metastasen dieser hormonproduzierender Tumoren sprechen sehr gut auf die regionäre Kathetertherapie an und werden embolisiert, falls die systemische Behandlung eine Flush-Symptomatik nicht ausreichend unterdrücken kann.

An der *Niere* gilt, dass die präoperative Embolisation meist auf diejenigen Fälle beschränkt ist, bei denen ein Verschluss der Nierenvene oft zusammen mit einem Kavazapfen einen blutreichen, schwierigen Eingriff erwarten lässt. Palliativ ist es meist die massive Hämaturie, seltener ein intensiver tumorbedingter Schmerz, der zur Embolisation führt. Die Chemoembolisation wird auf Fälle beschränkt, bei denen entweder bei Patienten mit Einzelniere die Enukleation kleiner Tumoren erschwert ist oder bei bilateralem Tumorbefall Chemoinfusion und Tumorenukleation – zeitlich versetzt – kombiniert werden sollen.

Bei den Tumoren des *Beckens* ist insbesondere die Therapie des Plattenepithelkarzinoms der Zervix zu nennen: Hier wird gelegentlich bei fortgeschrittenen Tumoren von erheblicher Größe vor chirurgischen oder radiotherapeutischen Maßnahmen die Embolisation meist mit dem unmittelbaren Ziel der Blutungsstillung indiziert. Andererseits ist auch nach erfolgtem chirurgischem Eingriff und/oder Strahlentherapie das Lokalrezidiv mit Schmerzen und Blutung u. U. Ziel einer solchen interventionellen Maßnahme. Beim lokal fortgeschrittenen *Mammakarzinom* ist eine regionäre Chemotherapie zur Tumorverkleinerung vor weiteren operativen Maßnahmen in Einzelfällen indiziert.

■ Komplikationen und Vorsichtsmaßregeln

Grundsätzlich allen Embolisationen gemeinsam ist die Gefahr des *Refluxes* gegen Ende der Embolisation mit unerwünschter Organinfarzierung benachbarter Gefäßgebiete. Dies wird z. B. bei der *Ethiblo*embolisation an der Niere durch das Aufblocken eines Ballons verhindert. Ganz allgemein ergibt sich daher die Notwendigkeit, dass nur der Erfahrene mit Hilfe hochauflösender Durchleuchtungsgeräte unter Verwendung von gut röntgensichtbaren Materialien arbeitet. Bei langsamem Fluss des Embolisates gegen Ende der Okklusionsbehandlung ist der Moment des Refluxes vorherzusehen.

Je nach Zielgebiet der Embolisationsbehandlung werden sich verschiedene Komplikationen bevorzugt einstellen: Bei der Embolisation von *arteriovenösen Malformationen der Lunge* ist als Besonderheit mit paradoxer Embolie durch Migration des Embolisates (ablösbarer Ballon) zu rechnen Bei der *Bronchialarterienembolisation* (Abb. 22.3 zum Auffinden der Gefäßabgänge) sind es die Quer-

Abb. 22.3. Vereinfachtes Schema der Bronchialarterienabgänge (die römischen Ziffern kennzeichnen die Brustwirbelkörper); Varianten sind häufig

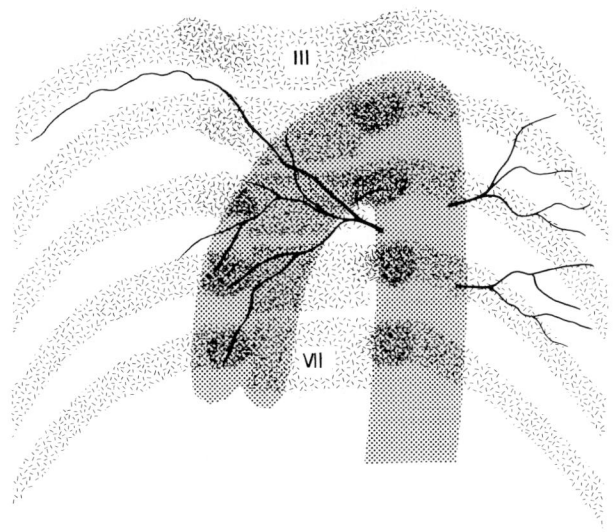

schnittslähmung, Aortenruptur, sowie ischämische Schäden von Ösophagus, Trachea, Myokard und Bronchien.

Bei Embolisationen von *Viszeralarterien* ist prinzipiell die Fehlplazierung der hier meist verwendeten Spiralen oder Gelfoampartikel mit unerwünschter Infarzierung gesunder Partien zu nennen. Während die Kollateralversorgung an Magen und Duodenum bei Verwendung von Partikeln die Darmnekrose wirksam verhindert, wird dies bei Verwendung flüssiger Substanzen, die in Ausnahmesituationen gelegentlich eingesetzt werden müssen, durchaus der Fall sein. Bei der *Milzarterienembolisation* wird die Abszessbildung und Organruptur mit nachfolgender Blutung genannt, so dass hier die fraktionierte partielle Organembolisation propagiert wird. Bei der *Nierenarterienembolisation* zur Blutungsbehandlung ist es die unkontrollierte Injektion von Partikeln oder Flüssigkeiten mit inkomplettem Verschluss von Interlobararterien, die neben dem unnötigen Parenchymverlust zur renalen Hypertonie führen kann.

■ Kontraindikationen

Es gelten die üblichen unter „Arteriographie" (Kap. 14) aufgeführten Kontraindikationen. Verschluss von Gefäßen zur kollateralen Versorgung.

Vorbereitung des Patienten

Es gelten die – auch für die Arteriographie (Kap. 14) üblichen – vorbereitenden Maßnahmen. Darüber hinaus sollte spätestens am Vortag der Untersuchung die strategische Gesamtkonzeption interdisziplinär festgelegt sein und dem Patienten zu diesem Zeitpunkt ausreichend Gelegenheit gegeben werden, sich mit den Vor und Nachteilen des Therapiekonzeptes und den Alternativverfahren auseinanderzusetzen. Bei elektiven, interventionellen Eingriffen muss das schriftliche Einverständnis am Vortag der Untersuchung vorliegen.

Vorbereitung des Eingriffs durch MTRA

Für die Angiographie wird ein steriles Sieb mit Standardinstrumenten bereitgehalten, außerdem unter sterilen Kautelen zusätzliches Einmalmaterial auf dem Tisch plaziert (s. Kap. 14). Dies ergibt sich aus der Tatsache, dass bei einer Vielzahl von Katheterverschlussbehandlungen die für die Strategie des Eingriffs notwendige Arteriographie erst jetzt angefertigt wird. Grundsätzlich sollte eine *arterielle Schleuse* verwendet werden, die den raschen Katheterwechsel schonend ermöglicht.

22.2
Katheter und interventionelle Technik

Prinzipiell werden verschiedene Selektivkatheter mit Multipurpose-, Kobra- oder Sidewinderkonfiguration zusammen mit Spezialführungsdrähten (z. B. der sog. Bentson-Draht oder Drähte mit drehstabilen Momenten) verwendet.

Soll eine Tumorembolisation durchgeführt werden, wird ein zweiter steriler Instrumententisch hergerichtet. Ist das Zielgebiet der Embolisation so erreichbar, dass gesundes Nachbargewebe nicht oder kaum betroffen wird (Nierentumorembolisation, manche Fälle von Segmentembolisation der Leber), sollten Ballonkatheter bereitgehalten werden. Für die Niere verwenden wir F-7-Kobra oder Sidewinder-Ballonkatheter über F-8-Schleusen, für die Leber werden über F-6-Schleusen F-5- oder dünnlumigere Dilatationskatheter eingeführt. Meist ist jedoch bei der regionären Tumortherapie, ähnlich wie bei der Therapie von arteriovenösen Malformationen, nur ein Kompromiss möglich, so dass die Embolisate koaxial injiziert werden. Bei Verwendung von Zytostatika sind entsprechende Vorsichtsmaßnahmen wie Schutzbrille, Schutzhandschuhe und bestimmte Kautelen bei der Entsorgung zu beachten. Zur Embolisation von arteriovenösen Malformationen gehört prinzipiell die rasche Verfügbarkeit dreidimensionaler Bildgebung, um die Effizienz der Embolisation zu kontrollieren und ggf. durch Direktpunktion zu verbessern.

Blutungen

Bei Bronchialarterien geschieht der Blutungsquellennachweis ausschließlich mittels Bronchoskopie. Gelingt bei Nasenbluten und Blutungen nach Papillotomie ein Blutungsnachweis nicht, so muss die Embolisationsbehandlung auch hier ohne diesen Nachweis durchgeführt werden. Bei iatrogenen oder posttraumatischen Blutungen ist die betroffene Region durch CT zu bestimmen, bevor die Katheterangiographie zum Einsatz kommt. Die Blutung in Hohlorgane ist angiographisch durch den Kontrastmittelaustritt z. B. in das Darmlumen gekennzeichnet, wobei die Nachweisgrenze bei einem Blutverlust von >1,5 ml Blut/min liegt. Superselektive Sondierungen, CO_2-Angiographie und DSA-Techniken haben diesen experimentell ermittelten Schwellenwert gesenkt, allerdings um den Preis von Ungenauigkeiten durch Bewegungs- und Atemartefakte. Der Nachweis einer arteriovenösen Malformation oder der Nachweis eines Aneurysmas ist bei Blutungen in Parenchym und Hohlorgan in gleicher Weise diagnostisch. Allerdings muss beachtet werden, dass arteriovenöse Malformationen gerne multipel auftreten. Zu unterscheiden ist das Aneurysma verum (z. B. bei Arteriosklerose oder Panarteritis nodosa) vom Aneurysma falsum als Folge von Trauma oder Entzündung.

GAW-Spiralen[*]

Das Applizieren der GAW-Spirale erfolgt über Schubdrähte (sog. Pusher) oder bei Minispiralen ersatzweise durch forcierte (manuell mit kleinvolumiger Spritze, z. B. 1–2-ml-Druck-spritze: mit Flussraten aufsteigender Tendenz vorgehen) Injektion von NaCl oder Kontrastmittel. Es sollten keine Spezial-GAW-Katheter verwendet werden, da gängige Selektivkatheter mehr Bewegungsfreiheit gestatten. Allerdings darf der Katheter *kein Seitloch* besitzen, um ein Verhaken der Spirale beim Austritt zu verhindern. Der Führungsdraht muss das Katheterlumen vollständig ausfüllen, um sich nicht zwischen Spirale und Katheterwand zu verklemmen. Bei instabiler Katheterlage muss (ohne Spirale) geprüft werden, ob das Vorschieben des Spezialdrahtes (Pusher) eine Dislokation des Katheters hervorruft. Ist dies nicht der Fall, kann die Spirale eingefädelt und mittels Draht vorgeführt werden. Es empfiehlt sich, Spiralen mit Fäden wegen der Gefahr der retrograden Dislokation beim Entfernen des Katheters mit besonderer Vorsicht abzusetzen: abwechselndes Schieben des Drahtes und Zurückziehen des Katheters stellen sicher, dass die Fäden der Spirale nicht im Katheter hängenbleiben.

Die Thrombusformation der großen und mittelgroßen GAW-Spiralen dauert bei normalem Gerinnungsstatus zwischen 5 und 20 min; die kleinen GAW-Spiralen, die koaxialgängig sind, haben eine deutlich schlechtere Thrombosierungstendenz. Besonders dann, wenn die Spirale – statt sich aufzurollen – gestreckt bleibt, täuscht ein reversibler Vasospasmus den irreversiblen Gefäßverschluss vor. Deshalb muss die Thrombosierung häufig durch die zusätzliche Injektion von wenigen Tropfen entweder

- erhitzten Kontrastmittels,
- ersatzweise hochprozentigen Alkohols oder
- Ethiblocs unterstützt werden.

Ivalon

Ivalon ist eine inerte, nicht röntgendichte, wasserunlösliche Substanz (Polyvinylalkohol), die in verschiedenen Partikelgrößen erhältlich ist. Der Okklusionsmechanismus ist über die mechanische Verlegung irreversibel. Die Zubereitung erfolgt durch Zugabe von 9 ml KM auf 1 ml Ivalonpartikel in das steril angereichte Ivalongefäß. Durch Schütteln wird eine gleichmäßige Suspension von Ivalon in KM erreicht, die mit 1 ml Spritzen koaxial verabreicht wird. Bei zu langsamer Embolisation kann der Katheter durch Entmischung der Partikel verlegt werden und sollte nur dann wieder freigespült werden, wenn eine Embolisation gesunden Gewebes durch Rückstrom von Partikeln ausgeschlossen scheint. Es empfiehlt sich daher, das Embolisat in den 1 ml Spritzen kurz vor Applikation noch einmal gleichmäßig zu durchmischen und ggf. das Koaxialsystem bei großem Embolisationsvolumen prophylaktisch zu spülen. Die Partikelgröße ist jeweils angegeben, z. B. 50–150 µm, 150–300 µm usw., und wird je nach Indikation verwendet. Ähnlich dem Ivalon werden auch sog. Mikrosphären aus Polyacrylat von anderen Herstellern angeboten. Geeignete Indikationen sind insbesondere Organblutungen und Embolisationen von angiomatösen Missbildungen. Dabei ist auf AV-

---

[*] GAW = Gianturco-Anderson-Wallace

Shunts zu achten, die zu kleine Partikel passieren lassen und zu Lungenembolien führen können. Mikrosphären werden auch zur Embolisation von Uterusmyomen verwendet, die keiner operativen Therapie zugänglich sind.

Gelatinepartikel (Gelfoam)

Gelatinepartikel wirken okklusiv über die mechanische Verlegung und Thrombozytenaggregation im Gefäßbett. Relative Nachteile wie schlechte Röntgendichte, Tendenz zur Fragmentation im Katheter und frühe Rekanalisation haben es in den Hintergrund gedrängt. Es ist vielfach zugunsten der besser sichtbaren Mini-GAW-Spirale verlassen worden. Die Verwendung gemeinsam mit der *GAW-Spirale* ist in Einzelfällen zweckmäßig. Die Gelatinepartikeln sollten mit Hilfe eines Skalpells auf eine Größe von 0,5 × 1 × 1 mm bzw. 1 × 1 × 3 mm Größe zurechtgeschnitten werden. Sie passieren die verwendeten Selektivkatheter, in der angegebenen kleineren Präparation auch Koaxialkatheter. Der Transport im Katheter muss mittels Tuberkulinspritzen erfolgen, die am besten nach Entfernung des Stempels gefüllt werden.

Die Tuberkulinspritze mit den Gelatinepartikeln wird zusammen mit NaCl in den Katheter entleert; mit einer weiteren – nur Kontrastmittel enthaltenden – Tuberkulinspritze lässt sich das Gelfoam aus dem Katheter entfernen. Erst dann wird eine großlumige (10 ml) Spritze mit Kontrastmittel angesetzt und eine Kontrastmittelinjektion zur Kontrolle durchgeführt. Lässt sich das Kontrastmittel ohne Schwierigkeiten injizieren, hat das Embolisat den Katheter verlassen. Muss jedoch ein hoher Injektionsdruck angewandt werden, befindet sich das Gelatinepartikel noch im Katheter und sollte mit Hilfe der Tuberkulinspritze vorsichtig hinaustransportiert werden. Auch für Gelfoam gilt, dass die Thrombose mit zeitlicher Verzögerung über mehrere Minuten erfolgt, so dass kurzfristige Kontrastmittelinjektionen vor 20 min meist nicht ergiebig sind. Falls die Kontrollkontrastmittelinjektion keine nennenswerte Strömungsverlangsamung sichtbar macht, müssen Partikel nachinjiziert werden.

Arteriovenöse Malformationen

Die wahre Ausdehnung von AV-Malformationen kann am besten mit der MRT beurteilt werden und ist vor einer Angiographie durchzuführen. Die Angiographie kann dafür die arteriellen zuführenden Gefäße (sog. Feeder) identifizieren. Diese laufen auf einen Nidus zu, der idealerweise durch das Embolisationsmedium erreicht werden sollte, um eine möglichst wirksame Therapie zu gewährleisten. Aus diesem Grund wird die periphere Embolisation durch superselektive Katheterpositionierung unter Zuhilfenahme von Koaxialkathetern mit flüssigen Embolisaten angestrebt. Dies gilt nicht für die Embolisation arteriovenöser Malformationen mit hohem Durchfluss, die mit ablösbaren Ballons okkludiert werden müssen, wie z. B. Dysplasien der Pulmonalarterien. Die Kontrolle des Embolisationsergebnisses erfolgt ebenfalls mit der MRT, um für weitere therapeutische Maßnahmen (z. B. CT-gesteuerte Punktion, Injektion von sklerosierenden Substanzen, chirurgischer Eingriff) die optimale Strategieplanung zu ermöglichen.

> **MERKE**
>
> Ausgangsbefund und Kontrolle nach Embolisation von AV-Malformationen erfolgen mit der MRT

Regionäre Tumortherapie/Chemoembolisation

Die intraarterielle Tumortherapie ist bei den meisten Tumoren experimentell. Die häufigsten Anwendungsgebiete bezogen sich in den letzten Jahren auf die Nieren- und die Lebertumorembolisation. Auf diese beiden Organgebiete seien die folgenden Darstellungen beschränkt, ohne dass damit zur Ausdruck gebracht werden soll, dass es sich um etablierte und in ihrer klinischen Effizienz standardisierte Verfahren handelt.

Leber

Chemoperfusion der Leber: Die Sondierung erfolgt mit Hilfe von Koaxialkathetern, wobei F-2-3-Kathetersysteme über die gängigen F-5-Selektivkatheter vorgeführt werden. Bei der *Zytostatikainfusion,* unterstützt durch eine Vor- und Nachinjektion von *Lipiodol,* wird auf die Angio-CT verzichtet werden können. Dagegen muss sie – falls eine Hochdruckembolisation mit kurativem Ansatz durchgeführt werden soll – unbedingt der eigentlichen Embolisation vorangehen, wobei der Ballon während der Untersuchung geblockt sein muss. Die Angio-CT ergibt Aussagen über das Verhältnis von perfundiertem Tumor zu umgebendem gesundem Leberparenchym. Unter Umständen muss nach Aussagen der Angio-CT die Katheterposition korrigiert oder ein zusätzlicher Ast aufgesucht werden.

Empfohlen wird z. B. bei der Leberembolisation multipler Herde die intraarterielle Injektion von 0,01 (wenn nötig bis zu 0,03) mg des nur wenige Minuten wirkenden *Noradrenalins,* um über eine Vasokonstriktion gesunder Arterien eine gewisse Bevorzugung der Perfusion nicht reagierender Tumorgefäße zu erzielen. Die Chemoperfusion kann mit verschiedenen Zytostatika erfolgen, wobei die Empfehlungen so stark variieren, dass allgemein verbindliche Richtlinien nicht gegeben werden können. Der interventionell tätige Radiologe und der jeweils verantwortliche Onkologe bzw. Chirurg sollten deshalb ein gemeinsames Konzept vereinbaren.

Beim primären Leberzellkarzinom wird von uns als *Zytostatikum* Carboplatin (200 mg) eingesetzt. Vor der superselektiven Zytostatikaperfusion werden 20–40 mg Lipiodol (Vorsicht bei a.v. shunts: zuerst Verschluss durch Cyanoacrylat) zur Flussverlangsamung injiziert. Die Zytostatikagabe wird von einer weiteren Lipiodolperfusion bis zur arteriellen Stase in der betroffenen Segmentarterie gefolgt. Auch andere Zytostatika wie Doxorubicin-Floxuridin und Mitomycin sind als effektiv beschrieben. Eine Mischung von Cisplatin und Lipiodol stellt eine unstabile Suspension dar: Es ist bislang nicht bewiesen, dass die gemeinsame Injektion beider Substanzen unter konstantem Schütteln Vorteile gegenüber der fraktionierten, zeitlich versetzten Injektionstechnik hat. Bei metastasierenden kolorektalen Tumoren wird 5-Fluorouracil oder ein anderes Zytostatikum verwendet.

Embolisation der Leber

Prinzipiell ist bei einer sich anschließenden Embolisationstherapie zu unterscheiden zwischen der Hochdruckembolisation und der Niederdruckembolisation:

Die *Hochdruckembolisation* ist am ehesten geeignet, eine komplette Ausschaltung des Tumors zu erreichen, wobei das Embolisat von der Hauptarterie bis zum Kapillarbett propagiert wird, ohne dass es zu einer quantitativen Verschleppung ins venöse System kommt (Ausnahmen: AV-Shunts mit mäßiger Durchflussrate). Voraussetzung hierfür ist die Verwendung eines Ballonkatheters, der gleichmäßige Reaktionsbedingungen im arteriellen Kompartment gestattet. Einzelheiten werden im Abschnitt über Nierenembolisationen besprochen.

Bei der *Niederdruckembolisation,* die in Kauf genommen werden muss, wenn keines der genannten Ballonkathetersysteme eingeführt werden kann, ist die super-selektive Sondierung des Tumors durch Koaxialkathetersysteme Voraussetzung. Auch hier gilt, dass das Ergebnis der Embolisation durch Angio-CT dokumentiert werden sollte. Wir injizieren z. B. Ethibloc-Lipiodol-Emulsionen (Ethibloc: Lipiodol 2 : 1). Aufgrund der niedrigen Viskosität dieser Kombination passiert sie ohne weiteres die gängigen Koaxialkathetersysteme, aber auch arteriovenöse Kurzschlüsse. Ethibloc lässt sich allerdings auch als Reinsubstanz über einen Koaxialkatheter mit etwas größerer Sicherheit injizieren (Voraussetzung: Erhitzen der Substanz in der Originalspritze mit einer Kochplatte oder Infrarotlampe auf ca. 50 °C). Zum Verschluss von arteriovenösen (oder -portalen) Kurzschlüssen mit hohem Shuntvolumen bevorzugen wir die Okklusion des Shunts im koaxialen Verfahren mit Histoakryl/Lipiodol in einer Mischung, die im Sekundenbereich aushärtet, unmittelbar bevor eines der oben genannten Verfahren (insbesondere Chemoembolisation) durchgeführt wird. Die arteriovenöse (oder -portale) Verschleppung des Embolisates muss durch einen 2. (Low-profile-)F-4-Ballonkatheter, der parallel zum Mutterkatheter in den Trunkus eingeführt und während der Injektion kurz geblockt wird, wirksam verhindert werden.

Niere

Vor der Katheterverschlussbehandlung wird eine selektive Arteriographie durchgeführt mit dem Ziel der Kartographie und der Abschätzung des Embolisationsvolumens. Eine Volumenbestimmung mit geblocktem Ballonkatheter ist hilfreich, um ein Gefühl für die notwendigen Mengen zu entwickeln, hat sich aber nicht als absolut notwendig erwiesen: Es lässt sich meist mehr hochvisköses Ethibloc (da Druckinjektion) als niederviskÖses Kontrastmittel injizieren.

Nach Einführen des Ballonkatheters in die Nierenhauptarterie und Ballonblockade werden zunächst wenige Milliliter Kontrastmittel injiziert, um sicherzustellen, dass eine arterielle Stase vorliegt. Anschließend i.a. Gabe von 10–15 ml 1%igem Meaverin, ca. 2–4 ml 40%ige Glukose und – je nach Volumen des Nierentumors (bzw. Organgebietes) – 7–40 ml *Ethibloc* auf ca. 50 ° C erhitzt (Abb. 22.4).

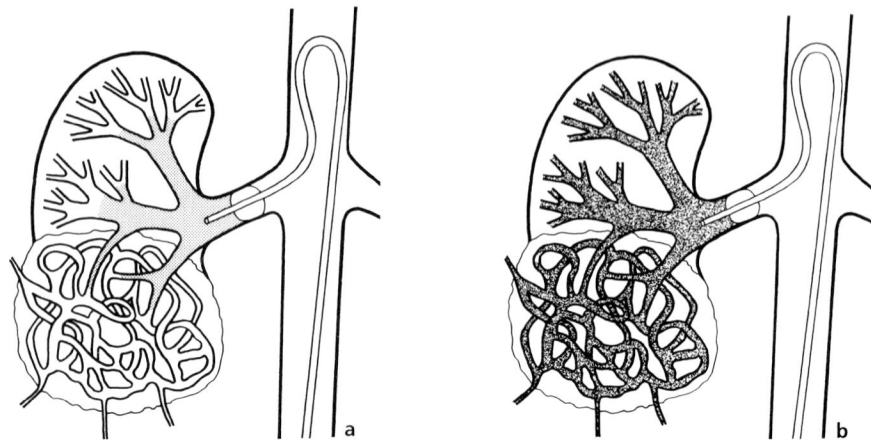

Abb. 22.4 a, b. Tumorembolisation der Niere. **a** Katheter geblockt, Injektion von 40%iger Glukoselösung; **b** Katheter weiterhin geblockt!! Injektion von Ethibloc

Bei diesen großen Mengen Ethibloc und den relativen hohen Drücken, die aufgebracht werden, empfiehlt es sich, kein Lipiodol zu verwenden, da es bei der zwangsläufigen Entmischung zur venösen Verschleppung von Lipiodol kommen kann (**cave!** AV-Shunts). Die kritische Endphase der Embolisation ist durch die folgenden Kriterien gekennzeichnet: Sämtliche Interlobararterien sind aufgefüllt, es kommt zu einer klecksigen Verteilung von Embolisat, das geschätzte arterielle Volumen ist erreicht oder überschritten, und der Ballon beginnt langsam zurückzugleiten.

In dieser Endphase sind venöse Verschleppungen, Reflux am Katheter entlang und ein plötzliches unkontrollierbares Zurückrutschen des Katheters ein nennenswert erhöhtes Risiko. Besonders im letzten Volumendrittel der Embolisation empfiehlt es sich, langsam und mit 1-ml-Spritzen zu arbeiten. Nach Beendigung der Embolisation wird der Ballonkatheter langsam intermittierend entblockt und kurzfristig wieder geblockt, um ein Gleichgewicht zwischen Propulsion und Präzipitation des Ethiblocs zu erreichen (nicht erforderlich bei Venenverschluss; **cave!** 2. Vene). Dieser Vorgang erfordert bei arteriovenösen Kurzschlüssen Geduld und Fingerspitzengefühl. Bei großen Shunts oder beginnender venöser Verschleppung sollte das so gesteuerte Aushärten um bis zu 20 min verzögert werden. Eine zusätzliche venöse Blockade wird von uns nur in Ausnahmefällen durchgeführt; hier wird zuerst intermittierend der arterielle und nach 10–20 min der venöse Ballon entblockt.

Embolisation der Varikozele

Zunächst wird eine retrograde Phlebographie der linken Nierenvene in Schräglage zwischen 20° und 45° (Kopf eleviert) durchgeführt. Während eines Valsalva-Manövers wird Kontrastmittel injiziert und der Katheter langsam zurückgezogen, bis sich die V. testicularis darstellt und so die Inkompetenz der Klappe bewiesen ist. Dabei muss das Kontrastmittel von proximal nach distal zum Plexus pampiniformis vorlaufen. Nun wird der Katheter (F-5-Spezialkatheter, s. Kap. 14) über einen Bentson-Draht wenige Zentimeter in die V. testicularis vorgeführt. Durch eine Probeinjektion (mit Valsalva-Manöver) müssen spermatorenale Kollateralen ausgeschlossen werden; falls letztere nachgewiesen sind, muss der Katheter in das distale Drittel der V. spermatica vorgeführt werden und von dort im Rückzug embolisiert werden. Letzteres Verfahren wird auch vielfach primär angewendet.

   Der Patient wird bei der Sklerosierung darauf hingewiesen, dass ein vorübergehender Schmerz in der linken Flanke auftreten kann. Atem- und Valsalva-Manöver werden nochmals mit dem Patienten geübt und der Patient in eine leichte Schräglage (etwa 20°) gebracht. Während eines der Valsalva-Manöver werden 0,5–1 ml Luft injiziert und unmittelbar danach 3 ml *Varigloban* (5-ml-Spritze; als 4- oder 8%ige Lösung). Mit dieser sog. Airbloctechnik soll eine bessere Benetzung der Intima gewährleistet werden. Gleich darauf folgt eine langsame Kontrastmittelinjektion unter Durchleuchtungskontrolle, um Katheterinnenlumen und Spritze vom Sklerosierungsmittel freizuspülen. Dabei lässt der Patient mit der Bauchpresse nach und atmet möglichst ruhig und gleichmäßig, während der Tisch in die Horizontale zurückgekippt wird.

   Nach 20 min phlebographische Kontrolle in Schräglage, aber ohne Valsalvamanöver. Falls die V. testicularis noch weit offen und durchgängig ist, werden erneut 3 ml Varigloban injiziert. Bei Wandunregelmäßigkeiten und Kontrastmittelstopp in Höhe der Iliosakralfuge bzw. der Linea terminalis wird der Eingriff beendet. Dem Patienten wird empfohlen, nach dem Eingriff eine 2stündige Bettruhe einzuhalten und sich einige Stunden körperlich zu schonen bzw. 24 h keinen Leistungssport zu betreiben (**cave!** Trompetenblasen).

KAPITEL 23

Interventionelle Neuroradiologie 23

M. Forsting, R. von Kummer und K. Sartor

Das Indikationsspektrum neuroradiologisch-interventioneller Maßnahmen hat sich durch Fortschritte in der Kathetertechnik und die Entwicklung neuer Embolisationsmaterialien erweitert. Hauptindikationen sind derzeit die präoperative Devaskularisation gefäßreicher Tumoren (besonders solcher mit Primärversorgung durch die A. carotis externa), die endovaskuläre Therapie arteriovenöser Malformation und intrakranieller Aneurysmen sowie die lokale Thrombolyse beim akuten Verschluss von Hirnarterien. Die endovaskuläre Therapie (Angioplastie und Stenting) von Stenosen der A. carotis interna ist noch kein etabliertes Therapieverfahren. Gegenwärtig wird in Studien überprüft, ob diese interventionelle Therapie der bewährten operativen Desobliteration der ACI-Stenose mindestens gleichzusetzen ist.

Präoperative Devaskularisation gefäßreicher Tumoren

■ Indikationen und Kontraindikationen

Hauptindikation zur präoperativen Devaskularisation sind gefäßreiche Tumoren im Versorgungsgebiet der A. carotis externa (Meningeome, Nasen-Rachen-Fibrome, Glomustumoren, Kalottenmetastasen) sowie gefäßreiche Wirbelmetastasen. Die Indikation sollte nur nach Absprache mit dem Operateur (Neurochirurg, HNO-Arzt, Orthopäde) erfolgen. Wichtig ist auch die zeitliche Planung des Eingriffs: Da sich bei Verwendung von PVA-Partikeln die embolisierten Tumorgefäße mit der Zeit rekanalisieren können, sollte der Abstand zwischen dem interventionellen Eingriff und der chirurgischen Tumorresektion maximal 6–7 Tage betragen. Die Gegenanzeigen zur endovaskulären Devaskularisation entsprechen denen der diagnostischen Angiographie.

■ Komplikationen und Vorsichtsmaßregeln

Durch Übertritt von Embolisationsmaterial ins Stromgebiet der A. carotis interna kann es zu fokalen zerebralen Ischämien kommen. Je weiter distal im Externasystem der Embolisationskatheter plaziert wird, desto geringer ist die Gefahr, dass dies passiert. Leider gibt es zahlreiche „gefährliche" Anastomosen zwischen den Ästen der A. carotis externa und der A. carotis interna und auch zwischen Externaästen und den Gefäßen des hinteren Hirnkreislaufs. Diese physiologischen

Querverbindungen sind angiographisch normalerweise selten sichtbar, können sich aber während der Embolisation infolge wechselnder Druckverhältnisse plötzlich erweitern und dann den Weg für das Embolisat nach intrazerebral freigeben.

Bei Sondierung der A. meningea media ist besonders auf die Kollateralen zum Karotissiphon und zur A. ophthalmica zu achten, bei Sondierung der A. pharyngea ascendens oder der A. occipitalis auf die Kollateralen zur A. vertebralis und A. basilaris. Besonders gegen Ende der Embolisation, wenn der Gefäßwiderstand allmählich steigt, muss bei jeder Injektion über den Mikrokatheter auf diese Kollateralwege geachtet werden. Die Embolisation ist unabhängig vom Ausmaß der erreichten Devaskularisation – sofort zu unterbrechen, wenn sich über die erwähnten „gefährlichen" Anastomosen intrakranielle Gefäße kontrastieren.

Auf Höhe des Foramen spinosum gibt die A. meningea media Vasa nervorum besonders zum N. facialis ab, die angiographisch nicht zu sehen sind. Um keine Verlegung dieser Gefäße durch Embolisationsmaterial (und damit eine Parese des N. facialis) zu riskieren, ist die Spitze des Mikrokatheters bei interventionellen Eingriffen an der A. meningea media unbedingt distal des Foramen spinosum zu plazieren. Während der Felsenbeinast der A. meningea media Teile des V. Hirnnerven (N. trigeminus) versorgt, gehen aus der A. pharnygea ascendens Äste zu den Hirnnerven IX bis XII ab. Bei Verwendung der angegebenen Partikelgröße von 150–300 μm ist die Gefahr einer Hirnnervenischämie gering. Flüssigembolisate vom Akrylattyp oder Ethibloc sollten dagegen bei Embolisationen in diesen Territorien vermieden werden.

Alle Gefäße im Externastromgebiet neigen zu Gefäßspasmen. Solche Spasmen sind zwar (anders als bei intrazerebralen Gefäßen) funktionell bedeutungslos, können aber die superselektive Sondierung erheblich erschweren oder sogar eine Wiederholung des Eingriffs nötig machen. Die externe Applikation von Nitratsalben wird häufig zur Therapie der Spasmen empfohlen; sie ist aber nach eigenen Erfahrungen selten hilfreich. Besser ist es, das Auftreten von Spasmen durch eine vorsichtige Sondierungstechnik zu verhindern. Bei Elongation oder Coiling der zuführenden Arterien sollte die Sondierung mit dem Führungskatheter nicht forciert werden. In einer solchen Situation ist das Risiko von Gefäßspasmen geringer, wenn aus einer Position des Führungskatheters vor diesen Hindernissen gleich mit dem Mikrokatheter vorgegangen wird. Außerdem sollte für alle Injektionen, also auch für die Probeinjektionen, nur im Verhältnis 1 : 1 oder 1 : 2 verdünntes nichtionisches Kontrastmittel verwendet werden.

Vorbereitung des Patienten

Wie bei anderen angiographischen Eingriffen auch sollte der Patient am Untersuchungstag nüchtern sein. Am Vortag muss er ausführlich über die Risiken und Nebenwirkungen der Tumorembolisation, darunter besonders Hirnnervenlähmungen, fokale zerebrale Ischämie und Kopfschmerzen, aufgeklärt worden sein. Auch die therapeutischen Alternativen (in diesem Fall die Operation ohne vorherige Embolisation) sind mit dem Patienten zu besprechen und zusammen mit dem übrigen Inhalt des Gesprächs in dessen Krankenakte oder auf einem speziellen Aufklärungsbogen schriftlich festzuhalten. An Voruntersuchungen sollten mindestens eine CT mit intravenöser Kontrastverstärkung, besser eine kontrastverstärkte MRT vorliegen. Ansonsten gelten die gleichen Regeln wie bei der diagnostischen Angiographie.

Vorbereitung des Eingriffs

Für die präoperative Devaskularisation gefäßreicher Tumoren braucht man zusätzlich zum „Angiotisch" einen zweiten, steril abgedeckten Instrumententisch. Außer den Materialien für den diagnostischen Teil des Eingriffs, darunter z. B. einen F-5- oder F-6-Führungskatheter mit großem (38er) Innenlumen, sind notwendig:

- steuerbare Mikrokatheter vom Typ Tracker o. ä.,
- Infusomat zur kontinuierlichen Spülung des koaxialen Kathetersystems,
- Polyvinylalkohol- (PVA-)Partikel der Größe 150–300 µm,
- 4–6 Luer-lock-Spritzen (2 ml),
- 4–6 Tuberkulinspritzen,
- 2 Metallschalen für Spülflüssigkeit (NaCl) und Embolisationsmaterial.

Untersuchungsgang

Das Vorgehen bei der präoperativen Tumorembolisation soll am Beispiel eines Konvexitätsmeningeoms erläutert werden. Voraussetzung für alle interventionellen Eingriffe in der Neuroradiologie ist das Vorhandensein einer DSA! Die Sondierung kleiner Gefäße kann zusätzlich vereinfacht und beschleunigt werden, wenn die Angiographieanlage über das sog. Roadmapping verfügt.

Nach dem Einbringen einer F-5- oder F-6-Einführschleuse in die A. femoralis wird zunächst eine diagnostische Angiographie mit selektiver Injektion in die A. carotis interna und externa der betroffenen Seite durchgeführt; Globalinjektionen in die A. carotis communis sind ungeeignet, das genaue Ausmaß der Tumorvaskularisation festzulegen. Die Hauptversorgung des Tumors erfolgt in der Mehrzahl der Fälle über einen Ast der A. meningea media, und oft (besonders bei größeren Geschwülsten) werden die äußeren Tumoranteile auch über piale Gefäße aus dem Internakreislauf versorgt. Macht dieser piale Versorgungsanteil mehr als 40–50 % der Gesamttumorversorgung aus, ist der Nutzen der präoperativen Embolisation über die duralen Gefäße zweifelhaft.

Zur Vorbereitung der Embolisation wird der Führungskatheter möglichst weit distal (in der A. maxillaris) plaziert. Bei schwierigen Gefäßverhältnissen ist jedoch Vorsicht geboten (s. oben); oft ist es dann ratsamer; den Führungskatheter relativ proximal in der A. maxillaris zu belassen und die weitere (superselektive) Sondierung mit dem Mikrokatheter von hier aus zu starten. Der Mikrokatheter wird vor Entnahme aus dem Plastikring mit physiologischer Kochsalzlösung gespült. Anschließend kann der steuerbare Führungsdraht eingeführt werden. Je nach Abgangsverhältnissen an der A. meningea media muss das Ende des feinen Führungsdrahts mehr oder weniger stark vorgebogen werden. Anschließend wird ein zweischenkliges Drehventil an den Führungskatheter angeschlossen. Über den einen Schenkel wird der Mikrokatheter eingeführt, während am zweiten eine Kochsalzspülung angeschlossen wird, die über einen Infusomaten mit der Infusionsgeschwindigkeit von 200–400 ml/h das koaxiale Kathetersystem thrombenfrei halten soll. Das Drehventil muss frei von Luftblasen sein, bevor der Mikrokatheter eingeführt wird.

Beim Einführen des Mikrokatheters in das Drehventil sollte der steuerbare Führungsdraht vollständig in den Katheter zurückgezogen sein. Erreicht die platinmarkierte Spitze des Mikrokatheters das distale Ende des Führungskatheters, wird der Führungsdraht einige Zentimeter vorgeschoben, damit er dem Mikrokatheter als Schiene dienen kann. Die vorgebogene Spitze des Führungsdrahtes ermöglicht die Sondierung des Ostiums der A. meningea media. Der Mikrokatheter muss distal des Foramen spinosum plaziert werden (s. oben). Häufig gelingt es sogar, den tumorversorgenden Ast der A. meningea media (R. frontalis oder R. pyramidalis) direkt zu sondieren. Eine Angiographieserie über den Mikrokatheter dokumentiert die richtige Katheterlage.

Ziel der Embolisation ist die Verlegung des Kapillarbetts des Tumors; der alleinige Verschluss des Hauptastes der A. meningea media ist nutzlos. Als Embolisat werden PVA-Partikel der Größe 150–300 μm verwendet. Größere Partikel erreichen häufig nicht das Kapillarbett des Tumors und verlegen statt dessen den Katheter. Die Partikel werden in einer Metallschale mit Kochsalzlösung (ca. 20 ml) verdünnt. Das Ausmaß der Verdünnung hängt von der Position der Katheterspitze ab. Als Faustregel kann gelten: Je proximaler die Katheterspitze, desto stärker sollte die Verdünnung sein. Setzt man dieser Mischung etwas Kontrastmittel zu, kann man den Weg des Embolisats unter Durchleuchtung verfolgen, erhöht allerdings auch die Viskosität der Lösung mit dem Risiko einer zu proximalen Gefäßverlegung. Zur Embolisation wird das Gemisch in eine Tuberkulinspritze aufgezogen und dann langsam, am besten pulssynchron (dazu ist ein EKG-Monitor nötig) injiziert. Nach jeder Injektion wird der Katheter mit physiologischer Kochsalzlösung (2-ml-Spritze) gespült. Nach jeder 2. oder 3. Injektion wird eine Angiographieserie über den Mikrokatheter durchgeführt. Ideal ist, wenn der Tumorblush langsam von peripher nach zentral kleiner wird. Nach jeder Angiographieserie muss der Katheter ausgiebig mit physiologischer Kochsalzlösung gespült werden, damit noch im Katheter verbliebene Partikel nicht mit dem Kontrastmittel verkleben.

Heftige Kopfschmerzen des Patienten während oder nach der Embolisation zeigen einen zentralen, kapillären Verschluss der Tumorgefäße an und sind daher als positives Zeichen zu werten. Die Schmerzen lassen sich fast immer mit leichten Analgetika vom Paracetamoltyp beseitigen.

Endovaskuläre Therapie arteriovenöser Malformationen und intrakranieller Aneurysmen

Die endovaskuläre Therapie arteriovenöser Missbildungen und intrakranieller Aneurysmen wird bisher an nur wenigen Zentren durchgeführt und ist noch nicht als Routine anzusehen. Allgemeingültige „Kochrezepte" für diese Art der minimal-invasiven Behandlung können deshalb noch nicht gegeben werden. Nur für die duralen arteriovenösen Malformationen (DAVM) und die *Aneurysmen der*

A. *carotis* interna in ihrem intrakavernösen Verlauf ist der endovaskuläre Weg als Therapie der Wahl anzusehen.

■ Indikationen

Kavernöse Aneurysmen der A. carotis interna

Abhängig von ihrer Größe verursachen diese Aneurysmen der A. carotis interna Augenbewegungsstörungen und Gesichtsschmerzen (Sinus-cavernosus-Syndrom), ganz selten kommt es zur Ruptur oder zu intrakraniellen Blutungen. Ein zufällig, beispielsweise bei einer MR-Angiographie entdecktes, asymptomatisches kavernöses Karotisaneurysma kann zunächst beobachtet werden. Die Indikation zur Behandlung hängt im wesentlichen vom Leidensdruck des Patienten ab. Einige Patienten lassen sich erst behandeln, wenn die Gesichtsschmerzen konservativ nicht mehr beeinflussbar sind, während andere die interventionelle Therapie schon bei Augenbewegungsstörungen wählen. Standardempfehlungen können nicht gegeben werden.

Durale arteriovenöse Malformationen

Klarer sind die Indikationen zur Therapie bei duralen arteriovenösen Malformationen. Ist die DAVM durch eine intrakranielle Blutung symptomatisch geworden, besteht eine eindeutige Indikation zur interventionellen Therapie. Ähnlich ist die Situation bei solchen DAVM, die zwar noch nicht geblutet haben, aber aufgrund ihres venösen Drainagetyps (Drainage in Brückenvenen oder venöse Aneurysmen) ein hohes Blutungsrisiko haben. Bei duralen Fisteln zwischen A. carotis interna und dem Sinus cavernosus stellt auch die medikamentös nicht mehr beherrschbare Visusminderung eine Behandlungsindikation dar.

■ Komplikationen und Vorsichtsmaßregeln.

Kavernöse Aneurysmen der A. carotis interna

Hier handelt es sich fast immer um Aneurysmen ohne eigentlichen Hals oder um mehr fusiforme Aneurysmen. Es gelingt in der Regel nicht, das Aneurysma selektiv auszuschalten, weshalb das therapeutische Ziel der endovaskuläre Verschluss der A. carotis interna ist. Um das Risiko eines ischämischen Hirninfarkts gering zu halten, sollte vor dem definitiven Verschluss eine Probeokklusion der A. carotis interna durchgeführt werden. Diese ist möglichst mit einer HMPAO-SPECT zu kombinieren, was jedoch ein zweizeitiges Vorgehen erfordert, d. h. Probeokklusion und permanente Okklusion erfolgen in verschiedenen Sitzungen. Damit die zu erwartenden Okklusionsfolgen besser eingeschätzt werden können, benötigt man eine am Vortag durchzuführende SPEGT als Baseline.

Für die Probeokklusion werden in beide Femoralarterien Einführschleusen gelegt. Mit einem F-5-Universalkatheter wird zunächst die später zu verschließende A. carotis interna aufgesucht (meist durch die rechte Schleuse). Anschließend wird über einen Wechseldraht der doppellumige F-5-Ballonkatheter (Meditech) in das Gefäß eingeführt, wobei die Katheterspitze distal des Bulbus caroticus plaziert wird. Da das aus anatomischen Gründen nicht immer gelingt, muss Atropin bereitliegen, damit man vom Ballon induzierte Bradykardien bei hypersensitivem Karotissinus sofort behandeln kann. Über das distale Katheterlumen wird die A. carotis interna kontinuierlich mit heparinisierter Kochsalzlösung gespült (200 ml/h). Nachdem über die andere Schleuse (meist die linke) die kontralaterale A. carotis interna mit einem F-5-Universalkatheter sondiert wurde, kann der Ballon inflatiert werden. Um Gefäßüberdehnungen zu vermeiden, macht man das am besten mit der Roadmap Technik.

Den kompletten Verschluss der A. carotis interna dokumentiert man durch Injektion von Kontrastmittel über das distale Lumen des Ballonkatheters. Nach dieser Injektion werden Katheter und Karotis unter Durchleuchtungskontrolle kräftig mit Kochsalzlösung gespült, bis das Gefäß wieder kontrastmittelfrei ist; anschließend wird wieder die kontinuierliche Spülinfusion angelegt. Klagt der Patient jetzt über Visusstörungen, kann dies auf zu hohen Einstrom von Kochsalzlösung in die A. ophthalmica zurückzuführen sein, es muss nicht unbedingt ein Zeichen für Nicht-toleranz des Gefäßverschlusses sein; eine Verringerung der Flussgeschwindigkeit des Infusomaten, z. B. auf 100–150 km/h, erlaubt die sichere Unterscheidung. Kommt es zu Paresen oder gar zu einer Kopf- und Blickwendung, ist der Ballon sofort zu deflatieren. Für das Monitoring des neurologischen Befundes empfiehlt es sich, einen Neurologen hinzuzuziehen.

Insgesamt sollte der Probeverschluss 20–30 min dauern. Während der Verschlusszeit wird über den Universalkatheter in der kontralateralen A. carotis interna eine Angiographieserie im a.-p.-Strahlengang angefertigt. Wichtiger noch als die Beurteilung des Crossflows über den R. communicans anterior ist dabei die Beachtung der Venenfüllung. Füllen sich die Venen beider Hemisphären nicht zeitgleich, sollte unbedingt eine SPECT angeschlossen werden (s. oben); möglicherweise handelt es sich dann um einen der wenigen Patienten, die zwar die Probeokklusion tolerieren, aber trotzdem in den ersten Tagen nach dem definitiven Gefäßverschluss einen hämodynamischen Hirninfarkt bekommen. In einem solchen Fall sollte der SPEGT-Tracer 5–10 min vor Deflation des Ballons gespritzt werden; die nuklearmedizinische Untersuchung kann dann bis zu 4 h nach Beendigung der Probeokklusion durchgeführt werden. Zeigt die SPECT eine signifikante Seitendifferenz in der zerebralen Durchblutung, sollte vor definitivem Verschluss der A. carotis interna ein extra-intrakranieller Bypass mit künstlicher Anastomosierung von A. temporalis superficialis und A. cerebri media angelegt werden.

Durale arteriovenöse Malformationen

Für die Embolisation duraler Zuflüsse aus dem Stromgebiet der A. carotis externa gelten die gleichen Regeln wie für die Embolisation von Meningeomen (s. oben). Bei Verwendung von Flüssigembolisaten wie Ethibloc ist besonders auf Kollateralen zwischen extra- und intrakraniellen Gefäßen zu achten; im Territorium der Aa. meningea media, pharyngea ascendens und occipitalis ist das Risiko von Hirnnervenparesen höher als bei Verwendung von PVA-Partikeln.

Vorbereitung des Patienten

Wie zu jeder angiographischen Untersuchung sollte der Patient am Untersuchungstag nüchtern sein. Am Vortag der Untersuchung müssen in einem ausführlichen Aufklärungsgespräch die Risiken der Behandlung erörtert worden sein (s. oben). Vor allen interventionellen Eingriffen sind auch die therapeutischen Alternativen mit dem Patienten zu besprechen und in der Krankenakte oder auf einem speziellen Aufklärungsbogen schriftlich festzuhalten. Wenn es der klinische Zustand des Patienten zulässt, sollte der Eingriff in Lokalanästhesie durchgeführt werden, denn die klinische Überwachung des Patienten ist allen anderen Methoden wie evozierte Potentiale oder EEG überlegen.

Vorbereitung des Eingriffs

Für beide Eingriffe muss jeweils ein 2. steriler Instrumententisch vorbereitet werden (s. oben). *Spezielle Materialien zur endovaskulären Therapie von Aneurysmen des kavernösen Segments der A. carotis interna („kavernöse Aneurysmen"):*
- F-9-Schleuse,
- F-8,8-Führungskatheter (ITC),
- Mikrokatheter für den ablösbaren Ballon,
- 2 ablösbare Silikonballons (ITG),
- Kontrastmittel,
- Tuberkulinspritzen und 2-ml-Spritzen mit Luer-lock-Anschluss.

Spezielle Materialien zum endovaskulären Verschluss von duralen arteriovenösen Malformationen:
- Mikrokatheter, z. B. Typ Tracker,
- Metallschale mit 20 %iger Glukoselösung,
- Ethibloc-Spritze (10 ml),
- Tuberkulinspritzen und 2-ml-Spritzen mit Luer-lock-Anschluss,
- Dreiwegehähne.

Untersuchungsgang bzw. Verlauf des Eingriffs

Kavernöse Aneurysmen der A. carotis interna

Wenn durch die Probeokklusion gesichert ist, dass der Patient den definitiven Verschluss der A. carotis interna ohne neurologische Ausfälle toleriert, wird mit Hilfe eines F-5-Universalkatheters ein Wechseldraht eingebracht, der dann dem F-8,8-Führungskatheter als Leitschiene dient. Die Spitze dieses dickkalibrigen Führungskatheters soll bis in die A. carotis interna hineinreichen. Anschließend wird auf einen Mikrokatheter (F1,5 oder F2; ITG) der ablösbare Ballon montiert. Die Ballongröße richtet sich dabei nach dem Lumen des zu verschließenden Gefäßes, ein maximales Füllungsvolumen von 0,9 cc reicht jedoch fast immer aus. Um ein unbeabsichtigtes Ablösen des Ballons zu vermeiden, sollten möglichst Ballons von mittlerem bis hohem Ablösegrad gewählt werden. Nach der Ballonmontage muss der Mikrokatheter entlüftet werden, was am besten mit einer Mischung aus Kontrastmittel und Spülflüssigkeit geschieht, so dass der Ballon auch im nahezu deflatierten Zustand unter Durchleuchtung noch sichtbar bleibt. Nach der Entlüftung wird der Mikrokatheter in den F-8,8-Führungskatheter eingeführt und bis an dessen Ende vorgeschoben. Zur Passage eines Kinking oder Coiling der A. carotis interna, erst recht zur Passage des Siphons, muss der Ballon fast immer leicht inflatiert werden, damit er mit dem Blutstrom in die distale A. carotis interna gelangt. Es kann so fast immer erreicht werden, dass der Ballon bis in den oberen Teil der Karotissiphons bewegt wird, also über das Aneurysma hinaus. Hier wird der Ballon mit Kontrastmittel soweit gefüllt, dass sich die Gefäßwand leicht dehnt. Durch einfachen Zug am Mikrokatheter kann der Ballon danach abgelöst werden. Zur Sicherheit wird mit der gleichen Technik ein 2. Ballon unmittelbar distal der Karotisbifurkation plaziert.

Durale arteriovenöse Malformationen

Ziel der endovaskulären Therapie von duralen arteriovenösen Malformationen ist der selektive, permanente Verschluss des intraduralen Gefäßnidus. Damit die Wahrscheinlichkeit einer Rekanalisation möglichst gering bleibt, sind Flüssigembolisate (Akrylate, Ethibloc) und nicht die einfacher zu handhabenden PVA-Partikel zu verwenden. Die Sondierung der arteriellen Zuflüsse aus dem Stromgebiet der A. carotis externa erfolgt wie bei der Meningeomembolisation.

Die Handhabung von Ethibloc soll gesondert erläutert werden: Die in einer 10-ml-Fertigspritze gelieferte Emulsion wird zunächst über einen Dreiwegehahn und eine 2. 10-ml-Spritze mit Luer-lock-Anschluss gut durchmischt. Anschließend werden kleinere Portionen des Embolisats über den Hahn in Tuberkulinspritzen gefüllt. Je nach Abstand der Katheterspitze vom Gefäßnidus wird Ethibloc jetzt mit Lipiodol gemischt, ebenfalls über den Dreiwegehahn. Je weiter distal man sondieren konnte, desto weniger Lipiodol darf hinzugefügt werden (Verhältnis 1 : 1 bis 1 : 4). Vor Applikation dieses Ethibloc-Lipiodol-Gemischs muss der Mikrokatheter unbedingt mit 20 %iger Glukoselösung von allen Kontrastmittel- und Blutresten freigespült werden. Anschließend wird das Embolisat unter Durchleuchtung und kontinuierlichem Druck injiziert. Durch Nachspülen mit 20 %iger Glucoselösung kann bei zu proximaler Lage des Embolisats noch eine bessere, vielleicht sogar intranidale Lage erreicht werden. Anders als bei Verwendung von Acrylaten ist bei dieser Technik ein Festkleben des Katheters im Gefäß nicht zu befürchten. Leider haben die meisten DAVM mehr als einen arteriellen Zufluss, manche sogar Zuflüsse von beiden Seiten. Da jeder Zufluss einzeln sondiert werden muss und sich durch die Embolisation eines Feeders die hämodynamischen Verhältnisse ändern, wird es praktisch nie gelingen, eine DAVM in nur einer Sitzung auszuschalten.

Thrombolyse bei zerebralen Gefäßverschlüssen

Wie die endovaskuläre Therapie von arteriovenösen Malformationen und intrakraniellen Aneurysmen ist auch die thrombolytische Therapie des akuten zerebralen Gefäßverschlusses noch nicht als neuroradiologische Routinemethode anzusehen. Da es jedoch bei diagnostischen Angiographien und interventionellen

Eingriffen an den Kopf-Hals-Gefäßen zu thromboembolischen Zwischenfällen kommen kann, sollte der Radiologe auch die Thrombolyse bei zerebralem Gefäßverschluss beherrschen.

■ Indikationen und Kontraindikationen

Ein akuter zerebraler Gefäßverschluss mit schwerem neurologischem Defizit als Komplikation einer diagnostischen oder therapeutischen Angiographie im Kopf-Hals-Bereich ist auch außerhalb einer kontrollierten Studie eine Indikation zur thrombolytischen Therapie; das gilt besonders für Fälle von iatrogenem Verschluss der A. basilaris. Patienten, die mit einer akuten zerebralen Ischämie in die Klinik eingeliefert werden, sollten hingegen in den ersten drei Stunden nach Beginn der klinischen Symptomatik intravenös thrombolytisch behandelt werden. Nach den Daten der amerikanischen NINDS-Studie sollte die i.v.Lyse mit 0,9 mg tPA pro kg Körpergewicht durchgeführt werden.

■ Komplikationen und Vorsichtsmaßregeln

Die gefürchtetste Komplikation der Thrombolyse beim akuten zerebralen Gefäßverschluss ist die intrazerebrale Blutung. Das Risiko einer solchen Blutung ist u. a. abhängig von der Größe der Hypodensität im frühen CT. Sind innerhalb des Zeitfensters bereits mehr als ein Drittel des Mediaterritoriums dichtegemindert, ist eine Thrombolyse kontraindiziert. Beim iatrogenen Gefäßverschluss ist die Blutungsgefahr wegen des kurzen Intervalls zwischen dem Auftreten der Komplikation und dem Therapiebeginn geringer. Eine Dosis von mehr als 1,5 Mill. Einheiten Urokinase sollte nicht überschritten werden. Damit Nachblutungen aus der Punktionsstelle vermieden werden, sollte immer eine Einführschleuse verwendet werden, die nach Beendigung der Thrombolyse mit einer Naht in der Leiste fixiert werden kann. So hat man ohne erneute Femoralispunktion auch die Möglichkeit zur Kontrollangiographie nach 24 h.

Vorbereitung des Patienten

Die Thrombolyse eines zerebralen Gefäßverschlusses ist immer ein Notfalleingriff; infolge der neuropsychologischen Ausfälle, die mit einer fokalen zerebralen Ischämie oft verbunden sind, ist eine Aufklärung des Patienten häufig nicht möglich. Vor Lysebeginn sollte aber unbedingt ein Neurologe konsiliarisch hinzugezogen werden; außerdem muss sichergestellt sein, dass der Patient nach der Therapie auf einer Intensivstation überwacht werden kann.

Vorbereitung der Untersuchung

Auf einem 2. Instrumentiertisch sollten vorbereitet werden:
- Mikrokatheter, z. B. vom Typ Tracker,
- 2-ml-Spritzen mit Luer-lock-Anschluss.

Das Thrombolytikum (Urokinase) wird in einer Perfusorspritze so verdünnt, dass 1 Mill. Einheiten in 50 ml NaCl-Lösung aufgelöst werden.

Untersuchungsgang

Kommt es bei einer Kopf-Hals-Angiographie plötzlich zu einem neurologischen Ausfall, ist zunächst der Katheter in die Aorta descendens zurückzuziehen; besonders bei dünnen Vertebralarterien kann schon der Katheter die zerebrale Perfusion beeinträchtigen. Bilden sich die neurologischen Ausfälle nicht innerhalb weniger Minuten zurück, muss die mutmaßlich verantwortliche Gefäßprovinz erneut angiographiert werden. Zeigt sich dabei ein Verschluss eines der großen intrakraniellen Gefäße, z. B. ein Verschluss der A. carotis interna unter Einbeziehung ihrer Teilungsstelle, ein Verschluss des Hauptstamms des A. cerebri media oder ein Verschluss der A. basilaris, ist die Indikation zur Thrombolyse gegeben.

Der Tracker-Mikrokatheter wird zunächst durch den F-5-Universalkatheter bis an den Thrombus herangeführt. Fast immer ist es möglich, am Thrombus vorbei den distalen Gefäßabschnitt zu sondieren, so dass die Länge des Verschlusses bestimmt werden kann. Zu Beginn der Lyse wird der Mikrokatheter am besten in das distale Ende des Thrombus zurückgezogen. Der Perfusor wird jetzt an den Mikrokatheter angeschlossen und in Gang gesetzt; die Infusionsgeschwindigkeit beträgt 50 ml/h (1 Mill. Einheiten Urokinase/h). Alle 10–15 min unterbricht man die Urokinaseinfusion und fertigt eine Kontrollangiographieserie über den Mikrokatheter an. Hat sich ein Teil des Thrombus aufgelöst, wird die Katheterspitze in den verbliebenen Thrombus zurückgezogen. Die Thrombolyse gilt als beendet, wenn das Gefäß wieder durchgängig oder die Höchstdosis von 1,5 Mill. Einheiten (in 90 min) erreicht ist. Anschließend wird der Patient zur Prophylaxe einer Reokklusion des gerade eröffneten Gefäßes vollheparinisiert.

KAPITEL 24

Schnittbildgesteuerte Biopsien (Ultraschall und Computertomographie)

24

G. M. Richter, A. Gindele und W. S. Rau

24.1
Abdomen

G.M. Richter und A. Gindele

Dieses Kapitel beschreibt die *perkutane Biopsie* unklarer Läsionen im Abdomen. Parallel zur diagnostischen Nutzung der Schnittbildverfahren wurden Verfahren der radiologisch gesteuerten Punktion entwickelt. Besonders für das Abdomen gilt, dass die schnittbildgesteuerte perkutane Punktion unter Beachtung der erforderlichen technischen Voraussetzungen eine einfache und sichere Methode zur Entnahme von Gewebematerial für zytologische und histologische Untersuchungen ist. Die Wahl der Punktionstechnik, sonographisch oder CT-gesteuert, hängt von der Erreichbarkeit und Lokalisation der Läsion und damit vor allem vom potentiellen Risiko des Zugangswegs ab. Die computertomographisch gesteuerte Biopsie ist in der Lage, auch sehr kleine Herde sicher zu treffen, so dass die Läsionsgröße auch über die Punktionstechnik entscheiden kann. Die Qualität des gewonnenen Materials hängt von zahlreichen Faktoren wie persönliche Erfahrung und korrekte Technik ab. In der Qualität der histologischen Untersuchung bzw. bei *Feinnadelbiopsien* in der zytologischen Untersuchung spielt die Erfahrung des Pathologen eine entscheidende Rolle. Für eine erfolgreiche Zusammenarbeit zwischen Radiologischer Diagnostik und Pathologie muss ein enges Verständnis für die jeweils limitierenden Faktoren bei Gewebegewinnung und -untersuchung vorliegen.

■ Indikationen

Die Indikation zu einer Biopsie entstehen durch differentialdiagnostische, operationstaktische und weitere therapieplanende Notwendigkeiten und ist damit grundsätzlich individuell patientenbezogen. Die Indikation zu einer Biopsie entwickelt sich demnach aus einem interdisziplinären Gespräch. Je dringlicher die Biopsie ist, desto eher werden relative Risiken in Kauf genommen. Dies gilt beispielsweise für alle Punktionswege, die potentiell transgastrisch, transkolisch, transpleural usw. verlaufen müssen, um zum Zielort zu gelangen. Ferner ist die Biopsie in der Primärdiagnostik einer malignen Erkrankung problematisch, da das negative Punktionsergebnis keine absolute Sicherheit bieten kann. Selbst eine Rate von „nur" 10 % falsch negativer Befunde ist dabei nicht tolerabel. Weiterhin gilt, dass eine dringlich operative Läsion keiner Biopsie bedarf (typisches Beispiel: kolorektaler Tumor). Andererseits ist die Biopsie einer Zusatzläsion oder neu aufgetretenen Läsion bei einer bekannten malignen Erkrankung eine Idealindikation (typisches Beispiel: Verdacht auf Lokalrezidiv nach abdominoperinealer Rektumexstirpation). Biopsiert wird vor allem auch dann, wenn keine operative Läsion vorliegt, aber eine Gewebetypisierung zur Therapieplanung notwendig wird (typisches Beispiel: retroperitoneale Lymphome).

Die folgende Indikationsliste stellt damit nur eine Orientierungshilfe dar:
- Differenzierung von Lymphomen in Retroperitoneum und Becken,
- Differenzierung von hormoninaktiven Läsionen der Nebennieren,
- Differenzierung zwischen postoperativer Fibrose und Tumorrezidiv,
- Differenzierung unklarer sekundärer Leberläsionen bei bekanntem Malignom, wenn das Vorhandensein einer Metastase die Prognose entscheidend beeinflusst und damit das Vorgehen für die Primärerkrankung (Magenkarzinom, Mammakarzinom),
- Differenzierung primärer Leberläsionen bei unklarer oder kritischer klinischer Ausgangssituation (fehlende Marker, eingeschränkte Operabilität),
- Differenzierung von Pankreasläsionen.

■ Kontraindikationen

Absolut: keine.

Relativ:
- Unkooperativer Patient,
- Gerinnungsstörungen (hier hängt die Indikation von der Dringlichkeit der Biopsie und dem Vaskularisationsgrad der Läsion ab,
- Gefäßmissbildungen (vor Punktion der Leber Ausschluss eines Hämangioms),
- Phäochromozytom (schwere Blutung/Blutdruckkrisen, vor Nebennierenpunktion muss Katecholaminspiegel bestimmt sein),
- Nadelpassage durch unsterile Körperbereiche oder -höhlen.

■ Komplikationen

- Blutungen (als relevante Komplikation <1 %),
- Infektion/Abszess (insbesondere bei transkolischem Zugang),
- Pneumothorax (meist nicht therapiebedürftig), bei allen Punktionen durch einen Lungenrezessus Thoraxübersichtsaufnahme in Exspiration 2–4 h nach Punktion.

Vorbereitung des Patienten

- Patient 6 h nüchtern,
- Kontrolle der Gerinnungsparameter (Quick: >70 %, PTT: <40 s),
- Harnstoff- und Kreatininwerte (Kontrastmittelapplikation).

Vor der Punktion erfolgt eine adäquate Aufklärung. Dieses Gespräch mit dem Patienten beinhaltet nicht nur eine forensische Absicherung, sondern auch die Möglichkeit, dem Patienten gezielt die Angst vor dem bevorstehenden Eingriff zu nehmen und ihn zur Kooperation zu motivieren. Dies ist von erheblicher Bedeutung für eine erfolgreiche Punktion v. a. bei poteniell schmerzhaften Biopsien. Eine Sedierung ist in aller Regel nicht erforderlich.

Vorbereitung des Eingriffs

Materialien:
- Sterile Handschuhe, Kittel, Abdecktücher,
- Desinfektionsmittel für die Haut (i.e. Braunol),
- Lokalanästhetikum (i.e. Xylocain 1 %),
- Stilett für Stichinzision,
- Schale mit NaCl-Lösung zum Auffangen des Biopsiematerials,
- Objektträger für Ausstriche,
- Röhrchen mit Formalin (fixiertes Präparat), mit NaCl (unfixiertes Präparat für immunhistochemische Untersuchungen, bei Bedarf),
- 2 Spritzen (10 ml),
- Punktionsnadeln.

Auf dem Markt existiert eine Vielfalt an Punktionsbestecken. Es kommt meist weniger auf die Art des verwendeten Punktionsbesteckes an als auf die Vertrautheit mit einem einmal etablierten und eingeübten System. Die jeweilige Technik der Biopsieentnahme mit den entsprechenden Nadeltypen wird im einzelnen nachstehend geschildert.

Viel entscheidender als die Art der Punktionskanüle ist deren Lumen, das üblicherweise in Millimeter oder Gauge angegeben wird. Je dicklumiger die Punktionskanüle, desto quantitativ und qualitativ besseres Gewebematerial lässt sich gewinnen und desto eher ist eine histologische Diagnose möglich. Nur mit Hilfe großlumiger (>1,2 mm) Punktionskanülen gewonnenes Material gestattet artdiagnostische Hinweise auf einen möglichen Primärtumor. Auch eine Klassifikation primär maligner Lymphome ist nur bei ausreichend großer Materialmenge möglich. Eine sog. Feinnadelbiopsie (<1 mm) kann nur zytologische Untersuchungen liefern. Damit wird die Wahl des Nadeldurchmessers aber v. a. vom potentiellen Risiko bestimmt: Je eher kritische Organstrukturen passiert werden müssen, je höher das Blutungsrisiko ist, desto eher werden kleine Nadeldurchmesser (z. B. 0,95 mm) verwendet werden müssen und nur zytologische Untersuchungen vorgenommen werden können. Sehr kleine Läsionen werden ebenfalls nur mit dünnkalibrigen Punktionsnadeln punktiert.

Drei Typen von Punktionskanülen haben sich allgemein bewährt:
1. Schneidbiopsiekanüle für histologische Untersuchungen:
   Hohlnadel mit Trokar und Biopsieschliff
   Schneidbiopsiesets können sowohl frei von Hand als auch in Form von sog. „biopsy guns verwendet werden. Die Anwendung frei Hand wird meist von erfahrenen Untersuchern nicht zuletzt aus Kostengründen bevorzugt. Dabei

wird die Kanüle im geschlossenen Zustand (Hohlnadel und Trokar) bis an den zu punktierenden Herd geführt. Dann wird der Trokar entfernt und eine arretierbare Vakuumspritze mit 2–3 ml NaCl aufgeschraubt und ein Sog erzeugt. Die Gewebeentnahme erfolgt mit einer schnellen kurzen Dreh-Stoß-Bewegung in den Herd. Die Tiefe dieses „Harpuniervorgangs" muss zuvor entweder durch Sonographie oder CT-Messung bestimmt sein. Entsprechend der Maximaltiefe wird dabei die Kanüle mit Zeigefinger und Daumen so umfasst, dass ein Anschlag entsteht, der vor zu tiefer Punktion bewahrt. Die Verwendung eines automatisierten Systems erfolgt nach dem gleichen Prinzip. Es muss dabei nur die Tiefe des Harpuniervorgangs am System adäquat eingestellt werden.

2. Tru-cut-Kanüle für histologische Untersuchungen:
Innenmandrin mit Biopsiebett kurz vor der Spitze, hohle scharf geschliffene Außenkanüle, Das Besteck wird ebenfalls mit geschlossenen Zustand bis an den Rand des Herdes geführt. Dann wird durch Vorschieben des Innenmandrins das Biopsiebett in die Läsion eingebracht und durch anschließendes Vorschieben der scharfen Außenkanüle das ins Probenbett ragende Gewebestück abgeschnitten. Auch hier gibt es ausgezeichnete automatisierte Systeme in allen Größen.

3. Zytologie bzw. Flüssigkeitsaspiration:
Einfache Hohlnadel.

Patientenlagerung

Die Lagerung erfolgt in Abhängigkeit vom Punktionsweg. Anzustreben ist primär eine stabile Bauch- oder Rückenlagerung. Schräg- oder Seitenlagerung beinhalten das Risiko unerwünschter Bewegungen und Positionsänderungen des Patienten, wodurch die Punktion erschwert wird. Ist dies aus technischen Gründen unumgänglich, ist auf eine möglichst bequeme Lagerung und ausreichende Unterpolsterung zu achten.

Untersuchungsgang

CT-gesteuerte Punktion

1. Zuerst wird der Körperabschnitt, in dem sich das zu punktierende Gewebe bzw. Organ befindet, nativ in 10-mm-Schichtdicke dargestellt. Steht zu erwarten, dass größere Gefäße den Punktionsweg kreuzen bzw. liegt eine Läsion in Nachbarschaft zu größeren organversorgenden Gefäßen vor, erfolgt – auch zur besseren Markierung der Ureteren – die intravenöse Kontrastmittelgabe. Vor der Punktion fokaler Leberläsionen dient die Kontrastmittelgabe zum Nachweis bzw. Ausschluss von gefäßreichen Läsionen, v. a. eines Hämangioms, das nach Möglichkeit wegen der Gefahr einer Blutung möglichst primär diagnostiziert werden soll.

2. Anhand der CT-Bilder wird der günstigste Punktionsweg ausgewählt. Günstig bedeutet dabei, nicht automatisch immer den kürzesten Weg zu wählen. Vielmehr ist darauf zu achten, benachbarte Organe, Darmstrukturen, große Gefäße

und Nerven zu vermeiden. Nach Möglichkeit sind Punktionen durch Hohlorgane hindurch zu umgehen (s. oben). Dafür kann es notwendig werden, einen kraniokaudal oder kaudokranial schrägen Zugang zu wählen. Diese Vorgehensweise ist bei ultraschallgezielter Punktion erheblich einfacher als bei computertomographischer Technik. Bei letzterer muss die notwendige Gantrykippung an Hand der sich bildenden Winkel zwischen der sicheren Eintrittsstelle am Körper und der Läsion berechnet werden. Dazu kann es hilfreich sein, nach Berechnung entsprechende Hautmarkierungen (für Eintrittsstelle und a.-p.-Projektion der Läsion auf die Haut darüber) anzubringen und nochmals ein laterales Topogramm anzufertigen. Die üblichen Zugangswege zu den wichtigsten Organen bzw. Körperabschnitten sind nachstehend aufgelistet:

- **Leber:** Den Punktionsweg so wählen, dass immer eine genügende Parenchymschicht zwischen Eintrittsstelle der Nadel und Läsion verbleibt, da hierbei die Gefahr einer Blutung oder Keimverschleppung durch den Parenchymmantel verringert wird. Bei Läsionen in den oberen Lebersegmenten ist auf die Möglichkeit einer transpleuralen Punktion zu achten und ggf. eine dünnere Nadel zu wählen. Der rechte Leberlappen wird von lateral bis ventral unter Vermeidung des Rippenoberrandes (Nerven, Gefäße) punktiert, der linke von ventral-medial.
- **Pankreas:** Der Pankreasschwanz kann in Bauchlage oft von dorsal retroperitoneal punktiert werden, entweder zwischen Niere und Wirbelsäule oder zwischen Niere und Colon descendens hindurch. Falls dabei die Durchtrittsstrecke zu kritisch schmal ist, kann diese durch schrittweises Aufspritzen mit Kochsalz entsprechend verbreitert werden. Diese Punktionstechnik ist praktisch nur mittels CT möglich. Für Kopf- und Korpusbereich ist auch die transperitoneale Punktion unter Vermeidung eines transkolischen Zuganges möglich. Der transgastrische Weg ist deutlich unproblematischer, aber evtl. schmerzhaft. Zu achten ist auf die am dorsalen Unterrand des Pankreas verlaufenden Milzgefäße.
- **Nieren:** Dorsaler, extraperitonealer Zugangsweg in Bauch- oder Seitenlage, bei sehr großen Raumforderungen selten auch von ventral. Rechte Niere dorsal oder transhepatisch für obere Polläsionen.
- **Nebennierenrinde: Rechts:** Lateral, transhepatisch. **Links:** Üblicherweise von dorsal. Hierbei ist auf den Lungenrezessus zu achten. Um den Rezessus zu umgehen, ist eine kraniale Angulierung notwendig. In jedem Fall Schonung von Niere und Milz. Bei sehr großen Raumforderungen ist selten auch ein ventraler Zugang möglich. In der Regel nur mit CT.
- **Retroperitoneum:** Primär von dorsal, sonst auch ventraler Zugang möglich.
- **Becken:** Im Prinzip gilt hier: Oberhalb der Linea terminalis von ventral, unterhalb der Linea terminalis von dorsal über das Foramen ischiadicum möglichst direkt lateral des Os coccygeum zur Schonung der A. und V. glutaea superiores sowie des N. ischiadicus. Der Zugangsweg wird aber entscheidend von Läsionslage und Darmverlauf mitbestimmt.

3. Die für die Punktion beste CT-Schicht wird ausgewählt und der Tisch auf diese Position gefahren.
4. Mit Hilfe des Lichtvisiers in der CT-Gantry wird eine Filzstiftmarkierung auf die Haut gezeichnet, und zusätzlich erfolgt die Markierung des Punktionsortes

mit auf die Haut aufgeklebten Metallmarkierungen (z. B. verpackte Injektionskanülen).

5. Erneuter Kontrollscan jetzt in 5-mm-Schichtdicke, anhand dessen die genaue
   Punktionsstelle, die sich aus den Metallmarkierungen ergibt, der Einstichwinkel und die Distanz von der Hautoberfläche bis zum zu punktierenden Herd
   am Monitor ausgemessen werden kann (für kranio-kaudal und kaudo-kranial
   Winkelberechnung s. oben).
6. Der Tisch wird aus der Gantry herausgefahren, die entsprechende Hautstelle
   gründlich desinfiziert und mit sterilen Tüchern abgedeckt. Danach erfolgt eine
   ausreichende Lokalanästhesie mit einer langen Nadel und eine kleine Stichinzision zum leichteren Einbringen der Punktionskanüle durch die Haut.
7. Die Punktionsnadel wird in dem am Monitor bestimmten Winkel bis etwa 2/3
   der berechneten Tiefe vorgeschoben. Es ist darauf zu achten, immer in der
   gleichen In- oder Exspirationslage wie bei der Lokalisationsaufnahme zu
   punktieren. Die Nadel muss während der Punktion exakt in der Transversale-
   bene gehalten werden. Vor Erreichen der endgültigen Nadeltiefe erfolgt ein
   Kontrollscan zur Winkelkorrektur.
8. Dann wird die Nadel bis an den Herdrand vorgeschoben und diese Nadellage
   durch einen erneuten CT-Scan dokumentiert.
9. Die Punktion erfolgt dann wie bereits oben beschrieben. Grundsätzlich werden
   mindestens 2 Proben genommen, wobei die 2. geringfügig von der Stelle der 1.
   abweichen soll. Der 2. Punktionsvorgang erfolgt entsprechend den Punkten 7
   und 8.

Sonographisch gezielte Punktion

Die sonographisch gezielte Punktion kann in verschiedenen Techniken angewandt
werden:
1. **Freie Punktion:** Hier wird die Nadel entsprechend der zuvor bestimmten Richtung, Winkelstellung und Tiefe eingebracht; im rechten Winkel oder im zumindest adäquater 2. Winkelstellung wird das Tiefertreten der Nadel auf die Läsion
   zu kontrolliert. Mit dieser Technik kann meist der gesamte Nadelverlauf dargestellt werden.
2. **Punktion parallel zum Schallkopf:** Die Punktionskanüle wird entweder frei
   den Schallkopf entlang in Schallrichtung oder mit Hilfe einer außen am Schallkopf angebrachten Führung in den zu punktierenden Bereich geführt. Hierbei
   entsteht nur ein Nadelspitzenreflex, der dann beim Tiefertreten kontrolliert
   wird.
3. **Punktion mit Hilfe eines Punktionsschallkopfes:** Die Biopsie erfolgt durch
   einen speziell perforierten Punktionsschallkopf, bei dem durch die Öffnung die
   Punktionsnadel vorgeschoben werden kann. Auch hier entsteht nur ein Nadelspitzenreflex, der dann beim Tiefertreten kontrolliert wird.

Probenumfang

In jedem Fall sollten mehrere Proben aus unterschiedlichen Arealen eines Herdes
gewonnen werden. Im Falle der Schneidbiopsiekanüle müssen bis zu 3 konseku-

tive Punktionen in unterschiedlichen Einstichwinkeln vorgenommen werden. Bei der Tru-Cut-Kanüle kann dazu die Außenkanüle in loco bleiben und eine nochmalige Biopsie ohne vollständige Wiederholung des gesamten Punktionsvorgangs erfolgen. Unabhängig von der Art der Biopsiekanüle sollte immer versucht werden, Gewebe aus den Randbezirken eines Herdes zu gewinnen, da im Zentrum eines Tumors häufig nur nekrotisches und damit für den Pathologen unbrauchbares Material vorliegt.

Die gewonnenen Gewebszylinder werden vorsichtig in die vorbereiteten Röhrchen mit NaCl bzw. Formalin gegeben und am günstigsten sofort zum Pathologen gebracht.

Nachsorge

Die Punktionstelle wird mit einem einfachen Pflasterverband versorgt. Art und Umfang der Nachsorge bzw. Nachbehandlung hängen von der biopsierten Läsion ab. Bei potentiell nachblutenden Bezirken wird im Anschluss an die Biopsie ein Kontroll-CT angefertigt. Bei Patienten mit Lungen-, Mediastinal- oder transpleuraler Leberbiopsie wird 4 h nach Biopsie eine Lungenaufnahme in Exspiration angefertigt. Meistens genügt für alle Patienten eine Flachlagerung von 4 h, wobei der Patient auf der Punktionstelle liegen soll.

24.2
Lunge

W. S. Rau

Solitäre oder multiple Rundherde in der Lunge sind bei Patienten ohne bekannte maligne Vorerkrankung vieldeutig. Von der histologischen Diagnose hängen stets wesentliche prognostische Urteile und Therapieentscheidungen ab, doch nicht immer ist die chirurgische Auffassung akzeptabel, dass ein neu aufgetretener Rundherd ohne weitere Klärung sofort exstirpiert werden sollte.

Da Patienten mit pulmonalen Rundherden in der Regel primär oder im Rahmen eines Konsils lungenfachärztlich untersucht werden, wird als erster invasiver Eingriff meist eine Bronchoskopie durchgeführt. Periphere Herde sind jedoch kaum bronchoskopisch zu erreichen und erfordern zur Diagnosesicherung eine transthorakale Punktion.

Die transthorakale Punktion von Lungenherden kann unter Durchleuchtungs- oder unter CT-Kontrolle erfolgen. Die durchleuchtungsgezielte Punktion am C-Bogen darf jedoch nur dann durchgeführt werden, wenn der Herd so groß und gegen die Umgebung so gut abgegrenzt ist, dass er in 2 senkrecht aufeinander stehenden Ebenen einwandfrei erkannt werden kann. Kleinere, zentrale oder versteckte Herde sollten primär unter CT-Kontrolle punktiert werden.

Vorteile der durchleuchtungsgezielten Punktion sind der geringere Zeitbedarf (und damit auch die kürzere Verweildauer der Punktionsnadel in der Lunge) und die unmittelbare Kontrolle des Punktionsvorgangs. Ein Untersucher, der nur CT-gezielt punktiert, kann kaum einen Eindruck davon gewinnen, wie beweglich Rundherde in der Lunge sind und wie leicht sie vor der Nadelspitze ausweichen. Unter Durchleuchtung lässt sich beobachten und fühlen, wann die Nadelspitze den Herd erreicht hat, wie die Nadelspitze synchron den Atembewegungen des Herdes folgt und wie die Nadel den Herd zunächst vor sich her schiebt, bis sie ihn schließlich gegen seinen Gewebswiderstand durchdringt.

Die Vorteile der CT-gesteuerten Punktion sind die exakte, überlagerungsfreie Abbildung des Herdes, die genauere Darstellung topographischer Beziehungen zur Nachbarschaft und die Möglichkeit der Kontrastierung von Blutgefäßen. Ein entscheidender Nachteil ist die Variabilität der Atemphase. Auch wenn sich der Patient bemüht, für jeden CT-Schnitt gleich tief ein- oder auszuatmen, gelingt dies nicht immer, so dass gelegentlich eine ganze Serie von Korrekturen der Nadelposition erforderlich wird. In Zwerchfellnähe macht sich dieser Nachteil der CT-gesteuerten Punktion natürlich am stärksten bemerkbar.

Aus der großen Zahl bewährter, verbesserter und neu entwickelter Punktionsbestecke sollte sich der Untersucher je eine Nadel für Material zur histologischen Untersuchung und für solches zur zytologischen Untersuchung auswählen. Spezielle Halterungen zum Erzeugen von Unterdruck oder zum Hineinschießen der Nadel in den Herd werden von einigen Autoren als nützlich empfunden. Als absolut notwendig sind diese Hilfsmittel aber nicht einzustufen. Wenn man sie einsetzt, muss man ihre Handhabung geübt haben und so gut beherrschen, dass durch den Gebrauch der Hilfsmittel keine Verzögerung eintritt und die Nadel nicht länger in der Lunge verbleibt als unbedingt notwendig: Mit jedem Atemzug kann die Punktionsstelle der Pleuria visceralis etwas weiter einreißen und dadurch einen Pneumothorax wahrscheinlicher machen.

■ Indikationen

- Solitäre oder multiple Lungenrundherde, vor allem wenn sie beim Vergleich mit Voraufnahmen neu aufgetreten sind,
- tumorverdächtige Verschattungen in der Lunge und unklare mediastinale Raumforderungen, die bronchoskopisch nicht erreicht werden können,
- tumorverdächtige oder abklärungsbedürftige entzündliche Läsionen der Thoraxwand.

Ob es sinnvoll ist, beim Verdacht auf eine fibrosierende Lungenerkrankung mit einem großkalibrigen Punktionsbesteck eine transthorakale Biopsie durchzuführen und dabei mit großer Wahrscheinlichkeit einen behandlungsbedürftigen Pneumothorax in Kauf zu nehmen, ist umstritten. Einige Pathologen fordern zur Beurteilung von Alveolitiden, interstitiellen Pneumonien und Fibrosen mindestens 4 cm^3 Gewebe. Ein solches Volumen lässt sich auch mit einer noch so dicken Punktionskanüle nicht gewinnen, sondern erfordert eine Minithorakotomie oder zumindest eine Thorakoskopie mit Probeexzision und anschließender Naht der Biopsiestelle.

■ Kontraindikationen

Der überwiegende Teil der Kontraindikationen ergibt sich aus den möglichen Komplikationen, bei denen der Pneumothorax an erster Stelle steht:
- Schweres (bullöses) Lungenemphysem,
- respiratorische Insuffizienz,
- Störungen der Blutgerinnung,
- Antikoagulation,
- schweres Lungenödem,
- ausgedehnte Pneumonie,
- schwere pulmonale Hypertonie (relative Kontraindikationen bei zentral lokalisierten Herden),
- Mucoviscidose.

■ Komplikationen

Die wichtigste Komplikation nach der transthorakalen Lungenpunktion ist der Pneumothorax. Seine Häufigkeit korreliert mit
- dem Lebensalter,
- der Schwere eines (bullösen) Lungenemphysems,
- dem Durchmesser der verwendeten Punktionsnadel, der Anzahl der Punktionen bzw. Punktionsversuche,
- der Verweildauer der Nadel in der Lunge,
- der Anzahl der von der Punktionsnadel durchstoßenen Pleurablätter.

Blutungen und Hämoptysen treten bei kaliberstärkeren Stanzbiopsienadeln häufiger auf als bei Verwendung von Feinnadeln und bei Punktion von zentralen Herden (in der Nähe der großen Hilusgefäße) häufiger als bei peripheren Herden. Daneben gibt es in der Literatur auch Einzelangaben über Luftembolien.

Operativ tätige Disziplinen führen gelegentlich die Möglichkeit von Impfmetastasen oder die mögliche Verschleppung von Infektionserregern in den Stichkanal als Kontraindikation gegen eine perkutane Punktion an. In der Literatur wurde tatsächlich über einzelne derartige Fälle berichtet. Ihre Häufigkeit ist jedoch (im Gegensatz zu operativen Komplikationen) so gering, dass noch nicht einmal statistische Angaben möglich sind.

Wenn der Verdacht auf Echinokokkuszysten besteht, sollte eine Punktion unterbleiben. Die serologische Untersuchung auf Echinokokkenantigene kann bei isoliertem Lungenbefall falsch-negativ sein. Andererseits bleibt die (spontane) Ruptur von Echinokokkuszysten in das Bronchialsystem im Gegensatz zur Peritonealhöhle in der Regel folgenlos – nicht aber die Verschleppung von Scolices in das Blutgefäßsystem.

Vorbereitung des Patienten

Beim Aufklärungsgespräch ist der Patient in die Lage zu versetzen, zwischen den Risiken der transthorakalen Biopsie und den Risiken der Thorakotomie abzuwägen. Entsprechend der Komplikationshäufigkeit ist speziell auf den Pneumothorax und die evtl. erforderliche Drainagebehandlung einzugehen.

Auch wenn es sich um pleuranahe, ganz oberflächlich gelegene Herde handelt, ist der Patient eingehend auf die Möglichkeit von Hämoptysen hinzuweisen. Er muss *vorher* wissen, dass er eventuell nach der Punktion für ca. 2 min „Blutspukken" muss und dass diese 2 min als sehr lang empfunden werden. Ist er darauf nicht vorbereitet, können Angst zu sterben und Vertrauensverlust die Folge sein.

In der Regel handelt es sich um einen elektiven Eingriff, bei dem die Parameter der Blutgerinnung vorliegen müssen. Gegebenenfalls ist eine Substitutionsbehandlung vorzunehmen.

Der Patient ist so zu lagern, dass der Zugangsweg frei zugänglich ist und sorgfältig desinfiziert werden kann. Gleichzeitig soll der Patient seine Lage für einige Zeit bequem und stabil beibehalten können.

Vorbereitung der Untersuchung durch MTRA

Die Vorbereitung ähnelt derjenigen zur Angiographie. Wenn vorhanden, kann das steril verpackte Set mit Kitteln und Abdecktüchern für die Angiographie benutzt werden.

Instrumente und Verbrauchsmaterial
- Kopfhaube und Mundschutz,
- Metallstab (ca. 50 cm lang) für durchleuchtungsgezielte Punktionen,
- dicker Filzstift mit permanenter schwarzer Farbe,
- alkoholisches Desinfektionsmittel,
- Lokalanästhetikum 1 %ig, 6 Amp. zu 10 ml,

- Heparin, 2 Amp. zu 1000 IE,
- Spritzen, 20 ml,
- Injektionsnadeln zur Lokalanästhesie in erforderlicher Länge,
- Objektträger für Zytologie,
- Fixierungsmittel für zytologische Präparate (falls der Zytologe nicht luftgetrocknete Ausstriche bevorzugt),
- Transportverpackung für Objektträger,
- kleines Transportgefäß mit Schraubdeckel und Fixierungsflüssigkeit für histologische Präparate,
- sterile Kittel, Handschuhe und Abdecktücher wie zur Angiographie,
- Punktionsnadeln für Material zur histologischen Untersuchung (z. B. Schneidbiopsiekanülen mit 0,95 und 1,2 mm Durchmesser; Tru-Cut-Nadeln mit 2,1 mm Durchmesser),
- Punktionsnadeln für Material zur zytologischen Untersuchung (z. B. Chiba-Nadeln mit 0,6 oder 0,7 mm Durchmesser, Spinalkanülen 22-gg.-Beckton-Dikkinson),
- Kompressen und Tupfer

Untersuchungsgang

Anamnese und Vorbefunde

Mit der Vorgeschichte, den klinischen Untersuchungsergebnissen und den kompletten radiologischen Befunden hat sich der Untersucher schon anlässlich seiner differentialdiagnostischen Erwägungen vertraut gemacht. Auch wenn eine durchleuchtungsgezielte Punktion durchgeführt werden soll, ist es sinnvoll, sich die CT-Schnitte zu vergegenwärtigen, um alle Informationen über die Lokalisation des Herdes, den Verlauf der pulmonalen und mediastinalen Gefäße und die Anatomie des Zugangsweges zur Verfügung zu haben.

Untersuchungsablauf

Zunächst muss entschieden werden, ob die Punktion unter Durchleuchtungs- oder unter CT-Kontrolle durchgeführt werden soll. (Kleine, versteckt liegende, schlecht abgrenzbare, einem großen Blutgefäß benachbarte oder unter Durchleuchtung nur in einer Ebene erkennbare Herde müssen CT-gezielt punktiert werden.)

Untersuchungsablauf zur Punktion eines Lungenrundherdes unter Durchleuchtung

Für die Untersuchung wird zweckmäßigerweise ein Durchleuchtungs- oder Angiographiegerät mit C-Bogen benutzt. Zunächst wird kontrolliert, ob der Herd tatsächlich in 2 aufeinander senkrecht stehenden Ebenen einwandfrei zu erkennen ist. Andernfalls ist die Untersuchung am Computertomographen fortzusetzen.

Der günstigste Zugangsweg wird nach den folgenden Kriterien festgelegt:
- möglichst kurzer Weg,
- keine Gefährdung von Nachbarorganen (Pulmonalgefäße, Aorta, Perikard, Peritonealhöhle, Milz, Leber, Kolon etc.),
- Passage der Pleura visceralis möglichst nur einmal (in der Nähe des Unterlappenspitzensegmentes und des Mittellappens kann leicht ein Lappenspalt mit 2 weiteren Pleurablättern getroffen werden),
- Punktionsstelle vorzugsweise dorsal oder lateral:
  1. der Patient sieht nicht, wie die lange Nadel in ihn hineingestochen wird,
  2. nach der Punktion kann der Patient mit weniger Mühe 2 h so gelagert werden, dass das Loch in der Pleura am tiefsten Punkt der Thoraxhöhle liegt und durch das Eigengewicht der Lunge abgedichtet wird.

Der Patient wird so gelagert, dass die Einstichstelle gut zugänglich ist. Sie wird mit permanentem Filzstift auf der Haut markiert. Desinfektion und steriles Abdecken in üblicher Weise. Infiltrationsanästhesie in Atemmittellage mit 20 ml Lokalanästhetikum (1 %ig) bis zur Pleura.

CAVE

Wenn der Patient während der Infiltration der tiefen Thoraxwandschichten hustet oder tief atmet, kann die lang angeschliffene Injektionsnadel die Pleura visceralis aufschlitzen. In diesem Fall sofort die Nadel etwas zurückziehen!

Wenn keine großen Blutgefäße in der Nähe sind und wenn bei dem Patienten kein Lungenemphysem besteht, wird zur Punktion vorzugsweise eine Nadel benutzt, die Material zur histologischen Untersuchung liefert (z. B. Schneidbiopsiekanüle mit 1,2 mm Außendurchmesser). Bei zentral lokalisierten Herden in Hilusnähe sollte wegen der Blutungsgefahr nur eine Feinnadel eingesetzt werden.

In eine 20-ml-Spritze wird etwas Heparin aufgezogen und durch die Punktionsnadel, deren Mandrin vorübergehend entfernt ist, wieder ausgespritzt. Diese Spülung mit Heparin verhindert nach der Punktion die Bildung eines großen Koagels in der Spritze und ermöglicht es, die gewonnenen Gewebszylinder aus dem stets bluthaltigen Aspirat zu isolieren.

Nachdem der Mandrin wieder in die mit Heparin durchspülte Biopsiekanüle eingeführt ist, wird sie an der vorher festgelegten Stelle in Richtung auf den Lungenherd eingestochen. Der C-Bogen ist gegebenenfalls so zu schwenken, dass die Nadel am Oberrand der nächstliegenden Rippe entlang geführt werden kann (am Unterrand der darüberliegenden Rippe verlaufen Blutgefäße und Nerv). Am Beginn des Punktionsvorgangs empfiehlt es sich, den Zentralstrahl so auszurichten, dass Einstichstelle, Lungenherd und Nadel in einer Achse liegen. Die Nadel projiziert sich im Idealfall punktförmig in das Zentrum des Lungenherdes.

Wenn sich Lungenherd und Nadelspitze bei der Atmung synchron mit derselben Amplitude bewegen, wird der C-Bogen in eine zur Ausgangsposition senkrechte Ebene gedreht und geprüft, ob die Nadelspitze schon die äußere Kontur des Lungenherdes erreicht hat. Sobald dies der Fall ist, wird der C-Bogen wieder in die Ausgangsstellung zurückgedreht. Die Nadel darf sich jetzt nur als Punkt projizieren und muss exakt in das Zentrum des Lungenherdes weisen. Nun wird der C-Bogen wieder um 90° gedreht. Der Mandrin der Punktionskanüle wird entfernt und die mit Heparin gespülte 20-ml-Spritze aufgesetzt. Durch Zurückziehen des Spritzenkolbens bei konstanter Nadellage wird zunächst Unterdruck erzeugt. Dann wird die Nadel unter Aufrechterhaltung des Unterdrucks in der Spritze – rasch in den Rundherd eingestochen. Es ist zu fühlen und unter Durchleuchtung zu beobachten, ob die Nadel den Rundherd durchstößt und dabei einen Gewebszylinder herausschneidet oder ob der Lungenherd seitlich vor der Nadelspitze ausweicht und die Nadel ins Leere trifft, das heißt in normales Lungenparenchym. Dies ist jedoch praktisch nie der Fall, wenn die Nadel in der ersten Ebene der Durchleuchtung exakt auf das Zentrum des Herdes ausgerichtet war.

Bei großen Herden mit ≥4 cm Durchmesser ist auch eine mehrfache, bis zu 3malige Punktion zulässig, um zu vermeiden, dass nur nekrotisches Material aus dem Zentrum des Herdes gewonnen wird.

Am Anfang der ganzen Untersuchung, wenn die Nadel zunächst in die Thoraxwand eingestochen wird, soll die genaue Bestimmung der Punktionsrichtung in aller Ruhe und Sorgfalt erfolgen, damit sich Punktionsstelle und Zentrum des Lungenherdes exakt decken. Anschließend, wenn die Nadel in die Lunge vorgeführt ist, darf aber nicht mehr viel Zeit mit Korrekturen vertan werden: Abgesehen von der zunehmenden Wahrscheinlichkeit eines Pneumothorax kann ein häufiges intraparenchymatöses Stochern mit der Nadelspitze zu Einblutungen führen, die die Kontur des Lungenherdes verschleiern und eine exakte Lokalisation unmöglich machen.

Wurde der Lungenherd fühlbar und sichtbar punktiert, kann der Unterdruck in der Spritze nachgelassen und die Nadel rasch herausgezogen werden. Zunächst wird der Inhalt der Spritze auf Objektträger entleert, dann wird das noch in der Nadel verbliebene Material mit einer luftgefüllten Spritze auf einen weiteren Objektträger ausgeblasen. Durch die Beimengung von Heparin sollte das stets etwas blutige Aspirat flüssig bleiben und einen oder mehrere Gewebezylinder erkennen lassen. Diese fadendünnen Biopsate werden mit der Spitze einer Injektionskanüle aufgenommen, in ein Transportröhrchen mit Fixierungsflüssigkeit eingelegt und zur histologischen Untersuchung eingesandt. Von denjenigen Objektträgern, auf denen sich neben Blut noch einige Gewebeteile befinden, die aber zu winzig sind, um sie mit der Nadelspitze einzusammeln, wird überschüssiges Blut mit einer seitlich an die Glaskante gehaltenen Kompresse aufgesaugt, wobei jedoch die kleinen Gewebeteile nicht mit entfernt werden dürfen. Auf diese Weise wird dem Zytologen, der sonst nur Erythrozyten sieht, die Arbeit erleichtert. Je nach Wunsch des Zytologen sind die Objektträger anschließend entweder luftzutrocknen oder mit einem Fixierungsmittel einzusprühen.

Konnte nur eine Feinnadel verwendet werden, wird der Inhalt der Nadel und gegebenenfalls auch die in der Spritze enthaltene Flüssigkeit (wenn es sich nicht nur um Blut handelt) auf einen Objektträger ausgeblasen und mit einem zweiten Objektträger ausgestrichen.

Kommt es im Anschluss an die Lungenpunktion zu einer Hämatemesis, wird der Patient seitlich gelagert, damit er gut abhusten kann. Für den Patienten ist das rote Sputum ein alarmierendes Signal, das ihn in Todesangst versetzt. Der Untersucher muss beruhigend auf ihn einwirken, bis die durchschnittlich 2 min, die bis

zum spontanen Sistieren der Hämatemesis vergehen, vorüber sind. Es ist zweckmäßig, wenn der Untersucher, der noch Gummihandschuhe trägt, den Patienten
in Kompressen husten lässt (nicht in Zellstoff, der an den Lippen sehr unappetit-
lich ist) und die roten Kompressen sofort aus dem Gesichtsfeld des Patienten
entfernt.

Im Anschluss an die Punktion soll der Patient für 2 h so gelagert werden, dass
das Punktionsloch in der Pleura am tiefsten Punkt der Thoraxhöhle liegt. Auf
diese Weise hat die Lunge Gelegenheit, gemäß ihrer Schwerkraft das Loch zu
komprimieren.

Würde die Punktionsstelle nicht nach unten verlagert, könnten Unterdruck im
Pleuraspalt und Eigengewicht der Lunge synergistisch wirken und den Luf-
taustritt aus der Pleuraöffnung fördern.

Der Patient muss nach der Punktion mindestens 24 h in stationärer Beobachtung bleiben. 4 h nach der Punktion ist eine Thoraxübersichtsaufnahme in Exspi-
ratonsstellung anzufertigen (falls klinische Symptome auftreten, die auf eine Komplikation hinweisen, natürlich entsprechend früher). Ein schmaler, symptomloser
Mantelpneumothorax kann zunächst beobachtet und nach 24 h kontrolliert werden. Vergrößert er sich oder klagt der Patient über Atemnot, ist eine Monaldi-Drai-
nage indiziert.

Untersuchungsablauf zur Punktion eines Herdes in der Lunge, im Mediastinum oder in der Thoraxwand unter CT-Kontrolle

Besteht bei einem im CT sichtbaren Herd unklarer Dignität die Indikation zur
histologischen Abklärung mittels transthorakaler Punktion, ist zu prüfen, ob die
Untersuchung unter Durchleuchtungs- oder unter CT-Kontrolle durchgeführt
werden soll. Ausreichend große (Durchmesser ≥ 1 cm), gut sichtbare und gegen die
Umgebung gut abgegrenzte intrapulmonale Herde sind für eine durchleuchtungsgezielte Punktion geeignet. Auch Raumforderungen oder Osteolysen in der Thoraxwand können auf diese Weise punktiert werden. Alle anderen Herde sollten
unter CT-Kontrolle punktiert werden, insbesondere, wenn sie in enger Nachbarschaft zu großen Blutgefäßen, zum Herzen oder zum Ösophagus liegen oder wenn
Skelettanteile den Zugang erschweren.

Zunächst hat der Untersucher den Zugangsweg festzulegen. Hindernisse für die
Punktionsnadel können Knochen sein, die den Weg mechanisch versperren, und
Organe, die von der Nadel nicht penetriert werden dürfen. Stets ist der kürzeste
und gefahrenärmste Weg zu wählen. Die Punktion mehrerer Pleurablätter ist möglichst zu vermeiden. Ein dorsaler oder lateraler Zugang ist wegen der anschließenden Lagerung des Patienten auf die Punktionsstelle zu bevorzugen.

Wenn auf dem diagnostischen CT-Schnitt, auf dem der Herd am besten abgebildet ist, kein geeigneter Punktionsweg auszumachen ist, kann eine Reihe von
Kunstgriffen angewandt werden:

- **CT-Scan in Exspiration:** Die kaudalen Anteile der Lunge werden nach kranial
  verlagert. Die Pleura visceralis hat eine kleinere Kontaktfläche mit der Thoraxwand, so dass besonders an den seitlichen Konturen des Mediastinums etwas
  mehr Platz entsteht: die Punktion von 2 Blättern der Pleura parietalis ist harmlos, wenn die dazwischenliegende Lunge in Exspiration zurückgewichen ist.

Außerdem ist die Position des Zwerchfells in Expirationsstellung leichter für den Patienten reproduzierbar als in Inspiration.

- **Kippung der Gantry:** Durch Änderung des Einstichwinkels können eine störende Rippe, ein Wirbelkörperquerfortsatz, ein Schulterblatt, ein Schlüsselbein oder die Oberkante des Manubrium sterni umgangen werden; manchmal lässt sich auch ein großes Blutgefäß vermeiden.
- Abdrängung der Pleura parietalis durch Unterspritzung physiologischer Kochsalzlösung: Der von lockerem Bindegewebe ausgefüllte Spaltraum zwischen Brustwirbelkörpern und Lunge im dorsalen Paravertebralraum oder zwischen rechter und linker Lunge im vorderen Mediastinum kann artifiziell verbreitet werden, indem bis zu 100 oder 200 ml physiologischer Kochsalzlösung mit einer dünnen Nadel (z. B. Chiba-Nadel) unter langsamem Vorschieben der Nadelspitze und wiederholter CT- Kontrolle injiziert werden. Auf diese Weise lässt sich neben der Wirbelsäule oder hinter dem Sternum Platz schaffen, um eine Stanzbiopsiekanüle ohne Verletzung der Pleura visceralis in das Mediastinum vorzuführen.
- Angulierung der Nadelrichtung im Verhältnis zur Gantryneigung: Auf einen Vorteil der CT-gesteuerten Punktion, nämlich die überlagerungsfreie Darstellung der Nadellage in ihrer gesamten Länge, muss gelegentlich verzichtet werden. Wenn es auch nach Kippung der Gantry unmöglich ist, einen Weg in der Richtung der CT-Schnittebene zu finden, weil z. B. Skelettanteile die Passage versperren, muss ein zur Ebene der Gantry schräger Zugangswinkel gewählt werden. Dies betrifft z. B. Lymphknoten hinter dem Sternum oder pleuranahe Lungenherde unter dem Schulterblatt.
  Eine schräge Stichrichtung ist mit 2 Nachteilen verbunden:
  1. Je stärker der Einstichwinkel von der Ebene der Gantry abweicht, desto größer muss die Entfernung der Einstichstelle in die Haut von der Ebene desjenigen CT-Schnitts sein, in der sich der Herd befindet.
     Wenn ein Einstichwinkel von 45° gewählt werden kann, ist die Entfernung der Einstichstelle von der Schnittebene gleich der Entfernung des Herdes von der Hautoberfläche.
     Für andere Einstichwinkel α könnte die Entfernung s der Einstichstelle von der Schnittebene in Abhängigkeit von der Tiefe des Herdes d theoretisch berechnet werden $(s = \tan \alpha \times d)$, doch sind so exakte stereotaktische Bemühungen an der Lunge und am Mediastinum wegen der Verschieblichkeit der Herde und der Variabilität der Atemlage von begrenztem Wert. In sehr viel größerem Maße kommt es auf das räumliche Vorstellungsvermögen des Untersuchers an, der mit der Nadel den Hindernissen ausweicht.
  2. Bei schräg verlaufender Nadel ist für jede Positionskontrolle eine vollständige Serie von CT-Schnitten erforderlich, die den Verlauf der Nadel wiedergibt, bis ihre Spitze zum ersten Mal nicht mehr erfasst wird.
     Bei angulierter Punktionsrichtung kann die bei modernen CT-Geräten vorhandene Option der „CT-Durchleuchtung" eine Erleichterung bedeuten. Der Untersucher muss sich jedoch *vorher* mit dieser Art der Bildgebung vertraut gemacht haben und sich des höheren Dosisbedarfs bewusst sein.
- **Passage atelektatischer Lungenbezirke:** Wenn zur Punktion einer hilären oder mediastinalen Raumforderung kein extrapleuraler Weg möglich ist, kann eine

evtl. bestehende Atelektase ausgenutzt werden. Beim Weg der Punktionsnadel durch die atelektatische Lunge besteht praktisch keine Gefahr eines Pneumothorax.

Konnte ein geeigneter Punktionsweg auf den diagnostischen CT-Schnitten festgelegt werden, wird der Patient so auf den Untersuchungstisch gelagert, dass die Punktionsstelle frei zugänglich ist und der Patient seine Position stabil beibehalten kann. Meist müssen die Arme über den Kopf erhoben werden, wodurch sich die Lagebeziehung zwischen Thoraxwand und Herd im Vergleich zu den diagnostischen Scans verändert. Soll eine mediastinale Raumforderung punktiert werden, erhält der Patient eine Venenverweilkanüle, die auch bei eleviertem oder abgewinkeltem Arm die Bolusinjektion von Kontrastmittel gestattet. Damit der Patient während der Untersuchung seine Lage nicht verändern muss, wird eine Infusion mit Ringer-Lösung zum Offenhalten der Kanüle angeschlossen.

An der voraussichtlichen Punktionsstelle werden Markierungen auf der Haut angebracht, die die exakte Bestimmung des Einstichorts erleichtern (der Körperform angepasste, gebogene Schablone aus 0,5 mm dickem Aluminium mit Markierungsschlitzen oder behelfsmäßig Katheterstücke, Ampullensägen o. ä., die mit je 1–2 cm Abstand voneinander mit einem Pflasterstreifen gürtelförmig auf der Haut befestigt werden). Auf den dann in definierter Atemphase angefertigten CT-Schnitten werden Winkel und Strecken des Punktionsweges mit Hilfe der CT-Software ausgemessen, den Markierungen zugeordnet und anschließend mit permanentem Filzstift auf der Haut des Patienten eingezeichnet. Die Hilfsmittel zur Markierung werden entfernt (die Expirationsstellung kann vom Patienten exakter reproduziert werden als die Inspirationsstellung).

Der Patient wird so weit aus der Gantry herausgefahren, dass der Untersucher freien Zugang zur Punktionsstelle hat. Diese wird großflächig desinfiziert und steril abgedeckt. Die Lokalanästhesie wird zunächst nur bis zur Pleura oder bis zu den ersten anatomisch heiklen Strukturen durchgeführt. Dann erste CT-Kontrolle der Anästhesienadel in stets exakt derselben Atemphase (vorzugsweise in Exspiration): die Nadelspitze muss auf den Herd weisen.

CAVE

Wenn beim Vorführen der Anästhesie- oder der Punktionsnadel Schmerzen auftreten, vermindert sich reflektorisch die Atemtiefe, auch wenn sich der Patient willentlich alle Mühe gibt, bei den CT-Schnitten immer dieselbe Atemphase einzuhalten.

Soll ein intrapulmonaler Herd punktiert werden, ist die Lokalanästhesie mit Betäubung der Pleura beendet. Bei mediastinalen Herden ist die Infiltration von Lokalanästhetikum durch eine *dünne* Kanüle schrittweise unter wiederholter CT-Kontrolle fortzusetzen, bis die äußere Kontur des Herdes erreicht ist. Dann wird die Anästhesiekanüle gegen die mit Heparin gespülte Punktionsnadel ausgewechselt und die Stichrichtung beibehalten.

Je größer der Herd ist, desto größer ist die Wahrscheinlichkeit zentraler Nekrosen. Die Biopsie sollte daher in diesen Fällen tangential aus dem Randbereich mit noch vitalem Gewebe entnommen werden. Bei einem hilusnahen Prozess mit

Atelektase muss die zentrale Raumforderung punktiert werden, nicht die luftleere Lunge distal des Bronchusverschlusses oder eine poststenotische Pneumonie. In jedem Fall muss auch das Einführen der Punktionsnadel schrittweise erfolgen und durch neue CT-Schnitte kontrolliert werden.

Besonders bei mediastinalen Raumforderungen muss eine Läsion der großen Gefäße vermieden werden. Wenn sie sich schlecht abgrenzen lassen, weil zu wenig mediastinales Fettgewebe vorhanden ist oder weil sie von der Raumforderung ummauert werden, ist eine Kontrastierung unumgänglich. Die Kontrastmittelgabe muss jedoch sorgfältig geplant sein, da sie nicht öfter als 3mal erfolgen kann.

Beim Zugang von ventral ist eine Gefäßkontrastierung erforderlich, um die A. mammaria interna zu vermeiden.

Der Zugang von dorsal sollte möglichst von rechts erfolgen, damit nicht die Aorta descendens im Weg ist. Allerdings kann der Ösophagus ähnlich hinderlich sein. In der Regel kann die Nadel ohne Zuhilfenahme von Kontrastmittel bis an die Wirbelkörperseitenfläche vorgeschoben werden (ggf. mit Abdrängung der Pleura durch Unterspritzung von Kochsalzlösung). Der weitere Punktionsweg, z. B. zu subkarinalen Lymphknoten, sollte erst nach Kontrastmittelinjektion fortgesetzt werden, um u.a. die V. azygos zu umgehen. Auch wegen möglicher Gefäßvarianten und Abweichungen vom normalen Gefäßverlauf ist bei der Punktion mediastinaler Raumforderungen wenigstens eine Kontrastmittelserie während des Einstechens der Nadel zu fordern.

Hat die Nadelspitze die äußere Kontur des Herdes erreicht und ist sie exakt ausgerichtet (Dokumentation durch einen CT-Schnitt), wird der Mandrin zurückgezogen und eine mit Heparin gespülte 20-ml-Spritze aufgesetzt. Mit einer Hand erzeugt der Untersucher kontinuierlichen Unterdruck, mit der anderen fixiert er die Richtung der Nadel und umfasst sie mit 2 Fingern in derjenigen Entfernung von der Hautoberfläche, die dem Durchmesser des Herdes bzw. der ohne Gefährdung möglichen Stichtiefe entspricht. Anschließend wird die Nadel rasch 3mal eingestochen und dann zurückgezogen. Bei intrapulmonalen Herden vermindert nur eine äußerst exakte Ausrichtung der Nadelspitze die Wahrscheinlichkeit, dass der Herd beim Punktionsvorgang ausweicht. Besonders Hamartome und Tuberkulome bestehen aus derbem Gewebe, das die Materialgewinnung erschwert. Andererseits sind es gerade diese relativ häufigen Raumforderungen, die bei eindeutiger histologischer Diagnose nicht operiert werden müssen.

Liegt der zu untersuchende Herd in unmittelbarer Nachbarschaft eines großen Blutgefäßes, so wird nur ein einziger Punktionsvorgang durchgeführt.

Multiple Punktionen in fächerförmiger Ausrichtung sind nur zulässig, wenn der Herd entsprechend groß ist, wenn er in der Nähe der Thoraxwand liegt und wenn keine heiklen Organe in der Nachbarschaft vorhanden sind.

Die Verarbeitung der gewonnenen Materials ist im vorangehenden Abschnitt über die durchleuchtungsgezielte Punktion beschrieben.

■ Vorsichtsmaßregeln

- Sorgfältige Patientenaufklärung mit Vorbereitung auf mögliche Komplikationen.
- Einstich an der Rippenoberkante.

- Interlobarspalte meiden (keine mehrfache Pleurapassage mit der Nadel).
- Lungenareale mit subpeleuralem Emphysem meiden.
- Möglichst senkrechte oder horizontale Stichrichtung wählen. Jede Angulierung kompliziert und verlängert die Untersuchung.
- Wenn möglich, Material zur histologischen Untersuchung gewinnen. Feinnadelbiopsien sind oft unzureichend. Selbst wenn zytologisch die Malignität eines Herdes gesichert werden kann, ist ohne Artdiagnose meist keine Therapieplanung möglich.

24.3
Skelett

W. S. RAU

Bei keinem anderen Organsystem des Körpers ermöglicht die einfache Röntgen-nativdiagnostik so weitgehende diagnostische Aussagen wie bei Skelettläsionen. In vielen Fällen kann nicht nur die Dignität, sondern auch die Artdiagnose ohne weitere Hilfsmittel gesichert werden. Ist jedoch eine untypische Skelettläsion selbst von Radiologen mit spezieller Erfahrung nicht mit ausreichender Genauigkeit zu klassifizieren und liefern auch zusätzliche Verfahren wie die Magnetresonanztomographie keinen diagnostischen Beitrag, so muss eine Probebiopsie dann erfolgen, wenn das weitere therapeutische Vorgehen von der histologischen Diagnose abhängt. Eine „Verlaufskontrolle" ist in der Regel nicht gerechtfertigt und kommt auf keinen Fall in Frage, wenn die Stabilität tragender Skelettanteile gefährdet ist.

Während die durchleuchtungs- oder CT-gezielte Punktion bei Läsionen nahe der Hautoberfläche keine Probleme bereitet, erhöhen sich die technischen Schwierigkeiten bei Herden in größerer Tiefe, vor allem bei der häufigen Lokalisation in Wirbelkörpern. Eine chirurgische Probeexzision würde in diesen Fällen einen unverhältnismäßig großen operativen Eingriff erfordern. Aber auch die röntgenologisch gezielte Stanzbiopsie kann durch die Nähe von Spinalkanal und Blutgefäßen Komplikationen hervorrufen. Im folgenden soll daher vor allem auf die Punktionstechnik der Wirbelkörper eingegangen werden.

Die Punktion der Wirbelkörper einschließlich des Os sacrum kann sowohl unter Durchleuchtungskontrolle mittels C-Bogen als auch mit Hilfe der Computertomographie erfolgen.

Vorteil der *durchleuchtungsgezielten Biopsie* ist die kürzere Zeit, die für den Eingriff benötigt wird, die leichtere Möglichkeit eines zur Längsachse des Patienten angulierten Zugangsweges und das Fehlen von Metallartefakten im CT-Schnitt bei Verwendung eines kaliberstärkeren Punktionsbestecks. Die *CT-gesteuerte Punktion* bietet Vorteile bei engen anatomischen Verhältnissen (z. B. der mittleren Brustwirbelsäule und der Halswirbelsäule) und der riskanten Nähe von Organen, die nicht perforiert werden dürfen.

Der Erfindungsreichtum mehrerer Medizinergenerationen hat eine große Zahl von Instrumenten hinterlassen, mit denen Material aus dem Körperinnern zur histologischen Untersuchung gewonnen werden kann (Ackermann, Craig, Ellis, Hauenstein, Jamshidi, Ottolenghi, Silverman, Turkel etc.). Da es praktisch nicht möglich ist, die Vor- und Nachteile aller dieser Bestecke auszuprobieren, sollte man sich auf einige wenige Instrumente beschränken, diese aber in ihrer Handhabung beherrschen. Um Stanzbiopsien aus spongiösem Knochen zu erhalten, hat sich bei uns die Jamshidi-Nadel am besten bewährt. Sie ist mit ihrem Außendurchmesser von 4 mm ein geeigneter Kompromiss zwischen der Forderung des Pathologen nach möglichst viel Material (u. U. auch zur morphometrischen Auswertung) und dem Wunsch des Patienten nach einem möglichst kleinen, ungefährlichen und schonenden Eingriff.

Die Verwendung dünnerer Punktionsbestecke bedeutet keinerlei Vorteil für den Patienten: weder hat er weniger Schmerzen beim Punktionsvorgang noch ist die Komplikationsrate geringer. Nur der Pathologe hat mit weniger Material entsprechend größere Schwierigkeiten, was sich wiederum zum Nachteil des Patienten auswirkt.

Neben diesen technischen Hilfsmitteln ist es besonders wichtig, mit einem Pathologen zusammenzuarbeiten, der spezielle Kenntnisse in der Knochenpathologie besitzt und mit dem zusammen die Klinik und die Röntgenmorphologie besprochen werden.

■ Indikationen

- Jede untypische Skelettläsion, wenn nur durch die histologische Untersuchung Aufschluss über die Dignität und die Artdiagnose zu gewinnen ist *und* wenn sich aus dem histologischen Befund aller Voraussicht nach therapeutische Konsequenzen ergeben.
- Metastasenverdacht bei Patienten mit einem Malignom, wenn differentialdiagnostisch auch eine benigne Ursache (z. B. Wirbelkörpersinterung infolge Osteoporose oder Hämangiom) möglich ist und wenn bei Metastasennachweis eine Therapiemöglichkeit besteht.
- Bei röntgenologisch sicheren Entzündungszeichen: Differenzierung des Infektionserregers und Empfindlichkeitstestung bzw. Nachweis einer nichtinfektiösen Entzündung.
- Bei diffusen Knochenerkrankungen (z. B. Osteopenien verschiedener Genese) und bei hämatologischen Erkrankungen können durch die durchleuchtungsgezielte Biopsie aus dem dorsalen Beckenkamm für morphometrische Untersuchungen sehr viel längere Stanzzylinder gewonnen werden (≥5 cm) als bei nur palpatorisch kontrolliertem Punktionsweg.

■ Kontraindikationen

- Mangelhafte Blutgerinnung, besonders wenn die zu punktierende Läsion in der Tiefe des Körpers liegt und die Eintrittsstelle der Nadel in den Knochen nicht komprimiert werden kann.
- Anatomische Unmöglichkeit, einen gefahrlosen Punktionsweg ohne Verletzung wichtiger Organe zu wählen.
- Unmittelbare Indikation zu einem operativen Eingriff ohne Abwarten der histologischen Diagnose (z. B. Notwendigkeit einer sofortigen Laminektomie bei beginnender Rückenmarkkompression oder Stabilisierung eines tragenden Knochens bei drohender pathologischer Fraktur).

■ Komplikationen

Die Komplikationsrate bei Stanzbiopsien aus dem Knochen scheint nach Literaturangaben nicht höher zu sein als bei anderen perkutanen Punktionen. Speziell nach Biopsien aus Wirbelkörpern wurde über Einzelfälle mit den folgenden Komplikationen berichtet:

- lokales Hämatom,
- Hämatothorax,
- Pneumothorax,
- Pneumothorax mit Keimverschleppung und E.-coli-Pneumonie,
- tuberkulöser Abszess im Verlauf des Stichkanals,
- epidurales Hämatom mit Paraplegie nach Punktion des 3. Lendenwirbels,
- vorübergehende Quadriparese nach Nadelaspiration zur Gewinnung bakteriologischen Materials aus dem Segment C5/6,
- Paralyse der unteren Extremitäten und der Blase nach Punktion des Zwischenwirbelraums Th12/L1 mit einer Craig-Nadel in Allgemeinnarkose,
- Fußheberschwäche nach Punktion der unteren Lendenwirbelsäule.

Im eigenen Patientengut trat bei bisher über 1000 Stanzbiopsien aus den verschiedensten Skelettregionen, überwiegend jedoch der Wirbelsäule, eine einzige Komplikation auf: bei einem Patienten mit Spondylodiszitis L4/5 wurde die Lumbalarterie dieses Segmentes getroffen und es entwickelte sich ein ausgedehntes retroperitoneales Hämatom, das innerhalb von 3 Tagen kontinuierlich an Größe zunahm und schließlich durch Embolisation der Lumbalarterie behandelt werden musste. Bei der späteren operativen Stabilisierung des Bewegungssegmentes wurde es ausgeräumt.

Vorbereitung des Patienten

Beim Aufklärungsgespräch ist der Patient in die Lage zu versetzen, zwischen den Risiken der Stanzbiopsie (in Lokalanästhesie) und den Risiken der operativen Probeexzision (in Narkose) abzuwägen.

In der Regel handelt es sich um einen elektiven Eingriff, bei dem die Parameter der Blutgerinnung vorliegen müssen. Gegebenenfalls ist eine Substitutionsbehandlung vorzunehmen.

Der Patient ist so zu lagern, dass der Zugangsweg frei zugänglich ist und sorgfältig desinfiziert werden kann. Gleichzeitig soll der Patient seine Lage für einige Zeit bequem und stabil beibehalten können. Die Desinfektion hat nach allen Kautelen der Asepsis zu erfolgen: Großflächige Rasur der Körperbehaarung, Abtupfen mit breitem Pflasterstreifen, ggf. Entfettung der Haut mit Waschbenzin, Einsprühen mit einem alkoholischen Desinfektionsmittel (Einwirkungszeit nach Angabe, mindestens 3 min), anschließend mehrfaches Abwaschen der Haut mit einem in einer Kornzange festgeklemmten und satt mit einem jodhaltigen Desinfektionsmittel getränkten Tupfer. Mit dem Tupfer ist deutlicher Druck auf die Haut auszuüben, während kreisende Bewegungen ausgeführt werden, die an der Punktionsstelle beginnen und sich spiralförmig, mit langsam größer werdendem Radius festsetzen, bis ein Durchmesser von etwa 30 cm erreicht ist. Ist die Peripherie der zu desinfizierenden Fläche erreicht, wird der Tupfer verworfen und mit einem neuen, frisch getränkten Tupfer im Zentrum neu begonnen. Anschließend Abdecken mit sterilen Tüchern. Der Untersucher trägt Kopfhaube, Mundschutz, sterilen Kittel und sterile Handschuhe.

Vorbereitung der Untersuchung durch MTRA

Die Vorbereitung ähnelt derjenigen zur Angiographie. Wenn vorhanden, kann das steril verpackte Set mit Kitteln und Abdecktüchern für die Angiographie benutzt werden.

Instrumente und Verbrauchsmaterial:
- Kopfhaube und Mundschutz,
- Metallstab (ca. 50 cm lang),
- dicker Filzstift mit permanenter schwarzer Farbe,
- alkoholisches Desinfektionsmittel,
- jodhaltiges Desinfektionsmittel,
- Lokalanästhetikum 1 %ig, 6 Amp. zu 10 ml,
- physiologische Kochsalzlösung, 2 Amp. zu 10 ml,
- Spritzen, 20 ml,
- Injektionsnadeln, ≥10 cm lang,
- Objektträger für Abrollpräparate zur Zytologie,
- Fixierungsmittel für zytologische Präparate (falls der Zytologe nicht luftge-trocknete Ausstriche bevorzugt),
- Transportverpackung für Objektträger,
- kleines Transportgefäß mit Schraubdeckel und Fixierungsflüssigkeit für histo-logische Präparate (u. U. verschiedene Fixierungslösungen für Hämatologie, Onkologie und Osteologie),
- sterile Kittel, Handschuhe und Abdecktücher wie zur Angiographie,
- vorbereitetes, steriles Set zur Knochenpunktion:

Jamshidi-Nadel [15 cm nutzbare Schaftlänge, 4 mm Außendurchmesser, 2 mm In-nendurchmesser (für Kinder evtl. Nadel mit 2 mm Außendurchmesser)], scharfer Mandrin, stumpfer Mandrin zum Ausstoßen des Knochenzylinders, Schale zur Aufnahme des jodhaltigen Desinfektionsmittels, Tupferhalter oder Kornzange, Kompressen und Tupfer.

Untersuchungsgang

Anamnese und Vorbefunde

Mit der Vorgeschichte, den klinischen Untersuchungsergebnissen und den kom-pletten radiologischen Befunden hat sich der Untersucher schon anlässlich seiner differentialdiagnostischen Erwägungen vertraut gemacht. Auch wenn eine durchleuchtungsgezielte Punktion durchgeführt werden soll, ist es sinnvoll, sich die CT- oder MR-Schnitte zu vergegenwärtigen, um alle Informationen über die Lokalisation des Herdes und die Anatomie des Zugangsweges zur Verfügung zu haben.

Untersuchungsablauf

Zunächst wird die Punktionsstelle festgelegt und mit permanentem Filzstift markiert. Dann erfolgen nach chirurgischer Händedesinfektion und steriler Einkleidung des Untersuchers die 2malige Desinfektion und das sterile Abdecken des Patienten.

Untersuchungsablauf zur Punktion eines Lendenwirbels unter Durchleuchtung

Der Patient befindet sich in Bauchlage. Die Punktion erfolgt – ähnlich wie früher die lumbale Aortographie – in der Regel von links. Nur bei Prozessen, die rechts laterodorsal im Wirbelkörper liegen, erfolgt der Einstich von rechts. Der betroffene Wirbel wird zunächst mit Hilfe des 50 cm langen Metallstabes unter Durchleuchtung lokalisiert und auf der Hautoberfläche markiert. Der C-Bogen wird so geschwenkt, dass der Zentralstrahl parallel zu Grund- und Deckplatte verläuft. Als Zugangsweg biete sich der Raum zwischen 2 Processus costarii der Lendenwirbel an. Die Einstichstelle befindet sich 6–9 cm neben der Dornfortsatzreihe, je nach Dicke des Patienten. Die Nadel soll in einem Winkel von 35–45° zur Frontalebene auf die dorsolaterale Kante des Wirbelkörpers auftreffen. Für die Wirbelköper Th 12 bis L3 zeigt die Nadelspitze dabei leicht nach kranial, für L4 liegt die Nadel etwa senkrecht zur Längsachse des Patienten, und für L5 bis S1 zeigt sie deutlich nach kaudal, da der Beckenkamm umgangen werden muss. Einstichstelle und Verlaufsrichtung werden mit dem permanenten Filzstift auf der Haut markiert. Anschließend Desinfektion (wie unter „Vorbereitung des Patienten" beschrieben) und Abdecken mit sterilen Tüchern.

Injektion von 20 ml 1 %igem Lokalanästhetikum mit einer langen, dünnen Kanüle: zunächst Hautquaddel an der Einstichstelle, dann Infiltration des Stichkanals, schließlich Depot am Periost. Die korrekte Lage der Nadelspitze an der dorsolateralen Kontur des zu punktierenden Wirbelkörpers wird durch Aufnahmen in 2 Ebenen kontrolliert und dokumentiert.

Wenn nicht der Wirbelkörper, sondern der Zwischenwirbelraum punktiert werden soll, kreuzt in der Regel die Nervenwurzel den unmittelbaren Zugangsweg. Beim Vorführen der Injektionsnadel zur Lokalanästhesie gibt der Patient plötzlich einen heftigen elektrisierenden Schmerz im Bein an. Unter Umständen zuckt er vor Schmerz und Schreck so heftig zusammen, dass die Nadelspitze unkontrollierbar an einer unerwünschten Stelle eingerammt wird. Aus diesem Grund empfiehlt es sich, den Zwischenwirbelraum nicht direkt anzusteuern, sondern die Nadel mit einem Winkel von ca. 20° zur Körperlängsachse an der dorsolateralen Kante des darüber- oder des darunterliegenden Wirbels anzusetzen, die Grund- oder Deckplatte schräg zu passieren und den Zwischenwirbelraum erst dann zu erreichen. Bei Spondylodiszitiden hat dieses Vorgehen den weiteren Effekt, dass auf jeden Fall etwas spongiöser, entzündlich infiltrierter Knochen gewonnen wird und nicht nur spärliche, weiche Gewebefetzen der ehemaligen Bandscheibe.

Nach der Lokalanästhesie Stichinzision in die Hautquaddel und Einführen der Jamshidi-Nadel unmittelbar neben der Anästhesiekanüle und streng parallel zu ihr. Der Lauf der Nadel wird unter Durchleuchtung verfolgt und die exakte Lage an der dorsolateralen Kontur des Wirbelkörpers wiederum durch Aufnahmen in 2 Ebenen dokumentiert.

Die Anästhesiekanüle wird jetzt entfernt. Mit dem Mandrin der Jamshidi-Nadel wird eine kleine Vertiefung in die Wirbelkörperkortikalis gedrückt, damit die Schneide der Stanznadel nicht abgleitet. Gibt der Patient dabei noch Schmerzen an, wird auf den Schaft der Jamshidi-Nadel eine Spritze mit Luer-Konus aufgesetzt und Lokalanästhetikum nachgegeben. (Bei größeren Mengen Lokalanästhetikum ist einerseits an die kardialen Nebenwirkungen zu denken. Andererseits wird nicht nur die Schmerzempfindung, sondern auch die motorische Nervenleitung betäubt. Am Ende der Untersuchung stellt der Patient dann mit großem Erschrecken fest, dass sein Bein gelähmt ist. Diese Wirkung des Lokalanästhetikums ist nach 1 h abgeklungen; andernfalls muss befürchtet werden, dass ein Hämatom die motorische Lähmung verursacht hat.)

Nach Entfernen ihres scharfen Mandrins wird die Jamshidi-Nadel unter gleichmäßigen, gegensinnigen (Hin- und Her-)Drehbewegungen in die Wirbelspongiosa oder in den Zwischenwirbelraum vorgeführt. Bei stark sklerosiertem Knochen ist hierzu gelegentlich Kraft erforderlich. Ein häufiges Absetzen der Drehbewegungen oder ein Wechsel der Hand sind zu vermeiden, da sonst kein zusammenhängender Knochenzylinder gewonnen wird, sondern bestenfalls kleinere frakturierte Bröckel. Auch wenn sehr starker Druck ausgeübt werden muss, sollte der Patient keinen scharfen Schmerz spüren, sondern lediglich ein dumpfes Fremdkörpergefühl. (Ausnahme: bei einer floriden Ostitis scheint das Vorführen der Nadel ziemlich regelmäßig mit Schmerzen verbunden zu sein. In diesem Fall sind zusätzlich Analgetika und Sedativa intravenös zu verabreichen.)

Die Nadel ist ausreichend tief in den Wirbelkörper eingedrungen, wenn sie jenseits des pathologisch veränderten Herdes wieder normale Spongiosa erreicht hat, spätestens aber dann, wenn sie an die gegenüberliegende Kontur des Wirbelkörpers heranreicht. Dieser Moment ist mittels Durchleuchtung in 2 Ebenen sorgfältig abzupassen, doch kann ein kooperativer Patient mithelfen, das exakte Ende des Punktionsvorgangs zu bestimmen: er spürt genau, wann die Jamshidi-Nadel das nicht anästhesierte Periost der Gegenseite berührt. Deshalb ist jeder Patient anzuhalten, den Beginn eines neuen Schmerzempfindens, das über den dumpfen Druck beim Vorführen der Nadel hinausgeht, sofort mitzuteilen. Die Nadel ist dann deutlich bis in das Periost der gegenüberliegenden Seite vorzuführen. Abschließend wird die Nadellage wiederum in 2 Ebenen dokumentiert. Diese Aufnahmen sind der Beweis für die korrekte Punktionsrichtung und -tiefe.

Bevor man die Nadel entfernt, ist sie ohne Vorwärtsdruck mehrmals in derselben Richtung um je 360° zu drehen und danach kräftig in verschiedene Richtungen seitlich zu rütteln, damit der ausgestanzte Knochenzylinder in der Tiefe abbricht und sich herausziehen lässt. Unter Umständen kann versucht werden, das Vorgehen am (oberflächlicher gelegenen) Beckenkamm zu imitieren: die Nadel wird um wenige Millimeter zurückgezogen, möglichst stark abgewinkelt und um dieselbe Anzahl von Millimetern wieder vorgeführt, damit der Knochenzylinder in der Tiefe quasi schräg abgeschnitten wird. Dann wird eine 20-ml-Spritze aufgesetzt, kontinuierlicher Unterdruck erzeugt und die Nadel unter leichtem Hin- und Herdrehen herausgezogen. Meist muss der Stanzzylinder von der Spitze der Nadel her mit dem stumpfen Mandrin in Richtung Handgriff ausgestoßen werden.

Wenn eine zytologische Untersuchung sinnvoll ist, wird der Knochenzylinder zunächst auf mehreren Objektträger abgerollt. Je nach Wunsch des Zytologen sind die Objektträger entweder mit einem Fixierungsmittel einzusprühen oder luftzutrocknen. Ist eine bakteriologische Untersuchung indiziert, werden Spritze und Nadel mit 5 ml physiologischer Kochsalzlösung durchspült und der Knochenzylinder in einem kleinen sterilen Gefäß mit derselben Flüssigkeit abgewaschen. Konnte ausreichend viel Material gewonnen werden, erhält auch der Bakteriologe einige Millimeter des Stanzzylinders, und zwar vorzugsweise weiches Gewebe. Die Spülflüssigkeit und ggf. das Knochenstückchen werden in einem entsprechenden Nährmedium zur Untersuchung verschickt.

MERKE

Als Spülflüssigkeit für bakteriologische Untersuchungen ist physiologische Kochsalzlösung zu benutzen. Keinesfalls darf dafür das Lokalanästhetikum verwendet werden, da es auch in geringer Konzentration bakteriostatisch wirkt.

Der Knochenzylinder selbst wird in einem kleinen Transportgefäß mit Fixierungsflüssigkeit zur histologischen Untersuchung geschickt.

Der Patient bleibt nach der Untersuchung für 30 min in der Röntgenabteilung liegen, zur Überwachung von Puls, Blutdruck und Nervenversorgung der unteren Extremitäten.

Untersuchungsablauf zur Punktion eines Brustwirbels unter Durchleuchtung

Besonders in der mittleren Brustwirbelsäule von Th2 bis Th9 lassen Interkostalarterien, V. azygos, V. hemiazygos, Aorta und vor allem die Pleura kaum einen Zugangsweg für die Nadel frei. Die Thoraxhöhle wölbt sich neben den Brustwirbeln weiter nach dorsal vor als die Bauchhöhle neben den Lendenwirbeln. Die Rückenmuskulatur ist thorakal viel schwächer ausgebildet als lumbal.

Die Einstichstelle für die Punktion von Brustwirbelkörpern darf dementsprechend nur 4–6 cm von der Dornfortsatzreihe entfernt liegen, sonst wird die Pleura zwangsläufig tangiert.

Bei Herden in der Brustwirbelsäule sollte schon aus diagnostischen Gründen stets eine Computertomographie oder Magnetresonanztomographie vorliegen. Der Untersucher muss sich vergewissern, ob der Platz zwischen Wirbelkörper und Pleura für den Weg der Nadel ausreicht. Ist dies nicht der Fall, muss die Untersuchung unter CT-Kontrolle durchgeführt werden, damit beobachtet werden kann, wie durch die Injektion von Kochsalzlösung die Pleura verlagert und für den Punktionsweg Platz geschaffen wird.

Ist der Platz ausreichend, kann die CT- oder MR-Untersuchung auch bei der durchleuchtungsgezielten Punktion zu Hilfe genommen werden, um die günstigste Entfernung der Einstichstelle von der Dornfortsatzreihe festzulegen; in der Regel sind dies 4–6 cm. Der Winkel zur Sagittalebene beträgt dann etwa 35°. Steil nach kaudal gerichtete Rippen können es erforderlich machen, einen Interkostalraum höher einzugehen als es dem Segment der Läsion entspricht. In jedem Fall ist mit der Nadelspitze die *Oberkante* der Rippe zu ertasten, um die an der Unterkante der nächsthöheren Rippe verlaufende Interkostalarterie zu vermeiden. Wegen der mediastinalen Gefäße ist sorgfältig darauf zu achten, dass die Nadelspitze nicht zu weit vorgeführt wird. Auch bei engem Interkostalraum muss die Nadelspitze die aus dem Foramen intervertebrale austretende Nervenwurzel vermeiden. Gegebenenfalls ist eine steilere (zur Körperlängsachse stärker angulierte) Punktionsrichtung zu wählen, evtl. sogar unter Benutzung des nächsthöheren (selten: des nächsttieferen) Interkostalraums.

Untersuchungsablauf zur Punktion eines Brustwirbels unter CT-Kontrolle

Bei jungen, schlanken Patienten und bei Emphysematikern reicht der Raum zwischen Wirbelkörper und Pleura oft nicht aus, um die Punktionsnadel ohne Risiko vorzuführen. In diesem Fall muss der erforderliche Platz künstlich erzeugt werden:

Im Verlauf der Lokalanästhesie wird die Spitze der Injektionsnadel so weit eingestochen, wie es gefahrlos möglich ist, und soviel physiologische Kochsalzlösung unter die Pleura instilliert (100 ml und mehr), bis ein größeres Depot im lockeren Fettgewebe entsteht, das die Pleura parietalis um 10–15 mm vom Wirbel wegdrängt. Dann wird die Nadel schrittweise und in stetigem Wechsel der Injektion von Lokalanästhetikum und Kochsalzlösung bis zur dorsolateralen Kante des Wirbelkörpers vorgeführt. Das restliche Lokalanästhetikum wird als Depot am Periost injiziert. Alle diese Schritte sind durch wiederholte kurze CT-Scans zu kontrollieren. Die Gantryneigung ist vorzugsweise der Ebene der nächstliegenden Grund- oder Deckplatte anzupassen.

Wenn genügend Platz für die Jamshidi-Nadel erzeugt ist, wird sie – ebenfalls schrittweise unter wiederholter CT-Kontrolle – in Richtung zum befallenen Wirbelkörper eingestochen. Wenn sie nicht exakt in der Ebene der Gantry geführt wird, ruft sie weniger Artefakte hervor, und die Position der Nadelspitze ist besser zu erkennen. Die Einstichrichtung sollte daher einen Winkel von 10–20° mit der Gantry bilden. Dementsprechend ist die Einstichstelle etwas oberhalb oder unterhalb der Läsion im Wirbelkörper zu wählen. Die Neigung der Gantry ist gegebenenfalls zu variieren. Es sind jeweils so viele CT-Schnitte anzufertigen, bis die Nadelspitze nicht mehr erfasst wird. Auch das Vermeiden der Nervenwurzel kann bei der CT-gezielten Punktion etwas zeitaufwendiger sein als beim durchleuchtungsgesteuerten Vorgehen, da die Rippen den Weg versperren und nicht jede wünschenswerte Angulierung der Jamshidi-Nadel zulassen.

Trotz des etwas umständlicheren Verfahrens ist die CT-gesteuerte Punktion im Bereich der mittleren Brustwirbelsäule immer dann die Methode der Wahl, wenn nur durch die Abdrängung der Pleura parietalis mittels Unterspritzung von Kochsalzlösung ein sicherer Zugang für die Jamshidi-Nadel erzeugt werden kann.

Untersuchungsablauf zur Punktion eines Halswirbels unter CT-Kontrolle

Die beiden oberen Halswirbelkörper sind nur von vorn durch die Mundhöhle zu erreichen. Dieser Zugangsweg erfordert eine Intubationsnarkose. Daher werden radiologischerseits (in Lokalanästhesie) in der Regel nur der 3. bis 7. Halswirbel punktiert. Der Zugangsweg beginnt ventral zwischen den großen Halsgefäßen, dem Kehlkopf, der Speiseröhre, der A. vertebralis und dem Plexus cervicalis und ist nur wenige Millimeter breit. Wenn der Unterkiefer im Weg ist, muss die Gantry um bis zu 25° gekippt werden. Wegen des Pl. cervicalis muss die Punktion relativ weit ventral, an der anterolateralen Kontur des Wirbelkörpers beginnen. Die Punktionstiefe ist durch den Spinalkanal und die gegenüberliegende A. vertebralis eingeschränkt: d. h. bei der Punktion von Halswirbelkörpern darf das gegenüberliegende Periost nicht von der Nadelspitze erreicht werden. Diese wenigen Angaben sollen als orientierende Hinweise ausreichen. Sie sollen dafür Verständnis erwekken, dass die Punktion von Halswirbelkörpern nur in der Hand von besonders erfahrenen Untersuchern kein desaströses Risiko bedeutet.

■ Vorsichtsmaßregeln

Wichtigste Voraussetzung für Biopsien aus schwierig zu erreichenden Skelettregionen wie der Wirbelsäule ist das dreidimensionale Vorstellungsvermögen des Untersuchers. Er muss sich sorgfältig mit der Anatomie vertraut machen und Verletzungen von Nachbarorganen vermeiden.

Jeder Schritt – von der Lokalanästhesie über das Ansetzen der Jamshidi-Nadel bis zur definitiven Lokalisationskontrolle – ist zu dokumentieren.

Der transpedunkuläre Zugang und die Punktion von Halswirbelkörpern sollten erfahrenen Untersuchern vorbehalten bleiben.

KAPITEL 25

Perkutane Katheteranlage 25

H. Jochen Hansmann, M. Hahmann und G.M. Richter

25.1 Drainagebehandlung

Allgemeiner Teil

Dieses Kapitel beschreibt die perkutane Aspiration und Drainage von pathologischen Flüssigkeitsansammlungen im menschlichen Körper. In der überwiegenden Mehrzahl der Fälle handelt es sich hier um Abszesse und Empyeme.

Noch bis in die 40er Jahre des letzten Jahrhunderts war die Entstehung eines Abszesses im Abdomen oder Thorax ohne die Möglichkeit einer antibiotischen Therapie nahezu gleichbedeutend mit dem Tod des Patienten. Selbst bei rechtzeitiger chirurgischer *Abszessdrainage* lag die Mortalität deutlich über 70–80 %. Abszesse in der physikalischen Untersuchung nicht zugänglicher Regionen wie dem Retroperitoneum wurden oft erst bei der Autopsie diagnostiziert. Erst die Einführung der Sonographie und der Computertomographie ermöglichte eine frühzeitige und verlässliche Diagnostik von Abszessen, noch bevor diese zu einem schweren Krankheitsbild mit der durch ein drohendes Multiorganversagen schlechten Prognose führten.

Zeitgleich mit der diagnostischen Nutzung der Schnittbildverfahren wurden Verfahren der radiologisch gesteuerten Punktion und Drainage entwickelt. Der aufgrund der Bildgebung gestellten Verdachtsdiagnose eines Abszesses folgt zunächst die ultraschall- oder CT-gesteuerte diagnostische Punktion zur Sicherung der Diagnose und der mikrobiologischen Keim- und Resistenzbestimmung. Entweder in gleicher Sitzung oder – in unklaren Fällen – nach der mikrobiologischen Untersuchung kann auf demselben Weg die perkutane Drainage als alleinige Therapie in Kombination mit einer obligaten systemischen Antibiose erfolgen (gekammerte Abszesse s.S. 393).

■ Indikationen

1. **Abszesse** und 2. **infizierte Hämatome**
   - in den parenchymatösen Abdominalorganen,
   - in der freien Bauchhöhle,
   - in Retroperitoneum und Becken,

- im Pleuraraum,
- in der Lunge,
- im Mediastinum,
- im Perikard.
3. **Empyeme**
- im Pleuraraum,
- in der Gallenblase.
4. **Nichtinfizierte Hämatome**
- in der freien Bauchhöhle,
- im Pleuraraum,
- im Perikard.
5. **Symptomatische Pankreaspseudozysten.**
6. **Symptomatische Leberzysten.**
7. **Abflussbehinderung in Hohlsystemen**
- Gallenblasenhydrops,
- Harnstau.

■ Kontraindikationen

Absolut: Fehlender sicherer Zugang, Gerinnungsstörungen.
   Relativ: Nichtkooperativer Patient.
   Unklar: Gekammerter oder septierter Abszess, Echinokokkuszysten (s.S. 392).

■ Komplikationen

Die Mortalität nach perkutaner Abszessdrainage liegt je nach Schwere des zugrundeliegenden Krankheitsbildes bei bis zu 20 %. Dies ist oftmals durch schon weit fortgeschrittene septische Komplikationen bedingt; darüber hinaus sind jedoch auch einige durch den Eingriff bedingte Risiken zu beachten, wie:
1. Unzureichender Drainageerfolg mit Fortschreiten des Krankheitsbildes.
2. Septische Komplikationen durch Einbringen der Keime in vorher sterile Kompartimente, insbesondere Pleura und Peritoneum.
3. Technisch bedingte Komplikationen wie Verletzung von Gefäßen, Organläsionen oder Gallelecks mit etwa einer galligen Peritonitis, Pneumothorax.

Durch sorgfältige Planung des Vorgehens und des Drainageweges sollten die genannten Komplikationsmöglichkeiten auf ein Minimum reduziert werden können; erscheint dies im Einzelfall nicht möglich, wird dem operativen Vorgehen der Vorzug gegeben.

Vorbereitung des Patienten

Nüchternheit am Morgen der Untersuchung.
   Im allgemeinen ist eine gesonderte Vorbereitung des Patienten über das Aufklärungsgespräch hinaus nicht erforderlich. Gegebenenfalls kann eine leichte Sedierung erfolgen, der Patient sollte jedoch zu Beginn des Eingriffs voll ansprechbar sein.

Notwendige Laboruntersuchungen

Kreatinin i.S., TSH basal, Quick, PTT.

Vorbereitung der Untersuchung

Vor dem Beginn der Untersuchung steht die Entscheidung, mit welchem bildgebenden Verfahren die Punktion gesteuert werden soll. Ausschlaggebend ist hier, mit welcher Methode die Läsion und die sie umgebenden Strukturen am sichersten dargestellt werden können. Sind Sonographie und Computertomographie gleich aussagekräftig, wird dem einfacheren und billigeren Verfahren der Vorzug gegeben.

Im allgemeinen sind Läsionen der Leber und bauchwandnahe Prozesse der Sonographie gut zugänglich, während eine interenterische Lokalisation, ein enger Bezug zum Skelett oder ein schlechtes Verhältnis zwischen der Größe der Läsion und der Größe des sicheren Zuganges den Einsatz der CT erforderlich machen.

Das Platzieren der Drainage und die abschließende Lagekontrolle erfordern oft die Durchleuchtung, so dass der sonographisch gesteuerte Eingriff zumeist primär in der Durchleuchtungs- oder Angiographieeinheit durchgeführt wird.

Material:

Ein steriler Tisch mit:
- 1 große Klemme,
- 1 Metallschüssel,
- 1 Metallschälchen,
- 1 steriler Kittel,
- 1 kleines Lochtuch,
- 2 kleine Abdecktücher (75·75 cm),
- Kompressen,
- Tupfer;

zusätzlich:
- 1 Skalpell (Nr. 11),
- 1 Straußkanüle,
- 1 Injektionskanüle grün (G 21)
- 2 Einmalspritzen (10 ml),
- 1 Einmalspritze (20 ml),
- Lokalanästhetikum,
- etwa 500 ml physiologische Kochsalzlösung,
- Hautdesinfektionsmittel (z. B. Braunol),
- Punktionsnadel (-set): z.B. Unidwell (Angiomed AG, Karlsruhe),
- Drainagekatheter,
- Material zur Hautnaht,
- zur Ultraschallführung zusätzlich 1 sterile Plastikhaube.

Untersuchungsgang

Allgemeine technische Vorbemerkungen

Der Patient wird zunächst auf dem Untersuchungstisch bequem gelagert, je nach geplantem Zugang in Rücken- oder in Bauchlage. Eine Seitenlagerung ist zwar prinzipiell möglich, sie ist jedoch von den meisten Patienten nicht über längere Zeit konstant durchzuhalten und birgt somit das Risiko einer Fehlpunktion; daher sollte sie nur in Ausnahmefällen gewählt werden.

Als nächstes wird mit Hilfe der Sonographie oder der CT die optimale Punktionsstelle festgelegt und mit einem wasserfesten Stift auf der Haut markiert. Dann erfolgt steriles Ankleiden und die Hautdesinfektion.

Die Punktionsstelle wird mit dem sterilen Lochtuch bedeckt und der Patient mit den übrigen Tüchern sorgsam abgedeckt, um eine ausreichend große sterile Arbeitsfläche zum Arbeiten mit Kathetern und Führungsdrähten zu schaffen.

Es folgt die Lokalanästhesie. Nach dem Setzen einer Hautquaddel wird das tiefergelegene Gewebe in der Umgebung der Punktionsrichtung mit 10–20 ml Lokalanästhetikum infiltriert. Die Einstichstelle wird in Hautniveau mit dem Skalpell derart erweitert, dass die Passage des Drainagekatheters später ohne Widerstand möglich ist. Bei CT-gesteuerter Punktion wird die Einstichstelle und -richtung der zur Lokalanästhesie verwendeten Nadel durch eine Kontrollschicht dokumentiert,

Für das weitere Procedere stehen 2 wesentlich unterschiedliche Techniken zur Verfügung:

1. Die sog. *Trokar-Methode.* Die pathologische Flüssigkeitsansammlung wird zunächst mit einer 21-gg.-Feinnadel punktiert und etwa 10 ml des Inhaltes aspiriert. Bestätigt sich der Abszessverdacht, wird parallel zur Feinnadel mit einem fertigen Drainageset erneut punktiert. Dieses Set besteht aus 3 Teilen: Innen ein Stilett, umgeben von einer Metallkanüle zur Stabilisierung. Außen ist der Drainagekatheter direkt montiert. Die Punktion erfolgt also direkt mit dem Kaliber des gewünschten Drainagedurchmessers.

2. Die *Seldinger-Technik* oder angiographische Technik, Der fragliche Prozess wird mit einer dünnen, z. B. Uni-Dwell-Nadel (1,3 mm) punktiert. Diese Nadel besteht aus einer äußeren Kunststoffhülle und einer inneren Punktionsnadel, deren Lumen durch einen Oburator verschlossen ist. Diese Nadel wird in die Raumforderung vorgeführt und nach Entfernen des Obturators zunächst Flüssigkeit aspiriert. Nach Entfernen der inneren Nadel wird über die verbleibende Kunststoffhülse ein 0,035-Inch-Führungsdraht vorgeschoben und in der Abszesshöhle aufgerollt. Der Drainagetrakt wird nun in Schritten von 1- bis 2F mit Kunststoffdilatoren bis zum Durchmesser der Drainage aufgeweitet. Zuletzt wird der Drainagekatheter über den Führungsdraht eingebracht.

Welche der beiden Techniken angewandt wird, ist zum Teil von der jeweiligen Erfahrung des Untersuchers abhängig. Die Trokartechnik eignet sich zur Drainage großer, oberflächlich gelegener Prozesse. Die angiographische Technik bietet bei schwierigem Punktionsweg eine höhere Sicherheit durch das kleinere Lumen des anfänglichen Zugangs. Durch den mehrfachen Wechsel von Material über den

Draht ist allerdings eine geringfügige Keimverschleppung über den Drainageweg in Kauf zu nehmen.

Vor dem Einbringen einer großlumigen Drainage oder eines großen Dilatators sollte eine adäquate i.v.-Analgesie (s. Kap. 19) erfolgen. Unabhängig davon, welche Methode zur Anwendung kommt, muss nach der primären Punktion eines Abszesses Eiter aspiriert werden, um den meist unter Druck stehenden Prozess zu entlasten. Dieses Aspirat wird zur mikrobiologischen Untersuchung gegeben, um die antibiotische Therapie entsprechend der Keimempfindlichkeit steuern zu können. Auf keinen Fall darf vor der Entlastung eine Kontrastmittelinjektion vorgenommen werden, da diese zu einer Abszessruptur und/oder einer Septikämie führen kann!

Kleinere Flüssigkeitsansammlungen sind im allgemeinen mit einem F-8- bis F-10-Pigtailkatheter gut zu drainieren. Größere Abszesse mit reichlich Detritus, zähem Eiter oder infizierte Hämatome erfordern einen größeren Zugang, möglichst einen doppellumigen Katheter mit einem kleinen Spülkanal. Ein hierfür oft verwandtes Set ist die van-Sonnenberg-Drainage (BSIC). Dieser Katheter ist in Größen von F8 bis F16 erhältlich und kann sowohl mittels der Trokartechnik wie auch der Seldinger-Technik platziert werden. Der Katheter ist am Ende leicht gebogen und besitzt mehrere große Seitlöcher, mit denen auch größere Gewebepartikel problemlos zu drainieren sind. Ein kleiner Spülkanal ermöglicht eine kontinuierliche oder intermittierende Spülung. Da die eingebrachte Flüssigkeit umgehend über das Drainagelumen abfließen kann, ist das Perforationsrisiko durch die Spülung gering. Der Spülkanal wird mit einem Bakterienfilter versehen, um das Einbringen zusätzlicher Keime zu verhindern. Vor allem bei den großlumigen Versionen kann durch die arretierbare Metallversteifungssonde des Sets die Einlage erheblich erleichtert werden. Allerdings darf diese nie bis ganz in den Abszess vorgeschoben, sondern muss immer wieder so lange zurückgezogen werden, bis der Drainagekatheter sich sicher im Abszess aufrollt.

Nach dem Platzieren des Katheters sollte die korrekte Lage durch Injektion von einigen Milliliter Kontrastmittel kontrolliert werden. Dies kann entweder in der CT oder unter Durchleuchtung erfolgen. Insbesondere ist darauf zu achten, dass kein Seitloch des Katheters außerhalb der Drainagehöhle liegt, damit kein Austreten des infektiösen Materials in das Gewebe erfolgt.

Die Verwendung eines inneren Rückhaltesystems, wie etwa einer arretierbaren Drainage, ist kontraindiziert, da ein versehentliches heftiges Ziehen etwa beim Umkleiden des Patienten zur Ruptur der Abszessmembran mit schwerwiegenden Folgen führen kann.

Abschließend wird die Drainage sorgfältig durch Hautnaht fixiert, ein Drainagebeutel angeschlossen und ein steriler Hautverband angelegt. Der Patient kann jetzt auf die Station verlegt werden.

Durch Keimeinschwemmung in die Blutbahn kommt es oft kurz nach der Prozedur zu einem starken Schüttelfrost, der allerdings durch eine vor dem Eingriff eingeleitete Antibiotikatherapie mit breitem Wirkungsspektrum deutlich abgemildert wird. Die Antibiose wird entsprechend dem Kulturergebnis angepasst.

Nachbehandlung

Die weitere Behandlung erfolgt in enger Zusammenarbeit mit den zuweisenden Kollegen. Spätestens nach 24–48 h sollte sich der Zustand des Patienten deutlich gebessert haben. Sollte das Fieber weiterbestehen oder die Leukozytose länger als einige Tage persistieren, muss der Befund durch Ultraschall oder CT kontrolliert werden, um eine insuffizente Drainage oder einen Zweitabszess nicht zu übersehen. Die Drainage sollte täglich mit 0,9%iger NaCl-Lösung gespült werden, um ein Verstopfen zu vermeiden und die Entleerung der Abszesshöhle zu fördern. In mittleren Abständen sollte die Abszesshöhle durch Kontrastmittelinjektion unter Durchleuchtung dargestellt werden. Diese Kontrolle ist vor allem bei einer plötzlichen Änderung der Qualität oder der Quantität der täglichen Drainage notwendig, um einen Anschluss der Drainagehöhle an das Intestinum oder etwa die Gallenwege bei Leberprozessen zu erkennen.

Die Drainage wird entfernt, wenn die täglich geförderte Menge unter 10–20 ml liegt und keine wesentliche Resthöhle mehr erkennbar ist. Dies ist im Mittel nach etwa 10–20 Tagen der Fall. In komplizierten Fällen kann die Drainagedauer aber mehrere Wochen bis Monate betragen.

Spezieller Teil

Abdomen

Leber

Abszesse finden sich hauptsächlich im rechten Leberlappen, sie können einzeln oder multipel auftreten. Die Infektion erfolgt aus dem portalen Stromgebiet bei Infektionen des Darmes, über die A. hepatica bei Vorhandensein eines Fokus in entfernten Körperregionen oder über die Gallenwege. Zusätzlich ist eine direkte Ausbreitung von benachbarten Entzündungen möglich (z. B. Cholezystitis).

Parenchymatöse und subkapsuläre *Hämatome* bedürfen im allgemeinen keiner Drainage, solange sie nicht infiziert sind.

Größere *Biliome* entstehen nach chirurgischen Eingriffen an Leber oder Gallenwegen, perkutanen Biopsien oder interventionellen Eingriffen und nach Traumen. Sie bedürfen einer Drainagebehandlung, während kleine Biliome oft die Tendenz zur Selbstheilung zeigen.

Die Leber ist die häufigste Lokalisation eines *Amöbenabszesses*. Der solitäre, unkomplizierte Amöbenabszess ist normalerweise einer alleinigen medikamentösen Therapie gut zugänglich, komplizierte Verläufe (Ruptur, Einschränkung der Leberfunktion usw.) sprechen auf eine perkutane Drainage gut an.

Die Läsionen sind in der Mehrzahl sonographisch gut darstellbar und drainierbar. Ein transpleuraler Zugang muss unbedingt vermieden werden, so dass eine Punktion ventral subkostal, lateral kaudal der 10. Rippe erfolgt. Die Punktionsrichtung erfolgt dann ggf. von kaudal nach kranial. Der Unterrand der Rippe ist zu vermeiden (Interkostalarterien!).

Im Anschluss an die Drainageeinlage sollte die Höhle unter Durchleuchtung angespritzt werden, um die korrekte Lage und einen eventuellen Anschluss an das Gallenwegsystem darzustellen.

Die Erfolgsquote wird mit 76–100 % angegeben.

Leberzysten

Sie bedürfen im allgemeinen keiner Therapie. Gelegentlich können sie jedoch bei erheblichem Größenwachstum symptomatisch werden. In diesen Fällen besteht die Möglichkeit, den Zysteninhalt mit einem kleinen Katheter zu drainieren. Nach Aspiration von etwa 80 % des Inhalts wird über den Katheter reiner Alkohol (40–80 ml) instilliert, um das die Zyste auskleidende Epithel zu veröden und ein Rezidiv zu vermeiden. Der Alkohol wird nach etwa einer halben Stunde wieder abgesaugt. Der Katheter wird dann entfernt, um eine Infektion der Zyste durch eine längere Drainagedauer zu vermeiden; ggf. muss die Prozedur später wiederholt werden.

Milz

Milzabszesse sind selten, treten in neuerer Zeit jedoch häufiger bei immunsupprimierten Patienten auf, wobei es sich oft um Pilzabszesse handelt. Die interventionelle Drainage ist möglich, wenn auch aufgrund der Lage, (Pleura, Lunge, linke Kolonflexur) der Zugang schwierig ist. Deshalb und auf Grund der höheren Sensitivität der CT für Milzabszesse wird der Eingriff unter computertomographischer Steuerung durchgeführt.

Bauchhöhle

Abszesse der Bauchhöhle finden sich
- subphrenisch beidseitig (rechts < links, links jedoch im Gefolge chirurgischer Eingriffe in zunehmender Zahl),
- subhepatisch,
- interenterisch (Interloop),
- parakolisch beidseitig,
- im Douglas-Raum.

Subphrenische Abszesse benötigen eine etwas längere Drainagedauer als die übrigen Lokalisationen. Sie sind wie die Abszesse der parakolischen Rinne der sonographischen Darstellung leicht zugänglich, zumal dort oft ein breiter Kontakt zur Bauchwand besteht. Den Prozess überlagernde Darmschlingen, wie beim interenterischen oder beim Douglas-Abszess, machen den Gebrauch des CT erforderlich.

In Ausnahmefällen kann, wenn kein anderer Zugangsweg möglich ist, die Drainage eines *subhepatischen Abszesses* transhepatisch erfolgen. Sonst gilt allgemein der Grundsatz, die Drainage auf dem direktest möglichen Weg zu etablieren und möglichst keine sterilen Kompartimente zu kontaminieren.

Gallenblase

Indikationen zur perkutanen Cholezystostomie sind das Empyem, die akute Cholezystitis und der Gallenblasenhydrops. Die Indikation stellt sich bei Patienten, bei denen eine Cholezystektomie mit einem zu hohen Risiko verbunden wäre.

Der Zugang wird anterolateral transhepatisch gewählt, um mit einer Punktion im Bereich des Gallenblasenbettes den Austritt von Gallenflüssigkeit in die Peritonealhöhle zu vermeiden.

Retroperitoneum und Becken

Im Retroperitoneum werden 3 Räume unterschieden:
1. der *vordere pararenale Raum* zwischen dem Peritoneum und dem vorderen Blatt der Gerota-Faszie,
2. der *perinephritische Raum* zwischen vorderem und hinterem Blatt der Gerota-Faszie,
3. der *hintere pararenale Raum* zwischen dem dorsalen Blatt der Gerota-Faszie und der Fascia transversalis.

Im vorderen pararenalen Raum liegen die retroperitonealen Anteile des Duodenums und des Kolons sowie das Pankreas. Von diesen Organen ausgehende Abszesse sind idealerweise mittels eines extraperitonealen Zuganges von laterodorsal anzugehen.

Im perirenalen Raum finden sich von den Nieren und den Nebennieren ausgehende Prozesse. Der Punktionsweg liegt posterolateral, möglichst lateral der autochtonen Rückenmuskulatur. Bei der Punktion von Nierenkarbunkeln und perirenalen Abszessen sollte das ableitende Hohlsystem vermieden werden.

Im hinteren pararenalen Raum sind vor allem Psoasabszesse zu erwähnen. Diese zumeist durch eine fortgeleitete Entzündung aus der Umgebung entstandenen Muskelabszesse werden von einem dorsalen Zugang aus drainiert. Auf eine mögliche Ausdehnung bis zum Muskelansatz unterhalb des Leistenbandes sowie auf den in einer gemeinsamen Faszie liegenden M. iliacus muss geachtet werden.

Perkutane Nephrostomie

Stellt sich die Indikation zu einer externen Harnableitung (z. B. akute Harnstauung durch retroperitoneales Tumorwachstum), so kann diese ebenfalls durch eine perkutane Kathetereinlage erfolgen. Hierzu wird – entweder unter Ultraschallkontrolle oder nach i.v.-Kontrastmittelgabe unter Durchleuchtung – von einem posterolateralen Zugang aus ein Kelch der unteren Kelchgruppe gegenüber dem gefäßführenden Hilus punktiert und über diesen Zugang ein Führungsdraht in der oberen Kelchgruppe fixiert. Über diesen Führungsdraht kann dann das Nephrostoma platziert werden.

Becken

Der Retroperitonealraum geht nach kaudal im das extraperitoneal gelegene Becken über. Hier finden sich Abszesse vor allem nach *Appendizitis, Sigmadivertikulitis* und als Folge von chirurgischen Eingriffen am Rektosigmoid.

Mögliche Punktionswege sind wesentlich durch die anatomischen Gegebenheiten des knöchernen Beckens bestimmt. Zumeist ist zur Planung des Zugangs die Computertomographie erforderlich, zumal die Darstellung pathologischer Raumforderungen im Becken mit der Sonographie oft nicht gelingt.

Der einfachste Zugang ist der ventrale. Leider ist er nur in den Fällen geeignet, in denen der Abszess groß genug ist, um die normal oberhalb der Blase liegenden Ileumschlingen aus dem Becken zu heben und Kontakt zur vorderen Bauchwand zu erlangen.

Perityphlitische und Iliakusabszesse können von einem Zugang direkt oberhalb der Crista iliaca angegangen werden.

Die übrigen Abszesse, insbesondere in präsakraler und perirektaler Lokalisation, werden von dorsal durch das Foramen ischiadicum drainiert. Hier muss besonders darauf geachtet werden, eine Läsion des N. ischiadicus zu vermeiden. Dieser läuft von kranial medial nach kaudal lateral durch das Foramen ischiadicum, so dass der Punktionsweg im kaudalen Anteil des Foramens möglichst nahe am Os sacrum liegen sollte.

Der transrektale und der transperineale Zugang sind mit einer erheblichen Belastung für den Patienten verbunden und darüber hinaus schlecht zu pflegen. Sie sollten daher möglichst vermieden werden. Eine Ausnahme hiervor ist eine Abszessbildung auf dem Boden einer Stumpfinsuffizienz nach anteriorer Rektumresektion. Hier ist eine transrektale Drainage über den Hartmannstumpf durch den chirurgischen Kollegen oftmals die bessere Alternative.

Thorax

Pleura

Die sonographische Markierung und Punktion eines nicht gefesselten *Pleuraergusses* verläuft in der Regel problemlos. Abgekapselte und gefesselte Flüssigkeitsansammlungen, z. B. bei eiweißreichen Exsudaten oder Hämatothoraxes, sind sonographisch teilweise nur unzureichend darstellbar. Darüber hinaus erreichen in diesen Fällen chirurgisch eingelegte Thoraxdrainagen nicht immer optimal die Flüssigkeit. In diesen Fällen und beim *Pleuraempyem,* für dessen Diagnose die Computertomographie ohnehin erforderlich ist, bietet sich eine CT-gesteuerte Drainageeinlage an. Das Vorgehen unterscheidet sich von Abszessdrainagen im Abdominalbereich nur insofern, als an den Drainagekatheter ein permanenter Sog mit einem Wasserschloss angeschlossen werden muss.

Lunge

Lungenabszesse entstehen als Komplikation einer Pneumonie (besonders Klebsiella und Pseudomonas) und meist auf dem Boden einer vorbestehenden Höhle (Bullae, tuberkulöse Kavernen), durch hämatogene Streuung oder nach thoraxchirurgischen Eingriffen. Die Indikation zur Abszessdrainage stellt sich nach dem erfolglosen Versuch einer medikamentösen Therapie. Die Drainageeinlage erfolgt CT-gesteuert, die Drainage wird wie eine Pleuradrainage mit einem permanenten Sog mit Wasserschloss versehen. Wegen des möglichen Anschlusses an das Bronchialsystem ist eine Spülung der Drainage nicht indiziert, sie sollte lediglich durch tägliches Anspritzen mit einigen Millilitern NaCl offengehalten werden.

Mediastinum

Abszesse im Mediastinum entstehen nach traumatischen oder iatrogenen Ösophagusperforationen, in der Folge von Anastomoseinsuffizienzen nach Ösophagus(teil-)resektionen und nach penetrierenden Thoraxtraumen. Die Drainageeinlage erfolgt CT-gesteuert, der Zugang liegt entweder parasternal für das vordere Mediastinum oder paravertebral extrapleural (hinteres Mediastinum). Die Drainage erfolgt wiederum unter einem permanenten Sog mit Wasserschloss.

Die Drainagedauer ist verglichen mit anderen Lokalisationen lang: im Mittel etwa 1 Monat, bei offener Verbindung zum Ösophaguslumen auch wesentlich länger.

Echinokokkuszysten und gekammerte Abszesse

Diese beiden Entitäten wurden und werden teilweise noch heute als Kontraindikationen für die interventionelle Abszessdrainage betrachtet; die Diskussion dauert noch an.

Über die erfolgreiche perkutane Therapie von Echinokokkuszysten liegen zahlreiche Berichte vor. Gemäß den Empfehlungen der WHO sind diagnostisch zunächst serologische Tests, Ultraschall, Computertomographie und ERCP empfohlen. Es erfolgt eine Vorbehandlung mit 800 mg Albendazol über mindestens 4 Stunden, besser 3 Tage, die Therapie mit 800 mg/Tag wird bis zu einem Monat (abhängig von der Zystengröße) fortgesetzt. Unter Ultraschall- oder CT-Kontrolle wird die Zyste punktiert und 15 ml Flüssigkeit aspiriert. Diese wird parasitologisch untersucht. Bei Vorhandensein von Protoscolices erfolgt die Aspiration von soviel Zystenflüssigkeit wie möglich, die Zyste wird mit Kontrastmittel dargestellt, welches wieder aspiriert wird. Es folgt die Injektion von absolutem Alkohol (etwa 1/3 der aspirierten Menge). Die alkoholische Lösung wird nach 15 Minuten wiederum aspiriert, die parasitologische Kontrolle wiederholt. Bei erneutem Nachweis von Scolices wird die Alkoholinstallation wiederholt.

Im Falle des *gekammerten Abszesses* werden 2 wesentliche Argumente angeführt:

1. oftmals bestehende, mit der Bildgebung nicht erkennbare Verbindungen zwischen einzelnen Anteilen des Abszesses,
2. der im Falle parenchymatöser Organe entstehende ausgedehnte Gewebsdefekt bei chirurgischer Freilegung eines Abszesssystems, dem die Einlage auch mehrerer Drainagen vorzuziehen wäre.

Der gekammerte Abszess wird meist durch Laparatomie mit der Möglichkeit der Ausräumung von Septen und nekrotischem Material durch den Chirurgen behandelt. Die Punktion und/oder Drainage durch den Radiologen verfolgt hier im Sinne eines Service-Eingriffs zwei Ziele: 1) Material wird vor der Operation zur mikrobiologischen Testung des Keimspektrums gewonnen, so dass die operative Therapie bereits unter dem Schutz eines adäquaten Antibiotikums erfolgen kann. 2) Der toxischseptische Patient soll nach Druckentlastung durch die interventionelle Drainage, Antibiotikatherapie und Besserung der Herz-Kreislaufsituation operiert werden. Im Einzelfall sollte diese Problematik in enger Kooperation vom radiologischen Diagnostiker mit dem Chirurgen erfolgen.

25.2
Zentralvenöse Katheter und Portsysteme

W. S. Rau und A. Breithecker

Allgemeines

Zentrale Venenkatheter werden in die V. cava superior eingeführt, entweder um den zentralvenösen Druck zu messen oder um Lösungen infundieren zu können, die die Gefäßwand peripherer Venen schädigen. Mit Hilfe groß- und mehrlumiger Katheter, die über eine Jugularvene eingeführt werden, ist auch eine Dialyse möglich. Nachteil einfacher Katheter ist ihre begrenzte Nutzungsdauer, denn die Einführungsstelle an der Haut lässt sich nicht dauerhaft vor einer Infektion schützen, so dass sie nach einigen Tagen oder spätestens Wochen wieder entfernt werden müssen.

Dieser Nachteil kann auf zweierlei Weise überwunden werden:

- entweder wird ein Katheter benutzt, der an der Einführungsstelle in die Haut über eine Strecke von etwa einem Zentimeter mit einem faserigen Vlies umgeben ist, welcher mit dem Unterhautgewebe wasser- und bakteriendicht verwächst,
- oder aber indem der Katheter gar nicht mehr durch die Haut austritt, sondern an einen in das Subkutangewebe implantierten Port angeschlossen wird.

In beiden Fällen haben sich Silikonschläuche als nicht thrombogenes Kathetermaterial bewährt, die jedoch so weich sind, dass sie spezielle Bestecke als Einführungshilfen benötigen.

Anfangs wurden derartige permanente zentralvenöse Zugänge durch Chirurgen platziert. Bei Ausführung durch interventionelle Radiologen ergibt sich eine Reihe von Vorteilen:

da kein komplettes Operations- und Anästhesie-Team erforderlich ist, sind die Kosten geringer und die Terminplanung ist einfacher. Vor allem in Kliniken mit getrennten Gebäuden für Innere Medizin und Chirurgie ist die Kommunikation zwischen Onkologen, Nephrologen und Radiologen in der Regel unkompliziert, der Transportaufwand für bettlägerige Patienten entfällt. Die Durchführung in Lokalanästhesie belastet den Patienten weniger, und der Eingriff kann auch ambulant erfolgen.

■ Indikationen

Immer dann, wenn ein zentralvenöser Katheter für mehr als ein bis zwei Wochen benötigt wird oder wenn für langfristig erforderliche Injektionen und Blutentnahmen keine peripheren Venen mehr zu finden sind, sollte die Anlage eines permanenten Zugangsweges erwogen werden.

a) **Hickman-Katheter**

Hickman-Katheter besitzen ein großes Lumen, das sie besonders für Bluttransfusionen und für die Plasmapherese geeignet macht. Nachteil ist, dass sie über eine Länge von etwa 20 cm extrakorporal verlaufen und hygienisch versorgt werden müssen. Einige Patienten fühlen sich mechanisch gestört oder zu oft an ihre Krankheit erinnert. Indikationen zur Anlage eines Hickman-Katheters sind:

- Chemotherapie,
- parenterale Ernährung,
- Antibiose,
- Transfusionen,
- Plasmapherese,
- chronische i.v.-Medikation.

b) **Port-Systeme**

Die subkutane Implantation von Ports ist das am häufigsten angewandte Verfahren zur Anlage eines permanenten zentralvenösen Zugangs. Der Port ist nur bei sehr mageren Patienten von außen sichtbar, er bewirkt keine Einschränkungen für ein aktives Leben außerhalb der Klinik und gibt nur sehr selten Anlass zu Komplikationen. Indikationen zur Portanlage sind:

- Chemotherapie,
- parenterale Ernährung,
- Antibiose,
- chronische i.v.-Medikation,
- (Transfusionen).

c) **Dialyse-Katheter**

Um einen geringen Flusswiderstand zu gewährleisten, müssen perkutan eingeführte Dialysekatheter ein möglichst großes Lumen und eine möglichst geringe Länge besitzen. Einlumige Katheter (Demers) sind zwar leichter einzuführen, doch haben sich doppellumige Katheter (Quinton) bei der Dialyse besser bewährt. Indikationen für permanente Dialysekatheter sind:

- fehlende Möglichkeit zur Shuntanlage,
- kritische periphere Durchblutung,
- therapierefraktäre Hypotonie,
- fortgeschrittene Herzinsuffizienz,
- maligne Grunderkrankung.

Passagere Dialysekatheter:
- akutes Nierenversagen,
- Shunt-Reifung,
- Vorbereitung zur Peritonealdialyse,
- Plasmaseparation (z. B. bei M. Moschcowitz oder bei Transplantatabstoßung)

■ **Kontraindikationen**

Einzige Kontraindikation gegen die Anlage eines permanenten zentralvenösen Zugangs ist eine schwere Gerinnungsstörung. Selbst bei sehr kleinen Hautschnitten und dünnlumigen Punktionsbestecken kann es sonst zu ausgedehnten Hämatomen kommen. Beim häufig auftretenden Fall eines hämatologischen Patienten mit schwerer Thrombozytopenie ist die Gerinnung unmittelbar vor und während des Eingriffs durch Infusion von Thrombozyten, Gerinnungsfaktoren und ggf. Frischplasma so weit wie möglich zu bessern.

Um eine frühzeitige Besiedlung des Kathetermaterials mit Keimen zu verhindern, sollte bei septischen Patienten zunächst auf die Einlage eines permanenten Katheters verzichtet werden.

■ Komplikationen und Vorsichtsmaßregeln

Die Zahl der im folgenden aufgezählten Komplikationsmöglichkeiten wirkt auf den ersten Blick erschreckend. Von der Häufigkeit her sind aber nur der Pneumothorax und die sekundäre Infektion relevant. Die Angaben beruhen auf Literaturangaben und auf eigenen Erfahrungen mit über 1700 Patienten. Da sich die Vorsichtsmaßregeln aus den Komplikationsmöglichkeiten ableiten, sollen beide Themenbereiche zusammenhängend dargestellt werden.

Infektion an der Punktionsstelle oder der Hautnaht

Eine durch den Eingriff verursachte lokale Infektion darf bei sorgfältiger Hautdesinfektion und Einhaltung steriler Arbeitsbedingungen eigentlich nicht vorkommen. Wenn dennoch eine Infektion auftritt, sind alle am Eingriff Beteiligten in der Einhaltung steriler Arbeitsbedingungen nachzuschulen. Wenn mehrere Infektionen hintereinander auftreten, ist eine externe Begutachtung der Arbeitsbedingungen durch einen Hygieniker durchzuführen.

Pneumothorax

Der Pneumothorax ist in allen Arbeitsgruppen, die mit der Anlage permanenter zentralvenöser Zugänge beginnen, zunächst die häufigste Komplikation. Eine Rate von 2 % sollte aber auch in der Anfangszeit nicht überschritten werden. Der Pneumothorax kann bei der Punktion der V. subclavia (und bei der vorausgehenden Lokalanästhesie!) am besten dadurch vermieden werden, dass mit der Nadelspitze zunächst Knochenkontakt mit der Unterkante der Klavikula gesucht wird. Erst danach darf die Nadel unmittelbar dorsal der Klavikula ganz flach weiter vorgeführt werden. Besondere Vorsicht ist bei mageren Patienten mit Lungenemphysem geboten, bei denen sich die apikalen Oberlappensegmente weit in den supraklavikulären Raum hinein vorwölben können (sog. Lungenspitzenhernien).

Frühestens eine Stunde, besser vier Stunden nach dem Eingriff müssen Thoraxübersichtsaufnahmen in zwei Ebenen in Exspiration angefertigt werden. Bei einem 1 bis 2 cm breiten Mantelpneumothorax kann zunächst abgewartet werden. Wenn der Patient keine verstärkten Beschwerden angibt, reicht zunächst eine Kontrolle in ca. vier Stunden. Bei einer Zunahme des Pneumothorax oder bei einer schon primär erheblich kollabierten Lunge muss eine Pleuradrainage gelegt werden. Der Sog ist solange aufrechtzuerhalten, bis die Lunge wieder vollständig ausgedehnt ist Die Drainage kann entfernt werden, wenn der Pneumothorax bei abgeschaltetem Sog 24 h lang nicht rezidiviert.

Hämatom

Ein lokales Hämatom lässt sich am besten durch eine schonende Punktions- und Präparationstechnik vermeiden. Vor der Hautnaht ist auf Bluttrockenheit zu achten. Notfalls sind kleine Blutgefäße mit resorbierbarem Nahtmaterial zu ligieren (ein Gerät zur Elektrokoagulation dürfte nur an wenigen Angiographie-Arbeitsplätzen zur Verfügung stehen). Bei Patienten mit einer schweren Gerinnungsstörung sind vor Beginn des Eingriffs Thrombozyten und Gerinnungsfaktoren zu substituieren. Nach der Hautnaht kann eine breitflächige, manuelle Kompression mit Hilfe eines Stapels Mullkompressen für 10 min nützlich sein.

Punktion der A. subclavia

Beim Versuch, die V. subclavia zu treffen, kann unter Umständen die benachbarte Arterie punktiert werden. Es wird sogar von einem Fall berichtet, in dem die Fehlpunktion nicht bemerkt, der Zugangsweg über einen Führungsdraht dilatiert und eine 10 F-Schleuse in die Arterie eingelegt wurde. – Sollte sich ein solcher Vorfall irgendwann wiederholen, besteht inzwischen die Möglichkeit eines interventionell-radiologischen Eingreifens durch Verschluss der Punktionsstelle mit einem Besteck zur perkutanen Gefäßnaht (z. B. Perclose, Fa. Krauth).

Mediastinalhämatom, Hämatothorax

Die gefährlichste Komplikation bei der Punktion zentraler Blutgefäße ist die nicht komprimierbare Blutung. Eine der möglichen Ursachen für ein Mediastinalhämatom oder einen Hämatothorax ist die Perforation der V. brachiocephalica mit dem Dilatator. Bei Verwendung eines zu weichen Führungsdrahtes, bei einem ungünstigen Winkel am Übergang von der V. subclavia in die V. brachiocephalica oder in die V. cava superior oder bei Verlagerung der zentralen Venen durch mediastinale Raumforderungen wird der Dilatator u. U. nicht nach kaudal gelenkt, sondern verläuft weiter in Punktionsrichtung und perforiert die dünne Venenwand auf der gegenüberliegenden Seite. Auch gewaltsame extraluminale Durchquerungen des Mediastinums mit Verletzung arterieller Gefäße müssen nach (vorwiegend chirurgischen) Literaturangaben schon vorgekommen sein.

Derartige Gefäßläsionen und Blutungen weisen auf eine fehlende Feinfühligkeit des Operateurs hin. Sie lassen sich vermeiden, wenn man immer auf einen leichten Lauf des Führungsdrahtes, der Dilatatoren, des Einführbestecks und des Katheters achtet. Alle Richtungsänderungen harter Instrumente und jede kraftvolle Überwindung von Hindernissen sind unter Durchleuchtung zu kontrollieren.

Luftembolie

Patienten, die einen zentralvenösen Zugang zur parenteralen Ernährung benötigen, sind häufig so exsikkiert, dass der Druck im rechten Vorhof und in der V. cava superior negativ ist. In den wenigen Sekunden von der Entfernung des Mandrins aus der Peel-away-Schleuse bis zum Einführen des Silikon-Katheters in diese Schleuse kann vom rechten Herzen Raumluft angesaugt werden. Das schlürfende Geräusch ist deutlich hörbar. Durch die Luft werden die rechte Herzkammer, manchmal sogar die Pulmonalklappe und die Kontraktionen des rechten Ventrikels sichtbar. Eine kleine Menge Luft kann dann, wenn kein hämodynamisch wirksames Shunt-Vitium besteht, komplikationslos überlebt werden. Bei einem

Shunt kann Luft in die Hirngefäße gelangen. Befindet sich eine größere Menge Luft im rechten Herzen, bewirkt die Kontraktion des rechten Ventrikels lediglich eine Kompression des Gas- oder Schaumvolumens ohne dass eine ausreichende Menge Blut in den Lungenkreislauf gepumpt wird.

Eine Luftembolie kann vermieden werden, wenn der Patient vor dem Entfernen des Mandrins aus der Peel-away-Schleuse aufgefordert wird, tief einzuatmen und die Luft anzuhalten. Durch das Atemanhalten in Inspirationsstellung erhöht sich automatisch der intrathorakale und damit der zentralvenöse Druck. Während des Atemanhaltens ist der Silikonkatheter in die Peel-away-Schleuse einzuführen.

Primäre Malposition der Katheterspitze

Wenn die Peel-away-Schleuse relativ kurz ist, kann der Silikonkatheter in die V. brachiocephalica oder V. jugularis der Gegenseite abweichen. Diese Fehllage ist während der Durchleuchtung in Rückenlage gut zu erkennen und zu korrigieren. Die Katheterspitze kann aber auch in die V. azygos gelangen. Diese Malposition wird manchmal erst auf der seitlichen Projektion der nach dem Eingriff durchgeführten Thoraxübersichtsaufnahmen bemerkt, trotzdem muss sie unverzüglich korrigiert werden. Wurde bei einem Dialyse- oder Hickman-Katheter die Entfernung von der Katheterspitze bis zur Vliesmuffe falsch abgeschätzt, kann der Katheter entweder zu weit in den rechten Vorhof ragen und durch Kontakt mit dem Endokard zu Extrasystolen Anlass geben, oder aber nicht weit genug in die V. cava superior vorgeführt sein, so dass End- und Seitlöcher die Gefäßwand berühren und eine zügige Blutaspiration verhindern.

Eine ungewöhnliche Ursache für eine primäre Dislokation der Katheterspitze wurde bei einer Patientin beobachtet, die einen Hickman-Katheter über einen translumbalen Zugangsweg zur V. cava inferior erhalten hatte. Bei Beendigung des Eingriffs lag der Katheter korrekt mit seiner Spitze etwa 15 cm frei in der V. cava inferior. Nachdem sich die Patientin jedoch aus der Bauchlage erhoben und aufrecht hingestellt hatte, folgten ihre adipösen Flanken der Schwerkraft. Die Beweglichkeit der Massen überschritt erheblich die Strecke von 15 cm, so dass der Hickman-Katheter vollständig aus der V. cava inferior herausgezogen wurde.

Sekundäre Dislokation der Katheterspitze

Katheterfehllagen können auch nach primär korrekter Lage entstehen, wenn der weiche Silikonkatheter seitlich in eine weite Jugularvene rutscht und dort eine Schlaufe bildet (z. B. beim Husten oder Pressen des Patienten), oder wenn an der Einführungsstelle eine zu weite subkutane Tasche geschaffen wurde, so dass der Katheter zurückgleiten und sich aufkringeln oder abknicken kann. In diesen Fällen liegt die Katheterspitze nicht mehr zentral in der V. cava superior, sondern in der V. brachiocephalica oder in der V. subclavia. Die Infusion von Zytostatika oder hyperosmolaren Lösungen in dieser Position schädigt die Venenwand und kann zu einer lokalen Thrombose führen.

Venenthrombose

An der Überkreuzungsstelle von Klavikula und erster Rippe kann sich die V. subclavia nicht voll entfalten und wird manchmal regelrecht komprimiert. Unter Umständen ist diese Enge so ausgeprägt, dass ein großkalibriger Silikonkatheter das Lumen komplett verschließt, der venöse Fluss sistiert und eine Thrombose die Folge ist.

Akzidentielle oder absichtliche Dislokation des Katheters

Solange die Vliesmuffe eines Hickman- oder Dialysekatheters noch nicht fest eingewachsen ist, kann der Katheter durch Gewaltanwendung herausgerissen werden. Bei verwirrten Patienten kommt es immer wieder einmal vor, dass sie entweder absichtlich am Katheter ziehen oder ihr Bett trotz laufender Infusion verlassen.

Bei verwirrten Patienten empfiehlt es sich daher, das freie Ende des Katheters vollständig und großflächig mit einer porösen Klebefolie abzudecken. Diese Vorsichtsmaßregel kann nach drei bis vier Wochen, wenn die Vlies-Manschette fest eingeheilt ist, entfallen.

Katheterdefekt innen, Katheterabriss

Bei der Hautnaht zum Abschluss einer Katheterplatzierung kann es vorkommen, dass die Nadelspitze versehentlich in den Silikonkatheter sticht. Dies scheint zunächst keine nachteiligen Folgen zu haben. Im Laufe der Zeit vergrößert sich der feine Stich aber zu einem Riss. Wird dann Flüssigkeit in den Katheter injiziert, bildet sich ein Depot um den Defekt in der Katheterwand, das für den Patienten fühlbar und für den Arzt sichtbar ist. Im weiteren Zeitverlauf kann der Defekt zu einem kompletten Abriss des Katheters und zu einer Embolisation des zentralen Katheterabschnitts in die Pulmonalstrombahn führen.

Offenbar ist auch die physiologische Enge an der Überkreuzungsstelle von Klavikula und erster Rippe bei einzelnen Patienten so ausgeprägt oder kann durch bestimmte Bewegungen so verstärkt werden, dass der Silikonkatheter wie mit einer Zange gequetscht wird, bis er schließlich abreißt und der zentrale Anteil in Lungengefäße embolisiert.

Thrombose oder Infektion im Katheter, im Port oder im Portlager

Das weitere Schicksal eines komplikationslos implantierten Katheters oder Ports hängt ganz von der Sorgfalt der späteren Benutzer ab. Werden die Gebote der peinlich sterilen Handhabung und der regelmäßigen Spülung mit einer gerinnungshemmenden Lösung nach jedem Gebrauch missachtet, muss es zu Komplikationen kommen. Auch ein ungenaues Einstechen der Nadel in die Portmembran oder ihre unzureichende Fixierung können schlimme Folgen haben, wenn z. B. ein Zytostatikum statt in die V. cava superior zu fließen im Subkutangewebe der Portumgebung ein Depot bildet.

Eine Katheterthrombose kann u. U. lysiert werden. Bei einem Portkatheter muss dazu aber noch eine minimale Durchgängigkeit bestehen, damit das Thrombolytikum überhaupt das thrombotische Material erreicht. Bei einem Hickman- oder Dialysekatheter kann eine vorsichtige Passage mit einem hydrophil beschichteten Führungsdraht versucht werden, bevor 50.000 I.E. Urokinase in 5 ml Kochsalzlösung instilliert und für eine Stunde belassen werden. Anschließend wird der Katheterinhalt aspiriert. Ist das Lumen noch nicht vollständig frei, kann der Vorgang noch einmal wiederholt werden.

In seltenen Fällen bilden sich im Lumen der V. cava Thromben in der Umgebung der Katheterspitze aus. Sie werden erst dann bemerkt, wenn die Aspiration von Blut durch den Katheter schwierig wird. Auch in diesem Fall kann eine Lyse versucht werden (vorzugsweise durch maschinelle Perfusion von 100.000 I.E. Urokinase in 50 ml Kochsalzlösung über 2 h. Die Lyse wird jedoch nur im Ausflusstrakt des Katheters erfolgreich sein. Die verbleibenden Thrombusreste waren bei den bisherigen Beobachtungen wandadhärent oder so klein, dass dann, wenn der Katheter schlussendlich entfernt wurde, keine Symptome einer Lungenembolie auftraten.

Beim Verdacht auf eine Infektion ist der Katheter oder sind Katheter und Port unverzüglich zu entfernen. Andernfalls könnte sich eine Sepsis entwickeln.

Katheterdefekt außen

Hickman-Katheter, die längere Zeit (bis über 18 Monate) benutzt werden, sind in ihrem extrakorporalen Abschnitt erheblichen mechanischen Belastungen ausgesetzt und können defekt werden. Für diese Fälle gibt es ein Reparaturset, mit dessen Hilfe ein neues Katheterende an den alten Katheter angeschlossen werden kann.

Diskonnektion des Katheters vom Port, Dislokation der Portmembran

In Einzelfällen, die nicht auf ein bestimmtes Portmodell zu beziehen waren, wurde beobachtet, dass sich der Katheter vom Port gelöst hatte oder dass die Portmembran nicht mehr vollständig in ihrer seitlichen Befestigung verankert war, als ob sie aus der Portkammer herausgepresst oder herausgehebelt worden wäre. Es ist wichtig, dass die Nutzer auch an seltenes und spätes Materialversagen denken:

> **MERKE**
>
> Wenn Blut nicht frei aspiriert werden kann, darf nichts infundiert werden.

Beim späteren Gebrauch des Ports sollten vier Vorsichtsmaßregeln für die perkutane Punktion beachtet werden:

1. Alle Kautelen eines sorgfältig sterilen Arbeitens sind einzuhalten. Die Haut an der vorgesehenen Punktionsstelle über dem Port ist peinlich genau zu desinfizieren: die erforderliche Einwirkungszeit des Desinfektionsmittels (meist $\geq$ 1 Minute) muss unverkürzt eingehalten werden!
2. Zur Schonung der Silikonmembran der Portkammer ist eine spezielle Punktionsnadel zu verwenden, deren Spitze nicht einfach schräg abgeschliffen ist und dadurch das Silikonmaterial ausstanzen könnte, sondern deren Spitze vor dem Schleifen so gebogen wurde, dass ein Schliff exakt in Richtung der Nadellängsachse möglich ist. Diese Nadel (z. B. Huber-Nadel, Fa. Cook) erzeugt einen Schlitz und kein Loch.
3. Vor jeder Injektion oder Infusion müssen sich leicht zwei bis drei Milliliter Blut aspirieren lassen. Ist die Aspiration nicht leicht und ungehindert möglich, muss der Port vor Benutzung mittels Kontrastmittelinjektion unter Durchleuchtung überprüft werden (Dislokation der Katheterspitze? Thrombose im Katheter, an

der Katheterspitze oder in der Vene? Abknickung des Katheters? Diskonnektion des Katheters vom Port? Dislokation der Portmembran?).

4. Im Anschluss an jede Benutzung des Portsystems sind Portkammer und Katheter mit einer gerinnungshemmenden Lösung freizuspülen (z. B. 1000 I.E. Heparin in 10 ml Kochsalzlösung).

Vorbereitung des Patienten

Bereits bei der Anmeldung des Patienten ist nach den Gerinnungswerten zu fragen. Die Thrombozytenzahl sollte bei mindestens 40.000 pro mm^3, die TPZ bei über 40 % liegen. Falls erforderlich, ist die Substitution von Thrombozyten und Gerinnungsfaktoren genau auf den Zeitpunkt des Eingriffs zu terminieren.

Beim Aufklärungsgespräch ist speziell auf die häufigste Komplikation, den Pneumothorax, und eine eventuell erforderliche Pleuradrainage hinzuweisen. Dem Patienten (und ggf. seinen Angehörigen) sind die für die spätere Benutzung des zentralvenösen Zugangs wichtigen sterilen Kautelen zu erklären (sofern der Patient durch die Schwere seiner Erkrankung nicht gehindert ist, derartige Erläuterungen zu verstehen und im Gedächtnis zu behalten).

Vorbereitung des Eingriffs durch die MTRA

Ein steriles Set mit Kitteln, Abdecktüchern und dem Standardinstrumentarium für Angiographien (siehe Kapitel 14.1) ist bereitzuhalten. Zusätzlich erforderlich sind:

- drei bis vier zusätzliche Abdecktücher (ca. 1 × 1 m), die an einer Kante mit einem Klebestreifen versehen sind.
- komplettes Set zum einmaligen Gebrauch mit Port-, Hickman-, Quinton- oder Demers-Katheterbesteck
- falls nicht als Einmalinstrument im Set von Hickman- oder Dialysekathetern enthalten: Metallstab zum stumpfen Präparieren eines subkutanen Tunnels und Durchführen des Katheters
- Töpfchen zur Aufnahme des jodhaltigen Desinfektionsmittels
- Tupferfasszange zur Durchführung der zweiten Hautdesinfektion
- drei 20 ml-Spritzen mit 1 %igem Lokalanästhetikum
- Seldinger-Nadel oder Hohlnadel
- chirurgische Schere mit ca. 4 cm langen leicht gebogenen Schneiden
- je zwei anatomische und chirurgische Pinzetten, jeweils in feinerer und etwas stabilerer Ausführung
- zwei kleine gebogene Klemmen
- runder Wundhaken
- Skalpell mit spitzer Klinge
- Chiba-Nadel zur Lokalanästhesie bei längeren Untertunnelungen
- Nadelhalter
- Hautnaht (monofiler Faden 3/0)
- Naht zur Fixierung des Ports an der Fascie (geflochtener, nicht resorbierbarer Faden 2/0)

- Naht zur Unterbindung von Blutgefäßen (geflochtener, resorbierbarer Faden 2/0 oder 3/0)
- sterile Pflaster aus porösem Material mit Klebestreifen an allen vier Seiten (z. B. Curapor steril, Fa. Lohmann)

Der Patient ist so zu lagern, dass am Kopfende des Untersuchungstischs eine rechtwinklig gebogene Metallstange angebracht werden kann, um daran sterile Abdecktücher zu befestigen. Die Metallstange darf aber nicht die freie Positionierbarkeit von Röntgenröhre und Bildwandler beeinträchtigen. Unter Hals und Oberkörper des Patienten werden saugfähige Einmal-Unterlagen zur Aufnahme überschüssigen Desinfektionsmittels ausgebreitet. Falls erforderlich, ist das Operationsgebiet großflächig aber ohne Hautabschürfungen zu rasieren. Lange Kopfhaare müssen gegebenenfalls mit sanften Pflasterstreifen fixiert werden, damit sie nicht ins Operationsgebiet fallen.

Portsysteme und Hickman-Katheter werden primär über die linke V. subclavia oder V. jugularis, Dialysekatheter primär über die rechte V. jugularis eingeführt.

Sicherheitshalber sind zwei sukzessive Hautdesinfektionen durchzuführen: zunächst wird das Operationsgebiet einschließlich Hals großflächig mit einem alkoholischen, gefärbten Desinfektionsmittel eingesprüht. Die vom Hersteller vorgeschriebene Einwirkungszeit ist genau zu beachten und nicht zu verkürzen. Da die anschließende zweite Hautdesinfektion mit einem jodhaltigen Desinfektionsmittel vom Radiologen vorzunehmen ist, der dafür bereits steril angezogen zu sein hat, wird diese Desinfektion im nächsten Abschnitt „Verlauf des Eingriffs" beschrieben.

Verlauf des Eingriffs

Radiologe und Assistent legen Mund- und Kopfschutz an und führen eine sorgfältige chirurgische Desinfektion ihrer Hände durch. Die Anweisungen des Desinfektionsmittelherstellers sind insbesondere im Hinblick auf die erforderliche Einwirkungszeit zu beachten. Nach dem Anziehen von Kittel und Handschuhen erfolgt die zweite Desinfektion des Operationsgebietes. Eine gefaltete Kompresse wird mit der Tupferfasszange in das Töpfchen mit jodhaltigem Desinfektionsmittel getaucht und tropfnass mit kreisenden Bewegungen von zentral nach peripher mit leichtem Druck über die Haut des Patienten geführt. Die zu desinfizierende Fläche ist einschließlich Hals sehr großzügig zu bemessen. Dieser Vorgang wird mit sechs bis acht frischen Kompressen wiederholt. Wenn die Kompresse einmal bis zum Rand des Operationsgebietes geführt wurde, soll sie nicht wieder in das saubere Zentrum zurückgelangen.

Das jodhaltige Desinfektionsmittel soll anschließend soweit trocknen, dass die Klebefolie am Rand der sterilen Abdecktücher auf der Haut des Patienten haften kann. Der Patient wird mit sterilen Tüchern vollständig abgedeckt. Die etwas schwierige Region von Schulter und Hals erfordert den Einsatz von Tüchern mit selbstklebendem Rand. Die kranialen Tücher sind so über die Metallstange am Kopfende des Untersuchungstisches zu hängen, dass der Klebestreifen am Hals des Patienten haftet. Sicherheitshalber können diese Tücher mit der Tupferfasszange unmittelbar unterhalb der Stange doppelt gegriffen und so gegen Verrutschen gesichert werden. Nach dem Abdecken soll ein freies Operationsfeld von ca. 10 × 20 cm Größe sichtbar sein.

Punktion der V. subclavia

Einstichstelle ist der tiefste Punkt der flachen Grube, die sich zwischen der Klavikula (kranial), den Mm. pectorales (kaudal) und dem M. deltoideus bzw. der Schulterblattpfanne mit Humeruskopf (lateral) tasten lässt. Der Einstich sollte also zwei bis drei Zentimeter kaudal der Klavikula-Unterkante und möglichst weit lateral erfolgen. Die Stichrichtung ist so zu wählen, dass die Nadelspitze auf die laterale Kontur der ersten Rippe weist. Dabei ist die Nadel zunächst so flach zu führen (nahezu tischplattenparallel), dass sie mit der Spitze Knochenkontakt zur Unterkante der Klavikula gewinnt. Während des Vorführens der Nadel ist kontinuierlich Lokalanästhetikum zu injizieren und am Periost der Klavikula ein kleines Depot zu setzen. Danach wird die Nadel wieder etwas zurückgezogen und geringfügig steiler vorgeführt, so dass sie unmittelbar dorsal der Klavikula in die Lücke zwischen Klavikula und erster Rippe eintritt. An dieser Stelle wird ein weiteres Depot des Lokalanästhetikums gesetzt. Während der Lokalanästhesie wird wiederholt versucht, Blut zu aspirieren. Lässt sich die Vene schon jetzt finden, steht die Stichrichtung für die definitive Punktion fest.

Nach der Lokalanästhesie wird mit der Punktionsnadel in exakt derselben Weise verfahren: zunächst Knochenkontakt mit der Klavikula-Unterkante, dann Vorführen der Nadel ganz eng an der Klavikula-Hinterfläche. Nach erfolgtem Einstich soll die Nadelspitze die Klavikula-Oberkante nicht mehr als einen Zentimeter nach kranial überragen. Bei Verwendung einer Seldinger-Nadel wird der Mandrin *jetzt* gegen eine halb mit Kochsalzlösung gefüllte 10 ml-Spritze ausgetauscht, bei Verwendung einer Hohlnadel muss die Spritze schon primär aufgesetzt sein. Unter vorsichtigem Erzeugen von Unterdruck mit dem Spritzenkolben wird die Punktionsnadel zurückgezogen, bis sich venöses Blut frei aspirieren lässt. Gelegentlich muss die Stichrichtung variiert werden, bis die Vene getroffen wird. Dabei sollte zunächst nur etwas mehr nach medial oder lateral gezielt werden, keinesfalls steiler nach dorsal. Je stärker die Nadel nach dorsal gerichtet wird, desto größer ist die Gefahr eines Pneumothorax. Nur bei sehr adipösen Patienten ist eine steilere Punktionsrichtung erforderlich.

Die V. subclavia sollte möglichst weit lateral punktiert werden. In der Nähe des Sternoclavikulargelenks finden sich straffe Ligamente zwischen Klavikula und erster Rippe, die die Dilatation des Zugangsweges erschweren und die Peel-away-Schleuse komprimieren, so dass der weiche Silikonkatheter nur mit großer Mühe oder gar nicht eingeführt werden kann.

Wenn nach mehreren Punktionsversuchen die V. subclavia nicht gefunden wurde, sollte nicht unkontrolliert perseveriert und herumgestochert werden. Mit jedem weiteren Punktionsversuch steigt das Risiko eines Pneumothorax. Stattdessen sollte die Hand des Patienten vorsichtig unter den Tüchern hervorgeholt werden, um zu versuchen, am Handrücken doch noch eine kleine Vene für eine Phlebographie der V. subclavia zu finden. Statt einer Phlebographie kann auch eine Sonographie der V. subclavia durchgeführt werden. Weitere Punktionsversuche sind nur zulässig, wenn die Vene frei durchgängig ist.

Lässt sich aus der Punktionsnadel venöses Blut frei aspirieren, wird der im Port- oder Katheter-Set enthaltene Führungsdraht bis in den rechten Vorhof eingeführt. Die korrekte Lage ist unter Durchleuchtung zu verifizieren, da der Draht gern in eine Jugularvene abweicht. Anschließend Erweiterung der Einstichstelle mit dem spitzen Skalpell, Dilatation des Zugangsweges und Einführen der Peel-away-Schleuse einschließlich ihres dilatierenden Mandrins. Die Dilatatoren und der Mandrin der Peel-away-Schleuse sind relativ starr. Unter Durchleuchtung muss kontinuierlich beobachtet werden, ob sie dem Lauf des Führungsdrahtes folgen und nach kaudal in Richtung zum rechten Vorhof abbiegen. Venenwände sind sehr viel dünner und verletzlicher als Arterienwände!

Punktion der V. jugularis

Bei der Anlage von permanenten Dialysekathetern (Quinton- und Demers-Kathetern) ist der Zugangsweg über die rechte V. jugularis interna zu bevorzugen:

- Der Katheter wird bereits außerhalb der Vene von der Horizontal- in die Vertikalrichtung umgelenkt und verläuft im Venenlumen kurvenfrei. Die Katheterspitze legt sich in der Regel nicht an die Venenwand an, so dass ungehindert Blut aspiriert werden kann. Beim Zugang über die V. subclavia dagegen muss der relativ starre Katheter die rechtwinklige Kurve weiter kaudal beschreiben und drückt deshalb mit seiner Spitze und seinen Seitlöchern gegen die mediale Wand der V. cava superior.
- Wenn ein großlumiger oder sogar doppellumiger Katheter längere Zeit in der V. subclavia liegt, können sich an der Punktionsstelle oder an der Überkreuzungsstelle von Klavikula und erster Rippe lokale Stenosen oder Thrombosen entwickeln. Diese Engstellen behindern bei einer evtl. später erforderlichen Shuntanlage den venösen Abstrom. Beim Zugangsweg über die V. jugularis interna sind derartige Stenosen kaum zu beobachten. Selbst wenn sie sich an der Punktionsstelle entwickeln würden, beeinträchtigen sie nicht den venösen Rückstrom aus dem Arm.

Abweichend von der üblichen „hohen" Punktionsstelle der V. jugularis interna in Halsmitte sollte der Zugang zur Einlage eines Dialysekatheters möglichst weit *kaudal* in der Nähe der Klavikula und *dorsal* des M. sternocleidomastoideus erfolgen. Auf diese Weise wird eine zu enge Haarnadelkurve vermieden, die der Katheter sonst am Hals beschreiben müsste und dadurch abknicken könnte. Die von uns favorisierte „tiefe" Punktion der V. jugularis interna erfordert aber zwingend den Einsatz eines Sonographiegerätes, um eine Fehlpunktion der A. carotis zu vermeiden: während bei der „hohen" Punktion die Stichrichtung annähernd parallel zur Arterie verläuft, liegt die Arterie bei der „tiefen" Punktion genau hinter der gesuchten Vene. Um die Vene für die Punktion kräftig mit Blut zu füllen, wird der Eingriff zweckmäßigerweise an einem Arbeitsplatz mit kippbarer Tischplatte durchgeführt, der eine Kopftieflage des Patienten gestattet. Ersatzweise ist der Patient aufzufordern, ein Valsalva-Manöver durchzuführen.

Vor Beginn des Eingriffs muss der Radiologe eine Sonographie durchführen, um sich über den Verlauf der rechten V. jugularis interna, der A. carotis communis und deren Lage in Bezug zu Klavikula und M. sternocleidomastoideus zu informieren. Außerdem muss besonders dann, wenn der Patient bereits über einen

Shaldon-Katheter dialysiert worden ist, die Durchgängigkeit der rechten V. jugularis vor weiteren Punktionsversuchen überprüft werden. Bei möglichst weit zur Gegenseite gedrehtem Kopf wird die geeignete Punktionsstelle ca. 2 cm cranial der Klavicula mit einem Filzstift markiert. Die Punktionsrichtung zielt nach medial und kaudal, etwa auf die Fossa jugularis zu.

Nach Desinfektion und steriler Abdeckung des Operationsgebietes wird die Lokalanästhesie durchgeführt. Der Patient muss dazu den Kopf wieder weit auf die Gegenseite drehen. Mit einer dünnen Nadel wird das Lokalanästhetikum sowohl in den geplanten Punktionsbereich als auch in das Subkutangewebe vor der Klavikula injiziert. Bei kachektischen Patienten ist sonst vor dem Periost der Klavikula kaum Platz, um einen Tunnel für den Katheter zu präparieren. Die Injektion des Lokalanästhetikums wirkt als Polster, welches die Haut abhebt und Raum schafft. Im Verlauf der Injektion wird an der Stelle, an der aufgrund der Sonographie die Vene zu vermuten ist, vorsichtig der Spritzenkolben zurückgezogen. Wenn sich Blut aspirieren lässt, bleibt die Injektionsnadel in dieser Position liegen, und die Punktionsnadel (vorzugsweise eine Hohlnadel und keine Seldingernadel) wird in unmittelbarer Nachbarschaft eingestochen.

Lässt sich bei dem vorsichtigen Aspirationsversuch am Ende der Lokalanästhesie kein Blut aspirieren, muss die Venenpunktion unter Ultraschallkontrolle erfolgen. Der Schallkopf wird dazu dick mit Gel eingestrichen und in einen großen, sterilen Plastiksack verpackt, der auch das Kabel über eine hinreichend lange Strecke steril abdeckt. Der Schallkopf wird in transversaler Ausrichtung unmittelbar über der Klavikula senkrecht zur Körperoberfläche auf den Hals aufgesetzt. Vena jugularis interna und A. carotis communis müssen sichtbar sein. Wenn ein Kipptisch zur Verfügung steht, wird der Patient in Kopftieflage gebracht, andernfalls sollte er tief einatmen und ein Valsalva-Manöver ausführen. Die Punktionsnadel (eine Hohlnadel mit aufgesetzter, partiell mit Kochsalzlösung gefüllter Spritze) wird von der zuvor festgelegten Punktionsstelle aus schräg in mediol-kaudaler Richtung eingestochen. Zunächst ist sie nicht durch ihr Echo sichtbar, sondern gibt ihren Verlauf durch eine Verlagerung der Weichteile in Stichrichtung zu erkennen. Die erforderliche Angulierung für das weitere Vorführen der Nadel lässt sich auf diese Weise anpassen. Der Durchtritt der Nadelspitze durch die Venenwand und ihre Lokalisation im Venenlumen sind im Ultraschallbild direkt zu beobachten. Wenn während des Einstechens ein leichter Zug am Spritzenkolben aufrechterhalten wird, ist die intraluminale Lage der Nadelspitze auch an der Blutaspiration sofort zu erkennen. Anschließend erfolgen das Einführen des Führungsdrahtes, die Dilatation des Zugangsweges und das Einwechseln der Peel-away-Schleuse in üblicher Weise.

Punktion der V. cava inferior

Wenn beide Vv. brachiocephalicae durch vorausgegangene Thrombosen verschlossen sind, bleibt in seltenen Fällen als einziger Ausweg nur eine translumbale Punktion der V. cava inferior.

Der subkutane Tunnel sollte beim translumbalen Zugang zur V. cava inferior so angelegt werden, dass die Position des Ports oder die Ausführungsstelle des Katheters nicht die Rückenlage des Patienten beeinträchtigen und nicht das Tragen eines Gürtels für Hose oder Rock behindern. Eine möglichst wenig störende Position für den Port oder die Ausführungsstelle des Katheters ist daher vor Beginn des Eingriffs am stehenden Patienten festzulegen; sie wird in der Regel 20 bis 30 cm von der lumbalen Punktionsstelle entfernt sein und sollte auch etwas Abstand zu den unteren Rippen besitzen. Entsprechend großflächig muss die Hautdesinfektion erfolgen.

Zusätzlich zum üblichen Instrumentarium ist eine 20 cm lange Punktionsnadel mit Kunststoffhülle erforderlich (z. B. TLA Introducer Needle, Fa. Boston Scientific). Die Nadelspitze sollte nur ein bis zwei Millimeter weit aus der Kunststoffhülle herausragen. Das Lumen der Kunststoffhülle muss das Einführen eines ca. 120 cm langen Führungsdrahtes normaler Dicke gestatten (0,035" oder 0,89 mm). Auch dieser Führungsdraht ist zusätzlich zum üblichen Instrumentarium bereitzulegen.

Da es kaum noch Radiologen gibt, die Erfahrung mit der translumbalen Aortenpunktion besitzen, wird die V. cava inferior wohl meistens unter CT-Kontrolle punktiert werden müssen. Die Einstichstelle liegt 2 cm kranial des dorsalen Beckenkamms und 8 bis 10 cm rechts der Mittellinie. Auch wenn es im CT einfacher ist, exakt in der Schichtebene zu punktieren, sollte eine leicht kaudo-kraniale Richtung gewählt werden, damit Führungsdraht und Katheter leichter in Flussrichtung des Blutes zum rechten Vorhof dirigiert werden können. Bei der Lokalanästhesie und bei der Punktion der V. cava inferior ist zunächst Knochenkontakt zur lateralen Wirbelkörperwand zu suchen. Sowohl am Periost des Wirbelkörpers als auch vor der Wand der V. cava ist ein Depot des Lokalanästhetikums zu spritzen. Im Gegensatz zur durchleuchtungsgezielten Punktion kann es unter CT-Kontrolle bei kaudo-kranial angulierter Nadel schwierig sein, den freien Raum zwischen zwei Processus costarii der Lendenwirbelkörper zu finden. Selbstverständlich muss vermieden werden, die V. cava inferior in Höhe der Nierenveneneinmündung zu punktieren oder gar die Nierenvene selbst zu treffen.

Unter wiederholter CT-Kontrolle ist die Spitze der Punktionsnadel so zu dirigieren, dass sie unmittelbar an der Seitenfläche des Wirbelkörpers entlanggleitet, die Venenwand gegen einen kaum wahrnehmbaren Widerstand durchstößt und fünf Millimeter tief in das Lumen der V. cava hineinragt. Dann wird der Metallkern der Nadel entfernt, die korrekte Lage der Kunststoffhülle durch Aspiration venösen Blutes verifiziert und ein ca. 120 cm langer Führungsdraht bis zum rechten Vorhof eingeführt.

Je nach Erfahrung des Radiologen mit dem translumbalen Zugangsweg kann es zweckmäßig sein, den Eingriff am Angiographie-Arbeitsplatz fortzuführen und den Patienten dazu unter streng sterilen Bedingungen mit entsprechendem Aufwand umzulagern.

Der Tunnel vom lumbalen Punktionsort bis zu der Stelle, an der der Port platziert wird, oder an der der Hickman-Katheter aus der Haut austritt, muss beim translumbalen Zugang sehr viel länger sein als bei den anderen Zugangswegen. Unter Umständen muss der Metallstab, der zum Präparieren des Tunnels stumpf vorgeschoben wird, vorgebogen werden, damit er sich dem Verlauf der Flanke oberhalb der Taille anpasst.

MERKE

Nach der Punktion der V subclavia, der V jugularis oder der V cava inferior und dem Einführen einer passenden Peel-away-Schleuse mit dilatierendem Mandrin können die verschiedenen Katheter und Portsysteme implantiert werden.

Implantation von Hickman-Kathetern

Hickman-Katheter werden so platziert, dass sie aus der Haut der Brustwand am Unterrand des M. pectoralis major etwa 6–10 cm lateral der Medianlinie austreten. Bei der Frau sollte eine passende Stelle im Bereich des oberen Brustansatzes gewählt werden.

Beginnend am Ort der Venenpunktion wird mit einer Chiba-Nadel eine Lokalanästhesie im Verlauf des geplanten Tunnels bis zur vorgesehenen Ausführungsstelle durchgeführt. Hier wird mit dem spitzen Skalpell eine 7 mm lange Hautinzision in transversaler Richtung vorgenommen, durch die der stumpfe Metallstab subkutan bis zur Punktionsstelle der V. subclavia bzw. der V. jugularis vorgeführt und mit seiner Spitze ausgeleitet wird. Auf das Ende des Metallstabs wird die Spitze des Hickman-Katheters aufgezogen, der dann mit Hilfe des Metallstabs von kaudal nach kranial durch den Tunnel gezogen wird, bis die Vlies-Manschette genau in der zukünftigen Ausleitungsstelle liegt.

Durch den Mandrin der Peel-away-Schleuse, die in der punktierten Vene liegt, wird der Führungsdraht unter Durchleuchtung soweit eingeführt, dass seine Spitze zwei Zentimeter kaudal des rechten Hauptbronchus endet. Diese Länge des Führungsdrahtes von seiner Spitze bis zum Austritt aus dem Schleusenmandrin wird durch Zuklemmen des Nadelhalters (oder festen Fingerschluss) markiert. Die markierte Länge ist um denjenigen Betrag zu korrigieren, mit dem der Schleusenmandrin das Hautniveau überragt. Exakt auf diese korrigierte Länge wird das proximale Ende des Hickman-Katheters, das aus der Punktionsstelle herausgeführt ist, glatt abgeschnitten. (Selbstverständlich muss immer dann, wenn der Führungsdraht aus dem Mandrin der Peel-away-Schleuse herausgezogen wird, durch das Aufsetzen einer Spritze verhindert werden, dass Blut aus der Schleuse heraustropft oder – schlimmer – Luft durch die Schleuse in das rechte Herz angesaugt wird.)

Nachdem die Länge des Hickman-Katheters individuell angepasst ist, werden frische, saugfähige Kompressen neben der Peel-away-Schleuse bereitgehalten. Dann wird der Patient aufgefordert, ganz tief Luft zu holen und die Luft anzuhalten. Durch das Luftanhalten wird der Druck im Thorax etwas erhöht, so dass auch bei ursprünglich negativem zentralvenösem Druck keine Luftaspiration zu befürchten ist. Jetzt wird der Mandrin aus der Peel-away-Schleuse herausgezogen und das abgeschnittene, proximale Ende des Hickman-Katheters in die Schleuse eingeführt. Sobald sich der Katheter mindestens zehn Zentimetern tief in der Schleuse befindet, darf der Patient weiteratmen. Bei hohem zentralvenösen Druck kann das Einwechseln des Katheters ziemlich blutig sein. Sind Übersicht und Ästhetik im Operationsgebiet wiederhergestellt, wird der Hickman-Katheter vollständig in die Schleuse eingeführt. Am Übergang von der V. brachiocephalica in die V. cava superior knickt die Schleuse manchmal ab, vor allem wenn der Einmündungswinkel nahezu rechtwinklig ist. Es erfordert dann viel Geduld und

Geschick, den Katheter weiter vorzuführen. Unter Umständen muss sogar ein steifer, hydrophil beschichteter Führungsdraht als Schienung zu Hilfe genommen werden, der durch den Katheter bis in den Vorhof vorgeschoben wird (Cave: beim Einführen des steifen Führungsdrahtes kann der Katheter aus der Peel-away-Schleuse herausgehebelt werden!). Eine weitere Möglichkeit für Erfahrene besteht darin, die abgeknickte Schleuse soweit zurückzuziehen, dass sie mit ihrem zentralen Ende nicht mehr in der V. cava superior, sondern nur noch in der V. brachiocephalica liegt. In der Regel glättet sich der Knick wieder, und der weiche Silikonkatheter läuft auch ohne Führung durch die Schleuse in die V. cava superior.

Ist der Hickman-Katheter vollständig eingeführt, muss unter Durchleuchtung geprüft werden, ob die Längenbestimmung korrekt war. Die Katheterspitze soll zunächst ein bis zwei Zentimeter weit in den rechten Vorhof hineinragen, denn nach dem ersten Aufrichten des Patienten gleitet sie stets etwas zurück. Bei einer stärkeren Abweichung von der Sollposition muss die Katheterlänge korrigiert werden. (Tief einatmen, Luft anhalten, Katheter herausziehen, Mandrin mit aufgesetzter Spritze in die Peel-away-Schleuse wieder einführen, weiteratmen. Länge des Katheters korrigieren und das Einführen des Katheters durch die Schleuse von vorn beginnen.)

Liegt die Katheterspitze korrekt, wird die faserige Vlies-Manschette 5 mm weit in die Inzision an der Katheterausführungsstelle hineingeschoben. Anschließend wird die Peel-away-Schleuse entfernt: durch Zug an den seitlichen Griffen lässt sich die Schleuse wie eine Bananenschale in zwei Teile trennen. Beim Herausziehen der Schleuse muss der Katheter immer wieder zurückgestopft werden, da er sonst zusammen mit der Schleuse herauskommen würde. Gegebenenfalls kann eine anatomische Pinzette für eine letzte Lagekorrektur eingesetzt werden.

Die Funktionsfähigkeit des Katheters wird durch Blutaspiration überprüft. Danach wird er mit 1000 I.E. Heparin in 10 ml Kochsalzlösung freigespült.

Punktionsstelle und Katheterausführungsstelle werden abschließend mit Hautnähten verschlossen. Es ist sorgfältig darauf zu achten, dass die Nadelspitze nicht in das weiche Silikonmaterial des Katheters sticht. Zunächst ist zwar kein Schaden zu bemerken, doch im Laufe mehrerer Wochen bildet sich ein Riss im Katheter.

Frühestens eine Stunde, wenn möglich vier Stunden nach dem Eingriff werden Thoraxübersichtsaufnahmen in zwei Ebenen in Exspiration angefertigt, um die korrekte Katheterlage zu verifizieren und einen Pneumothorax auszuschließen. Sollte ein Patient über Luftnot klagen, erfolgen die Thoraxübersichtsaufnahmen selbstverständlich früher.

Implantation von Portsystemen

In diesem Abschnitt wird die Implantation von Ports beschrieben, deren Katheter über die V. subclavia oder die V. jugularis eingeführt werden. Diese Ports werden typischerweise am Oberrand des M. pectoralis major platziert. Auf die Möglichkeit eines translumbalen Zugangs zur V. cava inferior im Falle des thrombotischen Verschlusses aller regulären Zugänge wurde bereits hingewiesen. Für Patienten, die noch gute periphere Venen besitzen, werden Portsysteme propagiert, die über eine Armvene eingeführt werden können. Da der Verlauf des Eingriffs bei Benutzung peripherer Venen ganz ähnlich ist, wird auf eine gesonderte Beschreibung verzichtet.

Nach abgeschlossener Venenpunktion und Einführen einer Peel-away-Schleuse wird am Oberrand des M. pectoralis major – etwa 6 cm kaudal der Venenpunktionsstelle – eine ausgiebige Lokalanästhesie der Haut und des Unterhautfettgewebes durchgeführt. Nach einem transversalen Hautschnitt von 35–40 mm Länge wird in kaudaler Richtung durch Spreizen der chirurgischen Schere ein Hohlraum im Subkutangewebe geschaffen. Mit Hilfe des Zeigefingers wird der taschenartige Hohlraum auf eine Größe von 4 × 4 cm verbreitert. Mit der chirurgischen Pinzette wird die Muskelfaszie in den beiden Winkeln des Hautschnitts – möglichst weit im Innern der Tasche – gefasst und mit je einer Haltenaht versehen (nicht resorbierbarer, geflochtener Faden 2/0). Die Fäden werden aber noch nicht geknüpft, sondern jeweils mit einer kleinen gebogenen Klemme gesichert.

An das distale Ende des Portkatheters wird eine Spritze mit Kochsalzlösung angeschlossen und das Lumen des Katheters gefüllt. Die Sicherungsmanschette zur Befestigung des Katheters am Port wird in korrekter Richtung auf den Katheter geschoben. Eine feine Pinzette mit stumpfer Spitze wird in die Venenpunktionsstelle eingeführt und in Richtung der 5–6 cm entfernten Porttasche subkutan vorgeschoben, bis sie aus dem Hautschnitt herausragt. Der Portkatheter wird mit seinem zentralen Ende auf die Pinzettenspitze fest aufgeschoben, durch Zurückziehen der Pinzette aus der Punktionsstelle herausgeleitet und wieder von der Pinzette getrennt.

Der Port wird mit einer mitgelieferten Spezialnadel, die die Silikonmembran schont, punktiert und vollständig mit Kochsalzlösung gefüllt. Die Nadel wird dann wieder entfernt. Anschließend werden die beiden Haltefäden in der Pektoralisfaszie durch die dafür vorgesehenen Löcher in der Grundplatte des Ports gefädelt und wieder mit den kleinen gebogenen Klemmen gesichert.

Der Patient wird aufgefordert, tief einzuatmen und die Luft anzuhalten. Der Mandrin der Peel-away-Schleuse wird entfernt und der Portkatheter in die Schleuse eingeführt. Das Luftanhalten soll den intrathorakalen Druck – und damit auch den zentralen Venendruck – erhöhen, um die Gefahr einer Luftaspiration zu vermindern. Der Katheter wird mit seinem proximalen Ende weit in den rechten Vorhof vorgeführt. Die Peel-away-Schleuse wird durch Zug an den seitlichen Griffen wie eine Bananenschale aufgetrennt und entfernt. Dabei wird der Katheter durch Fingerdruck an Ort und Stelle festgehalten oder, falls erforderlich, zurückgestopft. Ist die Schleuse vollständig entfernt, wird am distalen Ende des Katheters gezogen, bis die noch aus der Punktionsstelle heraushängende Schlaufe aufgehoben ist und der Katheter von der Vene bis zur Porttasche vollständig subkutan verläuft. Jetzt wird unter Durchleuchtung weiter am distalen Katheterende gezogen, bis die zentrale Katheterspitze zwei Zentimeter kaudal des rechten Hauptbronchus liegt. Die Sicherungsmanschette auf dem Katheter wird nach zentral verschoben, bis sie in dem kleinen Tunnel zwischen Punktionsstelle und Porttasche liegt. Dann wird der Katheter in Höhe der Porttasche mit zwei Fingern abgeklemmt. Unmittelbar vor den beiden Fingern wird die überschüssige Länge des Katheters abgeschnitten und das neue Ende, das von den beiden Fingern umfasst ist, auf den Ansatzstutzen des Ports geschoben. Anschließend wird auch die Sicherungsmanschette über den Ansatzstutzen geschoben, bis ein hörbares und fühlbares Einrasten die korrekte Position angibt.

Der Port wird in die Porttasche eingeführt und muss in seiner gesamten Länge Platz in der Tasche finden, damit er nicht durch die Hautnaht hindurch punktiert werden muss. Allerdings sollte Ehrgeiz darauf verwandt werden, die Porttasche und den Schnitt so klein wie möglich anzulegen. Anschließend werden die beiden Haltefäden fest geknüpft und kurz abgeschnitten. Der Port ist damit gegen eine Dislokation und vor allem gegen eine Verdrehung gesichert. Der Katheter sollte in seiner endgültigen Position möglichst geradlinig und gestreckt verlaufen, notfalls kann er mit einer anatomischen Pinzette noch etwas in Richtung V. cava gestopft werden. Keinesfalls darf sich am Ansatzstutzen des Ports ein Knick bilden. Liegen Katheter und Port einwandfrei, werden die Wunden mit Hautnähten verschlossen. Abschließend wird die spezielle Punktionsnadel perkutan in die Portmembran eingestochen, die korrekte Portfunktion durch Blutaspiration verifiziert und das ganze System mit 1000 I.E. Heparin in 10 ml Kochsalzlösung freigespült.

Implantation von Dialyse-Kathetern

Dialysekatheter werden am zweckmäßigsten über eine „tiefe" Punktion der rechten V. jugularis interna eingeführt. Der Katheter kann dadurch eine längere Strecke frei im Lumen der V. cava superior verlaufen als beim Zugang über die V. subclavia, so dass die End- und Seitlöcher des Katheters bei der Blutaspiration seltener durch Kontakt mit der Gefäßwand blockiert sind.

Demers-Katheter sind einlumige Katheter, bei denen die faserige Vlies-Manschette mit Silikon-Kleber in derjenigen individuellen Entfernung von der Spitze angebracht werden kann, die für den Patienten am besten geeignet ist. Diese Möglichkeit einer maßgeschneiderten Länge ist sicher als Vorteil zu werten, doch hält die Klebestelle nicht immer besonders gut, so dass die Katheter trotz fest eingeheilter Vlies-Manschette dislozieren können.

Quinton-Katheter sind zweilumige Katheter, die während der Dialyse eine höhere (effektive) Flussrate erlauben. Nachteilig ist der starre, weniger flexible Katheterschaft, dessen ovaler Querschnitt beim Einführen Schwierigkeiten bereiten kann. Er steht in zwei verschiedenen Längen zur Verfügung. Wegen der besseren Dialyse-Eigenschaften werden von uns fast nur noch Quinton-Katheter implantiert.

Beim Quinton-Katheter müssen die Ausführungsstelle aus der Haut und damit die Länge des subkutanen Tunnels der Lokalisation der Vlies-Manschette angepasst werden. Die interindividuellen Unterschiede sind aber erstaunlich gering. Eine exakte Längenbestimmung ist in ganz ähnlicher Weise möglich wie beim Hickman-Katheter: Ein Führungsdraht wird durch den Mandrin der Peel-away-Schleuse so weit eingeführt, dass seine Spitze zentral im rechten Vorhof liegt. Die Länge von der Spitze des Drahtes bis zur Austrittsstelle aus der Peel-away-Schleuse (korrigiert auf das Hautniveau) wird mit dem Nadelhalter oder durch festen Fingergriff fixiert. Diese Länge entspricht der intravasalen Verlaufsstrecke. Nach dem Herausziehen des Drahtes wird eine Spritze mit Kochsalzlösung auf den Mandrin der Schleuse aufgesetzt. Der Draht wird so neben den Quinton-Katheter gehalten, dass eine Längenmessung möglich ist: der Abstand von der Spitze des Quinton-Katheters bis zu seiner Vlies-Manschette *minus* die am Draht markierte intravasale Verlaufsstrecke *ergibt* die Länge des benötigten subkutanen Tunnels. Diese Tunnellänge wird von der Punktionsstelle aus auf die vordere Brustwand übertragen. In der Regel liegt das Tunnelende an der üblichen Stelle am Oberrand des M. pectoralis major. Hier wird mit der Lokalanästhesie begonnen. Auf die Notwendigkeit, die Haut über der Klavikula durch reichlich Lokalanästhetikum abzuheben, sei noch einmal hingewiesen. Zur Präparation des Tunnels wird nach der Hautinzision ein spezielles Tunnelinstrument (ein biegsamer Metallstab, der an seinem Ende eine konische Hülse trägt), eingeführt und mit seiner Spitze aus der Punktionsstelle der Vene ausgeleitet. Die Spitze des Quinton-Katheters wird unter der Hülse befestigt und mit Hilfe des Metallstabs durch den subkutanen Tunnel durchgezogen. Beide Lumina des Katheters werden mit Kochsalzlösung gefüllt und abgeklemmt. Neben die Schleuse ist ein Stapel mit saugfähigen Kompressen zu legen. Der Austausch des Mandrins in der Peel-away-Schleuse gegen den Quinton-Katheter erfolgt (wie immer) in tiefer Inspiration während Luftanhaltens, um den intrathorakalen Druck soweit zu erhöhen, dass keine Luftembolie zu befürchten ist. Wegen des großen Katheter- und Schleusendurchmessers kann in kurzer Zeit viel Blut austreten, so dass rasches Arbeiten von Vorteil ist.

Die Vlies-Manschette des Quinton-Katheters wird 5 mm weit in den subkutanen Tunnel vorgeschoben. Nach Durchleuchtungskontrolle zur Verifizierung der korrekten Lage der Katheterspitze am Übergang von der V. cava superior zum rechten Vorhof (bis maximal zwei Zentimeter im rechten Vorhof) werden die Hautinzisionen mit Nähten verschlossen. Die Nadelspitze darf nicht versehentlich in das Silikonmaterial des Katheters stechen, da sich langfristig an dieser Stelle ein Riss bilden würde. Abschließend wird geprüft, ob sich durch beide Lumina des Katheters ungehindert Blut aspirieren lässt. Beide Lumina werden mit je 1000 I.E. Heparin in 10 ml Kochsalzlösung freigespült und mit sterilen Stöpseln verschlossen.

KAPITEL 26

Perkutane transhepatische Cholangiographie und perkutane transhepatische Gallengangdrainage

26

T. ROEREN

Zur Abklärung einer Erkrankung der Gallenwege wird in der bildgebenden Diagnostik primär die Sonographie eingesetzt. Eine direkte Darstellung der Gallenwege ist immer dann notwendig, wenn das genaue Ausmaß einer Gallenwegserkrankung bestimmt und v. a. die Lokalisation und Länge eines Gallengangverschlusses zur Therapieplanung dargestellt werden müssen. Die i.v.-Cholangiographie (s. Kap. 6) kann nur bei nicht oder partiell obstruierenden Gallenwegserkrankungen eingesetzt werden, da ab einem Serumbilirubinwert >3 mg/dl die Kontrastierung inadäquat wird.

Als diagnostisches Verfahren zur Darstellung der intra- und extrahepatischen Gallengänge ist die Magnetresonanz-Cholangiopankreatographie (MRCP) heute etabliert. Die endoskopisch-retrograde Cholangiographie (ERC) meist kombiniert mit einer Pankreasgangdarstellung (ERCP) und die perkutan-transhepatische Cholangiographie (PTC) sind als minimal-invasive Verfahren dann indiziert, wenn gleichzeitig ein therapeutischer Eingriff geplant oder wahrscheinlich ist bzw. wenn nicht-invasive diagnostische Methoden nicht schlüssig sind. PTC und ERC erlauben die Erweiterung des diagnostischen Eingriffs zum therapeutischen, um Gallensteine zu extrahieren und temporäre oder permanente Galleableitungen durchzuführen.

Perkutan-transhepatische Cholangiographie (PTC)

■ Indikationen und Kontraindikationen

Alternativ zur PTC kann die ERC indiziert werden, die vom Ansatz her weniger invasiv ist. Bezüglich der Komplikationsraten weisen die Verfahren jedoch in geübten Händen keine wesentlichen Unterschiede auf. Bei Patienten mit partieller oder totaler *Gastrektomie* (Billroth II, Jejunumersatzmagen) sollte primär die PTC indiziert werden, da hier technisch bedingt eine ERC nur selten und dann oft nur unter erheblichem technischem und zeitlichem Aufwand gelingt. Abhängig von der Lokalisation und Ausdehnung eines Gallengangverschlusses können endoskopisch oft die intrahepatischen bzw. prästenotischen Gallengänge nicht oder nicht ausreichend dargestellt werden, so dass auch in diesen Fällen eine PTC durchgeführt werden muss. Vor Durchführung einer PTC ist immer mit dem zuweisenden Kollegen abzuklären, ob ggf. in der gleichen Sitzung eine therapeutische Galleableitung erfolgen soll. Auf diese Weise kann dem Patienten ein erneuter Eingriff erspart werden.

Es gibt keine absoluten, jedoch einige relative Kontraindikationen zur PTC. Hierzu gehören Aszites, Gerinnungsstörungen, Leberzirrhose. Diese Befunde erhöhen alle das Blutungsrisiko für den Patienten und sollten, da sie nicht selten in Kombination auftreten, nach Möglichkeit vorher korrigiert werden. Eine *Cholangitis* sollte vor der Untersuchung mit einem intravenösen gallengängigen (!) Antibiotikum (z. B. Rocephin, Baypen) abgedeckt werden.

■ Komplikationen

Wird die PTC mit einer Feinnadel (21–23 G/g) durchgeführt, sind Komplikationen selten. Nur in Einzelfällen werden Blutungen, meist aus dem Punktionskanal, beschrieben. Auch Vielfachpunktionen bei schwierigen anatomischen Verhältnissen erhöhen bei Verwendung einer Feinnadel nicht das Risiko. In großen Serien liegt das *Blutungsrisiko* bei 0,28 %. Septische Fieberschübe (1,8 %) lassen sich im allgemeinen durch regelmäßige prophylaktische Antibiotikagabe vermeiden. Die 30-Tage-Mortalität liegt bei 0,14 %.

Patientenvorbereitung

Der Patient muss mindestens 6 h nüchtern sein; der venöse Zugang und die i.v. Antibiotikagabe erfolgen mindestens 30 min vor Beginn der Untersuchung. Um die Folgen einer Keimeinschwemmung so gering wie möglich zu halten, sollte grundsätzlich vor allen direkten Punktionen des Gallenwegsystems eine Antibiose begonnen und für mindestens 3 Tage fortgeführt werden.

Abhängig von der Verfassung des Patienten kann eine Sedierung erfolgen (s. Kap. 19). Eine regelmäßige Gabe von Analgetika ist nicht notwendig. Bei Kindern und nichtansprechbaren Patienten sollte die Untersuchung in Narkose durchgeführt werden.

Vorbereitung der Untersuchung

- 2 10-ml-Luer-lock-Spritzen (für Kontrastmittel),
- 1 20-ml-Luer-lock-Spritze (für Kochsalzlösung),
- 1 10-ml-Spritze (für Lokalanästhesie) mit 20-G/g-Kanüle,
- 10–20 ml Lokalanästhetikum (z. B. Scandicain 1 %),
- 1 23-G/g-Chibanadel,
- 1 Stichskalpell (Nr. 11),
- sterile Tücher, Hautdesinfiziens.

Untersuchungsgang

Untersucht wird an einer Durchleuchtungseinheit; aus strahlenhygienischer und punktionstechnischer Sicht optimal ist eine Einheit mit Untertischröhre und C-Bogen. Der Patient wird auf den Rücken gelagert. Grundsätzlich sollte eine Sonographie der Leber und Gallenwege erfolgen, um die Weite der intrahepatischen Gallenwege, die Topographie insbesondere nach Leberteilresektion (Interposition von Magen oder Darm ausschließen!) oder Lebertransplantation und eventuell Aszites oder eine intrahepatische Tumorausdehnung bestimmen zu können. Gleichzeitig wird bei einem Zugang über den rechten Leberlappen der Unterrand des Sinus phrenicocostalis markiert, um eine transpleurale Punktion der Leber zu vermeiden. Die Verwendung eines Punktionsschallkopfes kann hilfreich sein, ist aber nicht unbedingt notwendig.

Ist eine Punktion des rechten Gallengangsystems geplant, wird, nachdem sonographisch oder unter Durchleuchtung die kaudale Pleuragrenze markiert wurde, ein geeigneter Interkostalraum in der mittleren Axillarlinie definiert und diese Region großflächig steril abgedeckt. Zugang zum linken Leberlappen erhält man am günstigsten vom Epigastrium aus. Die Punktion des Gallengangs des Segments 3 ist hier technisch am einfachsten; die kutane Punktionsstelle liegt meist in der Medianlinie oder leicht links paramedian.

Nach ausgiebiger Lokalanästhesie der Haut und des vorgesehenen Punktionstrakts wird die Haut inzidiert und die Chibanadel durch die Bauchwand vorgeführt. Die Punktion der Leberkapsel muss im Atemstillstand erfolgen, um eine Lazeration der Leberoberfläche durch die Nadelspitze zu verhindern. Ein Verbiegen der Nadel durch zu ausgiebige Atemexkursionen kann man vermeiden, wenn man den Atemstillstand in Atemmittellage halten lässt.

Im Leberparenchym wird die Nadel unter weiterem Atemstillstand und Durchleuchtungskontrolle vorgeschoben: bei Punktion von rechts in Richtung BWK 11 und nicht weiter als bis zum Processus transversus dieses Wirbelkörpers (**cave:** V. cava inferior!). Bei epigastrischer Punktion wird die Nadel entsprechend der vorher sonographisch bestimmten Tiefe und dem Eingangswinkel vorgeführt. Insbesondere bei letztgenannter Punktionstechnik ist darauf zu achten, dass die Hände des Untersuchers außerhalb des Nutzstrahlenbündels bleiben (evtl. Röhre in LPO-Position kippen). Nach Entfernen des Mandrins wird eine 10-ml-Spritze mit Kontrastmittel aufgesetzt und unter langsamem Zurückziehen der Nadel kontinuierlich Kontrastmittel injiziert. Bei Injektion in die Gallengänge fließt das Kontrastmittel honigähnlich ab, während es bei Injektion in Venen oder Pfortaderäste schnell auswäscht. Intraparenchymal injiziertes Kontrastmittel erscheint als unscharf konturierter Fleck, intraperitoneales verteilt sich typisch. Ist ein Gallengang getroffen, so wird stetig weiter Kontrastmittel injiziert, bis möglichst das ganze Gallengangsystem kontrastiert ist. Im Falle multipler Stenosen oder Verschlüsse ist dies jedoch oft nicht zu erreichen. Das Gallengangsystem wird in verschiedenen Projektionen abgebildet. Ist keine Intervention geplant, kann die Chibanadel, wiederum in Atemstillstand, entfernt werden. Die kleine Hautinzision wird mit einem Pflasterverband versorgt. Bei unkompliziertem Verlauf der Untersuchung ist keine weitere Überwachung notwendig. Wurden allerdings Sedativa oder i.v. Analgetika appliziert, sollten eine mindestens 4stündige Bettruhe und Nahrungskarenz eingehalten werden.

Perkutane Verfahren zur Galleableitung

Hier soll nur auf die am häufigsten eingesetzten Techniken der Gallengangdrainage und Stentimplantation eingegangen werden. Für andere Verfahren wie Cholangioskopie, Gallensteinentfernung usw. muss auf die entsprechende Fachliteratur verwiesen werden.

Es existieren 3 Techniken zur Galleableitung:
1. *externe Drainage* (Ableitung von Galle nach außen, nur als Übergangslösung),
2. *extern-interne Drainage* (Ableitung von Galle ins Duodenum bei bestehendem perkutanem Zugang, z. B. während mehrfach notwendiger interventioneller Eingriffe, gelegentlich präoperativ),
3. *interne Schienung* (definitive innere Galleableitung, derzeit meist durch Implantation eines Metallgitterstents; kein permanenter perkutaner Zugang).

Vorbereitung und Nachbeobachtung des Patienten

Wie PTC (s. oben), zusätzlich EKG- und Blutdruckmonitoring, Pulsoxymeter. Der Eingriff wird in Analgosedation durchgeführt (s. Kap. 19). Nach Beendigung des Eingriffs muss der Patient 4h nüchtern bleiben und strenge Bettruhe einhalten.

Bei Patienten, die einen Metallgitterstent erhalten haben, ist auf eine genügende Flüssigkeitszufuhr zu achten, damit einem Eindicken der Galleflüssigkeit und der Gefahr eines Stentverschlusses vorgebeugt wird.

Vorbereitung des Eingriffs

Wie PTC (s. oben), *zusätzlich:*
- 1 Unidwellkanüle,
- 1 Terumodraht,
- 1 Super-stiff-Führungsdraht (mind. 145 cm lang),
- F-5-Universalkatheter (65 cm),
- 2 Dilatatoren (F7 und F 10/11),
- 1 Drainagekatheter (extern: F 6,6, arretierbarer Pigtail, extern-intern: F-8- oder F-10-Drainagekatheter mit proximalen Seitlöchern),
- Nahtmaterial, Nadelhalter;
- bei Stentimplantation zusätzlich: Metallgitterstent mit Implantationsbesteck, F-8-Schleuse.

Perkutan-transhepatische Drainage (PTD)

■ Indikationen und Kontraindikationen

Eine Galleableitung ist unabdingbar und auch als Notfalleingriff indiziert, wenn bei Patienten mit einer Galleabflussstörung Zeichen einer *Sepsis* auftreten. Des weiteren sollte eine Drainage der Galle erfolgen, wenn bei vorausgegangener ERC oder PTC eine Gallenobstruktion nachgewiesen wurde und in absehbarer Zeit keine ursächliche Therapie durchgeführt werden kann. Die Gefahr der *Kontamination* gestauter Galle durch forcierte Kontrastmittelinjektion ist hoch und führt unweigerlich zur Cholangitis. Daher sollte zur Vermeidung eines solchen Notfalls in diesen Fällen die Gallengangdrainage direkt im Anschluss an die Diagnose erfolgen. Dies kann alternativ durch endoskopische Einlage einer Plastikprothese geschehen. Ist dies nicht möglich oder wird die Diagnose durch PTC gestellt, erfolgt die Drainage perkutan-transhepatisch. Die (relativen) Kontraindikationen entsprechen denen der PTC.

■ Komplikationen

Eingriffsbedingte Komplikationen sind in Anbetracht der Multimorbidität der Patientengruppe relativ häufig (gesamt bis 22,6 %). Hiervon müssen 5–8 % als klinisch schwerwiegend eingestuft werden: gallige Peritonitis, therapiebedürftige Hämobilie oder Blutung, Sepsis, selten Nierenversagen. Die 30-Tage-Mortalität wird mit 0,5–5,6 % angegeben.

Interventionelle Technik

Vor Anlage einer PTD muss immer eine PTC erfolgen, die die Morphologie und Topographie der Gallenwege zeigt, denn zur Durchführung einer PTD kann nicht jeder beliebige Gallengang anpunktiert werden. Zum einen müssen zentrale Gallengänge ausgespart werden, um die Punktion und Verletzung eines großen Pfortaderastes und eine extrahepatische Gallengangpunktion mit der Folge einer galligen Peritonitis zu vermeiden. Zum anderen muss in Erwartung weiterführender interventioneller Maßnahmen (Cholangioskopie, transluminale Biopsie, Steinentfernung, Stentimplantation) ein möglichst „gerader" Zugang gesucht werden. Geeignet sind im allgemeinen Gallengangäste 2. und 3. Ordnung; die Punktionswinkel (Winkel zwischen transhepatischem Punktionstrakt und Längsachse des punktierten Gallengangs) sollten idealerweise nicht größer als 45° sein. Hierbei darf die 2. Raumebene (ventrodorsal) nicht vergessen werden. Falls erforderlich, kann hier die Durchleuchtung in schrägen Ebenen helfen.

Wie die PTC kann auch die PTD über den rechten und/oder linken Leberlappen erfolgen. Ist der durch die PTC kontrastierte geeignete Gallengang gewählt, wird vorläufig die Chibanadel mit nicht komplett eingeführtem Stilett in Position belassen, um gegebenenfalls Kontrastmittel nachinjizieren zu können. Die Hautinzision wird kontrolliert und, falls nötig, auf einen Durchmesser von 8–10 mm erweitert. Durch diese Inzision wird jetzt die Unidwellkanüle in Atemmittellage und Atemstillstand in Richtung auf die gewünschte Punktionsstelle vorgeführt. Die korrekte Position zur Punktion ist erreicht, wenn die Nadelspitze die Wand des Gallengangs imprimiert. Die Nadel wird dann um ca. 5 mm vorgeschoben, damit die Gallengangwand perforiert ist und auch die Spitze der Plastikhülle sicher intraluminal liegt. Im Zweifelsfall sollte die Nadel lieber einige Millimeter weiter vorgeschoben werden. Nun wird der metallene Nadelmandrin entfernt. Liegt die Spitze der Plastikhülle korrekt, wird sofort gallige Flüssigkeit austreten; ansonsten wird die Plastikhülle langsam zurückgezogen, bis dieser Effekt eintritt. Hier ist zu beachten, dass bei prolongierter Cholestase die Galleflüssigkeit farblos sein kann (sog. weiße Galle). Bei erfolgloser Punktion wird der Vorgang unter Änderung des Punktionswinkels wiederholt, allerdings möglichst ohne die Nadelspitze aus dem Leberparenchym ganz zurückzuziehen. Hierdurch werden wiederholte Kapselverletzungen mit dem Risiko einer intraperitonealen Blutung vermieden.

Liegt die Plastikhülle der Punktionsnadel intraluminal, wird der Terumodraht eingeführt und unter Ausnutzung der Drehstabilität möglichst weit nach zentral vorgeführt. Zur Stabilisierung der Position wird dann die Plastikhülle nachgeführt und die Chibanadel kann anschließend entfernt werden. Weitere Kontrastmittelinjektionen sollten nach Möglichkeit erst ab diesem Zeitpunkt erfolgen, da die Lage des Führungsdrahtes im Gallengang sonst u. U. nicht mehr kontrolliert werden kann. Liegt die Plastikhülle jetzt zentral korrekt im Gallenganglumen, wird über den Terumodraht der Universalkatheter eingewechselt und mit diesem Draht-Katheter-System eine Rekanalisation bis in das Duodenum versucht. Dies ist in über 90 % der Fälle in gleicher Sitzung möglich, sollte aber nicht länger als etwa 10 min versucht werden. Die Erfolgschancen sinken und das Risiko einer *Bakteriämie* durch zunehmende Traumatisierung der Gallengangwand nimmt zu. Hier ist nach Bougierung des Punktionstraktes auf F 7 die temporäre Einlage einer externen arretierbaren F-6,6-Pigtaildrainage sinnvoll. Nach Dekompression der Gallenwege über 24 bis maximal 72 h ist dann praktisch immer eine unproblematische Pertubation des Gallengangverschlusses möglich.

Ist das Duodenum erreicht, wird durch eine kleine Kontrastmittelgabe die intraluminale Lage der Katheterspitze dokumentiert. Über einen Super-stiff-Draht erfolgt dann die Bougierung des Traktes auf den Außendurchmesser der geplanten Drainage (meist F8 oder F10), bei zirrhotischen Lebern kann eine leichte Überdilatation durchgeführt werden (eine Frenchgröße mehr als der geplante Katheter). Die Katheterwechsel sollten immer zügig erfolgen, um die Leckage von Galle in die Bauchhöhle so gering wie möglich zu halten. Abschließend wird eine F10 extern-interne Drainage so eingelegt, dass die distalen Seitlöcher im Duodenum zu liegen kommen und keine Knicke im Verlauf auftreten. Besonders muss darauf geachtet werden, dass genügend Seitlöcher proximal der zu therapierenden Obstruktion, aber keinesfalls im Parenchymtrakt liegen. Nicht selten müssen die vorgefertigten Katheter individuell angepasst und modifiziert werden.

Korrekte Katheterlage und -funktion werden durch Kontrastmittelinjektion und -aspiration (!) kontrolliert und der Katheter (auch der arretierbare) durch Hautnaht fixiert. Wir empfehlen, auch extern-interne Drainagen für mindestens 12 h, längstens bis zur Klärung von Blutbeimengungen oder Eiter, nach außen offen zu lassen, um eine schnelle Reinigung der Gallenwege zu ermöglichen und eine Verstopfung mit der Gefahr der Cholangitis zu vermeiden. Flockige Beimengungen sind Bestandteile des ebenfalls ablaufenden Duodenalsekrets. Da letzteres in z. T. erheblichen Mengen über die Drainage ablaufen kann, sollte zur Vermeidung einer Exsikkation und Elektrolytstörung so früh wie möglich die „Internalisierung" der Drainage erfolgen, d. h., dass die Galle über die Seitlöcher der Drainage ausschließlich in das Duodenum abläuft.

Expandierbare Metallgitterstents

Soll eine Gallengangobstruktion endgültig perkutan therapiert werden, ist eine rein interne Drainage anzustreben, d. h., dass kein äußeres Zeichen einer Gallengangschienung verbleibt. Dies ist aus psychologischen Gründen wichtig, da der Patient nicht ständig mit dem Stigma einer meist infaust verlaufenden Erkrankung behaftet sein will; außerdem wird auf diese Weise auch eine Infektionspforte vermieden.

■ Indikationen und Kontraindikationen

Metallgitterstents sind bei inoperablen bzw. nicht kurativ behandelbaren malignen Gallengangverschlüssen indiziert; in Einzelfällen auch bei benignen Stenosen, wobei bisherige Erfahrungen hierfür keine generelle Indikationsstellung zulassen. Es gelten die gleichen (relativen) Kontraindikationen wie bei der PTD. Eine Stentimplantation sollte nicht erfolgen, wenn eine Verbesserung der Lebensqualität für den Patienten (z. B. im präfinalen Stadium einer malignen Erkrankung) nicht mehr erwartet werden kann.

■ Komplikationen

Eingriffsbedingte Komplikationen (Cholangitis, länger dauernde Schmerzen, Hämobilie) liegen bei unseren Patienten bei 11 %, die 30-Tage-Mortalität bei 7,8 %. Mit einem Stentverschluss muss längerfristig bei etwa 17 % der Patienten gerechnet werden.

Interventionelle Technik

Die Stentimplantation kann in der gleichen Sitzung wie die PTD erfolgen, nur muss gewährleistet sein, dass die wahre Länge und Lokalisation des Gallengangverschlusses auch bei erweiterten Gallenwegen eindeutig beurteilt werden kann. Ansonsten sollte die Dekompression der Gallenwege abgewartet und eine Stentimplantation einige Tage nach PTD in einer 2. Sitzung erfolgen.

Stents können unilateral, bei Hepatikusgabeltumoren auch bilateral eingesetzt werden. In letzterem Fall ist lediglich darauf zu achten, dass die beiden Stents synchron implantiert werden, um eine gegenseitige Behinderung der Stententfaltung zu vermeiden.

Bei immer noch fehlendem „idealen" Gallengangsstent kann man zwischen verschiedenen Implantaten wählen. Empfehlenswert sind bei malignen Stenosen flexible, selbst-expandierende Stents. Lediglich für kurzstreckige, benigne Stenosen empfehlen wir den Palmaz-Stent (Implantationstechnik s. Kap. 20).

Nach Einlage eines Super-stiff-Drahtes wird eine F-8-Schleuse in den Punktionstrakt eingelegt. Durch diese Schleuse erfolgt die Plazierung des Einführungsbesteckes für den Stent, das nach Anweisung des Herstellers vorher präpariert wird. Für die Implantation eines Stents empfehlen wir einen Durchmesser von 10 mm, bei bilateraler Implantation jeweils 8 mm. Die Stents sollten so lang wie möglich sein, um eine Tumorprogression schon prophylaktisch zu therapieren.

Eine transpapilläre Platzierung sollte nach Möglichkeit vermieden werden, um einer aszendierenden Infektion und der Stentinkrustation durch Nahrung und Darmsekret vorzubeugen. Bei der Plazierung ist zu berücksichtigen, dass sich manche Stents zwar auf eine definierbare Länge verkürzen, diese Verkürzung aber von jedem Ende aus und nicht vorhersagbar abläuft. In geringem Maße kann nachkorrigiert werden, da bei noch inkompletter Entfaltung der Stent oft noch etwas zurückgezogen werden kann, während ein Vorschieben nach Beginn der Entfaltung nicht mehr möglich ist.

Der Stent wird platziert, indem bei den meisten selbstexpandierenden Stents eine Schutzhülle am Einführungsbesteck zurückgezogen wird und die Selbstexpansion des Stents sukzessive von distal nach proximal erfolgt. Da einige der selbstexpandierenden Stents aus Nitinol bestehen und daher wenig röntgendicht sind, sollte die Platzierung unter maximaler Vergrößerung des Feldes erfolgen. Nach Applikation des Stents wird das Einführungsbesteck entfernt und durch Kontrastmittelgabe über die Schleuse die korrekte Lage dokumentiert. Fehlplatzierungen lassen sich nur durch Implantation zusätzlicher Stents korrigieren. Bei inkompletter Expansion des Stents kann eine Ballondilatation direkt anschließend erfolgen. Meist ist jedoch eine komplette, spontane Expansion nach 24 h nachweisbar. Der Eingriff wird abgeschlossen, indem ein dünner, weicher Silikonkatheter (F5 oder F6) über den Führungsdraht so eingelegt wird, dass seine Spitze etwa in der Mitte des Stents zu liegen kommt; danach wird mit Hautnaht fixiert. Zeigt die Cholangiographie über diesen Katheter nach 24 h regelrechte Abflussverhältnisse, wird er entfernt und die Inzision mit einem Pflasterverband versorgt. Der Patient kann anschließend entlassen werden.

KAPITEL 27

Computertomographisch gesteuerte Therapieverfahren

27

T. Roeren und O. Jansen

Vor allem in der Schmerztherapie werden zunehmend CT-gesteuerte Therapien eingesetzt. Sie ersetzen entweder die bisher rein manuell oder Durchleuchtungsgestützten Verfahren, da die Ortsauflösung exakter, die klinischen Erfolgsraten höher und Komplikationsraten niedriger sind. Andere CT-gesteuerte Verfahren werden derzeit für orthopädische/unfallchirurgische Eingriffe (u. a. Osteosynthesen, Entfernung benigner Tumoren) entwickelt, die dann im interdisziplinären Team durchgeführt werden und bei ausgewählten Patienten offene chirurgische Verfahren ersetzen können. In diesem Kapitel wird eine Auswahl der Eingriffe vorgestellt, die in der klinischen Routine eingesetzt werden und als etabliert gelten; für weitergehende Interessierte verweisen wir auf die entsprechende Fachliteratur.

Wo bereits vorhanden kann die CT-Fluoroskopie (CT-F) eingesetzt werden; nach unserer Erfahrung kann die Eingriffszeit auf diese Weise deutlich verkürzt werden.

27.1
Computertomographisch gesteuerte Neurolyse

T. Roeren

Die Ausschaltung von Ganglien des *vegetativen Nervensystems* durch gezielte Injektion zytotoxischer Substanzen wird zur *Schmerztherapie* oder zur Verbesserung der peripheren arteriellen Durchblutung der Extremitäten an den thorakalen, viszeralen und lumbalen sympathischen Ganglien durchgeführt. Die Neurolyse kann prinzipiell auch unter Durchleuchtung erfolgen, jedoch ist die CT-Steuerung deshalb angeraten, weil nur durch sie eine exakte Lokalisation der Ganglien bzw. der anatomischen Leitstrukturen, die exakte Plazierung der Nadel und eine gewisse Kontrolle der Verteilung der Injektionslösung möglich ist. Zudem sind schwerwiegende Komplikationen bisher nur bei durchleuchtungsgesteuerter Punktionstechnik beobachtet worden. Bei Ausschaltung der thorakalen oder lumbalen Ganglien ist meist nur die Therapie einer Körperseite indiziert. Soll der Eingriff bilateral durchgeführt werden, kann dies ohne weiteres in einer Sitzung geschehen.

■ Indikationen, Kontraindikationen und Komplikationen

Plexus coeliacus

Die Ausschaltung dieses sympathischen Nervengeflechts ist bei chronischen, nicht mehr medikamentös beherrschbaren Schmerzzuständen der Oberbauchorgane indiziert. Meist sind infiltrierende Tumoren des Pankreas oder chronische Pankreatitiden, seltener andere Tumoren oder Metastasen in den benachbarten Lymphknoten die Ursache. Kontraindikation ist ein infektiöser Prozess entlang des Punktionsweges, relative Kontraindikation eine Störung der Hämostase, die vor dem Eingriff zumindest temporär behoben werden sollte.

Komplikationen unter CT-Steuerung sind nur selten; hier handelt es sich um akzidentelle Punktionen benachbarter Organe (Niere, Discus intervertebralis), die meist ohne Folgen bleiben. Als Nebenwirkungen werden Dysregulationen des Kreislaufs und Diarrhöen in mehr als der Hälfte der Patienten beobachtet. Diese Symptome halten üblicherweise jedoch nur für 1–2 Tage an.

Thorakale sympathische Ganglien (thorakale Sympathektomie)

Häufigste Indikation dieses insgesamt doch selten indizierten Eingriffs ist die arterielle Durchblutungsstörung der oberen Extremität als Raynaud-Phänomen oder bei nicht weiter chirurgisch oder interventionell therapierbaren Gefäßverschlüssen. Dieses Verfahren wird auch zur Ausschaltung von Tumorschmerzen im oberen Thorax eingesetzt. Kontraindikation ist ein infektiöser Prozess entlang des Punktionsweges, relative Kontraindikation eine Störung der Hämostase, die vor dem Eingriff zumindest temporär behoben werden sollte. Als Nebenwirkungen können eine passagere Dysregulation des Kreislaufs sowie das ebenfalls passagere Auftreten eines Horner-Syndroms (Miosis, Ptosis) beobachtet werden.

Lumbale sympathische Ganglien (lumbale Sympathektomie)

Die Ausschaltung des lumbalen sympathischen Plexus ist die am häufigsten durchgeführte Form der Neurolyse. Hauptindikation ist die periphere *arterielle Durchblutungsstörung* der unteren Extremität bei Patienten, die anders nicht mehr oder nicht ausreichend therapierbar sind. Wir führen diesen Eingriff auch in Kombination mit gefäßchirurgischen Rekonstruktionen bei bedrohter Extremität oder mit Amputationen durch, um die postoperative Durchblutung und Heilung zu optimieren. Die lumbale Sympathektomie ist bei rein aortoiliakalen Verschlüssen nicht indiziert. Kontraindikation ist ein infektiöser Prozess entlang des Punktionsweges, relative Kontraindikation eine Störung der Hämostase, die vor dem Eingriff zumindest temporär behoben werden sollte. Als Komplikation kann eine passagere Dysregulation des Blutdrucks auftreten. Sehr selten werden passagere Hyperästhesien im Versorgungsgebiet des N. genitofemoralis beschrieben. Da die Ganglien L2 und höher üblicherweise bei der CT-gesteuerten Neurolyse nicht miterfasst werden, wurde auch, im Gegensatz zur chirurgischen lumbalen Sympathektomie, über keine Fälle sexueller Dysfunktion berichtet. Einige Einzelfälle von Ureterenverletzung sind bisher beschrieben.

Vorbereitung und Überwachung der Patienten

Patienten müssen vor dem Eingriff mindestens 6 h nüchtern sein; bei älteren Patienten ist auf ausreichende intravenöse Hydrierung zu achten. Falls noch nicht erfolgt, muss ein venöser Zugang gelegt werden. Zur Neurolyse des Plexus coeliacus oder der lumbalen Ganglien wird üblicherweise Kontrastmittel i.v. gegeben, so dass für diese Patienten die üblichen Vorsichtsmaßregeln (s. Kap. 29) gelten. Alle hier beschriebenen Neurolysen sollten vorzugsweise in Bauchlage durchgeführt werden, da so der Patient stabil gelagert ist. Ist eine Bauchlage nicht möglich, so muss eine Position gewählt werden, die der Patient für die Dauer des Eingriffs (15–20 min) beibehalten kann und die gleichzeitig einen akzeptablen perkutanen Zugang erlaubt. Gegebenenfalls können Analgetika vor dem Eingriff verabreicht werden. Da alle Eingriffe an den sympathischen Ganglien zur passageren Störung der autonomen Kreislaufregulation führen können, ordnen wir für alle Patienten nach thorakaler oder lumbaler Sympathektomie eine 4stündige, nach zöliakaler Neurolyse wegen des größeren betroffenen Gefäßareals eine 24stündige Bettruhe an. Das erste Aufstehen sollte in Begleitung erfolgen. Eine regelmäßige Blutdruck- und Pulskontrolle ist bei unkompliziertem Verlauf des Eingriffs nicht notwendig.

Vorbereitung des Eingriffs

Folgende Materialien sind bereitzustellen:
- 2 10-ml-Luer-lock-Spritzen,
- 1 5-ml-Luer-lock-Spritze,
- 1 20-g-Kanüle,

- 1 21-g-Chibanadel (15 oder 20 cm Länge),
- 1 Lanzette oder ein Stichskalpell,
- 10–20 ml Lokalanästhetikum (z. B Scandicain 1 %) für Haut und Punktionstrakt,
- 10–20 ml eines länger wirkenden Lokalanästhetikums (z. B. Bupivacain) zur Neurolyse,
- 5–30 ml 96 %iger Alkohol,
- 5 ml Kontrastmittel (z. B. Iopamidol, Iohexol),
- sterile Tücher, Hautdesinfiziens.

Interventionelle Technik

Nach Markierung der kutanen Punktionsstelle (s. unten) wird die Hautregion chirurgisch desinfiziert und mit einem Lochtuch steril abgedeckt. Die für den Eingriff notwendigen Materialien werden auf einem vorzugsweise fahrbaren sterilen Tisch vorbereitet.

Plexus coeliacus

Die Ganglien des Plexus sind, gerade bei Tumorinfiltration, nicht oder nur schwer darstellbar. Die Plexusfasern liegen jedoch anatomisch regelhaft gruppiert um den Truncus coeliacus. Die Arterie dient somit als Leitstruktur für die CT-Steuerung. Unter Gabe eines Kontrastmittelbolus wird die Region von Mitte T 12 bis Mitte L2 in 3–5 mm Schichten dargestellt und der Truncus coeliacus identifiziert. Abhängig vom Verlauf der Arterie sowie von Ausmaß und Lage des Tumors wird ein Zugang von rechts oder links dorsal, seltener auch in Rückenlage von ventral her ausgewählt. Organe, Gefäße und die Pleura sollen nicht im Punktionstrakt liegen; bei Zugang von ventral darf das Colon transversum nicht punktiert werden.

Nach Lokalanästhesie der Haut und des proximalen Punktiontraktes mit der 20-g-Kanüle wird über eine kleine Hautinzision die Chibanadel zum Zielpunkt vorgeführt. Bei Bedarf kann über die Nadel (nach Entfernen des Stiletts) weiter Lokalanästhetikum gegeben werden. Gewünschte Lage der Nadelspitze ist eine Position direkt ventral der Aorta und direkt kranial des Abgangs des Truncus coelicaus (Bestätigung durch Kontrollscan oder CTF). Nach Entfernen des Stiletts wird aspiriert, umi eine intravasale Lage der Nadelspitze auszuschließen. Dann werden 1–2 ml einer Mischung aus 1 ml Kontrastmittel und 4 ml Bupivacain injiziert, um die voraussichtliche Verteilung der neurolytischen Substanz zu sehen. Das Kontrastmittel sollte sich vor der Aorta beidseits verteilen. Gegebenenfalls muss die Nadellage korrigiert werden. Ist die Nadellage korrekt, werden 20–40 ml einer Lösung aus 7 Teilen absolutem Alkohol und 3 Teilen Bupivacain injiziert. Nach Gabe von 20 ml wird die Verteilung des Neurolytikums kontrolliert und gegebenenfalls nachinjiziert. Die Verteilung des Alkohols, der sich hypodens abbildet, wird in einer abschließenden nativen CT der Region wiederum in 5 mm-Schichten dokumentiert.

Thorakale sympathische Ganglien

Zur Verbesserung der Durchblutung ist das Ziel die Ausschaltung der Nervenfasern in Höhe T2 und T3. Zur *Tumortherapie* müssen die direkt von der Tumorinfiltration betroffenen Segmente identifiziert und angegangen werden. Die Wirbelkörper und ihre Umgebung werden in kontinuierlichen 3-mm-Schichten nativ abgebildet, die Ganglien als Zielpunkt identifiziert und ein Zugang unter Schonung von Pleura und Lunge ausgewählt. Gegebenenfalls kann die *Pleura* durch Injektion eines subpleuralen Depots von 10–20 ml NaCl-Lösung von der Thoraxwand abgedrängt und damit aus dem geplanten Punktionstrakt entfernt werden. Punktionsstelle auf der Haut, Punktionswinkel und Abstand des Zielpunktes von der Haut müssen festgelegt werden.

Nach Lokalanästhesie der Haut und des proximalen Punktionstraktes mit der 20-g-Kanüle wird über eine kleine Hautinzision die Chibanadel zum Zielpunkt vorgeführt. Bei Bedarf kann über die Nadel (nach Entfernen des Stiletts) weiter Lokalanästhetikum gegeben werden. Hat die Nadelspitze die gewünschte Position erreicht (Bestätigung durch Kontrollscan oder CTF) wird nach Entfernen des Stiletts aspiriert, um eine intravasale Lage der Nadelspitze auszuschließen. Dann wird 1 ml einer Mischung aus 1 ml Kontrastmittel und 4 ml Bupivacain injiziert, um die voraussichtliche Verteilung der neurolytischen Substanz zu sehen. Das Kontrastmittel sollte sich prävertebral um die Ganglien verteilen. Gegebenenfalls muss die Nadellage korrigiert werden. Ist die Nadellage korrekt, werden 1–2 ml Bupivacain und anschließend 2–3 ml absoluter Alkohol injiziert. Die Verteilung des Kontrastmittels und des Alkohols, der sich hypodens abbildet, wird in einer anschließenden CT der Region in 5 mm Schichten dokumentiert. Es empfiehlt sich in Höhe der Punktionsstelle auch eine Darstellung im „Lungenfenster"; so kann gleich ein Pneumothorax ausgeschlossen werden.

Lumbale sympathische Ganglien

Ziel ist die Ausschaltung der Ganglien ab Höhe L3/L4. 15 min nach i.v.-Gabe von 20 ml Kontrastmittel zur Markierung der Ureteren wird die Region L2–L4 in kontinuierlichen 3-mm-Schichten dargestellt. Die Ganglien werden identifiziert und ein Punktionstrakt durch den M. iliopsoas in Höhe L3/L4 festgelegt. Punktionsstelle auf der Haut, Punktionswinkel und Abstand des Zielpunktes von der Haut werden festgelegt. Nach Lokalanästhesie der Haut und des proximalen Punktionstraktes mit der G-20-Kanüle wird über eine kleine Hautinzision die Chibanadel zum Zielpunkt vorgeführt. Bei Bedarf kann über die Nadel (nach Entfernen des Stiletts) weiter Lokalanästhetikum gegeben werden. Hat die Nadelspitze die gewünschte Position (Bestätigung durch Kontrollscan oder CTF) erreicht, wird nach Entfernung des Stiletts aspiriert, um eine intravasale Lage der Nadelspitze auszuschließen. Dann wird 1 ml einer Mischung aus 1 ml Kontrastmittel und 4 ml Bupivacain injiziert, um die voraussichtliche Verteilung der neurolytischen Substanz zu sehen. Das Kontrastmittel sollte sich prävertebral um die Ganglien verteilen. Das Kontrastmittel soll keinen Kontakt mit den Ureteren zeigen. Gegebenenfalls muss die Nadellage korrigiert werden. Ist die Nadellage korrekt, werden 1–2 ml Bupivacain und anschließend 3–5 ml absoluter Alkohol injiziert. Die Verteilung des Kontrastmittels und des Alkohols, der sich hypodens abbildet, wird in einer anschließenden CT der Region in 5 mm Schichten dokumentiert. Bei erfolgreichem Eingriff sind direkt im Anschluss an die Neurolyse eine Hyperämie der Extremität sowie bei Schmerzen eine subjektive Besserung des Patienten festzustellen.

Ergebnisse

Als klinische Erfolgsraten (Heilung bzw. Besserung) werden folgende Daten angegeben:

CT-gesteuerte lumbale Sympathektomie:38–89 %,
CT-gesteuerte thorakale Sympathektomie:50–85 %,
CT-gesteuerte Neurolyse des Plexus coeliacus:33–94 %.

Bei unbefriedigender oder nur zeitlich begrenzter klinischer Besserung kann der Eingriff ohne weiteres wiederholt werden. Es gibt keine Erfahrungen, wie häufig eine Wiederholung sinnvoll ist. Wird eine Schmerztherapie bei Tumorleiden durchgeführt, so muss bei therapierfraktären Schmerzen auch an eine somatische Schmerzleitung als Ursache gedacht werden.

27.2.
Computertomographisch gesteuerte periradikuläre Infiltration (PRI) und Infiltration der lumbalen Zwischenwirbelgelenke (LZI)

T. Roeren und O. Jansen

Bei dieser Behandlung werden lokalanästhetische und entzündungshemmende Pharmaka epidural in die Umgebung alterierter Nervenwurzeln (bei radikulären Schmerzen) oder in die lumbalen Zwischenwirbel- oder Facettengelenke (bei pseudoradikulären Schmerzen) injiziert. Ziel ist die Schmerzausschaltung und gleichzeitig eine abschwellende Therapie, um z. B. eine durch Gewebsödem bedingte Kompression der Nervenwurzel aufzuheben. Dieser rein auf das Symptom ausgerichtet Ansatz muss in ein therapeutisches Gesamtkonzept einschliesslich physikalischer Therapie integriert werden.

■ Indikationen

- Radikuläre Schmerzen ohne neurologische Ausfälle bei Bandscheibenprotrusion oder – prolaps
- Pseudoradikuläre Schmerzen verursacht durch degenerative Veränderungen an den Facettengelenken
- Diagnostisch zur präoperativen Festlegung des ursächlichen Wirbelsäulensegments bei Mehretagenerkrankungen der Wirbelsäule (z.B. multiple Diskushernien) oder zur Abklärung diskrepanter Untersuchungsergebnisse (z.B. MRT vs klinischer Befund).

■ Kontraindikationen

- Wurzelirritation durch Narbengewebe (postoperative epidurale Fibrose)
- Manifeste neurologische (v.a. motorische) Ausfallerscheinungen
- infektiöse Prozesse entlang des Punktionswegs
- relative Kontraindikation ist eine Störung der Hämostase, die vor dem Eingriff zumindest temporär behoben werden sollte.

■ Nebenwirkungen und Komplikationen

Insgesamt selten.
- Nervenschädigung durch Punktionsnadel oder Hämatom
- Passagere Lähmung durch Lokalanästhetikum
- Akute Querschnittsymptomatik bei intrathekaler Injektion (kann bei Aszension im Subarachnoidalraum (cave Kopftieflage) zur passageren Atemlähmung führen!)
- Cushing-Symptomatik bei zu häufiger Wiederholung oder Kortikoid-Überdosierung

Vorbereitung und Überwachung des Patienten

Der Eingriff kann ambulant nach Aufklärung des Patienten und Ausschluss einer Gerinnungsstörung durchgeführt werden. Patienten sollten vorher vier Stunden nüchtern sein; bei älteren Patienten auf ausreichende Hydrierung achten. Es gelten die üblichen Vorsichtsmassregeln für Kontrastmittelgaben (s. Kap.31). Ein venöser Zugang sollte vorhanden sein. Die PRI wird lumbal und thorakal vorzugsweise in Bauchlage, zervikal in Rückenlage, die LZI in Bauchlage durchgeführt; sollte dies nicht möglich sein, kann der Patient in kontralaterale Seitenlage gebracht werden. Bei unkompliziertem Verlauf des Eingriffs überwachen wir den Patienten noch für 2 Stunden, um verzögerte Paresen zu erfassen; eine regelmässige Blutdruck- und Pulskontrolle ist nicht notwendig.

Vorbereitung des Eingriffs

Folgende Materialien sind bereitzustellen
- 1 10-ml-Luer-lock-Spritze
- 1 5 ml-Luer-lock-Spritze
- 1 20 g Kanüle
- 1 21 g Chibanadel (15 oder 20 cm lang)
- 1 Stichskalpell
- 10–20 ml Lokalanästhetikum (z.B. Scandicain 1%) für Haut und Punktionstrakt
- 5 ml eines länger wirkenden Lokalanästhetikums (z.B. Bupivacain)
- 1 ml Kontrastmittel (z.B. Iopamidol, Iohexol)
- 10 mg oder 40 mg (= 1ml) Triamcinolon
  sterile Tücher, Hautdesinfiziens, sterile Tupfer

Interventionelle Technik

Die für den Eingriff notwendigen Materialien werden auf einem sterilen Tisch vorbereitet. Auf einem lateralen CT-Topogramm wird das zu behandelnde Wirbelsäulensegment lokalisiert und die Region in 3 mm-Schichten ohne Gantrykippung untersucht. Für die PRI wird die zu behandelnde Nervenwurzel identifiziert und der Zugang so geplant, dass ein möglichst flacher Punktionswinkel resultiert und die Nadelspitze möglichst nahe am Foramen intervertebrale platziert werden kann. In seltenen Fällen kann ein paravertebraler Zugang durch Osteophyten verunmöglicht werden, so dass ein paraspinaler Zugang zum Recessus lateralis (ähnlich wie bei der Myelographie; s. Kap.11) zu wählen ist. In diesen Fällen muss mit besonderer Vorsicht eine intrathekale Nadellage vermieden werden. Für die LZI erfolgt der Zugang von dorsal tangential zum Gelenkspalt.

Nach Markierung der kutanen Punktionsstelle wird die Hautregion chirurgisch desinfiziert und mit einem Lochtuch steril abgedeckt. Nach Lokalanästhesie der Haut und des Punktionstraktes mit der 20g-Kanüle wird über eine Stichinzision der Haut die Chiba-Nadel im geplanten Winkel vorgeführt. Bei Bedarf kann zusätzlich Lokalanästhetikum in den Punktionstrakt gegeben werden. Gewünschte Lage der Nadelspitze ist eine Position direkt dorsal (lumbale/thorakale PRI) bzw. direkt ventral (zervikale PRI) der Nervenwurzel oder bei LZI im Gelenkspalt

(Bestätigung durch Kontrollscan oder CTF). Nach Entfernen des Stiletts wird aspiriert, um eine intravasale oder intrathekale Lage der Nadel auszuschliessen. Dann wird 1 ml einer Mischung aus aus 3 ml Bupivacain 0,25%, 1ml (10 oder 40 mg) Triamcinolon und 1 ml Kontrastmittel injiziert, um die Verteilung der injizierten Lösung zu überprüfen. Bei der PRI sollte der Schliff der Nadelspitze zum Foramen intervertebrale zeigen, damit sich die injizierte Lösung vornehmlich in diese Richtung verteilen kann. Das Kontrastmittel sollte sich um die Nervenwurzel und epidural in den Spinalkanal bzw. im Facettengelenk verteilen. Eine intrathekale Verteilung muss ausgeschlossen sein (entspräche dem Bild einer CT-Myelographie). Nach Verifizierung der korrekten Nadellage wird der Rest des Gemisches injiziert und die Nadel entfernt. Die Verteilung der injizierten Lösung wird in 3 mm Schichten dokumentiert. Anschliessend wird der Patient klinisch untersucht, um eine Parese auszuschliessen.

Ergebnisse

Bei technisch und klinisch erfolgreichem Eingriff beobachten wir fast immer eine markante Besserung der Schmerzsymptomatik noch auf dem Untersuchungstisch. In der Literatur werden klinische Erfolgsraten zwischen 53 und 83 % angegeben. Hierunter sind auch Studien mit wiederholten Infiltrationstherapie. Wir führen routinemässig keine Mehrfachtherapien durch. Ist eine erste Therapie jedoch erfolgreich gewesen und lässt die Wirkung nach, kann der Eingriff problemlos wiederholt werden, wobei jedoch die Zahl von insgesamt 6 Eingriffen am gleichen Ort nicht überschritten werden soll.

KAPITEL 28

Computertomographie   28

M. Bahner, M. Düx, M. Forsting, S. Hähnel, U. Mädler, G. Nöldge,
G.M. Richter, T. Roeren, H. Sahl, W.S. Rau und K. Sartor

28.1
Einführung in die computertomographische Untersuchungstechnik

T. Roeren und M. Düx

Die Qualität computertomographischer Diagnostik lebt von der Ausgewogenheit zweier Faktoren:
1. standardisierte Untersuchungstechniken, die eine zuverlässige Interpretation, Reproduzierbarkeit und damit Vergleiche von Befunden im zeitlichen Verlauf ermöglichen;
2. ausreichende Variabilität von Untersuchungstechniken, die auf Organe, Organsysteme oder bestimmte Fragestellungen zugeschnitten sind.

Diese beiden Anforderungen, nämlich verbindliche und nachvollziehbare Standards zu schaffen und dabei genügend Raum für individuelle Fragestellungen zu lassen, haben zu einer Anzahl inzwischen fest etablierter computertomographischer Techniken geführt. Alle beschriebenen Untersuchungstechniken sind zur Anwendung an Spiral-Computertomographen gedacht, die heute als Standard gelten. Diese Techniken sind nur bedingt auf ältere Geräte übertragbar. Die Mehrzahl der Untersuchungsprotokolle nutzt daher auch die Spiraltechnik zur Volumenaquisition. Für spezielle Indikationen (z. B. bestimmte Schädeluntersuchungen, Untersuchungen mit Gantry-Kippung bei Multislice-CT) wird die inkrementale Technik eingesetzt, bei der parallel zueinander liegende Schichten konsekutiv angefertigt werden.

Technische Grundlagen

Einzelschicht-Spiral-CT (SS-SCT)

Bei dieser Technik bewegt sich der Untersuchungstisch gleichmäßig vorwärts, während das Röhren-Detektor-System kontinuierlich Daten erfasst. Hieraus resultiert eine spiralförmige Abtastung, aus deren Rohdaten anschließend axiale Tomographien errechnet werden. Diese Technik macht es möglich, während eines Atemstillstandes (maximale Scanzeiten von Gerätetyp und Röhrenleistung abhängig) ein großes Körpervolumen so zu erfassen, dass ein Veratmen als Fehlerquelle weitgehend ausscheidet. Durch die optimale Ausnutzung der Bolusgeometrie und die verkürzte Scanzeit kann Kontrastmittel eingespart werden. Die hohe Röhrenlast bei der Spiral-CT erfordert bei älteren Geräten einen niedrigeren Röhrenstrom als bei inkrementaler Technik, was zu einer schlechteren Kontrastauflösung führt.

Die Untersuchungstechnik einer Spiral-CT wird durch 3 Kenngrößen festgelegt: *Tischvorschub* und *Schichtdicke* müssen vor Beginn bestimmt werden und entscheiden über das zu untersuchende Körpervolumen. Bei einer maximalen Schichtdicke von 10 mm und einer maximalen Scanzeit von 24 s ist die Untersuchungsregion bei einfachem Tischvorschub knapp 24 cm lang. Durch Verdoppelung des Tischvorschubs kann die Untersuchungsregion fast verdoppelt werden, was allerdings zu Lasten der räumlichen Auflösung geht. Geht es jedoch, wie z. B. in der Notfalldiagnostik, um kurze Untersuchungszeiten und weniger um Detailinformation, kann dies von großem Vorteil sein. Die 3. Kenngröße, das *Inkrement*, legt die Schichtdicke der zu errechnenden Bilder fest. Es ist grundsätzlich möglich, die axialen Schichten in der gleichen Schichtdicke wie bei der Datenakquisition berechnen zu lassen; es kann aber auch ein überlappendes Inkrement gewählt werden, wie folgendes Beispiel – etwas vereinfacht – verdeutlichen soll: Bei Vorgabe einer Schichtdicke von 10 mm wird je Röhrenumlauf ein Körperquerschnitt von annähernd 10 mm Dicke abgetastet. Wird nun ein Inkrement von 5 mm gewählt, wird die während eines einzigen Röhrenumlaufs gewonnene Information zu 2 axialen CT-Bildern, bei Wahl eines Inkrements von 2 mm jedoch zu 5 Bildern verarbeitet. Ein kleines Inkrement, das aus dem Rohdatensatz eine Vielzahl von Bildern errechnet, bietet Vorteile bei einer beabsichtigten 3-D-Oberflächenrekonstruktion (s. unten), führt aber nicht zu einer besseren Detailauflösung. Wie bei der konventionellen Technik bestimmt die Schichtdicke während der Datenaquisition die Detailauflösung der Spirale, so dass die Qualität des Rohdatensatzes der Nachverarbeitung Grenzen setzt.

Bei den älteren Computertomographen muss ein Rohdatensatz erst bearbeitet werden, bevor eine 2. Spirale durchgeführt werden kann. Bei neueren Geräten ist eine direkte Auswertung zwischen einzelnen Spiral-CT-Untersuchungen nicht mehr notwendig; hier ist der limitierende Faktor die Speicherkapazität.

Mehrzeilen-Spiralcomputertomographie (MS-SCT)

Diese Geräte sind erst seit Mitte/Ende 1999 verfügbar und stellen eine Weiterentwicklung des SS-SCT dar. Statt einer Detektorreihe besitzen MS-SCT je nach Gerätetyp bis zu 34 Detektorreihen. Aus physikalischen Gründen und durch elektronische Limite werden allerdings von allen Gerätetypen maximal vier Schichten gleichzeitig akquiriert. Zur Datenakquisition können abhängig von der gewünschten Schichtdicke Detektorreihen zusammengeschaltet werden, z. B. erhält man bei einem Gerät mit 1 mm-Detektoren vier zeitgleich akquirierte Schichten von 3 mm Dicke, indem man je 3 Detektorreihen einem der vier Empfangskanäle zuordnet.

Die Scanzeiten der z. Zt. angebotenen Geräte liegen zwischen 0.5 und 0.8 s, so dass pro Sekunde bis zu 8 Schichten akquiriert werden können. Verglichen mit einem SS-SCT mit einer Rotationszeit von 1 s wird folglich die reine Untersuchungszeit bis um den Faktor 8 reduziert.

Schnellere Akquisitionzeiten erlauben eine genauere Bolusgeometrie, die entweder zur Reduktion der Kontrastmitteldosis oder zur verbesserten Diskriminierung von Durchblutungsphasen genutzt werden kann (z. B. CTA der Schädelbasis, Mehrphasen-CT parenchymatöser Organe). Die MS-SCT erlaubt zudem neben schnelleren Akquisitionszeiten fast artefaktfreie multiplanare Rekonstruktionen (MPR), da mit Schichtdicken von minimal 0,5 mm isotrope Voxel akquiriert werden und somit keine Verwischungen in der z-Achse mehr auftreten.

Diese neueste Gerätegeneration wird derzeit in die klinische Routine eingeführt. Sowohl wir als auch andere Arbeitsgruppen arbeiten noch an der Protokolloptimierung, so dass bei der noch relativen geringen Gerätezahl und dem bisher kurzen Erfahrungszeitraum noch wenig allgemein verbindliche Applikationen existieren. Wir stellen daher in den Folgekapiteln ausschließlich Untersuchungsprotokolle vor, die mit der breit etablierten SS-SCT angewendet werden können.

Akquisitionsparameter

Die Bildqualität wird entscheidend von der applizierten *Strahlendosis* und der *Schichtdicke* beeinflusst. Eine Erhöhung der Dosis führt zu einer verbesserten *Kontrastauflösung,* bedingt aber auch eine Zunahme der Strahlenexposition für den Patienten und einen höheren Röhrenverschleiß. Zunehmende Schichtdicken führen wegen der Zunahme von Partialvolumeneffekten (s. Artefakte) zu einer Verschlechterung der Detailerkennung. Dünne Schichten verbessern diese, aber auf Kosten eines verminderten Kontrasts durch Reduktion des *Signal-Rausch-Verhältnisses.*

Dieses wiederum lässt sich durch eine Erhöhung des mAs-Produkts, d. h. der Dosis kompensieren. Allerdings erhöhen sich gleichzeitig die Anzahl der Schichten und die Gesamtdosis zur Abbildung des gleichen Objektvolumens. Vereinfachend lässt sich sagen: Eine verbesserte Detailerkennbarkeit kann über eine Reduktion der Schichtdicke und Erhöhung der Dosis erreicht werden; dies führt aber unweigerlich zu einer erhöhten Strahlenexposition. Die genannten Parameter müssen daher der zu untersuchenden Körperregion jeweils angepasst werden.

Parameter der Bildverarbeitung

Ohne auf die Details der Datenverarbeitung einzugehen, soll hier nur erwähnt werden, dass abhängig von den interessierenden Organstrukturen einer Körperregion (Knochen, Weichteile, Lungengewebe) verschiedene *Faltungsalgorithmen* (sog. Filter oder „kernels") zur *Bildrekonstruktion* verwendet werden können. Dies ist bei der Auswahl des Untersuchungsprogramms zu berücksichtigen. Derartige gewebespezifische Abbildungsprogramme sind von den Herstellerfirmen bereits komplett vorgegeben und müssen vom Anwender nur angewählt werden.

Abbildungsparameter

Das errechnete CT-Bild setzt sich aus einer Matrix von (üblicherweise $512 \cdot 512$) Volumenelementen (Voxeln) zusammen. Die durchschnittliche Schwächung der Röntgenstrahlen in einem Voxel lässt sich als Dichtewert auf einer willkürlichen Skala in *Hounsfield-Einheiten* (HE) angeben. Fixpunkt dieser Dichteskala ist die Strahlenschwächung von Wasser, die mit 0 HE festgelegt ist; die Dichte von Luft (−1000 HE) und sehr dichten Knochenstrukturen (+1000 HE) begrenzen diese Skala nach unten und oben. In der Beschreibung eines Befunds wird man zwar gelegentlich die Dichtewerte einer Struktur erwähnen; meist wird jedoch eine (pathologische) Struktur in ihrer Dichte relativ zu einer anderen (normalen) Struktur als gleich dicht (isodens), dichter (hyperdens) oder weniger dicht (hypodens) beschrieben.

Für eine korrekte Bildanalyse ist es wichtig, das errechnete Bild in Helligkeit und Kontrast optimal abzubilden. Im Gegensatz zu den 2000 Graustufen der Houndsfield-Skala kann das menschliche Auge nur etwa 20 Graustufen unterscheiden. Da die meisten Körpergewebe und -flüssigkeiten Dichtewerte zwischen −100 und +100 HR aufweisen, wäre bei kompletter Abbildung aller digitalen Dichtestufen eine Differenzierung der verschiedenen Organe und Gewebe für das menschliche Auge schwer oder sogar unmöglich. Dieses Problem wird gelöst, indem man sich bei der Abbildung (nicht bei der Bildakquisition) auf einen Teil der Dichteskala, den man als *Bildfenster* („window") bezeichnet, beschränkt. Dieses Bildfenster wird durch 2 variable Parameter so festgelegt, dass die für das menschliche Auge diskriminierbaren Graustufen besser ausgenützt werden können: Die *Fensterbreite* („window level") gestattet die Auswahl eines beliebigen Abschnitts der Dichteskala für die Abbildung. Auf diese Weise verteilt sich die limitierte Anzahl von etwa 20 Graustufen auf einen kleineren Bereich, und das Differenzierungspotential für den Betrachter erhöht sich entsprechend. Dichtewerte außerhalb der Fensterbreite werden einheitlich weiß (oberhalb des Fensters) oder schwarz (unterhalb des Fensters) dargestellt. Die *Fenstermittellage* („center") bestimmt die Dichte, die im mittleren Grauton festgelegt wird. Durch Variation dieser Parameter ist es möglich, ein der Fragestellung optimal angepasstes Bild zu produzieren. Grundsätzlich erhöhen schmale Bildfenster den Detailkontrast mit der Gefahr, diagnostische Information außerhalb des Fensters zu verlieren. Breite Bildfenster decken einen größeren Dichtebereich ab, vermindern jedoch den Kontrast mit der Gefahr, geringe Dichteunterschiede zu übersehen.

Artefakte

Wie andere bildgebende Verfahren ist auch die CT-Untersuchung Störungen unterworfen, die entweder durch die Untersuchungstechnik selbst oder durch den zu untersuchenden Patienten bedingt sind. Im folgenden sollen nur 4 der häufigsten und damit auch bedeutsamsten Artefakte besprochen werden.

Bewegungsartefakte des Patienten führen zu Unschärfen der abgebildeten Organe, z. T. sogar zu Doppelkonturen. Sie sind praktisch immer an mehreren Regionen eines artefaktgestörten Bildes zu finden und damit auch von echten pathologischen Veränderungen zu trennen. Willkürliche Bewegungsartefakte sollten beim kooperativen Patienten nicht auftreten. Bei nichtkooperationsfähigen Patienten müssen vor Beginn der Untersuchung durch entsprechende Lagerung und Fixierung der zu untersuchenden Region, ggf. auch durch Sedierung, Artefakte minimiert werden. Unwillkürliche Bewegungsartefakte lassen sich nicht (Herzaktionen, Pulsationen) oder nur zeitweise (Darmperistaltik) unterdrücken.

Aufhärtungsartefakte sind Ausdruck einer ungleichmäßigen Aufhärtung des Röntgenspektrums durch benachbarte Strukturen mit großen Dichtedifferenzen im Patienten. Röntgendichte Objekte absorbieren die weichen Strahlenanteile ungleich stärker als die harten, so dass zu den hinter diesem Objekt gelegenen Detektoren verhältnismäßig weniger weiche Strahlung gelangt und an dieser Stelle artifiziell niedrige Dichtewerte gemessen werden.

Partialvolumeneffekte haben ihre Ursache darin, dass die Dichte eines Voxels ein Durchschnittswert ist. Befinden sich in einem Voxel 2 oder mehrere Strukturen sehr unterschiedlicher Dichte, so ist der rechnerisch ermittelte Dichtewert keiner dieser Strukturen zuzuordnen und kann Anlass zu Fehlinterpretationen geben. Eine Reduktion der Schichtdicke kann diesem Effekt entgegenwirken.

Hochkontrastartefakte sind in der Regel durch sehr dichte Fremdkörper im Untersuchungsfeld bedingt. Die weitgehende Absorption der Photonen führt zu Messausfällen, z. B. in der Umgebung von Metallimplantaten (TEP, metallene Kabel usw.).

Patientenvorbereitung und Nachsorge

Bei der Mehrzahl der CT-Untersuchungen werden oral, rektal und/oder i.v. Kontrastmittel verabreicht. Aus logistischen Erwägungen sollten daher bei elektiven Untersuchungen alle Patienten mindestens 4 h nüchtern sein. Die Entscheidung, ob und in welcher Form Kontrastmittel verabreicht werden, kann häufig erst bei Anwesenheit des Patienten und Vorliegen anderer Untersuchungsbefunde getroffen werden. Ist eine orale Kontrastierung des Magen-Darm-Traktes notwendig, so muss der Patient bereits 30 min (Oberbauch-CT) bis 90 min (CT Retroperitoneum, Becken) vor Untersuchungsbeginn mit dem Trinken der Kontrastmittellösung beginnen.

Vor i.v.-Kontrastmittelapplikation müssen allergische Erkrankungen, frühere Reaktionen auf jodhaltige Kontrastmittel und Hyperthyreosen anamnestisch, ggf. laborchemisch abgeklärt werden. Eine medikamentöse Prophylaxe muss mit genügendem zeitlichen Vorlauf erfolgen (s. Kap. 29).

Bei Patienten mit Harnblasenkathetern muss dieser bei Durchführung einer CT des Beckens mit i.v.-Kontrastmittel abgeklemmt werden. Eine spezifische Nachsorge der Patienten ist nicht notwendig.

Kontrastmittel

Enterale Kontrastmittel

Prinzipiell werden positive, bariumsulfathaltige Kontrastmittel verwendet. Die handelsüblichen Konzentrationen enteraler Kontrastmittel würden bei Anwendung in der CT zu schweren Aufhärtungsartefakten führen. Die Lösungen müssen daher verdünnt werden. Perioperative Untersuchungen müssen mit wasserlöslichen Kontrastmitteln (s. auch Kap. 4.2 und 5) durchgeführt werden. Hierzu werden die handelsüblich verfügbaren Lösungen (z. B. Gastrografin) im Verhältnis 1 : 25 mit Wasser verdünnt.

- **Orale Kontrastmittel:** Vor Untersuchungsbeginn werden 3 %ige Bariumsulfatsuspensionen frisch angesetzt. Bei im Handel erhältlichen Präparaten muss hierzu lediglich die abgepackte Menge eines Granulats mit einer bestimmten Menge Wasser gemischt werden. Für Untersuchungen des Oberbauchs werden 500 ml dieser Suspension, für Untersuchungen des Retroperitoneums bzw. Bekkens oder des gesamten Abdomens 1000 ml gleichmäßig verteilt über 30 bzw. 90 min vor Untersuchungsbeginn vom Patienten getrunken (wasserlösliche KM s. o.).
- **Rektale/stomale Kontrastmittel:** Hier werden ebenfalls 3 %ige Bariumsulfatsuspensionen eingesetzt. Die rektale Füllung erfolgt über ein Darmrohr direkt vor Untersuchungsbeginn auf dem Untersuchungstisch in Linksseitenlage (wie beim Kolonkontrastmitteleinlauf). Es werden 100–200 ml Suspension instilliert. Gibt der Patient bereits während der Kontrastmittelgabe ein unangenehmes Druckgefühl an, wird die Instillation zu diesem Zeitpunkt beendet (wasserlösliche KM s. o.).

Sollen Darmabschnitte über ein Stoma kontrastiert werden, empfiehlt sich die Verwendung eines Blasenkatheters, der geblockt wird. Es werden ebenfalls 100–200 ml Suspension instilliert; der Katheter bleibt bis zum Abschluss der Untersuchung geblockt.

Parenterale Kontrastmittel

- **I.v.-/i.a.-Gabe:** Eine i.v.-Kontrastmittelapplikation ist bei der Mehrzahl der CT-Untersuchungen indiziert. Üblicherweise werden Kontrastmittel mit einer Jodkonzentration von 300–370 mg/ml eingesetzt. Das Mindestvolumen beim Erwachsenen beträgt 100 ml, das Maximalvolumen 3 ml/kg KG. Nach neueren Empfehlungen soll dieser maximale Wert durch die Serumkreatininkonzentration (mg %) dividiert werden, um eine eingeschränkte Nierenfunktion besser einkalkulieren zu können (s. Kap. 29, 30).
  Prinzipiell erfolgt die parenterale Gabe über periphere, meist antekubitale Venen. Spezielle Applikationsorte und -modi s. in den Folgekapiteln.
- **Intraartikuläre Gabe:** s. Kap. 8.
- **Intrathekale Gabe:** s. Kap. 28.2 (Myelo-CT).
- **Andere Applikationsformen:** Bei Patienten mit schlechter Nierenfunktion oder anderen Kontraindikationen für i.v.-Kontrastmittel können im Rahmen der

Abklärung von Tumoren im kleinen Becken, insbesondere Tumoren der Harnblase, über liegende Blasenkatheter 100–200 ml einer 1 : 25 verdünnten Lösung eines wasserlöslichen Kontrastmittels instilliert werden. Der Katheter muss anschließend für die Dauer der Untersuchung abgeklemmt werden. In seltenen Fällen muss die Ausdehnung von *Fistel*systemen und Höhlen durch die CT bestimmt werden. Hierzu kann eine Fistelfüllung mit 1 : 10 verdünntem wasserlöslichem Kontrastmittel erfolgen (Technik s. Kap. 12).

■ Indikationen, Kontraindikationen und Komplikationen

Die Indikationsstellungen werden in den nach Körperregionen gegliederten Abschnitten im einzelnen besprochen. Grundsätzlich sollen für eine optimale Untersuchungsplanung und Befundinterpretation gezielte Fragestellungen vorliegen. Sog. „Universaluntersuchungen" sind abzulehnen.

Für die Computertomographie sind spezifische Kontraindikationen und Komplikationen nicht bekannt. Ist die Gabe jodhaltiger Kontrastmittel geplant, so muss bei Patienten mit bekannten allergischen Erkrankungen oder früheren Reaktionen auf jodhaltige Kontrastmittel eine entsprechende Vorbehandlung eingeleitet werden; dies gilt auch für Patienten mit manifester oder latenter Hyperthyreose (s. Kap. 29, 30). Die Höhe des Kreatinins im Serum als Maß für die Nierenfunktion muss bekannt sein. Bei erhöhten Werten muss eine entsprechende Hydrierung, ggf. Diurese, eingeleitet werden; die Kontrastmittelmenge muss entsprechend reduziert werden bzw. auf eine i.v.-Kontrastmittelgabe verzichtet werden.

Planung der CT-Untersuchung

Die wechselnde Organ- und Gefäßtopographie verschiedener Körperregionen und die Vielfalt der Fragestellungen geben der *Untersuchungsplanung* bei der CT eine entscheidende Bedeutung. Bei der Patientenvorbereitung muss z. B. ein genügender zeitlicher Vorlauf (30–90 min) zur oralen Kontrastmittelaufnahme eingeplant werden, um eine ausreichende *Darmkontrastierung* zum Zeitpunkt der Untersuchung zu gewährleisten. Neben der Wahl der technischen Untersuchungsparameter (Schichtdicke, Tischvorschub, Gantryneigung, Patientenlagerung usw.) müssen Untersuchungsregion und Untersuchungstyp festgelegt werden. Hier haben sich in der Praxis prinzipiell 3 Untersuchungsformen eingebürgert:
1. die *organorientierte Untersuchung* zur Abklärung umschriebener Fragestellungen (z. B. Dignität einer Leberläsion),
2. die *Staginguntersuchung* zur Ausbreitungsdiagnostik von Tumoren und
3. die *Screeninguntersuchung* zur orientierenden Darstellung einer Körperregion (z. B. Fokussuche, Trauma, Sonographie nicht aussagekräftig).

Weiter muss spätestens nach Erstellen der Nativuntersuchung festgelegt werden, ob eine intravenöse Kontrastmittelapplikation nötig ist.

Untersuchungstechniken

Die vom Ablauf her einfachste Form der CT-Untersuchung ist die *Nativserie,* d. h. die Bildakquisition ohne Gabe von Kontrastmittel.

Werden intravenös oder intraarteriell Kontrastmittel appliziert, so müssen zur richtigen Wahl einer Kontrastmittelserie hämodynamische und injektionsbedingte Parameter berücksichtigt werden. Die meistverwendete peripher-venöse Kontrastmittelgabe unterliegt bezüglich der zeitlichen Abfolge von Gefäß- und Parenchymkontrast bestimmten Gesetzmäßigkeiten, die im Rahmen dieses Beitrages nur angeschnitten werden können.

Nach *intravenöser Bolusinjektion* zeigt das Blut in der Aorta abdominalis einen Dichteanstieg („enhancement"), wobei die Zeit-Dichte-Kurve folgende Merkmale aufweist: ca. 15 s p.i. wird ein maximaler Dichtewert erreicht, 5 s später wiederum ist die Dichte auf weniger als 20 % des Spitzenwertes abgesunken. Anschließend erfolgen mehrere kleine Konzentrationsanstiege als Ausdruck der Rezirkulation der in den Extrazellularraum diffundierten, nicht an Eiweiß gebundenen Kontrastmittelkomponente. Etwa 1 min p.i. ist das Kontrastmittel zwischen Intra- und Extravasalraum gleich verteilt, die intravasale Kontrastmittelkonzentration nimmt hierdurch ab. Dieser Effekt wird durch die einsetzende renale Ausscheidung noch verstärkt. Höhe und Dauer der maximalen Kontrastmittelkonzentration sind direkt von der applizierten Kontrastmitteldosis abhängig. Eine Steigerung des Aortenkontrasts durch Injektionsgeschwindigkeiten von mehr als 8 ml/s ist aufgrund der kapazitiven Eigenschaften der Lungenvenen und des begrenzten Herzzeitvolumens nicht zu erreichen. Die Injektionsdauer bestimmt die Dauer der Kontrastierung des Zielorgans und damit den Zeitraum, der für die Untersuchung zur Verfügung steht. Über die Wahl des *Delay* wird die Zeitverzögerung zwischen Injektionsbeginn und Start der CT vorgegeben, damit die erste Schicht erst angefertigt wird, wenn die Kontrastmittelwelle das Zielorgan erreicht hat.

Bei der *dynamischen Computertomographie* haben sich je nach Fragestellung folgende Bolusformen in der Praxis bewährt:

Forcierte Bolusinjektion: 120–180 ml Kontrastmittel i.v., Flussrate 4–6 ml/s, Injektionszeit bis 30 s. Diese Bolusform bewirkt einen kurzzeitigen maximalen Gefäßkontrast mit einem Dichteabfall auf 50 % des Maximalwertes nach bereits weniger als 100 s und einem weiteren Kontrastabfall auf ca. 30 % des Maximalwertes in den nächsten 200 s.

Protahierte Bolusinjektion: 120–180 ml Kontrastmittel i.v., Flussrate 2 ml/s, Injektionszeit bis 90 s. Diese Bolusform erzeugt einen sich langsam entwickelnden, deutlich geringeren maximalen Kontrast, der aber durch die verlängerte Injektionszeit langsamer abfällt.

Allgemein ist zu sagen, dass Unterschiede im Vaskularisationsgrad von Läsionen im Vergleich zu Organgeweben am besten durch forcierte Bolusgabe dargestellt werden, da kurzfristig in einem begrenzten Volumen ein hoher Gefäß- und Parenchymkontrast erzielt wird. Schnelle Abtastprogramme (<1 s pro Rotation) ermöglichen zudem die bestmögliche Ausschöpfung der Bolusgeometrie.

Seriocomputertomographie (Serio-CT)

Diese Technik dient dazu, das Kontrastierungsverhalten eines Organs oder einer Organläsion zu untersuchen. In einem wählbaren zeitlichen Abstand werden mehrere Schichten bei gleichbleibender Tischposition und unter forcierter Kontrastmittelbolusgabe (s. oben) aquiriert. Die zeitliche Schichtfolge wird bei diesen Sequenzen so gewählt, dass arterielle Anflutung, parenchymatöse Kontrastierung, Auswaschen derselben und venöse Kontrastierung innerhalb einer Serie erfasst werden. Für eine genügend schnelle Bildfolge werden die Bilder erst nach Untersuchungsende rekonstruiert.

Bolustracking

Kurze Abtastzeiten erlauben die Bildakquisition einer ganzen Körperregion während maximaler Kontrastierung. Sie bergen aber auch das Risiko, den Zeitpunkt der optimalen Kontrastierung so zu verpassen, dass die diagnostische Qualität leidet. Das Bolustracking dient dazu, die Kontrastmitteldynamik und den Zeitpunkt des maximalen Organkontrastes zu bestimmen; es ist bei schwer einzuschätzender Kreislaufsituation oder gestörter Organperfusion indiziert.

Im Grunde genommen handelt es sich dabei um ein Serio-CT über dem Zielorgan. Voraussetzung ist eine Nativserie durch das Zielorgan, um die Schichtebene für das Serio-CT festzulegen. Üblicherweise wählt man die Schicht, die den Hilus, eines oder mehrere große Gefäße und Parenchym gleichzeitig abbildet (bei der Leber z. B. Niveau der Pfortaderbifurkation). Es werden 15–30 ml Kontrastmittel i.v. appliziert und in variablen Intervallen immer wieder die gleiche Schicht aufgezeichnet. Dabei sind zum Erfassen der kurzen arteriellen Kontrastmittelanflutung (meist 6–8 Schnitte) kurze Intervalle (4–6 s), zum Erfassen der parenchymatösen und venösen Phase (8–10 Schnitte) Intervalle von 10–15 s zu wählen. Nach Abschluss der Serie werden die Bilder rekonstruiert und anhand des nativen Referenzbildes sog. „regions of interest" (ROI) definiert. Dabei handelt es sich um Dichtemessungen über einem vom Untersucher vorzugebenden Areal, die so gewählt werden, dass 2 Dichtemessungen über dem Parenchym und 1 Messung über den im Organhilus gelegenen Gefäßen erfolgt (Arterie; bei Messungen über der Leber zusätzlich Pfortadermessung). Nun plaziert der Rechner die vorgegebenen ROI an jeweils gleicher Stelle in die einzelnen Schichten und misst im zeitlichen Verlauf die Dichte. Diese Dichten können nun graphisch über die Zeit aufgetragen werden. Aus diesen Kurven ist ersichtlich, zu welchem Zeitpunkt über den Gefäßen und dem Parenchym eine maximale Kontrastierung auftritt, aus dem sich nun wiederum je nach Fragestellung das Delay für das nachfolgende Spiral-CT ergibt. Auf diese Weise ist sichergestellt, dass der Kontrastmittelbolus optimal ausgenutzt wird.

Angiocomputertomographie (Angio-CT)

Diese Technik wird in der klinischen Routine nur bei Untersuchungen der Leber eingesetzt. Hier wird zuvor angiographisch ein Katheter selektiv in der A. hepatica (arterielle Perfusionsstudie, CTA) oder in der A. lienalis bzw. A. mesenterica superior (portale Perfusionsstudie, CTAP) positioniert. Nach Umlagerung auf den CT-Tisch erfolgt die Kontrastmittelgabe über den liegenden Katheter. Ziel dieser Technik ist es, durch selektive und damit auch höhere Kontrastmittelanflutung die Abgrenzbarkeit von Leberläsionen gegenüber normalem Leberparenchym zu erleichtern und die Sensitivität der Leber-CT bezüglich der Zahl und Segmentzugehörigkeit von Läsionen zu erhöhen. Die Durchführung dieser Technik wird im einzelnen in Kap. 28.6, S. 498 beschrieben.

Hydrocomputertomographie (Hydro-CT) des Magen-Darm-Traktes

Um den Magen-Darm-Trakt im CT beurteilen zu können, ist eine ausreichende Kontrastierung des Lumens nötig. Üblicherweise werden hierzu positive Kontrastmittel verwendet. Dabei kann es jedoch aufgrund der relativ hohen Dichte des kontrastierten Darminhalts zu Grenzflächenartefakten und zur Maskierung pathologischer Befunde kommen. Daher wird heute zunehmend Wasser als negatives Kontrastmittel eingesetzt (Hydro-CT). Durch Mengen zwischen 1 und 2 l soll eine Distension der Darmwand und eine Homogenisierung des Darmlumens durch das hypodense Wasser erreicht werden. Die Gabe von Buscopan oder Glucagon ist obligat, da durch Reduktion der Darmperistaltik die Bildqualität gesteigert und eine Beurteilung der Darm- und insbesondere der Magenwand erleichtert wird. Nach intravenöser Kontrastmittelgabe zeigt die Wand eine gleichförmige Kontrastierung und setzt sich hyperdens gegenüber dem wassergefüllten Darmlumen ab. Tumorös oder entzündlich veränderte Wandabschnitte lassen sich gewöhnlich an einer irregulären Wandverdickung und einer im Vergleich zur normalen Wand stärkeren Kontrastmittelaufnahme erkennen.

Während sich der Einsatz von Wasser bei der Tumordiagnostik des Magens zu etablieren scheint, wird seine Verwendung in der Dünn- und Dickdarmdiagnostik noch kontrovers diskutiert. Unsere derzeitige Vorgehensweise sowie Indikationen sind auf den S. 497–515 beschrieben.

Digitale Nachverarbeitung

An den Bedienkonsolen der CT-Geräte bzw. an eigenen Workstations können die Rohdaten oder Bilddaten aus einer Untersuchung mit einer Vielzahl von Programmen nachbearbeitet werden. Die wichtigsten Techniken werden in den folgenden Abschnitten kurz besprochen. Die notwendigen Arbeitsschritte variieren je nach Hersteller und sollten dem Benutzer bekannt sein.

2-D-Rekonstruktion

Aus angrenzenden, axialen CT-Schichten lassen sich in beliebig wählbaren Ebenen Sekundärschnitte herstellen. Voraussetzung ist allerdings eine axiale Schichtdicke ≤ 3 mm, um Kanten- oder Stufenartefakte zu vermeiden. Für die Abbildung diffiziler anatomischer Strukturen, z. B. der Schädelbasis, müssen Schichtdicken von ≤ 1,5 mm gewählt werden. Durch geschickte Wahl der Bildrekonstruktionsebene kann ein Befund, der auf mehreren axialen Schichten abzugrenzen ist, auf einem einzigen Bild übersichtlich dargestellt werden. Rekonstruktionsebenen können sich an anatomischen Standardebenen (z. B. coronal, sagittal) orientieren oder frei (z. B. auch gekrümmt entlang von Gefäß- oder Gelenkebenen) gewählt werden. Letztgenannte werden auch als *multiplanare Rekonstruktionen (MPR)* bezeichnet. Grundsätzlich muss man festhalten, dass die Rekonstruktionen nicht mehr Informationen enthalten als die zugrundeliegenden axialen Schichten. Die Darstellung eines pathologischen Befundes, insbesondere in einer anderen als der axialen Ausdehnung, kann jedoch verbessert werden.

3-D-Rekonstruktionen

Für dreidimensionale Rekonstruktionen werden axiale Schichten so nachverarbeitet, dass bei Abbildung des untersuchten Körpervolumens ein räumlicher Eindruck entsteht. Voraussetzung für eine qualitativ ansprechende 3-D-Rekonstruktion ist eine Dünnschnittechnik und/oder die Wahl eines kleinen eventuell auch überlappenden Inkrements.

Technisch handelt es sich hierbei um Rekonstruktionen, bei denen nach Auswahl der Schichten, die dreidimensional rekonstruiert werden sollen, nur diejenigen Bildpunkte in die Berechnung eingehen, deren Dichtewert oberhalb eines frei wählbaren Schwellenwertes liegt. Dieser Bereich wird dann in seiner Dichte als einheitlich betrachtet, so dass eine Differenzierung oberhalb des Schwellenwertes folglich verlorengeht. Die Qualität einer 3-D-Rekonstruktion hängt neben den Parametern, mit denen das Spiral-CT durchgeführt wird, ganz entscheidend von der Wahl dieses Schwellenwertes ab. Idealerweise wird er so gewählt, dass nur die interessierenden Strukturen einen höheren Dichtewert besitzen und damit rekonstruiert werden. Dies ist in der Praxis jedoch häufig nicht möglich, was den Einsatz der 3-D-Technik derzeit noch limitiert. Der räumliche Eindruck der dreidimensionalen Oberflächendarstellung wird erzeugt, indem die Reflexion einer frontal einfallenden Lichtquelle simuliert und mittels Grautonzuordnung eine schattierte Wiedergabe des Objekts erreicht wird. Damit wird räumliche Tiefe bzw. ein Betrachterabstand hergestellt: Nahe zum Betrachter liegende Bildpunkte werden hell, entferntere Strukturen dunkel wiedergegeben („gradient shading"). Es ist nun möglich, die rekonstruierte Struktur aus jeder gewünschten Blickrichtung anzuschauen, indem das Bild auf dem Bildschirm gedreht und verkippt werden kann.

3-D-Rekonstruktionen haben einen gesicherten Stellenwert in der Diagnostik von komplexen Frakturen, tumorösen Infiltrationen und Missbildungen im Becken- und Schädelbasisbereich. Durch seine im Vergleich zu allen anderen Geweben hohe Dichte stellt der Knochen ein ideales Medium zur dreidimensionalen Rekonstruktion dar. Lungengefäße wie auch pathologische Verdichtungen des Lungenparenchyms (z. B. Tumoren) lassen sich aufgrund der geringen Dichte des umgebenden Lungengewebes ähnlich gut rekonstruieren. Schwierig wird die Situation im Bauchraum, hier insbesondere bei der Leberherddiagnostik. Leberläsionen heben sich auch nach hohen Kontrastmittelmengen nur selten so stark vom umgebenden Parenchym ab, dass eine befriedigende und aussagekräftige 3-D-Darstellung möglich ist. Vor allem Gefäße im Abdomen und Retroperitoneum sind für 3-D-Rekonstruktionen geeignet. Durch hohe Flussraten und Kontrastmittelmengen kann die Dichte im Gefäß kurzfristig so stark angehoben werden, dass eine Nachbearbeitung mit der 3-D-Technik fast überlagerungsfreie Gefäßdarstellungen erzeugt (s. auch CTA/MIP).

CT-Angiographie (CTA)/Maximum Intensity Projedion (MIP)

Es ist ein zusätzlicher Vorteil der Spiral-CT, dass die Akquisitionszeit eines definierten Volumens wahlweise innerhalb der arteriellen oder der venösen Phase eines peripher injizierten Kontrastmittelbolus liegen kann. Eine optimale zeitliche Abstimmung der Kontrastmittelinjektion (Delay) erreicht man durch Bolustracking (s. oben); hierdurch lässt sich auch bestimmen, ob die arteriellen, venösen oder portalen Gefäße kontrastiert abgebildet werden.

Voraussetzung zur adäquaten Gefäßdarstellung (CTA) ist die richtige Wahl von Schichtdicke (≤3 mm) Tischvorschub (entsprechend der Schichtdicke) und Inkrement (überlappende, schmale Schichten). Zur Durchführung der CTA wird ein 24- bis 30-s-Bolus mit entsprechendem Delay und einem Fluss von 2,5 ml/s (z. B. für die zervikalen Gefäße) bis 4 ml/s (z. B. zur Darstellung der Nierenarterien) injiziert. Nach Akquisition der Daten werden eine 3-D-Oberflächenrekonstruktion und eine *„Maximum-intensity-Projektion" (MIP)* durchgeführt. Eine 3-D-Oberflächenrekonstruktion bildet zwar durch entsprechende Wahl des Schwellenwerts die kontrastierten Gefäße ab; oft kann jedoch die Oberflächenrekonstruktion z. B. nicht zwischen kalzifiziertem Plaque und kontrastiertem Gefäßlumen oder kortikalem Knochen unterscheiden. Im Unterschied dazu geht MIP von einem virtuellen Betrachtungswinkel aus, von dem aus nur jeweils das Pixel mit der höchsten Dichte abgebildet wird. Durch lückenlose Rotation des virtuellen Betrachters um das abgebildete Volumen herum lassen sich nun jeweils die Projektionen wählen, die die hochkontrastierten Gefäße ohne Überlagerung durch Knochen oder andere kalzifizierte Strukturen abbilden. Nachteile der MIP sind die fehlende Tiefenabbildung, der Verlust eines schwächer kontrastierten Gefäßabschnitts zugunsten eines kreuzenden, kräftiger kontrastierten Gefäßes und der völlige Verlust von Gefäßen, sobald sie knöcherne Strukturen überlagern. Diese Nachteile können durch eine *gekrümmte planare Rekonstruktion* im genauen Verlauf eines Gefäßes zum Teil kompensiert werden.

CTA/MIP werden z. B. in der Therapieplanung für abdominelle Aortenaneurysmen und in der Akutdiagnostik cerebraler Gefäßverschlüsse eingesetzt.

28.2
Kopf

S. Hähnel, H. Sahl, M. Forsting und K. Sartor

Die hohe Aussagekraft der CT und ihr geringes Risiko lassen besonders in der
Notfalldiagnostik eine großzügige Indikationsstellung zu, sie darf jedoch nicht als
eine die neurologische Untersuchung ersetzende Screeningmethode angesehen
werden.

■ Indikationen

Nahezu alle neuroradiologischen Fragestellungen lassen sich heute mit der MRT
beantworten. Wegen der multiplanaren Abbildung, des gegenüber der CT besseren
Weichteilkontrasts und der Möglichkeit, auch funktionelle Phänomene wie Blutfluss und Gewebeperfusion zu messen, ist die MRT in den meisten Fällen der CT
sogar überlegen. Sie sollte bei der Untersuchung des Gehirns daher generell als
Untersuchung der Wahl durchgeführt werden. Lediglich in der Notfalldiagnostik,
bei fehlender Verfügbarkeit der MRT und bei Kontraindikationen zur MRT wird
die CT eingesetzt. Seit der Einführung der Spiral-CT, die die methodische Grundlage für die CT-Angiographie bildet, kann die Notfalldiagnostik mit der CT auch
auf Untersuchungen der Hirnarterien und -venen erweitert werden, wenn keine
Möglichkeit zur intraarteriellen Angiographie besteht oder die Zeit dafür fehlt.
Mit der Mehrschicht-CT wird bei der CT-Angiographie die arterielle und venöse
Phase mit nur einmaliger Kontrastmittelgabe erfasst werden können. Multiplanare Rekonstruktionen von Spiral-CT-Daten sind manchmal bei der Innenohrdia-
gnostik hilfreich

■ Kontraindikationen

Absolute Kontraindikationen gegen eine CT gibt es nicht, doch muss bei Schwangeren die Indikation besonders streng und unter Abwägung von Risiko und Nutzen sowie alternativer diagnostischer Möglichkeiten wie der MRT gestellt werden.
Im Hinblick auf eine i.v.-Kontrastmittelgabe gelten die üblichen Gegenanzeigen
(s. Kap. 29, 30).

Vorbereitung des Patienten

Im allgemeinen bedarf die kraniale CT keiner besonderen Vorbereitung. Ist jedoch
eine Kontrastmittelgabe erforderlich, sollte der Patient nach Möglichkeit nüchtern
und ausreichend hydratisiert sein; außerdem sollte ein aktueller Kreatininwert
vorliegen. Ergibt das Aufklärungsgespräch über die geplante Kontrastmittelgabe
Hinweise auf ein erhöhtes Untersuchungsrisiko, sind nach kritischer Prüfung der
Indikation und möglicher diagnostischer Alternativen (MRT) geeignete prophylaktische Maßnahmen zu ergreifen (s. Kap. 29). Bei Kindern und unruhigen Erwachsenen, selten auch bei Klaustrophobie, kann eine Sedierung notwendig sein.

Kinder können schon durch eine ruhige Umgebung und die Anwesenheit eines durch eine Bleischürze geschützten Elternteils im Untersuchungsraum ausreichend beruhigt werden. Ein satter, warm und fest eingewickelter Säugling wird die Untersuchung bei abgedunkeltem Raum oft schlafend tolerieren.

Vorbereitung der Untersuchung durch MTRA

Materialien

Allgemein:
- Kopfschale,
- Abdecktuch für Untersuchungstisch,
- Knierolle oder Schaumstoffkeil,
- evtl. Bauchgurt und Kopfband;

für *Kontrastmittelgabe:*
- Einmalhandschuhe,
- Stauschlauch,
- Desinfektionsmittel,
- Tupfer, Braunülen
- Mandrins (18, 20 und 22 gg),
- Verbindungsschlauch,
- Spritzen (2, 5, 10, 20 und 50 ml),
- Kanülen zum Aufziehen von Medikamenten und Kontrastmittel,
- Pflasterstreifen zum Fixieren der Braunüle,
- nichtionisches Kontrastmittel (300–370 mg J/ml),
- Kochsalzlösung.

Lagerung des Patienten: Bevor der Patient für die Untersuchung gelagert wird, muss er Zahnprothesen, Brille, Epithesen, Haarklammern etc. ablegen, wenn sich diese im Scanbereich befinden. Entscheidend für eine gute Bildqualität und die Möglichkeit zur sekundären Bildrekonstruktion in anderen Ebenen ist die vollkommen ruhige Lage des Patienten während der gesamten Untersuchung. Der Patient muss hierauf hingewiesen und entsprechend auch so bequem wie möglich gelagert werden.

■ Vorsichtsmaßregeln

Unruhige und bewusstseinsgestörte Patienten müssen mit Bauchgurt und Kopfband gegen einen Sturz vom Untersuchungstisch bzw. gegen Kopfbewegungen gesichert werden; nötigenfalls wird die Kopfschale seitlich mit Schaumstoffkeilen oder Zellstoff ausgefüttert. Kontrastmittelgabe und medikamentöse Sedierung sollten nur bei sicher liegendem venösem Zugang erfolgen. Nach einer Kontrastmittelgabe ist für ausreichende Flüssigkeitszufuhr zu sorgen, und nach medikamentöser Sedierung muss der Patient ggf. per EKG oder Pulsoxymeter überwacht werden. Ambulante Patienten sind ausdrücklich auf die eingeschränkte Verkehrstüchtigkeit hinzuweisen. Bei Kindern, aber auch bei Mehrfachuntersuchung von

Erwachsenen muss die Gantrykippung so variiert werden, dass die Augenlinsen möglichst wenig strahlenexponiert werden.

Untersuchungsprotokolle

Die technischen Parameter müssen vom Untersucher an die gerätespezifischen Gegebenheiten angepasst werden. Die folgenden Angaben sollen und können nur eine Orientierungshilfe sein.

Ist eine Untersuchung mit der vorgeschlagenen Schichtebene, z. B. wegen zu erwartender erheblicher Metallartefakte, nicht durchführbar, ist alternativ an die Möglichkeit einer *sekundären Bildrekonstruktion* nach dünnschichtiger Untersuchung in einer geeigneteren Ebene zu denken.

Gehirn

Indikationen:	Verdacht auf entzündliche, neoplastische, posttraumatische, vaskuläre Erkrankungen sowie Blutungen
Vorbereitung:	Kreatinin, TSH. Wenn möglich nüchtern, falls Kontrastmittel erforderlich
Körperposition:	Rückenlage, den Kopf in einer Kopfschale fixiert
Topogramm:	Projektion: lateral
Scanstrecke:	256 mm, Beginn: Kinnspitze
Gantrykippung:	Parallel zur Orbitomeatallinie (Lidwinkel – äußerer Gehörgang)
Scanstrecke:	Foramen magnum bis zum Scheitel
Programm:	Gehirn
Algorithmus:	Standard
Schichtdicke:	8 mm (zur Darstellung von Läsionen in der mittleren und hinteren Schädelgrube und bei Kindern unter 1 Jahr besser 4 mm)
Schichtabstand:	Lückenlos
Feldgrenzen:	Ganzer Kopf
Sekundäre Rekonstruktion:	Routinemäßig nicht erforderlich
Dokumentation:	*Weichteilfenster:* – hintere Schädelgrube: Mittellage 35 HU / Breite 130 HU – ab Felsenbeinoberkante: Mittellage 35 HU / Breite 80 HU *Bei Traumen, Metastasensuche und pathologischem Knochbefund:* Knochenfenster: Mittellage 650 HU / Breite 2500 HU
Kontrastmittelserie:	Außer evtl. bei Wiederholungsuntersuchungen zunächst Nativscan, dann erneuter Scan nach i.v.-Injektion von 1–2 ml Kontrastmittel/kg

KG bei V.a. Entzündung, primäre/sekundäre Tumoren, Gefäßmissbildungen, Sinusvenenthrombose, isodenses Subduralhämatom

Untersuchungsprotokolle Multislice – CT

Aufgeführt sind nur Parameter, die sich von den vorhandenen Parametern der Einzelschicht –
Spiral – CT unterscheiden.

Untersuchungs-technik:	sequentielle CT
Kollimation:	4 × 1 mm im Bereich der mittleren und hinteren Schädelgrube
	4 × 2.5 mm im restlichen Cerebrum
Schichtdicke:	4 mm im Bereich der mittleren und hinteren Schädelgrube
	5 mm im restlichen Cerebrum

Sella

Indikationen:	V.a. intra- oder suprasellären Prozess, wenn MRT nicht möglich ist. Zum Nachweis oder Anschluss von Verkalkungen in Hypophysentumoren
Vorbereitung:	Kreatinin, TSH. Wenn möglich nüchtern, falls Kontrastmittel erforderlich
Körperposition:	Bauchlage mit maximal überstrecktem Hals oder Rückenlage, den Kopf in einer Kopfschale fixiert und maximal rekliniert
Topogramm:	Projektion: lateral
Scanstrecke:	256 mm, Beginn: Stirn
Gantrykippung:	Koronar, senkrecht zum Sellaboden
Scanstrecke:	Vorderwand der Keilbeinhöhle bis Clivusmitte
Programm:	Sella
Algorithmus:	Standard
Schichtdicke:	2 mm
Schichtabstand:	Lückenlos
Feldgrenzen:	Seitenventrikel bis Nasopharanx
Sekundäre Rekonstruktion:	Sagittal in Sellamitte und beidseits paramedian
Dokumentation:	*Weichteilfenster:* Mittellage 40 HU / Breite 200 HU *Knochenfenster:* Mittellage 650 HU / Breite 2500 HU
Kontrast mittelserie:	Außer evtl. bei Wiederholungsuntersuchungen zunächst Nativscan, dann erneuter Scan sofort nach i.v.-Injektion von 1 ml Kontrastmittel/kg KG

Untersuchungprotokolle Multislice – CT

Aufgeführt sind nur Parameter, die sich von den vorhandenen Parametern der Einzelschicht – Spiral – CT unterscheiden.

Untersuchungs-technik:	Spiral – CT	
Gantrykippung:	0°	
Nativspirale:	Kollimation:	4 × 1 mm
	Tischvorschub:	5 – 7 mm / Rotation
	Schichtdicke:	2–3 mm, für MPR: 1.25 mm
	Rekonstruktions-inkrement:	2–3 mm, für MPR: 0.8 mm

Orbitae

Vorbereitung:	Kreatinin, TSH. Wenn möglich nüchtern, falls Kontrastmittel erforderlich
Programm:	Orbita
Algorithmus:	Standard
Schichtdicke:	2 mm
Schichtabstand:	Lückenlos
Dokumentation:	*Weichteilfenster:* Mittellage 40 HU / Breite 500 HU *Bei Traumen und pathologischem Knochenbefund sowie Verkalkungen:* Knochenfenster: Mittellage 650 HU / Breite 2500 HU
Kontrastmittel serie:	Außer evtl. bei Wiederholungsuntersuchungen zunächst Nativscan, dann erneuter Scan nach i.v.-Injektion von 1–2 ml Kontrast-mittel/kg KG bei Frage nach Entzündungen, Tumoren oder tumorähnlichen Erkrankungen, Gefäßmissbildungen, arteriovenösen Fisteln und zur Beurteilung der Sellaregion

Untersuchungsprotokolle Multislice – CT

Aufgeführt sind nur Parameter, die sich von den vorhandenen Parametern der Einzelschicht – Spiral – CT unterscheiden.

Untersuchungs-technik:	Spiral – CT	
Gantrykippung:	0°	
Nativspirale:	Kollimation:	4 × 1 mm
	Tischvorschub:	5 – 7 mm / Rotation
	Schichtdicke:	2–3 mm, für MPR: 1.25 mm
Rekonstruktions-inkrement:	2–3 mm, für MPR: 0.8 mm	

Axial

Indikationen:	Wenn MRT nicht verfügbar, Standarduntersuchung, außer bei Frage nach Orbitopathie
Körperposition:	Rückenlage, den Kopf in einer Kopfschale fixiert
Topogramm:	Projektion: lateral
Scanstrecke:	256 mm, Beginn: Kinnspitze
Gantrykippung:	Transversal, parallel zu einer Linie Sellaboden – Orbitaunterrand
Scanstrecke:	Oberes Kieferhöhlendrittel bis oberhalb des Orbitadachs
Feldgrenzen:	Nasenwurzel bis Hirnstamm
Sekundäre Rekonstruktion:	Evtl. koronar oder in Längsrichtung des N. opticus
Kollimation:	4 x 1 mm

Koronal

Indikationen:	Wenn MRT nicht verfügbar, Standarduntersuchung bei Frage nach endokriner Orbitopathie
Körperposition:	Bauchlage mit maximal überstrecktem Hals oder Rückenlage, den Kopf in einer Kopfschale fixiert und maximal rekliniert
Topogramm:	*Projektion:* lateral
Scanstrecke:	256 mm, Beginn: Nasenspitze
Gantrykippung:	Senkrecht zur Orbitalängsachse
Scanstrecke:	Orbitavorderrand bis zum Canalis opticus
Feldgrenzen:	Oberkiefer bis Stirnhöhlen
Sekundäre Rekonstruktion:	Routinemäßig nicht erforderlich

Keine koronalen Untersuchungen in der Multislice-CT wegen Artefakten z. B. aus Zahnersatzmaterial und für den Patienten unangenehmer Lagerung. Stattdessen koronare Reformatierung.

Schläfenbeine („Felsenbeine")

Vorbereitung:	Kreatinin, TSH. Wenn möglich nüchtern, falls Kontrastmittel erforderlich
Programm:	Innenohr
Algorithmus:	Hochauflösender Knochenalgorithmus
Schichtdicke:	1–2 mm

Schichtabstand:	Lückenlos
Dokumentation:	Evtl. auch seitengetrennt, d. h. rechtes und linkes Schläfenbein separat *Knochenfenster:* Mittellage 650 HU / Breite 2500 HU nach Umrechnung mit Standardalgorithmus evtl.: *Weichteilfenster:* Mittellage 40 HU / Breite 450 HU
Kontrastmittel-serie:	Außer evtl. bei Wiederholungsuntersuchungen zunächst Nativscan, dann erneuter Scan nach i.v.-Injektion von 1–2 ml Kontrastmittel/kg KG bei V.a. Glomustumor und zur Beurteilung des Bulbus V jugularis sowie der A. carotis interna bei angrenzender Destruktion

Untersuchungsprotokolle Multislice – CT

Aufgeführt sind nur Parameter, die sich von den vorhandenen Parametern der Einzelschicht – Spiral – CT unterscheiden.

Untersuchungs-technik:	Spiral – CT	
Gantrykippung:	0	
Nativspirale:	Kollimation:	4 × 1 mm oder 2 × 0.5
	Tischvorschub:	5 – 7 mm / Rotation bzw. 1–2 mm / Rotation
	Schichtdicke:	1.25 mm bzw. 0.6 mm
	Rekonstruktions-inkrement:	0.8 mm bzw. 0.4 mm

Axial

Indikationen:	Standarduntersuchung bei Frage nach Missbildungen, Traumafolgen, Entzündungen und Tumoren
Körperposition:	Rückenlage, den Kopf in einer Kopfschale fixiert
Topogramm:	*Projektion:* lateral
Scanstrecke:	256 mm, Beginn: Kinnspitze
Gantrykippung:	Transversal, parallel zu einer Linie äußerer Gehörgang – Orbitaunterrand
Scanstrecke:	Mastoidspitze bis Felsenbeinoberkante
Algorithmus:	hochauflösend; evtl. Spiral-Technik mit der Möglichkeit multiplanarer Rekonstruktionen
Feldgrenzen:	Beide Ohren
Sekundäre Rekonstruktion:	Routinemäßig nicht erforderlich

Koronal

Indikationen:	Wenn MRT nicht verfügbar. Bei Frage nach Durchbruch einer Schläfenbeinläsion nach intrakraniell
Körperposition:	Bauchlage mit maximal überstrecktem Hals oder Rückenlage, den Kopf in einer Kopfschale fixiert und maximal rekliniert
Topogramm:	*Projektion:* lateral
Scanstrecke:	256 mm, Beginn: Stirn
Gantrykippung:	Senkrecht zu einer Linie äußerer Gehörgang – Orbitaunterrand
Scanstrecke:	Felsenbeinvorder- bis Felsenbeinhinterkante
Feldgrenzen:	Beide Ohren
Sekundäre Rekonstruktion:	Routinemäßig nicht erforderlich

Keine koronalen Untersuchungen in der Multislice-CT wegen Artefakten z. B. aus Zahnersatzmaterial und für den Patienten unangenehmer Lagerung. Stattdessen koronare Reformatierung.

Mittelgesicht/Nasennebenhöhlen

Vorbereitung:	Kreatinin, TSH. Wenn möglich nüchtern, falls Kontrastmittel erforderlich
Programm:	Mittelgesicht
Algorithmus:	Bei Traumen hochauflösender Knochenalgorithmus, sonst Standard
Schichtdicke:	2–4 mm
Schichtabstand:	Lückenlos
Dokumentation:	*Weichteilfenster:* Mittellage 40 HU / Breite 500 HU *Knochenfenster:* Mittellage 650 HU / Breite 2500 HU
Kontrastmittelserie:	Bei Tumordiagnostik (Speicheldrüsen zuerst nativ) und Entzündungen außerhalb der NNH primär Kontrastmittelscan nach i.v.-Injektion von 1–2 ml Kontrastmittel/kg KG, sonst meistens kein Kontrastmittel erforderlich

Untersuchungsprotokolle Multislice – CT

Aufgeführt sind nur Parameter, die sich von den vorhandenen Parametern der Einzelschicht – Spiral – CT unterscheiden.

Untersuchungstechnik:	Spiral – CT	
Gantrykippung:	0	
Nativspirale:	Kollimation:	4 × 1 mm
	Tischvorschub:	5 – 7 mm / Rotation

Schichtdicke: 2–3 mm, für MPR / 3D: 1.25 mm

Rekonstruktions-
inkrement: 2–3 mm, für MPR / 3D: 0.8 mm

Axial

Indikationen: Bei Patienten, die wegen einer Schädelbasis-, Orbita- oder Nasenneben-
höhlenfraktur koronal untersucht werden können und ergänzend bei komplexer Frakturdiagnostik, ist die Spiral-CT wegen der Möglichkeit
multiplanarer Rekonstruktion sehr gut geeignet. Wenn MRT nicht verfügbar,
Standarduntersuchung bei Mittelgesichtstumoren.

Körperposition: Rückenlage, den Kopf in einer Kopfschale fixiert

Topogramm: *Projektion:* lateral

Scanstrecke: 256 mm, Beginn: Kinnspitze

Gantrykippung: Transversal, parallel zum harten Gaumen

Scanstrecke: Oberkieferalveolarkamm bis zum Stirnhöhlendach

Feldgrenzen: Ganzer Gesichtsschädel

**Sekundäre
Rekonstruktion:**   Evtl. koronar

Koronal

Indikationen: Standarduntersuchung bei Frage nach Nasennebenhöhlen- bzw. Orbitafrak-
turen, Entzündungen der NNH, Mukozele. Veränderungen bei fibröser
Dysplasie und Morbus Paget

Körperposition: Bauchlage mit maximal überstrecktem Hals oder Rückenlage, den Kopf in
einer Kopfschale fixiert und maximal rekliniert

Topogramm: *Projektion:* lateral

Scanstrecke: 256 mm, Beginn: Nasenspitze

Gantrykippung: Parallel zu einer Verbindungslinie Stirnhöhlenhinterwand – Kieferhöhlen-
vorwand

Scanstrecke: Nase bis Keilbeinhöhlenhinterwand

Feldgrenzen: Oberkieferzähne bis oberhalb der Stirnhöhle

**Sekundäre
Rekonstruktion:**   Routinemäßig nicht erforderlich

Keine koronalen Untersuchungen in der Multislice-CT wegen Artefakten z. B. aus Zahnersatzmaterial und für den Patienten unangenehmer Lagerung. Stattdessen koronare Reformatierung.

CT-Angiographie der Arterien des Circulus arteriosus Willisii und der A. basilaris.

Indikationen:	Verdacht auf Verschluss des Hauptstamms oder eines Hauptasts der A. cerebri media. Verdacht auf Verschluss der A. basilaris. Verdacht auf Aneurysma des Circulus arteriosus Willisii, der A. basilaris oder der A. vertebralis
Vorbereitung:	Kreatinin, TSH. Peripherer Venenverweilkatheter 18G (Braunüle) in eine Armvene
Körperposition:	Rückenlage, den Kopf in einer Kopfschale fixiert
Topogramm:	Projektion lateral
Gantrykippung:	Parallel zur Orbitomeatallinie (Lidwinkel – äusserer Gehörgang)
Scanstrecke:	Foramen magnum bis 4 cm suprasellär
Scanrichtung:	kaudokranial
Algorithmus:	Spiral-Technik
Schichtdicke:	1–2 mm
Index:	1–2 mm
Pitch:	1–1,5
Kontrastmittel:	*Volumen:* 130 ml; Injektionsgeschwindigkeit: 5 ml/s; Beginn des Spiral-Scans 17 s nach Beginn der Kontrastmittelinjektion
Dokumentation:	Mittellage 170 / Breite 480; zusätzlich 3D-Rekonstruktion

Untersuchungsprotokolle Multislice – CT

Aufgeführt sind nur Parameter, die sich von den vorhandenen Parametern der Einzelschicht – Spiral – CT unterscheiden.

Untersuchungs-technik:	Spiral – CT	
Gantrykippung:	0	
Nativspirale:	Kollimation:	4×1 mm
	Tischvorschub:	5 – 7 mm / Rotation
	Schichtdicke:	2–3 mm, für MPR / 3D: 1.25 mm
	Rekonstruktions-inkrement:	2–3 mm, für MPR / 3D: 0.8 mm
Kontrastmittel-injektion:	automatische Kreislaufzeitbestimmung, ROI Arteria Carotis im Halsbereich, Triggerschwelle 80 HU, Flow 5 ml/s, alternativ Delay 15–17 s	
	KM-Menge: berechnet sich aus der (Scanzeit + 5 s Sicherheit) * Flow (5 ml/s)	

CT-Angiographie der Hirnvenen

Indikation:	Verdacht auf Verschluss eines venösen Hirnsinus oder von inneren Hirnvenen.
Vorbereitung:	Kreatinin, TSH. Peripherer Venenvenweilkatheter 18 G (Braunüle) in eine Armvene
Körperposition:	Rückenlage, den Kopf in einer Kopfschale fixiert
Topogramm:	Projektion lateral
Gantrykippung:	Parallel zur Orbitomeatallinie (Lidwinkel – äußerer Gehörgang)
Scanstrecke:	Scheitel bis Foramen jugulare
Scanrichtung:	kraniokaudal
Algorithmus:	Spiral-Technik
Schichtdicke:	2–3 mm
Index:	2–3 mm
Pitch:	1–1,5
Kontrastmittel:	*Volumen:* 150ml, Injektionsgeschwindigkeit: 4 ml/s, Beginn des Spiral-Scans 22 s nach Beginn der Kontrastmittelinjektion
Dokumentation:	Mittellage 170 / Breite 480

Untersuchungsprotokolle Multislice – CT

Aufgeführt sind nur Parameter, die sich von den vorhandenen Parametern der Einzelschicht – Spiral – CT unterscheiden.

Untersuchungstechnik:	Spiral – CT
Gantrykippung:	0

Kontrastmittelspirale:		
	Kollimation:	4 × 1 mm
	Tischvorschub:	5–7 mm / Rotation
	Schichtdicke:	2–3 mm, für MPR / 3D: 1.25 mm
	Rekonstruktionsinkrement:	2–3 mm, für MPR / 3D: 0.8 mm

Kontrastmittelinjektion:	automatische Kreislaufzeitbestimmung, ROI Sinus sagitalis superior, Triggerschwelle 80 HU, Flow 4 ml/s, alternativ Delay ca. 22 s
	KM-Menge: berechnet sich aus der (Scanzeit + 8 s Sicherheit) * Flow (4 ml/s)

28.3
Wirbelsäule

S. Hähnel, H. Sahl, M. Forsting und K. Sartor

Methode der Wahl zur Diagnostik von Erkrankungen der Wirbelsäule des Spinalkanals und des Rückenmarks ist heute die MRT, auch in der Notfalldiagnostik. Die entscheidenden Vorteile der MRT gegenüber der CT sind die multiplanare Abbildung und die Möglichkeit, das Rückenmark und andere Weichteile besser beurteilen zu können als mit der CT. Außerdem kommt es bei der MRT zu keiner Exposition der Patienten mit ionisierenden Strahlen. Steht allerdings die hochauflösende Darstellung des Knochens gegenüber der Darstellung der intraspinalen Weichteile (Myelon, Nervenfasern, Rückenmarkshäute) im Vordergrund, so ist eine CT primär oder ggf. zusätzlich zur MRT indiziert. Speziell zur Darstellung von Frakturen ist die Spiral-CT wegen der Möglichkeit multiplanarer Rekonstruktionen sehr gut geeignet.

Die *spinale CT* dient der Untersuchung begrenzter Wirbelsäulenabschnitte nach vorheriger klinischer oder konventionell radiologischer Höhenlokalisation, sie ist somit noch weniger als die kraniale CT eine Screeningmethode.

■ Indikationen

- Bei fehlender Verfügbarkeit der MRT. Allerdings ist eine intravenöse oder intrathekale Kontrastanhebung erforderlich, wenn eine gute Abgrenzbarkeit des Rückenmarks und der Nervenwurzeln vom spinalen Subarachnoidalraum nötig ist.
- Zur hochauflösenden Darstellung des Knochens, z. B. in der Traumadiagnostik.
- In Kombination mit einer Myelographie (sekundäre CT-Myelographie, s. Kap. 11) bei Kontraindikation zur MRT oder als Ergänzung zur MRT, wenn in der MRT knöcherne oder andere kalkhaltige Strukturen der Wirbelsäule oder des Spinalkanals nicht eindeutig beurteilt werden können.

■ Kontraindikationen

Absolute Kontraindikationen gegen eine CT existieren nicht. Bei Schwangeren sollte möglichst eine MRT durchgeführt werden. Im Hinblick auf eine i.v.-Kontrastmittelgabe gelten die üblichen Gegenanzeigen (s. Kap. 29, 30).

Vorbereitung des Patienten

Wie für die kraniale CT (s. S. 467). Zusätzlich sollte der Magen-Darm-Trakt wegen möglicher Artefaktbildung keine wesentlichen Bariumsulfatreste nach Kontrastmitteluntersuchung mehr enthalten. Schmerzgeplagten Patienten sollte die Untersuchung durch analgetische Prämedikation erleichtert werden.

Vorbereitung der Untersuchung durch MTRA

Materialien: Wie für die kraniale CT (s. oben), zur Untersuchung der unteren Halswirbelsäule zusätzlich ein Zugband (s. unten).

Lagerung des Patienten: Gegenstände, die aufgrund hoher Strahlenabsorption zu Bildartefakten führen können, wie Ketten, Gürtelschnallen, Metallknöpfe usw., muss der Patient ablegen, bevor er gelagert wird. Da die Patienten häufig unter Schmerzen leiden, hängt ihre ruhige Lage während der Untersuchung und damit die Untersuchungsqualität auch entscheidend von einer möglichst bequemen Lagerung ab.

Zur Untersuchung der unteren HWS bekommt der Patient die zu Schlaufen geknoteten Enden eines bei leicht angezogenen Beinen um seine Füße geschlungenen Bandes in die Hände, so dass er sich bei entspanntem Schultergürtel selber Arme und Schultern nach kaudal ziehen kann (Alternative: Kinderspringseil).

Um potentiell folgenschwere Irrtümer bei der Höhenlokalisation aufgrund von Segmentationsstörungen zu vermeiden, sollten Nativaufnahmen möglichst immer schon zu Beginn der Untersuchung bereitliegen.

■ Vorsichtsmaßregeln

Unruhige und bewusstseinsgestörte Patienten müssen mit einem Bauchgurt gegen einen Sturz vom Untersuchungstisch gesichert werden. Kontrastmittelgabe und medikamentöse Sedierung sollten nur bei sicher liegendem venösem Zugang erfolgen. Nach der Kontrastmittelgabe ist für ausreichende Flüssigkeitszufuhr zu sorgen, und nach medikamentöser Sedierung muss der Patient ggf. per EKG oder Pulsoxymeter überwacht werden. Ambulant untersuchte Patienten sind ausdrücklich auf die eingeschränkte Verkehrstüchtigkeit hinzuweisen.

Untersuchungsprotokolle

Die technischen Parameter müssen vom Untersucher an die gerätespezifischen Gegebenheiten angepasst werden. Die folgenden Angaben sind daher nur als Orientierung zu verstehen.

Standarduntersuchung

Indikationen:	Fehlbildungen, Traumafolgen, Bandscheibenvorfall, Spinalkanalstenose und Knochentumoren
Vorbereitung:	Kreatinin, TSH. Wenn möglich nüchtern, falls Kontrastmittel erforderlich ist
Körperposition:	s. unten
Topogramm:	s. unten
Gantrykippung:	Parallel zum jeweiligen Zwischenwirbelraum. **Cave:** Es können nur Bilddaten derselben Gantrykippung für sekundäre sagittal oder koronare Rekonstruktionen verwendet werden!
Scanstrecke:	Entsprechend der Fragestellung, unter Einschluss des nach kranial und kaudal benachbarten Segments
Programm:	HWS/BWS/LWS
Algorithmus:	Standard, bei Traumen evtl. hochauflösender Knochenalgorithmus und Spiral-Technik
Schichtdicke:	s. unten
Schichtabstand:	Lückenlos
Feldgrenzen:	Ganzer Wirbel und paraspinale Muskulatur
Sekundäre Rekonstruktion:	Sagittale Rekonstruktionen verdeutlichen häufig den Befund
Dokumentation:	Weichteilfenster: Mittellage 50 HU / Breite 500 HU
	(bei CT-Myelographie: Mittellage 60 HU / Breite 600 HU)
	Knochenfenster: Mittellage 650 HU / Breite 2500 HU
Kontrastmittel-serie:	Außer evtl. bei Wiederholungsuntersuchungen zunächst Nativscan, dann erneuter Scan nach i.v.-Injektion von 1–2 ml Kontrastmittel/kg KG bei Frage nach Abszess, Weichteiltumor, Gefäßmissbildung, postoperativer Narbenbildung und evtl. Bandscheibenvorfall (HWS und BWS falls nativ nicht ausreichend beurteilbar)

HWS

Körperposition:	Rückenlage, den Kopf in einer Kopfschale fixiert, Arme an der Seite (evtl. Zugband, s. „Lagerung des Patienten"), Knierolle. Der Patient wird gebeten, jeweils während des Scans nicht zu schlucken
Topogramm:	Projektion: lateral
Scanstrecke:	256 mm, Beginn: äußerer Gehörgang
Schichtdicke:	1,5–3 mm

BWS

Körperposition:	Rückenlage, Kopfschale, Knierolle, Hände über dem Kopf
Topogramm:	Projektion: lateral
Scanstrecke:	500 mm, Beginn: Jugulum
Atemphase:	In Abhängigkeit von der benötigten Scanzeit muss der Patient evtl. aufgefordert werden, während jedes Einzelscans die Luft in Exspiration anzuhalten
Schichtdicke:	3–5 mm

LWS

Körperposition:	Rückenlage, Kopfschale, Knierolle, Hände über dem Kopf
Topogramm:	Projektion: lateral
Scanstrecke:	500 mm, Beginn: epigastrischer Winkel
Atemphase:	In Abhängigkeit von der benötigten Scanzeit muss der Patient evtl. aufgefordert werden, während jedes Einzelscans die Luft in Exspiration anzuhalten.
Schichtdicke:	3–5 mm

CT-Myelographie

Unter einer *primären CT-Myelographie* versteht man eine spinale CT nach Injektion einer geringen Kontrastmittelmenge in den lumbalen oder (seltener) zervikalen Subarachnoidalraum ohne vorherige konventionelle Myelographie. Die an die konventionelle Myelographie ergänzend anschließende CT wird *sekundäre CT-Myelographie* genannt (s. auch Kap. 11).

■ Indikationen

- Nachweis einer intraduralen bzw. intramedullären Raumforderung besonders thorakal, oder eines kleinen zervikalen oder thorakalen Bandscheibenvorfalls, falls eine MRT nicht möglich oder nicht eindeutig ist.
- Darstellung eines unklaren myelographischen Befundes und ggf. seiner extraspinalen Ausdehnung in einer 3. Ebene.
- Weitere Befundklärung bei eindeutiger, segmentbezogener neurologischer Symptomatik und unauffälligem Myelogramm, z. B. bei intraforaminalem Bandscheibenprolaps.
- Festlegung der oberen Begrenzung einer spinalen Raumforderung mit myelographisch komplettem, computertomographisch jedoch fast immer inkomplettem *Kontrastmittelstopp.*

- Differenzierung zwischen knöcherner und diskogener *Spinalkanalstenose*, besonders zervikal.
- Frage nach Kommunikation einer intra- oder extramedullären spinalen Zyste mit dem Subarachnoidalraum.

■ Vorbereitung des Patienten und der Untersuchung, Kontraindikationen, Komplikationen und Vorsichtsmaßregeln sowie Kontrastmittelapplikation werden im Kap. 11 besprochen.

Der Zeitabstand zwischen der Kontrastmittelapplikation und der CT sollte 2 h nicht überschreiten! Zum Nachweis von intramedullären Hohlräumen müssen evtl. Spätscans bis zu 24 h nach Kontrastmittelgabe angefertigt werden.

Wichtig: Um eine evtl. erfolgte Sedimentierung des Kontrastmittel im Subarachnoidalraum aufzuheben, muss der Patient sich im Bett einmal um seine Längsachse drehen, bevor er zur CT gelagert wird.

Kontrastmittel

Bei der primären CT-Myelographie ca. 4–8 ml Kontrastmittel (250–300 mg J/ml), bei der sekundären entsprechend die zur Myelographie erforderliche Menge.

Untersuchungsprotokolle

(S. 479, 480).

28.4
Hals

W. S. Rau

Standarduntersuchung

Primärdiagnostik von Tumoren, Lymphknotenvergrößerungen oder Abszessen

Vorbereitung:	Kreatinin, TSH?, wenn möglich nüchtern wegen Kontrastmittel
Körperposition:	Rückenlage, Arme neben dem Körper; Haarspangen, Ketten, Ohrringe und Zahnprothesen entfernen. Kopf flach unterpolstert oder in spezieller Halterung, damit die Zahnreihen bzw. die Kauebene parallel zur Schnittebene liegen (möglichst wenig Artefakte durch Zahnfüllungen oder festen Zahnersatz)
Atemphase:	Flach atmen, während der Scans nicht schlucken

Topogramm:	*Projektion:*	a.-p.
	Scanstrecke:	↓ kurz (25 cm), Beginn: Scheitel

Gantrykippung: 0°

Evtl. zusätzlich: Falls durch Zahnfüllungen starke Artefakte hervorgerufen werden und Anhalt dafür besteht, dass genau in diesen Schichten pathologische Veränderungen vorliegen, ist der Patient mit maximal rekliniertem Kopf zu lagern und die Gantry maximal nach ventral zu kippen, damit die zuvor verdeckte Region in nahezu koronarer Schnittführung abgebildet wird

Fakultativ:
1. Nativserie **(axial):** Eine Nativserie ist in der Regel nicht erforderlich. Sie ist allenfalls dann indiziert, wenn eine Blutungsquelle gesucht wird oder wenn unübersichtliche Weichteilverkalkungen abgebildet wird.

	Scanstrecke:	↓ Felsenbeinpyramiden bis 2 cm unter Jugulum
	Programm:	Hals

		einfache Spiralakquisition	Mehrschicht-Spiralakquisition
	Kollimation:	3mm	4 × 2,5 mm
	Tischvorschub/ Rotation:	4,5 mm	13,8 mm
	Feldgrenzen:	Halsquerschnitt formatfüllend	Halsquerschnitt formatfüllend
	Schichtdicke (rekonstruiert):	3mm	5 mm
	Inkrement (rekonstruiert):	3 mm	5 mm

Fakultativ:
2. Nativserie (koronar):

Falls Zahnfüllungen so starke Artefakten hervorrufen, dass pathologisch veränderte Regionen nicht beurteilbar sind.

		einfache Spiralakquisition	Mehrschicht-Spiralakquisition
Scanstrecke:		→ Oropharynx bis Jugulum	
Programm:		Hals	
Kollimation:		3 mm	4 ×2,5 mm
Tischvorschub/ Rotation:		4,5 mm	13,8 mm
Feldgrenzen:		Schädelbasis Jugulum	Schädelbasis Jugulum
Schichtdicke (rekonstruiert):		3mm	5 mm
Inkrement (rekonstruiert):		3 mm	5 mm

Dokumentation: *Weichteilfenster:* Mittellage: 50 HE   Breite: 350 HE

Kontrastmittel serie:
(axial)

		einfache Spiralakquisition	Mehrschicht-Spiralakquisition
Scanstrecke:		↓ Felsenbeinpyramide bis 2 cm unter Jugulum	
Programm:		Hals	
Kollimation:		3 mm	4 ×2,5 mm
Tischvorschub/ Rotation:		4,5 mm	13,8 mm
Feldgrenzen:		Schädelbasis Jugulum	Schädelbasis Jugulum
Kontrastmittel- inketion:		80 ml mit 2 ml/s	80 ml mit 2 ml/s
Beginn der Kontrastmittel- inketion:		40 s vor Start der Scans	40 s vor Start der Scans
Schichtdicke (rekonstruiert):		3 mm	5 mm
Inkrement (rekonstruiert):		3 mm	5 mm

	einfache Spiralakquisition	Mehrschicht-Spiralakquisition
Kollimation:	3 mm	4 × 2,5 mm
Dokumentation: *Weichteilfenster:* Mittellage: 70 HE		Breite: 400 HE

Fakultativ:
Kontrastmittel-serie:
(koronar)

Falls Zahnfüllungen so starke Artefakten hervorrufen, dass pathologisch **veränderte Regionen nicht beurteilbar sind.**

Scanstrecke:	→ Oropharynx bis Jugulum	
Programm:	Hals	
	einfache Spiralakquisition	Mehrschicht-Spiralakquisition
Kollimation:	3 mm	4 ×2,5 mm
Tischvorschub/ Rotation:	4,5 mm	13,8 mm
Feldgrenzen:	Schädelbasis bis Jugulum	Schädelbasis bis Jugulum
Kontrastmittel-inketion:	80 ml mit 3 ml/s	80 ml mit 3 ml/s
Beginn der Kontrastmittel-inketion:	40 s vor Start der Scans	40 s vor Start der Scans
Schichtdicke (rekonstruiert):	3 mm	5 mm
Inkrement (rekonstruiert):	3 mm	5 mm
Dokumentation: *Weichteilfenster:* Mittellage: 70 HE		Breite: 400 HE

28.5
Thorax

W. S. Rau

Standarduntersuchung

Vorbereitung:	Thorax in 2 Ebenen. Kreatinin, TSH? Wenn möglich nüchtern wegen Kontrastmittel
Körperposition:	Rückenlage, Arme über dem Kopf verschränkt
Atemphase:	tiefe Inspiration

Topogramm:	*Projektion:*	a.p.
	Scanstrecke:	↓ lang (50 cm), Beginn: Kieferwinkel
Gantrykippung:	0°	

Fakultativ: **Nativserie**	Eine Nativserie ist in der Regel nur dann sinnvoll, wenn der Verdacht auf ein Aortenneurysma oder eine Blutung besteht oder wenn mediastinale Verkalkungen beurteilt werden sollen.

Scanstrecke:	↓ 2 cm kranial der Lungenspitze bis zum tiefsten Punkt der dorsalen Zwerchfell-Rippen-Winkel	
Programm:	Mediastinum	
	einfache Spiralakquisition	**Mehrschicht-Spiralakquisition**
Kollimation:	5 mm	4 × 2,5 mm
Tischvorschub/ Rotation:	7,5 mm	15 mm
Feldgrenzen:	laterale Rippen beidseits	laterale Rippen beidseits
Schichtdicke (rekonstruiert):	5 mm	5 mm
Inkrement (rekonstruiert):	5 mm	5 mm

Dokumentation:	*Weichteilfenster:*	Mittellage: 50 HE	Breite: 350 HE	
	Lungenfenster:	Mittellage: ⁻700 HE	Breite: 1000 HE	
	„Pleurafenster"[1]:	Mittellage: ⁻50 HE	Breite: 2000 HE	
	Knochenfenster[2]:	Mittellage: 200 HE	Breite: 1500 HE	

---

[1] Beim Verdacht auf hyaline oder verkalkte Pleuraplaques, Mesotheliom, Asbestose, Pleura- oder Rippenbeteiligung.
[2] Beim Verdacht auf Arrosionen oder Metastasen in Wirbelkörpern und Rippen

Kontrastmittelserie:	Scanstrecke:	einfache Spiralakquisition	Mehrschicht-Spiralakquisition
		↓ mindestens oberer bis unterer Hiluspol beidseits, ggf. Verlängerung der Scanstrecke, um einen im Nativscan oder auf der Thoraxübersichtsaufnahme sichtbarer pathologischen Prozeß mit zu erfassen	↓ 2 cm kranial der Lungenspitze bis zum tiefsten Punkt der dorsalen Zwerchfell-Rippen-Winkel
	Programm:	Mediastinum	Mediastinum
	Kollimation:	5 mm	4 × 2,5 mm
	Tischvorschub/ Rotation:	7,5 mm	15 mm
	Feldgrenzen:	laterale Rippen beidseits	laterale Rippen beidseits
	Kontrasmittel-injektion:	100 ml mit 3 ml/s	100 ml mit 3 ml/s
	Beginnn der Kontrasmittel-injektion:	20 s vor Start der Scans	20 s vor Start der Scans
	Schichtdicke: (rekonstruiert):	5 mm	5 mm
	Inkrement (rekonstruiert):	5 mm	5 mm

Dokumentation: Vervollständigung der Dokumentation, falls keine Nativserie angefertigt wurde:			
	Weichteilfenster:	Mittellage: 70 HE	Breite: 400 HE
	Lungenfenster:	Mittellage: ⁻700 HE	Breite: 1000 HE
	„Pleurafenster"[1]:	Mittellage: ⁻50 HE	Breite: 2000 HE
	Knochenfenster[2]:	Mittellage: 200 HE	Breite: 1500 HE

---

[1] Beim Verdacht auf hyaline oder verkalkte Pleuraplaques, Mesotheliom, Asbestose, Pleura- oder Rippenbeteiligung.
[2] Beim Verdacht auf Arrosionen oder Metastasen in Wirbelkörpern und Rippen

Verdacht auf Bronchialkarzinom
oder lymphatische Systemerkrankung

Vorbereitung: Thorax in 2 Ebenen, Sonographie der Leber und der Nebenniereen, Kreatinin, TSH? Wenn möglich nüchtern wegen   Kontrastmittel

Körperposition: Rückenlage, Arme über dem Kopf verschränkt

Atemphase: tiefe Inspiration

Topogramm: *Projektion:*   a.-p.

Scanstrecke: ↓ lang (50 cm), Beginn: Kieferwinkel

Gantrykippung: 0°

Nativserie: Eine Nativserie ist in der Regel nicht erforderlich

Kontrastmittelserie: *Scanstrecke:* Die Scanstrecke wird unterteilt:
a) Der erste Teil des Scans beginnt 2 cm kranial der Lungenspitzen und reicht bis zu den Zwerch-fell-Rippenwinkeln. Dann wird der Scan unter-brochen und der Patient darf durchatmen.

b) Der zweite Teil des Scans startet 70 s nach Be-ginn der Kontrastmittelgabe. Erfaßt werden die gesamte Leber und Nebennieren. Beim Verdacht auf abdominale Lymphknotenvergrößerungen Fortsetzung bis zur Leistenregion beidseits (siehe CT des Abdomens und Indikationen für die orale Kontrastierung des Darmlumens)

Programm:	Mediastinum	Mediastinum
	einfache Spiralakquisition	**Mehrschicht-Spiralakquisition**
Kollimation:	5 mm	4 × 2,5 mm
Tischvorschub/ Rotation:	7,5 mm	15 mm
Feldgrenzen:	laterale Rippen beidseits	laterale Rippen beidseits
Kontrasmittel-injektion:	100 ml mit 3 ml/s	100 ml mit 3 ml/s
Beginnn der Kontrasmittel-injektion:	20 s vor Start der Scans	20 s vor Start der Scans
Schichtdicke: (rekonstruiert):	5 mm	5 mm
Inkrement (rekonstruiert):	5 mm	5 mm

Dokumentation   *Weichteilfenster:* Mittellage: 70 HE   Breite: 400 HE

Verdacht auf Lungenembolie

Vorbereitung:	Thorax in 2 Ebenen, Kreatinin, TSH?, wenn möglich nüchtern wgen Kontrastmittel	
Körperposition:	Rückenlage, Arme über dem Kopf verschränkt	
Atemphase:	tiefe Inspiration	
Topogramm:	*Projektion:*	a.-p.
	Scanstrecke:	↓ lang (50 cm), Beginn: Kieferwinkel
Gantrykippung:	0°	
Kontrastmittelserie:	*Scanstrecke:*	↓ 2 cm über Aortenbogen bis Zwerchfellkuppel. Ggf. kann der Scan nach einer Pause von 2,5 bis 3 min bis zu den Oberschenkeln verlängert werden, um eine Venenthrombose zu erfassen.

	Programm:	Mediastinum	
		einfache Spiralakquisition	**Mehrschicht-Spiralakquisition**
	Kollimation:	3 mm	4 × 1 mm
	Tischvorschub/ Rotation:	6 mm	7 mm
	Feldgrenzen:	laterale Rippen beidseits	laterale Rippen beidseits
	Kontrastmittel- injektion:	120 ml mit 4 ml/s	120 ml mit 4 ml/s
	Beginn der Kontrastmittel- injektion::	Bolustracking: ROI in Pulmonal- arterienhauptstamm. Alternativ: 20 s vor Start des Scans	Bolustracking: ROI in Aorta ascendens.
	Schichtdicke (rekonstruiert):	3 mm	3 mm
	Inkrement (rekonstruiert):	3 mm	3 mm

Fakultativ:
2. Kontrastmittel- serie für V. cava inf., Becken- und Beinvenen

		einfache Spiralakquisition	**Mehrschicht-Spiralakquisition**
	Programm:	Abdomen	Abdomen
	Scanstrecke:	Unterteilung in zwei Spiralen: a) Zwerchfell bis Symphyse b) Symphyse bis Knie- gelenk	↓ Zwerchfell bis Knie- gelenk
	Kollimation:	a) 8mm; b) 10 mm	4 × 5 mm

Tischvorschub/ Rotation:	a) 12 mm; b) 15 mm	25 mm
Feldgrenzen:	Trochanter major bds.	Trochanter major bds.
Kontrastmittel- injektion:	Keine zusätzliche KM-Injektion	Keine zusätzliche KM-Injektion
Start der Scans:	180 s nach Beginn der KM-Injektion	180 s nach Beginn der KM-Injektion
Schichtdicke (rekonstruiert):	a) 8 mm; b) 10 mm	7 mm
Inkrement (rekonstruiert):	a) 8 mm; b) 10 mm	5 mm
Dokumentation:	*Weichteilfenster:* Mittellage: 70 HE	Breite: 400 HE

Lungengerüsterkrankung

Diagnostik bei Patienten mit klinischen oder radiologischen Symptomen einer Lungengerüst-erkrankung (Fibrose, Kollagenose, Sarkoidose, Emphysem, Bronchiektasen)

Vorbereitung:	Thorax in 2 Ebenen	
Körperposition:	Rückenlage, Arme über dem Kopf verschränkt	
Atemphase:	tiefe Inspiration	
Topogramm:	*Projektion:*	a.-p.
	Scanstrecke:	↓ lang (50 cm), Beginn: Kieferwinkel
Gantrykippung:	0°	
1. Nativserie:	*Scanstrecke:*	↓ 2 cm kranial der Lungenspitze bis zum tiefsten Punkt der dorsalen Zwerchfell-Rippen-Winkel
	Programm:	Lunge, hochauflösender Rekonstruktions-algorithmus

		einfache Spiralakquisition	**Mehrschicht-Spiralakquisition**
	Kollimation:	1 mm	4 × 1 mm
	Tischvorschub/ Rotation:	10 mm	15 mm
	Feldgrenzen:	laterale Rippen beidseits	laterale Rippen beidseits
	Schichtdicke: (rekonstruiert):	1 mm	1 mm
	Inkrement (rekonstruiert):	5 mm	5 mm
Dokumentation	*Weichteilfenster: (nur bei Erst-untersuchung erforderlich):*	Mittellage: 70 HE	Breite: 400 HE
	Lungenfenster:	Mittellage: –500 HE	Breite: 1500 HE

Fakultativ: **2. Nativserie**	*Scanstrecke:*	↓ 2 cm kranial der Lungenspitze bis zum tiefsten Punkt der dorsalen Zwerchfell-Rippen-Winkel
	Programm:	Lunge, hochauflösender Rekonstruktionsalgorithmus. Bei manchen CT-Geräten ist zur Zeit noch mit sequentiellen Einzelschichten eine höhere räumliche Auflösung zu erzielen als mit einer Spiralakquisition
		Einzelschichten sequentiell
	Kollimation:	1 mm Einzelschicht
	Tischvorschub:	Bei generalisierten, diffusen Veränderungen: 10 mm Schichtabstand. In Region mit herdförmigen betonten Veränderungen: 5 mm Schichtabstand
	Feldgrenzen:	laterale Rippen beidseits
	Schichtdicke: *(rekonstruiert):*	1 mm
	Inkrement *(rekonstruiert):*	10 mm bzw. 5 mm entsprechend dem Schichtabstand
Dokumentation:	*Lungenfenster:*	Mittellage: –500 HE Breite: 1500 HE

Falls erforderlich:
**3. Nativserie
in Bauchlage**

Falls eine schmale, dorsale, thoraxwandnahe Verdichtungszone in den Unterlappen besteht, bei der nicht zwischen lageabhängiger Minderbelüftung und lokaler Fibrosierung unterschieden werden kann, ist der Patient auf den Bauch umzulagern. Nach ereutem Topogramm in Bauchlage sind 3 Einzelscans der verdächtigen Regio anzufertigen.

	Scanstrecke:	3 bis 5 Einzelscans der verdächtigen Region in 10 mm Abstand
	Programm:	Lunge, hochauflösender Rekonstruktionalgorithmus
		Einzelschichten sequentiell
	Kollimation:	1 mm Einzelschicht
	Schichtabstand:	10 mm
	Feldgrenzen:	laterale Rippen beidseits
	Schichtdicke: *(rekonstruiert):*	1 mm
	Inkrement *(rekonstruiert):*	10 mm entsprechend dem Schichtabstand

Dokumentation: *Lungenfenster:*   Mittellage: –500 HE   Breite: 1500 HE

Vorsorgeuntersuchung („Low dose CT")

Diagnostik bei asymptomatischen Patienten mit Raucheranamnese oder beruflichen Staub-exposition

Vorbereitung:	Thorax in 2 Ebenen	
Körperposition:	Rückenlage, Arme über dem Kopf verschränkt	
Atemphase:	tiefe Inspiration	
Topogramm:	*Projektion:*	a.-p.
	Scanstrecke:	↓ lang (50 cm), Beginn: Kieferwinkel
Gantrykippung:	0°	
1. Nativserie:	*Scanstrecke:*	↓ 2 cm kranial der Lungenspitze bis zum tiefsten Punkt der dorsalen Zwerchfell-Rippen-Winkel
	Programm:	Lunge, hochauflösender Rekonstruktions-algorithmus, Röhrenspannung 140 kV, Anodenstrom 40 (20) mA

		einfache Spiralakquisition	**Mehrschicht-Spiralakquisition**
	Kollimation:	2,5 mm	4 × 2,5 mm
	Tischvorschub/ Rotation:	5 mm	18 mm
	Feldgrenzen:	laterale Rippen beidseits	laterale Rippen beidseits
	Schichtdicke: (rekonstruiert):	5 mm	5 mm
	Inkrement (rekonstruiert):	5 mm	5 mm
Dokumentation:	*Lungenfenster:*	Mittellage: –700 HE	Breite: 350 HE

Thorakales Aortenaneurysma

Vorbereitung:	Thorax in 2 Ebenen. Kreatinin, TSH? Wenn möglich nüchtern wegen Kontrastmittel : Sonographie der abdominalen Aorta, ggf. transösophageale Sonographie der thorakalen Aorta	
Körperposition:	Rückenlage, Arme über dem Kopf verschränkt	
Atemphase:	tiefe Inspiration	
Topogramm:	*Projektion:*	a.p.
	Scanstrecke:	↓ lang (50 cm), Beginn: Kieferwinkel
Gantrykippung:	0°	
Nativserie:	Zum Nachweis einer Verkalkung der Aortenwand oder einer frischen Blutung	
	Scanstrecke:	↓ 2 cm oberhalb des Aortenbogens bis zum Zwerchfell

		einfache Spiralakquisition	Mehrschicht-Spiralakquisition
Programm:	Mediastinum		
Kollimation:		5 mm	4 × 2,5 mm
Tischvorschub/ Rotation:		8 mm	15 mm
Feldgrenzen:		Sternum bis Wirbelkörpermitte	Sternum bis Wirbelkörpermitte
Schichtdicke (rekonstruiert):		5 mm	5 mm
Inkrement (rekonstruiert):		5 mm	5 mm

Dokumentation: *Weichteilfenster:* Mittellage: 50 HE   Breite: 350 HE

Kontrastmittelserie:

	einfache Spiralakquisition	Mehrschicht-Spiralakquisition
Scanstrecke:	2 cm oberhalb des Aortenbogens, Länge ca. 24 cm	2 cm oberhalb des Aortenbogens, Länge ca. 80 cm
Programm:	Mediastinum	Mediastinum
Kollimation:	4 mm	4 × 2,5 mm
Tischvorschub/ Rotation:	6 mm	15 mm
Feldgrenzen:	Sternum bis Wirbelkörpermitte	Sternum bis Wirbelkörpermitte
Kontrasmittel- injektion:	140 ml mit 4 ml/s	140 ml mit 4 ml/s
Beginnn der Kontrasmittel- injektion:	Bolustracking, ROI in der Aorta thoracica in Höhe des Aorten bogens, oder ersatz- weise 30 s vor Start	Bolustracking, ROI in der Aorta thoracica in Höhe des Zwerchfells
Schichtdicke: (rekonstruiert):	3 mm	3 mm
Inkrement (rekonstruiert): Zusätzliche „Maxi- mum Intencity Projetionen" (MIP) in verschiedenen Richtungen können sinnvoll sein	2 mm	2 mm

Dokumentation: *Weichteilfenster:* Mittellage: 70 HE   Breite: 400 HE

Beim Nachweis eines Aneurysma dissecans ist die Untersuchung nach kaudal fortzusetzen, bis in der abdominalen Aorta oder in den Beckengefäßen das Ende der Disseketionsmembran zu erkennen ist. Liegt ein Aneurysma verum vor, sind die Abgänge der Nierenarterien besonders sorgfältig darzustellen.

Die Untersuchungsparameter bleiben im Bauchraum gleich. Auch der Abbildungsmaßstab wird zur besseren Vergleichbarkeit der Größenverhältnisse nicht verändert.

> **MERKE**
>
> So wenig Kontrasmittel wie möglich verwenden! Eventuell ist präoperativ noch eine Angiographie erforderlich. Die Gefahr eines postoperativen Nierenversagens wird durch große Kontrastmittelmengen verstärkt.

Darstellung der Koronararterien

Vorbereitung:	Herzfrequenz muss weniger als 60 Schläge pro Minute betragen! Eventuell Gabe von Metoprololtartrat 50–100 mg 60–90 Minuten vor Untersuchungsbeginn. Rückenlage, Arme über den Kopf Anbringen der EKG Elektroden (Rot und Gelb in der Intraklavikulargrube rechts bzw links, Grün an der linkslateralen Thoraxwand unterhalb des Herzens).
EKG:	auf retrospektives Gating einstellen. Gating in die Diastole legen (Blockende kurz vor Beginn der P-Welle im EKG)
Atemphase:	Inspiration
Topogramm:	Projektion: a.-p. Scanstrecke: kraniokaudal von der Lungenspitze bis LWK 2
Gantrykippung:	0°
Testbolus:	Positionierung der Schnittebene in Höhe des aortopulmonalen Fensters, Einzeichnen der region of interest (ROI) in die Aorta ascendens, Injektion von 20 ml KM i.v. und Beginn der Scans 10 Sekunden nach Injektionsbeginn, Wiederholung der Schichten alle 2 Sekunden an der selben Stelle bis die Kontrastmitteldichte in der Aorta ascendens wieder abnimmt. Errechnen der Kreislaufzeit (Zeit vom Injektionsbeginn bis zum Erreichen der maximalen KM Dichte in der Aorta).
Kontrastserie:	Scanstrecke: von Pulmonalisbogen bis Unterrand des Herzens.
Parameter:	120 kV, 400 mAs, 0.5 s Rotation 4 × 1 mm Kollimation 1.5 mm Tischvorschub pro Rotation 1.25 mm Schichtdicke 0.6 mm Inkrement
Kontrastmittel-injektion:	Startverzögerung entsprechend der Herzkreislaufzeit + 4s Menge: 140 ml Flow: 4 ml/s
Rekonstruktion:	Multiplanare Rekonstruktionen Dünnschicht MIPs entsprechend dem Verlauf der Koronarien 3D-Darstellung in VRT Evtl. Rekonstruktionen in Systole und Diastole durch Verlegen des Gatingblockes (Berechnung der Auswurffrakion)

28.6
Abdomen

M. Düx, T. Roeren und M. Bahner

Computertomographien des Abdomens sollen nach Möglichkeit organorientiert geplant und durchgeführt werden. Wegen der engen Nachbarschaft der Bauchorgane, besonders im Oberbauch, werden CT-Untersuchungen jedoch häufig auch regional orientiert durchgeführt, um die Lage dieser Organe zueinander und deren Mitbeteiligung bei pathologischen Prozessen bestimmen zu können. So werden eingangs die Untersuchungstechniken vorgestellt, die zur Abklärung regionaler Veränderungen (z. B. zum Staging bei abdominalen Tumoren, in der Notfalldiagnostik und zum Screening, eingesetzt werden. Anschließend werden organspezifische CT-Techniken beschrieben und erklärt.

Anmerkung: Die Einstellung der Abbildungsparameter wird für Nativserien angegeben; Fenstereinstellungen für Kontrastmittelserien werden näherungsweise angegeben, müssen grundsätzlich jedoch der jeweiligen Kontrastanhebung angepasst werden.

Standarduntersuchung

Erstuntersuchungen, Staging und Reststaging bei Malignomen

Vorbereitung:		Abdomensonographie, Patient nüchtern, TSH- und Kreatininwerte. Vor der Untersuchung muss der Patient zur Darmkontrastierung 750 ml orales Kontrastmittel über einen Zeitraum von 90 min trinken. Unmittelbar vor der Untersuchung erhält der Patient weitere 250 ml Kontrastmittel
Körperposition:		Rückenlage, Arme über den Kopf
Atemphase:		tiefe Exspiration
Topogramm:	*Projektion:*	a.-p.
	Scanstrecke:	von kranial nach kaudal, Beginn auf Höhe der Mamillen
Gantrykippung:		0°
Nativserie[1]:	*Scanstrecke:*	von kranial nach kaudal, Zwerchfellkuppe bis kaudaler Leberpol
	Programm:	Abdomen
	Schichtdicke:	8 mm

---

[1] Bei wiederholten Staginguntersuchungen kann auf die Nativserie verzichtet werden, wenn Voraufnahmen zum Vergleich vorliegen.

	Tischvorschub:	12 mm
	Feldgrenzen:	laterale Bauchwand beidseits
Dokumentation:	*Weichteilfenster:*	Mittellage: 50 HE Breite: 350 HE
Kontrastserie:	*Scanstrecke:*	von kranial nach kaudal, Zwerchfellkuppe bis aortale Bifurkation (Oberbauch) oder bis Symphyse (Abdomen/Becken) je nach Fragestellung
	Programm:	Spirale Abdomen
	Schichtdicke	5 mm
	Tischvorschub:	8 mm
	Feldgrenzen:	laterale Bauchwand beidseits
Kontrastinjektion:	*Protrahierte: Bolusinjektion[1]:*	Injektion von 50 ml mit 2 ml/s, 60 s warten anschließend Injektion von 80 ml mit 2 ml/s Start des Scans 45 s nach Beginn der 2. Injektion
Dokumentation:	*Inkrement*	5 mm
	Weichteilfenster	Mittellage: 50 HE Breite: 350 HE

Untersuchungsprotokolle Multislice-CT

Aufgeführt sind nur Parameter, die sich von den vorhandenen Parametern der Einzelschicht-Spiral-CT unterscheiden.

Nativspirale:	*Kollimation:*	4 × 5 mm
	Tischvorschub:	30 mm/Rotation
	Schichtdicke:	10 mm
	Rekonstruktionsinkrement:	10 mm
Kontrastspirale:	*Kollimation:*	4 × 2.5 mm
	Tischvorschub:	15 mm/Rotation
	Schichtdicke:	5 mm, für MPR 3 mm
	Rekonstruktionsinkrement:	5 mm, für MPR 2 mm
Kontrastmittel-CT:		Flow 3 ml/s

---

[1] Bei CT-Untersuchungen des Abdomen/Beckens wird die protahierte Kontrastmittelgabe (Kap. 28.1) gesplittet, um im wesentlichen eine Kontrastierung der Ureteren und Harnblase sowie eine Vorkontrastierung der Venen zu erreichen. Nach Injektion einer geringen KM-Menge wird zunächst die Verteilung des KM abgewartet, um dann in einem 2. Schritt das Spiral-CT nach erneuter KM-Gabe zu starten. Dadurch erreicht man in der Regel eine homogene Kontrastierung von Arterien, Venen, Harnleitern, Harnblase und der parenchymatösen abdominellen Organe.

Notfalldiagnostik nach Trauma

Leberkontusion? Milz- oder Nierenruptur? Blutung? Gefäßverletzung?

Vorbereitung:		Abdomensonographie, TSH- und Kreatininwerte
Körperposition:		Rückenlage, wenn möglich Arme über den Kopf
Atemphase:		Atemstillstand (bei intubierten Patienten durch Anästhesisten)
Topogramm:	*Projektion:*	a.-p.
	Scanstrecke:	von kranial nach kaudal, Beginn auf Höhe der Mamillen
Gantrykippung:		0°
Nativserie[1]:	*Scanstrecke:*	von kranial nach kaudal, Zwerchfellkuppe bis Symphyse
	Programm:	Abdomen
	Schichtdicke:	10 mm
	Tischvorschub:	20 mm
	Feldgrenzen:	laterale Bauchwand beidseits
Dokumentation:	*Weichteilfenster:*	Mittellage: 50 HE Breite: 350 HE
Kontrastserie[1]:	*Scanstrecke:*	von kranial nach kaudal, Zwerchfellkuppe
	Programm:	Spirale Abdomen
	Schichtdicke:	5 mm
	Tischvorschub:	8 mm
	Feldgrenzen:	laterale Bauchwand beidseits
Kontrastinjektion:		OBLIGAT in der Notfalldiagnostik
Konventionelle CT:	*Protrahierte Bolusinjektion*	Injektion von 50 ml mit 2 ml/s, 60 s warten, anschließend Injektion von 80 ml mit 2 ml/s Start des Scans 45 s nach Beginn der 2. Injektion

---

[1] In der Notfalldiagnostik ist es entscheidend, mit der kürzest möglichen Untersuchungszeit eine maximale Aussage zu erhalten. Trotzdem ist heutzutage die Komplettuntersuchung von Abdomen und Becken in der Notfallsituation obligat, da der mögliche Informationsgewinn aufgrund der insgesamt kurzen Scanzeit überwiegt. Nicht selten müssen bei polytraumatisierten Patienten im gleichen Untersuchungsgang weitere Organregionen abgeklärt werden (z. B. Schädel oder Thorax). Im Extremfall kann sogar eine Spiral-CT vom Scheitel bis zur Leiste indiziert sein. Dann wird aus praktischen Erwägungen heraus zunächst der Schädel nativ untersucht im Anschluss daran folgt die Nativserie von Thorax, Abdomen und Becken und zuletzt werden der Thorax, das Abdomen und Becken mit einem einzigen protahierten Kontrastmittelbolus (180 ml) untersucht. Bei älteren Geräten müssen aus Gründen der Rechnerkapazität und einer drohenden Röhrenüberhitzung gegebenenfalls 2 Spiralen hintereinander durchgeführt werden, wobei dann auch 2 Kontrastmittelgaben (80 ml Thorax und weitere 100 ml Abdomen/Becken) nötig sind. Grundsätzlich wird die Bildkonstruktion erst im Anschluss an die Untersuchung durchgeführt, parallel zu dem häufig zeitaufwendigen Umlagern des Patienten.

	Forcierte Bolus-Injektion[1]	Injektion von 150–180 ml mit 5–6 ml/s Injektionsbeginn 15–20 s vor Start der Spirale
Dokumentation:	*Inkrement* *Weichteilfenster*	5 mm Mittellage: 50 HE Breite: 350 HE
Multislice-CT:	siehe Standarduntersuchung	

Screeninguntersuchung
Zur Abklärung unklarer klinischer und/oder bildgebender Befunde

Vorbereitung:		Abdomensonographie, Patient nüchtern, Harnstoff- und Kreatininwerte. Vor der Untersuchung muss der Patient zur Darmkontrastierung 750 ml orales Kontrastmittel über einen Zeitraum von 90 min trinken. Unmittelbar vor der Untersuchung erhält der Patient weitere 250 ml Kontrastmittel
Körperposition:		Rückenlage, Arme über den Kopf
Atemphase:		Atemstillstand in Exspiration
Topogramm:	*Projektion:* *Scanstrecke:*	a.-p. von kranial nach kaudal, Beginn auf Höhe der Mamillen
Gantrykippung:		0°
Nativserie:	*Scanstrecke:* *Programm:* *Schichtdicke:* *Tischvorschub:* *Feldgrenzen:*	von kranial nach kaudal, Zwerchfellkuppe bis kaudaler Leberpol Spirale Abdomen 8 mm 12 mm laterale Bauchwand beidseits
Kontrastserie:	*Scanstrecke:* *Programm:* *Schichtdicke:* *Tischvorschub:*	von kranial nach kaudal, Zwerchfellgruppe bis aortale Bifurkation (Oberbauch) oder Symphyse (Abdomen/Becken) je nach Fragestellung Spirale Abdomen 5 mm 8 mm
Kontrastinjektion:	*Protrahierte Bolusinjektion:*	Injektion von 50 ml mit 2 ml/s, 60 s warten anschließend Injektion von 80 ml mit 2 ml/s Start des Scans 45 s nach Beginn der 2. Injektion
Dokumentation:	*Inkrement:* *Weichteilfenster:*	5 mm Mittellage: 50 HE Breit: 350 HE
Multislice-CT:	siehe Standarduntesuchung	

---

[1] Die forcierte Bolusinjektion ist indiziert, wenn primär der Verdacht auf eine Arterienverletzung (Aorta, viszerale Arterien) oder traumatische Aortendissektion besteht. Ziel ist es, einen möglichst hohen arteriellen Kontrast zu erzielen, wobei gegebenenfalls im Anschluss eine 2. Spirale durchgeführt wird, um parenchymatöse Verletzungen darzustellen.

Leber

Die Radiodensität des normalen Lebergewebes liegt bei 65 ± 5 HE; die intrahepatischen Blutgefäße demarkieren sich im normal dichten Parenchym hypodens. Abhängig vom Verfettungsgrad der Leber können sich die Gefäße jedoch auch iso- oder bei starker Verfettung hyperdens im Vergleich zum Lebergewebe abbilden. Die portalvenösen und systemisch-venösen Gefäßstämme unterteilen die Leber in ihre 8 Segmente: Die intersegmental gelegenen Venen vereinigen sich kranial zu 3 Stämmen, der rechten, mittleren und linken Hauptvene, die die Leber in 4 Abschnitte unterteilen. Jeder dieser 4 Abschnitte wird wiederum durch die horizontal verlaufende Aufzweigungsebene der Pfortader in ein kraniales und ein kaudales *Lebersegment* untergliedert. Die Zuordnung pathologischer Veränderungen zu einzelnen Segmenten muss vom Untersucher beherrscht werden, denn sie entscheidet nicht selten über Therapieansatz und Operabilität. Nach Kontrastmittelbolusgabe erfolgt unter normalen Kreislaufverhältnissen 12–17 s p.i. eine kurzzeitige isolierte Darstellung der *Leberarterien,* 25–40 s p.i. das Enhancement der *Portalvenen* und 40–60 s p.i. das der *Lebervenen.* Das *Leberparenchym* erfährt nach 40–60 s die stärkste Dichteanhebung, die in den folgenden 5 min auf ca. 50 % abfällt. Je nach Vaskularisationsgrad stellen sich Leberläsionen dann hypo, iso- oder hyperdens im Vergleich zum Lebergewebe dar.

Raumforderungen der Leber: organorientierte Erstuntersuchung

Vorbereitung:		Abdomensonographie, Patient nüchtern, TSH- und Kreatininwerte. Vor der Untersuchung muss der Patient zur Darmkontrastierung 750 ml orales Kontrastmittel über einen Zeitraum von 90 min trinken. Unmittelbar vor der Untersuchung erhält der Patient weitere 250 ml Kontrastmittel
Körperposition:		Rückenlage, Arme über den Kopf
Atemphase:		tiefe Exspiration
Topogramm:	*Projektion:*	a.-p.
	Scanstrecke:	von kranial nach kaudal, Beginn auf Höhe der Mamillen
Gantrykippung:		0°
Nativserie:	*Scanstrecke:*	von kranial nach kaudal, Zwerchfellkuppe bis kaudaler Leberpol
	Programm:	Abdomen
	Schichtdicke:	8 mm
	Tischvorschub:	12 mm
	Feldgrenzen:	laterale Bauchwand beidseits
Dokumentation:	*Weichteilfenster:*	Mittellage: 50 HE Breite: 350 HE

Kontrastserie:		zunächst Serio-CT zum Bolustracking[1], dann Spiral-CT
A) Serio-CT	*Scanstrecke:*	Referenzschicht über dem Leberhilus, Wahl der Messpunkte in der zentralen Pfortader, der A. hepatica und über dem Leberparenchym
	Programm:	Abdomen
	Schichtdicke:	5 mm
	Schichtabstand:	Kein Tischvorschub
	Feldgrenzen:	laterale Bauchwand beidseits
Kontrastinjektion:	*Forcierte Bolus-injektion:*	Injektion von 10 ml mit 5 ml/s, Aufnahmefolge alle 4–6 s ohne Scan-Delay für ca. 40 s, weitere ca. 5 Aufnahmen in 15–20 s Abständen.
Dokumentation:	Weichteilfenster:	Mittellage: 50 HE Breite: 350 HE
B) Spiral-CT	*Scanstrecke:*	von kranial nach kaudal, Zwerchfellkuppe bis kaudaler Leberpol
	Programm:	Spirale Abdomen
	Schichtdicke:	5 mm
	Tischvorschub:	5–7 mm
	Inkrement:	5 mm
	Feldgrenzen:	laterale Bauchwand beidseits
Kontrastinjektion:	*Forcierte Bolus-injektion:*	Injektion von 130 ml mit 5 ml/s, Start des Scans bei Peak-enhancement des Leberparenchyms + 10 s
Dokumentation:	*Weichteilfenster:*	Mittellage: 50 HE Breite: 350 HE

Untersuchungsprotokolle Multislice-CT

Aufgeführt sind nur Parameter, die sich von den vorhandenen Parametern der Einzelschicht--Spiral-CT unterscheiden.

Nativspirale:	*Kollimation:*	4 × 5 mm
	Tischvorschub:	30 mm/Rotation
	Schichtdicke:	10 mm
	Rekonstruktions-inkrement:	10 mm

---

[1] Das Bolustracking (Kap. 28.1) dient dazu, den zeitlichen Verlauf der Kontrastmittelanflutung, der Parenchymphase und der Kontrastmittelumverteilung zu verfolgen, um den Kontrastmittelbolus bei der nachfolgenden Spiral-CT optimal auszunutzen. Dazu werden mit Beginn einer Testinjektion von 10 ml KM mehrere Einzelschnitte an identischer Position und in zeitlich definiertem Abstand durchgeführt. Über „Regions of Interest (ROI)" wird nun der zeitliche Dichteverlauf gemessen und in Form einer Kurve dargestellt. Bei der organorientierten Erstuntersuchung der Leber wird die Zeit von Beginn der Kontrastmittelinjektion bis zum Peak-enhancement des Leberparenchyms für die nachfolgende Spiral-CT als Scan-Delay gewählt, wobei 10 s hinzugegeben werden, um auch eine Kontrastierung der Lebervenen zu erhalten. Moderne CT-Geräte bieten das Bolus-Tracking auch als integrierte Funktion an, indem die Dichtemessungen mit Beginn der eigentlichen Spiral-CT automatisch erfolgen. Dabei kann individuell vorgegeben werden, ob z. B. das Gerät die Spirale bei einem voreingestellten Dichtewert in der ROI automatisch startet oder die Spirale manuell ausgelöst wird.

Kontrastspirale:	Kollimation:	4 × 2.5 mm
	Tischvorschub:	15 mm/Rotation
	Schichtdicke:	5 mm, für MPR 3 mm
	Rekonstruktions-	
	inkrement:	5 mm, für MPR 2 mm
Kontrastmittel-CT:		Injektion von 130 ml KM, Flow 5 ml/s. Automatische Kreislaufzeitbestimmung mit ROI im Leberparenchym, Cycle time 4s, Monitoring Delay 20s, Triggerschwelle 50 HU. Startdelay zum Scan 7s.

Fokale Raumforderung der Leber: Serio-CT als weiterführende Untersuchung

Vorbereitung:		Abdomensonographie, evtl. diagnostisches Oberbauch-CT, Patient nüchtern, TSH- und Kreatininwerte
Körperposition:		Rückenlage, Arme über den Kopf
Atemphase:		tiefe Exspiration
Topogramm:	Projektion:	a.-p.
	Scanstrecke:	von kranial nach kaudal, Beginn auf Höhe der Mamillen
Gantrykippung:		0°
Nativserie:	Scanstrecke:	von kranial nach kaudal, Zwerchfellkuppe bis kaudaler Leberpol
	Programm:	Abdomen
	Schichtdicke:	5 mm
	Tischvorschub:	5–7 mm
	Feldgrenzen:	laterale Bauchwand beidseits
Dokumentation:	Weichteilfenster:	Mittellage: 50 HE Breite: 350 HE
Kontrastserie:	Scanstrecke:	Tischposition auf einer anhand der Nativserie festgelegten Referenzschicht im Tumor
	Programm:	Abdomen
	Schichtdicke:	5 mm
	Schichtabstand:	kein Tischvorschub
	Feldgrenzen:	laterale Bauchwand beidseits oder Vergrößerung
Kontrastinjektion:	Forcierte Bolus- injektion:	Injektion von 130 ml mit 5 ml/s, Aufnahmefolge alle 4–6 s ohne Scandelay für ca. 40 s, weitere ca. 10 Aufnahmen in 15–20 s Abständen bis das Kontrastmittel ausgewaschen ist[1]
Dokumentation:	Weichteilfenster:	Mittellage: 50 HE Breite: 350 HE

---

[1] Anmerkung zum *Hämangiomnachweis*: Es sind ggf. Spätaufnahmen in größeren Abständen (bis max. 6o min p.i.) bis zum Nachweis eines Poolings anzufertigen; bei großen kavernösen Hämangiomen ist ggf. aufgrund der nur langsamen Blutpooldurchmischung eine protrahierte Kontrastmittelgabe (niedriger Flow mit 1 ml/s, mehrminütige Injektionsdauer, Gesamtmenge bis 250 ml) vorzuziehen.

Die in der beschriebenen Form durchgeführte Serio-CT stellt technisch gesehen ein Bolustracking mit größeren Kontrastmittelmengen dar und wird heute zur Charakterisierung einer fokalen Leberläsion nur noch selten eingesetzt. Durch die heute verfügbaren schnellen Rechner ist es möglich geworden, mehrere Spiralen hintereinander zu aquirieren, indem eine einzige Kontrastmittelinjektion dazu genutzt wird, jeweils eine Spirale während der arteriellen, portalvenösen und venösen Leberkontrastierung anzufertigen. Diese Technik wird als Zweiphasen-(Doppel-)Spiral-CT oder Dreiphasen-(Triple-)Spiral-CT bezeichnet und im folgenden beschrieben.

Fokale Raumforderung der Leber:
„Mehrphasige Spiral-CT" als weiterführende Untersuchung

Vorbereitung:		Abdomensonographie, event. diagnostisches Oberbauch-CT, Patient nüchtern, TSH und Kreatinin Werte.
Körperposition:		Rückenlage, Arme über den Kopf
Atemphase:		tiefe Expiration
Topogramm:	*Projektion:*	a.p.
	Scanstrecke:	von kranial nach kaudal, Beginn auf Höhe der Mamillen
Gantry-Kippung:		0°
Nativserie:	*Scanstrecke:*	von kranial nach kaudal, Zwerchfellkuppe bis kaudaler Leberpol
	Programm:	Abdomen
	Schichtdicke:	8 mm
	Schichtabstand:	12 mm
	Feldgrenzen:	laterale Bauchwand beidseits
Dokumentation:	*Weichteilfenster:*	Mittellage: 50 HE Breite: 350 HE
Kontrastserie:		
A) Serio-CT	*Scanstrecke:*	Referenzschicht über dem Leberhilus, Wahl der Messpunkte in der zentralen Pfortader, der Aorta und über dem Leberparenchym
	Programm:	Abdomen
	Schichtdicke:	5 mm
	Schichtabstand:	Kein Tischvorschub
	Feldgrenzen:	laterale Bauchwand beidseits
Kontrastinjektion:	*Forcierte Bolusinjektion:*	Injektion von 10 ml mit 5 ml/s, Aufnahmefolge alle 4–6 s ohne Scan-Delay für ca. 40 s, weitere ca. 5 Aufnahmen in 15–20 s Abständen.
Dokumentation:	*Weichteilfenster:*	Mittellage: 50 HE Breite: 350 HE

B) Spiral-CT

	Scanstrecke:	von kranial nach kaudal, Zwerchfellkuppe bis caudaler Leberpol; portalvenöse Spirale von kaudal nach kranial
	Programm:	Spirale Abdomen
	Schichtdicke:	5 mm
	Tischvorschub:	5–7 mm
	Inkrement:	5 mm
	Feldgrenzen:	laterale Bauchwand beidseits
Kontrastinjektion:	*Forcierte Bolusinjektion:*	Injektion von 150 ml mit 5 ml/s, Start des arteriellen Scans bei Peak-enhancement der Bauchaorta +2 s, Start der portalvenösen Spirale 55 s nach Injektionsbeginn des KM[1]
Dokumentation:	*Weichteilfenster:*	Mittlage: 50 HE Breite: 350 HE

Untersuchungsprotokolle Multislice-CT

Aufgeführt sind nur Parameter, die sich von den vorhandenen Parametern der Einzelschicht--Spiral-CT unterscheiden.

Nativspirale:	*Kollimation:*	4 × 5 mm
	Tischvorschub:	30 mm/Rotation
	Schichtdicke:	10 mm
	Rekonstruktionsinkrement:	10 mm
Kontrastspirale:	*Kollimation:*	4 × 2.5 mm
	Tischvorschub:	15 mm/Rotation
	Schichtdicke:	5 mm, für MPR 3 mm
	Rekonstruktionsinkrement:	5 mm, für MPR 2 mm
Kontrastmittel-CT:		Injektion von 130 ml KM, Flow 5 ml/s. Automatische Kreislaufzeitbestimmung mit ROI im Aorta desc., Höhe Truncus coeliacus, Cycle time 2s, Monitoring Delay 10s, Triggerschwelle 80 HU. Startdelay zum Scan 10s für art. Spirale. Portalvenöse Spirale 15s nach Ende der art. Spirale, evtl. Spätphase 2 min. p.i.

---

[1] Die Doppel-Spiral-CT oder auch zweiphasische CT-Untersuchung der Leber stellt heute neben der MRT das Verfahren der Wahl zur Charakterisierung bzw. weiteren Abklärung bekannter Leberläsionen dar. Im Anschluss an die portalvenöse Spirale kann in manchen Fällen (z. B. Hämangiomnachweis) auch noch eine dritte spätvenöse Spirale (Dreiphasen-Spiral-CT) oder Spätaufnahmen nach z. B. 10 Minuten indiziert sein. Bei der Mehrphasen-Spiral-CT ist allerdings zu bedenken, dass der Patient einer nicht unerheblichen Strahlenbelastung ausgesetzt wird, so dass im Einzelfall zu überlegen ist, ob nicht eine MRT der Leber sinnvoller erscheint.

Multifokale Raumforderungen der Leber:
Angio-CT zur Klärung der Operabilität

Diese Untersuchung kann entweder als arterielle (CTA) oder arterio-portale (CTAP) Perfusionsstudie durchgeführt werden. Die CTA ist die seltener indizierte Untersuchung. Sie sollte bei Verdacht auf stark arterialisierte Tumoren (fokale noduläre Hyperplasie, Adenom, hepatozelluläres Karzinom, Karzinoid etc.) gewählt werden. Voraussetzung ist jedoch eine arterielle Versorgung der Leber über ein Gefäß (Normalanatomie), da sonst nur Teile des Organs kontrastiert werden. Für andere Tumoren, insbesondere Metastasen und anatomische Gefäßvarianten, ist die CTAP indiziert.

Vor Beginn der CT-Untersuchung, also auch schon vor der Nativserie, wird bei der CTA ein Selektivkatheter in die A. hepatica propria oder communis, bei der CTAP vorzugsweise in die A. mesenterica superior jenseits des Abgangs akzessorischer Leberarterien (ersatzweise auch in die A. lienalis) platziert (s. Kap. 14). Es wird lediglich eine Zöliakographie durchgeführt, um die arterielle Versorgung der Leber zu dokumentieren. Weitere angiographische Untersuchung werden in Anschluß an die CT durchgeführt.

Vorbereitung:		Abdomensonographie und diagnostisches Oberbauch-CT, Patient nüchtern, TSH- und Kreatininwerte. Keine Kontraindikationen zur arteriellen Angiographie, eine Darmkontrastierung ist nicht nötig
Körperposition:		Rückenlage, Arme über den Kopf
Atemphase:		tiefe Exspiration
Topogramm:	*Projektion:*	a.-p.
	Scanstrecke:	von kranial nach kaudal, Beginn auf Höhe der Mamillen
Gantrykippung:		0°
Nativserie:	*Scanstrecke:*	von kranial nach kaudal, Zwerchfellkuppe bis kaudaler Leberpol
	Programm:	Abdomen
	Schichtdicke:	8 mm
	Tischvorschub:	12 mm
	Feldgrenzen:	laterale Bauchwand beidseits
Dokumentation:	*Weichteilfenster:*	Mittellage: 50 HE Breite: 350 HE
Kontrastserie:		zunächst Serio-CT zum Bolustracking[1], dann Spiral-CT

[1] Bolustracking ist nur für die CTAP sinnvoll, da bei CTA das KM ohne Zeitverzögerung anflutet. Erfolgt das Bolustracking automatisch, kann man für die Dichtemessung im Leberparenchym (CTAP) einen Schwellenwert festlegen, bei dem die Spirale gestartet wird. Ein Dichteanstieg des Leberparenchyms um 30 HE ist beispielsweise ein brauchbarer Wert, mit dem man in der Praxis arbeiten kann.

A) Serio-CT   *Scanstrecke:*   Referenzschicht über dem Leberhilus, Wahl der
                                          Messpunkte in der zentralen Pfortader, der
                                          A. hepatica und über dem Leberparenchym
                       Programm: Abdomen
                       Schichtdicke: 5 mm
                       Schichtabstand: kein Tischvorschub
                       Feldgrenzen: laterale Bauchwand beidseits

Kontrastinjektion: *Forcierte*   Injektion von 10 ml mit 4 ml/s Aufnahmefolge
                        Bolusinjektion: alle 4–6 s ohne Scandelay für ca. 40 s, weitere
                                           ca. 5 Aufnahmen in 15–20 s Abständen.

Dokumentation: *Weichteilfenster:* Mittellage: 50 HE   Breite: 350 HE

B) Spiral-CT   *Scanstrecke:*   von kranial nach kaudal, Zwerchfellkuppe bis
                                           kaudaler Leberpol
                        Programm: Abdomen
                        Schichtdicke: 5 mm
                        Tischvorschub: 5–7 mm
                        Inkrement: 5 mm
                        Feldgrenzen: laterale Bauchwand beidseits

Kontrastinjektion[1]: *CTA*   Injektion von 100 ml (Mischung aus 50 ml KM
                                           und 50 ml NaCl) mit 4 ml/s über den Katheter;
                                           mit der Kontrastmittelinjektion wird die Spirale
                                           gestartet

                         CTAP   Injektion von 130 ml (Mischung aus 80 ml KM
                                           und 50 ml NaCl) mit 4 ml/s über den Katheter;
                                           Startdelay der Spirale abhängig von dem
                                           mittels Serio-CT errechneten Kontrastmittel-
                                           maximum über dem Leberparenchym

Dokumentation: Weichteilfenster: Mittellage: 50 HE   Breite: 350 HE

Untersuchungsprotokolle Multislice-CT

Aufgeführt sind nur Parameter, die sich von den vorhandenen Parametern der Einzelschicht--
Spiral-CT unterscheiden.

Nativspirale: *Kollimation:*   4 × 5 mm
                        Tischvorschub: 30 mm/Rotation
                        Schichtdicke: 10 mm
                        Rekonstruktions-
                        inkrement: 10 mm

Kontrastspirale: *Kollimation:*   4 × 2.5 mm
                        Tischvorschub: 15 mm/Rotation
                        Schichtdicke: 5 mm, für MPR 3 mm
                        Rekonstruktions-
                        inkrement: 5 mm, für MPR 2 mm

Kontrastmittel-CT: *CTA*   Injektion von 50 ml KM + 30 ml NaCl,
                                          Flow 5 ml/s. Startdelay zum art. Scan 13s,
                                          portalvenös 50s post Injektionsstart.

---

[1] Bei der CTA und CTAP muss das KM verdünnt werden, da es sonst zu Aufhärtungsartefakten
     durch die hohe lokale Dichte des Kontrastmittels in der Leber kommt.

CTAP		Injektion von 80 ml KM + 50 ml NaCl, Flow 4 ml/s. Automatische Kreislaufbestimmung mit ROI im Leberparenchym, Cycle time 2s, Monitoring Delay 10s, Triggerschwelle 50 HU. Startdelay zum Scan 5s.

Gallenblase und Gallenwege

Tumorstaging, unklare biläre Obstruktion, unklare sonographische Befunde

Vorbereitung:		Abdomensonographie[1], Patient nüchtern, TSH- und Kreatininwerte. Vor der Untersuchung muss der Patient zur Darmkontrastierung 500 ml orales Kontrastmittel über einen Zeitraum von 60 min trinken. Unmittelbar vor der Untersuchung erhält der Patient weitere 250 ml Kontrastmittel.
Körperposition:		Rückenlage, Arme über den Kopf
Atemphase:		tiefe Exspiration
Topogramm:	*Projektion:*	a.-p.
	Scanstrecke:	von kranial nach kaudal, Beginn auf Höhe der Mamillen
Gantrykippung:		0°
Nativserie:	*Scanstrecke:*	von kranial nach kaudal, Zwerchfellkuppe bis kaudaler Leberpol
	Programm:	Abdomen
	Schichtdicke:	5 mm
	Tischvorschub:	5–7 mm
	Feldgrenzen:	laterale Bauchwand beidseits
Dokumentation:	*Weichteilfenster:*	Mittellage: 50 HE Breite: 350 HE
Kontrastserie:	*Scanstrecke:*	von kranial nach kaudal, Zwerchfellkuppe bis unterhalb Pankreaskopf
	Programm:	Spirale Abdomen
	Schichtdicke:	5 mm
	Tischvorschub:	5–7 mm
	Feldgrenzen:	laterale Bauwand beidseits
Kontrastinjektion:	*Protrahierte Bolusinjektion:*	Injektion von 50 ml mit 2 ml/s, 60 s warten anschließend Injektion von 80 ml mit 2 ml/s Start des Scans 45 s nach Beginn der 2. Injektion

---

[1] Die Sonographie ist die Methode der Wahl zur Abklärung von Erkrankungen der Gallenblase und Gallenwege. Die CT ist nur als weiterführende Diagnostik in den oben genannten Fällen indiziert.

Alternativ[1]:	*Bolustracking*	auf Pfortaderniveau; 10 ml mit 5 ml/s
	Forcierte	Injektion von 130 ml mit 5 ml/s, Start des Scans
	Bolusgabe:	bei Peak-enhancement der Pfortader.

| Dokumentation: | *Inkrement:* | 5 mm |
| | *Weichteilfenster:* | Mittellage: 50 HE | Breite: 350 HE |

| Multislice-CT: | siehe Standarduntesuchung |

Milz

Milztumore. Milzabszesse, unklare Raumforderungen

| Vorbereitung: | Abdomensonographie, Patient nüchtern, TSH- und Kreatininwerte. Vor der Untersuchung muss der Patient zur Darmkontrastierung 500 ml orales Kontrastmittel über einen Zeitraum von 60 min trinken. Unmittelbar vor der Untersuchung erhält der Patient weitere 250 ml Kontrastmittel. |

| Körperposition: | Rückenlage, Arme über den Kopf |

| Atemphase: | tiefe Exspiration |

| Topogramm: | *Projektion:* | a.-p. |
| | *Scanstrecke:* | von kranial nach kaudal, Beginn auf Höhe der Mamillen |

| Gantrykippung: | 0° |

Nativserie:	*Scanstrecke:*	von kranial nach kaudal, Zwerchfellkuppe bis kaudaler Leberpol
	Programm:	Abdomen
	Schichtdicke:	8 mm
	Tischvorschub:	12 mm
	Feldgrenzen:	laterale Bauchwand beidseits

| Dokumentation: | *Weichteilfenster:* | Mittellage: 50 HE | Breite: 350 HE |

Kontrastserie:	*Scanstrecke:*	von kranial nach kaudal, Zwerchfellkuppe bis aortale Bifurkation
	Programm:	Spirale Abdomen
	Schichtdicke:	5 mm
	Tischvorschub:	8 mm
	Feldgrenzen:	laterale Bauchwand beidseits

| Kontrastinjektion: | *Protrahierte* | Injektion von 50 ml mit 2 ml/s, 60 s warten |
| | *Bolusinjektion:* | anschließend Injektion von 80 ml mit 2 ml/s Start des Scans 45 s nach Beginn der 2. Injektion |

---

[1] Bei diskreten Befunden oder zur Darstellung von Prozessen am Leberhilus ist das Bolustracking in Kombination mit der forcierten Kontrastmittelinjektion zu bevorzugen, wobei die Spirale dann in dünneren Schichten (2–3 mm) rekonstruiert werden sollte.

Dokumentation:	*Inkrement:*	5 mm	
	Weichteilfenster:	Mittellage: 50 HE	Breite: 350 HE
Multislice-CT:	siehe Standarduntesuchung		

Nach Kontrastmittelbolusgabe zeigt das Milzgewebe bedingt durch die Trabekel- und Pulpastruktur eine zunächst scheckige Kontrastierung, die nach 90–120 s in eine homogene Anfärbung übergeht. Dieses Kontrastierungsverhalten muss insbesondere bei Anwendung der Spiraltechnik mit früher Bildsequenz berücksichtigt werden, um das in der frühen Anflutungsphase des Kontrastmittels entstehende inhomogene Bild der Milz nicht fehlzudeuten. Andererseits kann der Nachweis einer fehlenden *Milztrabekulierung* in der arteriellen Phase, oft in Kombination mit einer feinnodulären Zeichnung in der Parenchymphase Hinweis auf einen diffusen Lymphombefall der Milz sein und das veränderte Kontrastverhalten damit diagnostischen Wert besitzen (Serio-CT).

Peritonealhöhle

Abszess, Flüssigkeitsverhalt, Tumorausschluss, Blutung, unklare sonographische Befunde

Vorbereitung:		Abdomensonographie, Patient nüchtern, TSH- und Kreatininwerte. Vor der Untersuchung muss der Patient zur Darmkontrastierung 750 ml orales Kontrastmittel über einen Zeitraum von 90 min trinken. Unmittelbar vor der Untersuchung erhält der Patient weitere 250 ml Kontrastmittel.
Körperposition:		Rückenlage, Arme über den Kopf
Atemphase:		tiefe Exspiration
Topogramm:	*Projektion:*	a.-p.
	Scanstrecke:	von kranial nach kaudal, Beginn auf Höhe der Mamillen
Gantrykippung:		0°
Nativserie:	*Scanstrecke:*	von kranial nach kaudal, Zwerchfellkuppe bis kaudaler Leberpol
	Programm:	Abdomen
	Schichtdicke:	8 mm
	Tischvorschub:	12 mm
	Feldgrenzen:	laterale Bauchwand beidseits
Dokumentation:	*Weichteilfenster:*	Mittellage: 50 HE Breite: 350 HE
Kontrastserie:	*Scanstrecke:*	von kranial nach kaudal, Zwerchfellkuppe bis aortale Bifurkation (Oberbauch) oder bis Symphyse (Abdomen/Becken) je nach Fragestellung
	Programm:	Spirale Abdomen
	Schichtdicke:	5 mm

	Tischvorschub:	8 mm
	Feldgrenzen:	laterale Bauchwand beidseits
Kontrastinjektion:	*Protrahierte*	Injektion von 50 ml mit 2 ml/s, 60 s warten
	Bolusinjektion:	anschließend Injektion von 80 ml mit 2 ml/s
		Start des Scans 45 s nach Beginn der 2. Injektion
Dokumentation:	*Inkrement:*	5 mm
	Weichteilfenster:	Mittellage: 50 HE Breite: 250 HE
Multislice-CT:		siehe Standarduntesuchung

Gastrointestinaltrakt

Magen und Duodenum: Tumordiagnostik

Vorbereitung:		Endoskopie, MDP, Patient nüchtern, TSH- und Kreatininwerte. Der Patient muss direkt vor der Untersuchung 1000 ml Wasser[1] trinken
Körperposition:		Bauchlage, Arme über den Kopf
Atemphase:		tiefe Exspiration
Topogramm:	*Projektion:*	a.-p.
	Scanstrecke:	von kranial nach kaudal, Beginn auf Höhe der Mamillen
Gantrykippung:		0°
Nativserie:	*Scanstrecke:*	von kranial nach kaudal, 5 cm oberhalb Zwerchfellkuppe bis kaudaler Leberpol
	Programm:	Abdomen
	Schichtdicke:	8 mm
	Tischvorschub:	12 mm
	Feldgrenzen:	laterale Bauchwand beidseits
Dokumentation:	*Weichteilfenster:*	Mittellage: 50 HE Breite: 350 HE
Kontrastserie[2]:	*Vorbereitung:*	Der Patient erhält unmittelbar vor der Kontrastmittelserie über einen Strohhalm weitere 200 ml Wasser sowie 30 mg Buscopan oder 1–2 mg Glucagon i.v.[3]
	Scanstrecke:	von kranial nach kaudal, 5 cm oberhalb Zwerchfellkuppe bis aortale Bifurkation

---

[1] Wasser wird als negatives Kontrastmittel appliziert, um eine gleichmäßige Distension der Magenwand zu erreichen. Durch homogene, hypodense Füllung des Lumens lassen sich hyperdense Veränderungen der Magenwand besser erkennen.

[2] Bei der Frage nach Magentumoren bietet die Spiraltechnik die einzigartige Möglichkeit, die Bolusgeometrie so auszunutzen, dass sowohl die Leber als auch der Magen ein deutliches Kontrastmittelenhancement aufweisen und damit in bezug auf Metastasen und den Primärtumor beurteilbar sind. Außerdem gelingt hierdurch eine lückenlose Darstellung des gesamten Magens, so dass ein „Veratmen" kleiner Tumore nicht möglich ist.

[3] Nebenwirkungen s. Kap. 31

	Programm:	Spirale Abdomen
	Schichtdicke:	5 mm
	Tischvorschub:	5–7 mm
	Feldgrenzen:	laterale Bauchwand beidseits
Kontrastinjektion:	Bolustracking	auf Pfortaderniveau; 10 ml mit 5 ml/s Injektion
	Forcierte	von 130 ml mit 5 ml/s, Start des Scans bei
	Bolusgabe:	Peak-enhancement des Leberparenchyms +10 s.
Dokumentation:	Inkrement:	5 mm
	Weichteilfenster:	Mittellage: 50 HE Breite: 350 HE

Untersuchungsprotokolle Multislice-CT

Aufgeführt sind nur Parameter, die sich von den vorhandenen Parametern der Einzelschicht--Spiral-CT unterscheiden.

Nativspirale:	Kollimation:	$4 \times 2{,}5$ mm
	Tischvorschub:	15 mm/Rotation
	Schichtdicke:	8 mm
	Rekonstruktions-inkrement:	8 mm
Kontrastspirale:	Kollimation:	4×2.5 mm
	Tischvorschub:	15 mm/Rotation
	Schichtdicke:	5 mm, für MPR 3 mm
	Rekonstruktions-inkrement:	5 mm, für MPR 2 mm
Kontrastmittel-CT:		Injektion von 120 ml KM, Flow 4 ml/s. Automatische Kreislaufzeitbestimmung mit ROI in Aorta desc., Höhe Truncus coeliacus, Cycle time 2s, Monitoring Delay 10s, Triggerschwelle 80 HU. Startdelay zum Scan 10s für art. Spirale. Portalvenöse Spirale 15s nach Ende der art. Spirale.

Dünndarm: Diagnostik von Tumoren und komplizierten Verläufen entzündlicher Dünndarmerkrankungen

Vorbereitung:		Abdomensonographie, Patient nüchtern, TSH- und Kreatininwerte. Platzieren einer Sellink-Sonde unter Durchleuchtungskontrolle. Vor der Untersuchung werden 1500 ml einer Methylzellulose-Wasser-Suspension über die Sonde appliziert.
Körperposition:		Bauchlage, Arme über den Kopf
Atemphase:		tiefe Exspiration
Topogramm:	Projektion:	a.-p.
	Scanstrecke:	von kranial nach kaudal, Beginn auf Höhe der Mamillen
Gantrykippung:		0°

Nativserie[1]:	*Scanstrecke:*	von kranial nach kaudal Zwerchfellkuppe bis Symphyse
	Programm:	Abdomen
	Schichtdicke:	8 mm
	Tischvorschub:	12 mm
	Feldgrenzen:	laterale Bauchwand beidseits
Dokumentation:	*Weichteilfenster:*	Mittellage: 50 HE Breite 350 HE
Kontrastserie:	*Vorbereitung:*	Der Patient erhält unmittelbar vor der Kontrast- mittelserie weitere 500 ml Wasser über die Sonde sowie 30 mg Buscopan oder 1–2 mg Glucagon i.v.[2]
	Scanstrecke:	von kranial nach kaudal, Zwerchfellkuppe bis Symphyse
	Programm:	Abdomen
	Schichtdicke:	5 mm
	Tischvorschub:	8 mm
	Feldgrenzen:	laterale Bauchwand beidseits
Kontrastinjektion:	*Protrahierte Bolusinjektion:*	Injektion von 50 ml mit 2 ml/s, 60 s warten anschließend Injektion von 80 ml mit 2 ml/s Start des Scans 45 s nach Beginn der 2. Injektion
	Weichteilfenster:	Mittellage: 50 HE Breite: 350 HE
Multislice-CT:	siehe Standarduntesuchung	

Die oben beschriebene Technik wird CT-Sellink genannt und kann alternativ zum Röntgen des Dünndarms nach Sellink zum Einsatz kommen. Ihr Stellenwert wird insbesondere aufgrund der hohen Strahlenbelastung für die meist jungen Patienten mit entzündlicher Darmerkrankung kontrovers diskutiert. Heute steht mit der „Hydro-MRT" ein aussagekräftiges Alternativverfahren zur Verfügung, das ohne Röntgenstrahlen auskommt und sowohl den entzündlichen Darmbefall, extraintestinale Manifestationen (z. B. Abszesse) als auch Fisteln darstellen kann. Deshalb ist die CT-Sellink unseres Erachtens nach nur indiziert, wenn eine Hydro-MRT nicht durchgeführt werden kann und gleichzeitig ein fortgeschrittenes Stadium des Morbus Crohn mit Fisteln und Abszedierungen vorliegt, bei dem die Entscheidung über die weitere Therapie unmittelbar ansteht. Eine weitere, vertretbare Indikation für die CT-Sellink sind fortgeschrittene Tumoren des Dünndarms, um den/die Primärtumor/e aber auch Metastasen in der Leber zu erfassen. In diesem Falle wiegt die geringere Untersuchungsdauer im Vergleich zur Hydro-MRT ($\geq$30 Minuten) höher, da die körperlich meist reduzierten Patienten lange Untersuchungszeiten nicht tolerieren. Grundsätzlich ist die Wahl, ob eine CT-Sellink zum Einsatz kommt oder nicht, individuell zu treffen und gegenüber Alternativverfahren wie der Hydro-MRT abzuwägen.

---

[1] Auf die Nativserie kann bei jungen Patienten mit entzündlichen Darmerkrankungen verzichtet werden. Bei Tumorpatienten sollten Nativaufnahmen jedoch zur korrekten Erfassung von möglichen Leberläsionen und/oder des Primärtumors im Dünndarm durchgeführt werden.

[2] s. Fußnote 3, S. 509.

Kolon und Rektum:
Tumoren, kompliziert verlaufende Kolitis

Vorbereitung:		Endoskopie, Abdomensonographie, evtl. Endosonographie bei Patienten mit Rektumkarzinom, Patient nüchtern, TSH- und Kreatininwerte. Auf dem CT-Tisch werden dem Patienten transrektal mittels Pneumokolon 1500–1800 ml einer Methylzellulose-Wasser-Suspension verabreicht.
Körperposition:		Bauchlage, Arme über den Kopf
Atemphase:		tiefe Exspiration
Topogramm:	*Projektion:*	a.-p.
	Scanstrecke:	von kranial nach kaudal, Beginn auf Höhe der Mamillen
Gantrykippung:		0°
Nativserie:	*Scanstrecke:*	von kranial nach kaudal, Zwerchfellkuppe bis kaudaler Leberpol
	Programm:	Abdomen
	Schichtdicke:	8 mm
	Tischvorschub:	12 mm
	Feldgrenzen:	laterale Bauchwand beidseits
Dokumentation:	*Weichteilfenster:*	Mittellage: 50 HE Breite: 350 HE
Kontrastserie:	*Vorbereitung:*	Der Patient erhält unmittelbar vor der Kontrastmittelserie 30 mg Buscopan oder 1–2 mg Glucagon i.v.[1]
	Scanstrecke:	von kranial nach kaudal, Zwerchfellkuppe bis Symphyse
	Programm:	Abdomen
	Schichtdicke:	5 mm
	Schichtabstand:	8 mm
	Feldgrenzen:	laterale Bauchwand beidseits
Kontrastinjektion:	*Bolustracking Forcierte Bolusgabe:*	auf Pfortaderniveau; 10 ml mit 5 ml/s Injektion von 150 ml mit 5 ml/s, Start des Scans bei Peak-enhancement des Leberparenchyms + 10 s.
Dokumentation:	*Inkrement:*	5 mm
	Weichteilfenster:	Mittellage: 50 HE Breite: 350 HE

Untersuchungsprotokolle Multislice-CT

Aufgeführt sind nur Parameter, die sich von den vorhandenen Parametern der Einzelschicht-Spiral-CT unterscheiden.

Nativspirale:	*Kollimation:*	4 × 5 mm
	Tischvorschub:	30 mm/Rotation
	Schichtdicke:	10 mm
	Rekonstruktionsinkrement:	10 mm

---

[1] s. Fußnote 3, S. 509

Kontrastspirale:	*Kollimation:*	4 × 2.5 mm
	Tischvorschub:	15 mm/Rotation
	Schichtdicke:	3 mm
	Rekonstruktions-	
	inkrement:	1,5 mm

Kontrastmittel-CT: Injektion von 130 ml KM, Flow 5 ml/s. Automatische Kreislaufzeitbestimmung mit ROI im Leberparenchym, Cycle time 4s, Monitoring Delay 20s, Triggerschwelle 50 HU. Startdelay zum Scan 7s.

Nicht jedes Kolonkarzinom muss einer präoperativen Abklärung mittels Hydro-CT zugeführt werden, da bei einer Hemikolektomie grundsätzlich auch die Lymphabflusswege entfernt werden. Besteht jedoch der Verdacht auf Lebermetastasen, eine peritoneale Tumoraussaat oder einen organinfiltrierenden Tumor insbesondere des Rektums liefert die Hydro-CT therapierelevante Informationen. Eine weitere Indikation zur Hydro-CT des Kolons besteht in der Zweitkarzinomabklärung bei endoskopisch nicht zu passierendem kolorektalem Karzinom, da die Tumornachweisrate bei >95 % liegt.

Im Falle einer kompliziert verlaufenden Kolitis kann die CT als Notfalluntersuchung zur Beurteilung einer (gedeckten) Perforation, eines Abszesses oder der Mitbeteiligung anderer Strukturen indiziert sein. In diesem Fall ist individuell zu entscheiden, ob eine Kontrastierung des Kolons erfolgen soll (im Status der Perforation kontraindiziert!) und wenn ja, welches Kontrastmittel zum Einsatz kommt. Die Meinungen gehen auseinander, ob ein röntgenpositives, wasserlösliches Kontrastmittel oder Wasser als röntgennegative, physiologische Substanz eingesetzt werden sollte.

28.7
Retroperitoneum und Becken

G. Nöldge und M. Bahner

Die Computertomographie des Retroperitoneum wird für eine äußerst breitgespannte Indikationspalette und sehr verschiedenartige Organe und Organsysteme durchgeführt. Dies macht eine differenzierte Anwendung der CT-Techniken notwendig, die an die jeweilige Fragestellung angepasst sein müssen. Beispielsweise erfordert die computertomographische Differentialdiagnose des Pankreaskarzinoms eine andere Lagerungstechnik, Boluskinetik und Schnittdicke als die Abklärung eines rupturierten Bauchaortenaneurymas. Für eine präzise Diagnostik in der Abklärung maligner Erkrankungen sind Kombinationsuntersuchungen abzulehnen, beispielsweise simultan die Abklärung von Leberläsionen neben retroperitonealer Computertomographie zur Beschreibung der Stadienausdehnung eines Kolorektalkarzinoms: Die Leberdiagnostik bedingt eine völlig andere Bolustechnik als die Abklärung der Organstrukturen und Lymphknotenstationen im kleinen Becken. Im Einzelfall ist dann immer eine Abwägung erforderlich zwischen der Vermeidung unnötiger Kosten durch Mehrfachuntersuchungen einerseits und der Verbesserung von Sensitivität und Spezifität durch optimierte CT-Techniken andererseits. Allerdings sollten unserer Auffassung nach primäre Staginguntersuchungen von Tumoren des Retroperitoneum und Beckens, die zu einen, Lymphknotenbefall des Retroperitoneum führen können mit vergleichbarer Scanstrecke und Boluskinetik durchgeführt werden. Dies erlaubt eine sinnvolle Vereinfachung der Routinediagnostik und gilt dann für die Abklärung von Lymphomen, Melanomen, Tumoren des weiblichen und männlichen Genitales, des Anal- und distalen Rektumkarzinoms und entzündliche bzw. abszedierende Erkrankungen des Retroperitoneums und Beckens. Die diagnostische Abklärung von entzündlichen und tumorösen Weichteilprozessen in Ausdehnung und Lokalisation wird zunehmend die Domäne der Magnetresonanztomographie. Die durch diese Methode bedingte deutlich bessere Darstellung und damit klarere Beurteilung der oben genannten pathologischen Veränderungen, die in gleicher Untersuchung durchführbare kontrastgestützte MR-Angiographie und die multiplanaren Rekonstruktionsmöglichkeiten machen die MRT mehr und mehr zum Diagnostikum der ersten Wahl. Darüber hinaus verspricht die Anwendung Lymphknoten-spezifischer MR-Kontrastmittel, die zur Zeit in Erprobung sind, für die Abklärung lymphatischer Erkrankungen diagnoseweisende Aspekte.

Retroperitoneum

Standarduntersuchung, Erstuntersuchungen, Restaging bei Malignomen

Vorbereitung:		Sonographie. Patient nüchtern, Kenntnis der TSH- und Kreatininwerte (Kap. 29, 30). Zur Darmkontrastierung Trinken von 500 ml oralem Kontrastmittel vor der Untersuchung über einen Zeitraum von 90 min; unmittelbar vor Scanbeginn weitere 250 ml Kontrastmittel. Bei Fragestellung Tumor oder Abszess im Becken (z. B. Prostata-, Zervix-, Rektumcarcinom) zusätzliche Kontrastierung des Darmes erforderlich durch rektale Applikation von positivem (**cave:** Kein Barium bei Perforationsverdacht!) oder negativem Kontrastmittel.
Körperposition:		Rückenlage, Arme über den Kopf
Atemphase:		tiefe Exspiration
Topogramm:	*Projektion:*	a.-p.
	Scanstrecke:	kraniokaudal, Beginn auf Höhe des Xiphoids bis knapp unterhalb der Symphyse
Gantrykippung:		0°
Nativserie[1]:	*Scanstrecke:*	kraniokaudal, vom Leberhilus bis 2 cm unter die Symphyse
	Programm:	Abdomen (langes Topogramm)
	Schichtdicke:	10 mm
	Schichtabstand:	20 mm (Doppelschritte)
	Feldgrenzen:	laterale Bauchwand beidseits
Dokumentation:	*Weichteilfenster:*	Mittellage: 30–50 HE Breite: 350 HE
Kontrastserie:	*Scanstrecke:*	kraniokaudal, vom Leberhilus bis 2 cm unter die Symphyse
	Programm:	Abdomen
	Schichtdicke:	10 mm
	Tischvorschub:	20 mm, Scanparameter: 120 kV, 240 mAs
	Feldgrenzen:	laterale Bauchwand beidseits
Kontrastmittel-CT:		1. Injektion von 50 ml Kontrastmittel, Flow 3 ml/s nach 60 s: 2. Schnellinfusion von 80 ml, Flow 3 ml/s Scanbeginn 30 s nach Infusionsbeginn
	Fakultativ:	dynamische Sequenz: 120 kV, 240 mAs, Schichtdicke: 10 mm, 6 sec Cycle-Time
	Vorbolus:	50 ml KM, 40 sec warten
	Bolus:	80 ml KM, Flow 2 ml/sec
	Delay:	70 sec

---

[1] Bei Restaginguntersuchungen kann auf die Nativserie verzichtet werden, wenn Voraufnahmen zum Vergleich vorliegen.

| Dokumentation: | *Weichteilfenster:* | Mittellage: 30–50 HE   Breite: 350 HE |
| | | **Aber:** bei Abklärung eines Prostatakarzinoms zusätzlich Knochenfenster (1500–2000 HE Breite) erforderlich |

Untersuchungsprotokolle Multislice-CT

Aufgeführt sind nur Parameter, die sich von den vorhandenen Parametern der Einzelschicht-Spiral-CT unterscheiden.

Retroperitoneum:

Nativspirale:	*Kollimation:*	4 × 5 mm
	Tischvorschub:	30 mm/Rotation
	Schichtdicke:	10 mm
	Rekonstruktions-inkrement:	10 mm
	Scanparameter:	120 kV, 100 mAs
Kontrastspirale:	*Kollimation:*	4 × 2.5 mm
	Tischvorschub:	15 mm
	Schichtdicke:	5 mm, für MPR 3 mm
	Rekonstruktions-inkrement:	5 mm, für MPR 2 mm
	Scanparameter:	120 kV, 120 mAs
Kontrastmittel-CT:		1. Injektion von 50 ml Kontrastmittel, Flow 3 ml/s, nach 60 s
		2. Injektion von 80 ml Kontrastmittel, Flow 3 ml/s, Scanbeginn 45 s nach Infusionsbeginn

Niere

Verdacht auf Tumor, Trauma

Vorbereitung:		Sonographie, Patient nüchtern, Kenntnis der TSH- und Kreatininwerte (Kap. 29, 30). Bei Tumorverdacht orale Darmkontrastierung mit 500 ml oralem Kontrastmittel über einen Zeitraum von 90 min vor der Untersuchung; unmittelbar vorher weitere 250 ml Kontrastmittel. Bei Trauma orale Darmkontrastierung in Abhängigkeit vom Zustand des Patienten
Körperposition:		Rückenlage, Arme über den Kopf
Atemphase:		tiefe Exspiration
Topogramm:	*Projektion:*	a.-p.
	Scanstrecke:	kraniokaudal, Beginn auf Höhe des Xiphoids bis knapp oberhalb der Symphyse
Gantrykippung:		0°

Nativserie[1]:	*Scanstrecke:*	kraniokaudal, von 2 cm kranial bis 2 cm kaudal der Nieren
	Programm:	Abdomen
	Schichtdicke:	8 mm
	Tischvorschub:	10 mm
	Feldgrenzen:	laterale Bauchwand beidseits
Dokumentation:	*Weichteilfenster:*	Mittellage: 30–50 HE Breite: 350 HE
Kontrastserie:	*Scanstrecke:*	kraniokaudal, von 2 cm oberhalb bis 2 cm unter die Nieren
	Programm:	Abdomen
	Schichtdicke:	10 mm allgemein, bei kleinen Tumoren evtl. 5 mm
	Tischvorschub:	10 mm allgemein, bei kleinen Tumoren evtl. 5 mm
	Feldgrenzen:	laterale Bauchwand beidseits
Kontrastmittelinjektion:	*Doppelbolus*	
	Technik:	1. Injektion von 50 ml Kontrastmittel, Flow 2 ml/s nach 60 s
		2. Schnellinfusion von 80 ml, Flow 0,5 ml/s, Scanbeginn 30 s nach Infusionsbeginn
Alternativ:	*Spiraltechnik:*	130 ml KM, Flow 4 ml/sec
	1. Spirale:	5 mm Schichtdicke beginnend oberer Nierenpol über die ganze Niere
	2. Spirale:	5 mm Schichtdicke
		Delay: 30 sec
	3. Spirale:	10 mm Schichtdicke
		10 mm Tischvorschub bis Symphyse
	Fakultativ:	zur Abklärung des Vaskularisationsgrades: schnelle Injektion
	Seriotechnik (2. Unter-suchung):	(100 ml Kontrastmittel, 5 ml/s, Scanbeginn 20 s nach Infusion) ohne Tischvorschub in Läsionshöhe
Dokumentation:	*Weichteilfenster:*	Mittellage: 30–50 HE Breite: 350 HE

Untersuchungsprotokolle Multislice-CT

Aufgeführt sind nur Parameter, die sich von den vorhandenen Parametern der Einzelschicht – Spiral – CT unterscheiden

Atemphase:	tiefe Inspiration	
Nativspirale:	*Kollimation:*	4 × 2.5 mm
	Tischvorschub:	15 mm
	Schichtdicke:	5 mm
	Rekonstruktions-inkrement:	5 mm
	Scanparameter:	120 kV, 120 mAs

---

[1] Siehe Fußnote 1, S. 515.

1. Kontrastspirale:	*Kollimation:*	4 × 1 mm
	Tischvorschub:	6 mm
	Schichtdicke:	5 mm, für 3 D der Gefäße: 1,25 mm
	Rekonstruktions-	
	inkrement:	5 mm, für 3 D: 0,8 mm
	Scanparameter:	120 kV, 120 mAs
2. Kontrastspirale:	*Kollimation:*	4 × 2.5 mm
	Tischvorschub:	15 mm
	Schichtdicke:	5 mm
	Rekonstruktions-	
	inkrement:	5 mm
	Scanparameter:	120 kV, 120 mAs
Kontrastmittel-injektion:		130 ml, Flow 4 ml/s
	Scanbeginn 1. Spirale:	wenn möglich arterielle automatische Kreislaufzeitbestimmung, ROI in der Aorta descendens, Höhe Nierenarterien, alternativ 25 s
	Scanbeginn 2. Spirale:	2–3 Minuten nach Injektionsbeginn

Bemerkungen zur Nierendiagnostik

Die paarig angelegten Nieren mit einem Gesamtgewicht von etwa 250 g und einem Längsdurchmesser von etwa 12 cm liegen retroperitoneal im Oberbauch. Man kann computertomographisch die anatomische Teilung in Nierenbecken, Nieren (Markpyramiden) und Nierenrinde nachvollziehen. Die Nieren werden allseits von einer unterschiedlich stark ausgeprägten Capsula adiposa und der Gerota-Faszie umgeben. Die Radiodensität von Nierengewebe beträgt 30 ± 10 HE. Nach einer Kontrastmittelbolusgabe zeigt zunächst die gut perfundierte Nierenrinde innerhalb von ca. 25 s ein maximales Enhancement, während das Nierenmark erst nach ca. 60–80 s die Isodensität mit dem Kortex erreicht. Etwa 2–3 min nach Injektion kontrastieren sich das Nierenbecken und die ableitenden Harnwege. Der Verlauf von Nierenarterien und -venen ist computertomographisch beurteilbar. In einer dreidimensionalen Rekonstruktion der Nierenarterien nach Kontrastmittelbolus können Gefäßpathologien wie Stenosen und Aneurysmata nachgewiesen werden.

Bei 1–2,5 % der untersuchten Patienten findet man eine retroaortal gelegene linke Nierenvene, bei 7 % einen ventral und dorsal der Aorta liegenden Nierenvenenring.

Nebenniere

Vorbereitung:		Sonographie, Patient nüchtern, Kenntnis der TSH- und Kreatininwerte (Kap. 29, 30) und ggf. spezifischer Hormonwerte. Zur Darmkontrastierung Trinken von 500 ml oralem Kontrastmittel vor der Untersuchung über einen Zeitraum von 90 min; unmittelbar vor Scanbeginn weitere 250 ml Kontrastmittel.
Körperposition:		Rückenlage, Arme über den Kopf
Atemphase:		tiefe Exspiration
Topogramm:	*Projektion:*	a.-p.
	Scanstrecke:	kraniokaudal, kurzes Topogramm, beginnend am Zwerchfell in Exspiration bis Nierenmitte
Gantrykippung:	*Inkremental-technik:*	0°
Nativserie[1]:	*Scanstrecke:*	kraniokaudal
	Programm:	Abdomen
	Schichtdicke:	5 mm
	Tischvorschub:	5 mm Scanparameter: 120, 420 mAs
	Feldgrenzen:	Nierenaußenkontur beidseits
Dokumentation:		Weichteilfenster, Mittellage: 30–50 HE, Breite: 350 HE
Kontrastserie:	*Scanstrecke:*	kraniokaudal, kurzes Topogramm, beginnend am Zwerchfell in Exspiration bis Nierenmitte
	Programm:	Abdomen
	Schichtdicke:	5 mm allgemein, bei kleinen Tumoren 3 mm
	Tischvorschub:	5 mm allgemein, bei kleinen Tumoren 3 mm
	Feldgrenzen:	Nierenaußenkontur beidseits
Kontrastmittelinjektion:	*Doppelbolus-technik:*	1. Injektion von 50 ml Kontrastmittel, Flow 2 ml/s nach 60 s: 2. Schnellinfusion von 80 ml, Flow 0,5 ml/s, Scanbeginn 30 s nach Infusionsbeginn
	alternativ:	Spiraltechnik: 1. Vorsättigung des venösen Systems mit 50 ml Kontrastmittel 30 s nach Ende der Vorsättigung: 2. Injektion von 80 ml mit 5 ml/s, Scanbeginn 20–30 s nach Ende der Schnellinjektion (gute Darstellung er A. renalis) oder dynamische Sequenz:
	Schichtdicke:	3 mm, 6 sec Cycle-Time
	Vorbolus:	50 ml/KM, 40 sec warten
	Delay:	80 sec
	Fakultativ:	zur Abklärung des Vaskularisationsgrades: schnelle Injektion
	Seriotechnik (2. Unter-suchung):	(100 ml Kontrastmittel, 5 ml/s, Scanbeginn 20 s nach Infusion) ohne Tischvorschub in Läsionshöhe

---

[1] Siehe Fußnote 1 S. 515.

Dokumentation:

Weichteilfenster,
Mittellage: 30–50 HE,   Breite: 350 HE
bzw. dem Organkontrast angepasst.
Dichte und Distanzmessungen der Nebennieren.

Untersuchungsprotokolle Multislice – CT

Aufgeführt sind nur Parameter, die sich von den vorhandenen Parametern der Einzelschicht –
Spiral – CT unterscheiden.

Nebennieren:

Nativspirale:

Kollimation:	4 × 2,5 mm
Tischvorschub:	15 mm
Schichtdicke:	5 mm
Rekonstruktions-	
inkrement:	5 mm
Scanparameter:	120 kV, 120 mAs

Kontrastspirale:

Kollimation:	4 × 1 mm
Tischvorschub:	4–6 mm
Schichtdicke:	3 mm, für kleine Tumoren: 1,25 mm
Rekonstruktions-	
inkrement:	3 mm, für kleine Tumoren: 1 mm
Scanparameter:	120 kV, 140 mAs

Kontrastmittelinjektion: wie alternativ/Spiraltechnik

Bemerkungen zur Nebennierendiagnostik

Die Nebennieren sind recht formvariabel, meist trifft man eine umgekehrte Y-
oder Kommaform an. Die rechte Nebenniere liegt retrokaval zwischen Leber und
Zwerchfellschenkel. Die linke Nebenniere findet man paraaortal zwischen Pankreasschwanz, Milz und Niere. Der kraniokaudale Durchmesser beträgt 2–4 cm.
Schenkeldicken über 1 cm gelten als suspekt. Im Nativscan ist auf Verkalkungen.
Asymmetrien, Auftreibungen und Einblutungen zu achten. Nach Kontrastmittelgabe demarkieren sich raumfordernde Prozesse besser. Sowohl die Radiodensitä-
ten im Nativscan als auch das Kontrastmittelverhalten von Tumoren hat differentialdiagnostische Bedeutung. Ein Malignitätskriterium ist die Infiltration von
Nachbarorganen und/oder Gefäßen.

Pankreas

Verdacht auf Tumor (Differentialdiagnose zur chronischen Pankreatitis)

Hydro-Pankreas-Spiraltechnik

Vorbereitung:		Sonographie, Patient nüchtern, Kenntnis der TSH- und Kreatininwerte (Kap. 29, 30). Zur Entfaltung und Markierung von Magen, Duodenum und jejunum 1 l stilles Wasser (keine Kohlensäure!) unmittelbar vor CT und je 1 Amp. Buscopan i.v. (sofern keine Kontraindikationen vorliegen, ggf. Glucagon) vor der Nativ- und Kontrastserie. Direkt vor der Kontrastserie nochmals 200 ml Wasser.
Körperposition:		Rechtsseitenlage (Differenzierung von Pankreaskopfläsionen) 45° linksseitig angehoben, mit Schaumstoffkeil
Atemphase:		tiefe Exspiration
Topogramm:	*Projektion:*	a.p.
	Scanstrecke:	kraniokaudal, stabilisiert
Gantrykippung:		0°
Nativserie[1]:	*Scanstrecke:*	kraniokaudal, Inkrementaltechnik die ganze Leber und Pankreas erfassend.
	Programm:	Abdomen
	Schichtdicke:	5 mm
	Tischvorschub:	5 mm
	Feldgrenzen:	Nierenaußenkontur beidseits
Dokumentation:	*Weichteilfenster:*	Mittellage: 30–50 HE Breite: 350 HE
	Scanparameter:	120 kV, 280 mAs
Dynamisches CT:		dynamische Serie auf Pfortaderniveau
	Bolus:	20 ml KM; Flow 5 ml/s
		15 Scans, 7 s Cycle-Time
		Atemkommando intermittierend
		(bei jedem 2. Scan)
Dynamische Auswertung:		ROI: 1. Aorta, 2. Pfortader, 3. normales Leberparenchym ohne Gefäße
Kontrastmittel-CT:		Patient trinkt vor der KM-Gabe per Strohhalm nochmals einen halben Becher Wasser, zusätzlich werden 2 ml Buscopan injiziert
	Spiraltechnik:	120 kV, 210 mAs
	Schichtdicke:	3 mm
	Tischvorschub:	an Scanstrecke angepasst
	Scanstrecke:	beginnend oberhalb des Pankreaskorpus bis unterhalb des Processus uncinatus

---

[1] Siehe Fußnote 1 S. 515.

	Scantime:	24 s
	Vorbolus:	entfällt
	Delay:	Pfortaderpeak +2 s
		130 ml KM, Flow 5 ml/s
		Rohdaten speichern!
Rekonstruktion:		1) 5 mm Inkrement
		2) 3 mm Inkrement mit Vergrößerung des Pankreas
Bilddokumentation:	*Weichteilfenster:*	L: 30 HE, W: 300 HE bzw. dem Organkonstrast angepasst

Untersuchungsprotokolle Multislice – CT

Aufgeführt sind nur Parameter, die sich von den vorhandenen Parametern der Einzelschicht – Spiral – CT unterscheiden.

Verdacht auf chronische Pankreatitis:

Nativspirale:	*Kollimation:*	4 × 5 mm
	Tischvorschub:	30 mm/Rotation
	Schichtdicke:	10 mm
	Rekonstruktions-	
	inkrement:	10 mm
	Scanparameter:	120 kV, 100 mAs
Kontrastspirale:	*Kollimation:*	4 × 2,5 mm
	Tischvorschub:	15 mm
	Schichtdicke:	8 mm, für MPR 3 mm
	Rekonstruktions-	
	inkrement:	8 mm, für MPR 2 mm
	Scanparameter:	120 kV, 120 mAs

Kontrastmittelinjektion: wie bei Spiraltechnik

Verdacht auf Tumor:

Nativspirale:	*Kollimation:*	4 × 2.5 mm
	Tischvorschub:	15 mm
	Rekonstruktions-	
	inkrement:	5 mm
	Scanparameter:	120 kV, 100 mAs
Kontrastspirale:	*Scanstrecke:*	das gesamte Pankreas sowie die gesamte Leber einschließend
	Scanrichtung:	caudocranial
	Kollimation:	4 × 2,5 mm
	Tischvorschub:	15 mm
	Schichtdicke:	5 mm, für Vergrößerung der Pankreasregion: 3 mm
	Rekonstruktions-	
	inkrement:	5 mm, für Vergrößerung: 2 mm
	Scanparameter:	120 kV, 130 mAs
Kontrastmittelinjektion:		130 ml KM, Flow 5 ml/s
	Delay:	portalvenös automatische Kreislaufzeitbestimmung, ROI im Leberparenchym, Triggerschwelle 40 HU, alternativ 40–60 s

Verdacht auf akute Pankreatitis/akuter Schub bei chronischer Pankreatitis

Vorbereitung:		Abhängig vorn Zustand des Patienten: zuerst Sonographie, dann unter Schutz mit Magensonde möglichst Entfaltung und Markierung von Magen, Duodenum und proximalem Jejunum mit 1 l Wasser (keine Kohlensäure!) unmittelbar vor der Untersuchung und je 1 Amp. Buscopan i.v. (sofern keine Kontraindikationen vorliegen, ggf. Glucagon) vor Nativ- und Kontrastserie (TSH, Kreatinin?)
Körperposition:		Rückenlage, Arme über den Kopf
Atemphase:		tiefe Exspiration
Topogramm:	*Projektion:*	a.-p.
	Scanstrecke:	kraniokaudal, Beginn auf Mamillenhöhe, dann bis Beckenschaufeln
Gantrykippung:		0°
Nativserie[1]:	*Scanstrecke:*	kraniokaudal, von Leberkuppel bis Nierenmitte (abhängig vom Befund, Nekrosestraßen sind komplett zu erfassen)
	Programm:	Abdomen
	Schichtdicke:	meist 10 mm, bei kurzer Scanstrecke auch 5 mm
	Tischvorschub:	meist 10 mm, bei kurzer Scanstrecke auch 5 mm
	Feldgrenzen:	laterale Bauchwand beidseits
Dokumentation:	*Weichteilfenster:*	Mittellage: 30 –50 HE Breite: 350 HE
Kontrastserie:	*Scanstrecke:*	kraniokaudal, abhängig vom Nativbefund, meist Leberhilus bis unterer Nierenpol
	Programm:	Abdomen
	Schichtdicke:	10 mm
	Tischvorschub:	10 mm
	Feldgrenzen:	laterale Bauchwand beidseits
Kontrastmittelinjektion:	*Einzelbolustechnik:*	bei Inkrementaltechnik Injektion von 130 ml, Flow 2 ml/s. Scanbeginn 20 s ab Injektion und kürzestmögliche Zykluszeit. Bei Spiraltechnik Injektion von 130 ml, Flow 5 ml/s, Scanbeginn 25–40 s ab Injektion (Pfortaderkontrast!), bei beatmeten Patienten Atemstillstand durch Anästhesie
Alternativ:		Doppelbolustechnik wie bei Niere oder Nebenniere
Dokumentation:	*Weichteilfenster:*	Mittellage: 30–50 HE Breite: 350 HE
Merke:		Dichtemessungen nativ + im KM-CT Aussage über Perfusion des Organes DD: Nekrose, exsudative, ödematöse, hämorrhagisch-nekrotisierende Pankreatitis

---

[1] Bei kurzfristigen Kontrolluntersuchungen kann evtl. auf die Nativserie verzichtet werden.

Untersuchungsprotokolle – Multislice – CT

Aufgeführt sind nur Parameter, die sich von den vorhandenen Parametern der Einzelschicht – Spiral – CT unterscheiden.

Nativspirale:	*Kollimation:*	4 × 5 mm
	Tischvorschub:	30 mm/Rotation
	Schichtdicke:	10 mm
	Rekonstruktions-	
	inkrement:	10 mm
	Scanparameter:	120 kV, 100 mAs
Kontrastspirale:	*Kollimation:*	4 × 2.5 mm
	Tischvorschub:	15 mm
	Schichtdicke:	8 mm, für MPR 3 mm
	Rekonstruktions-	
	inkrement:	8 mm, für MPR 2 mm
	Scanparameter:	120 kV, 120 mAs
Kontrastmittelinjektion:		wie bei Spiraltechnik

Kontrolle von Pseudozysten

Vorbereitung:	Sonographie, Patient nüchtern, Kenntnis der Harn-stoff- und Kreatininwerte (Kap. 29, 30). Zur Darm-kontrastierung Trinken von 500 ml oralem Kon-trastmittel vor der Untersuchung über einen Zeit-raum von 90 min; unmittelbar vor Scanbeginn weitere 150 ml Kontrastmittel
Körperposition:	Rückenlage, Arme über den Kopf
Atemphase:	tiefe Exspiration
Topogramm: *Projektion:*	a.-p.
Dokumentation: *Weichteilfenster:*	Mittellage: 30–50 HE Breite: 350 He

Bemerkungen zur Pankreasdiagnostik

Die kraniokaudalwärts schräg ausgerichtete Lage des *Pankreas* zur computerto-mographischen Bildachse bewirkt eine nur partielle Abbildung des Organs in den einzelnen Querschnittsbildern. Von kranial kommend bildet sich zunächst der Pankreasschwanz im Milzhilus, weiter kaudal dann das Korpus und zuletzt der Pankreaskopf vor der V. cava inferior ab. Der Ductus Wirsungianus vereinigt sich zumeist vor der Papillenmündung mit dem Ductus choledochus, wobei hier durch die mögliche unterschiedliche embryonale Verschmelzung der ventralen und dor-salen Pankreasanlagen eine erhebliche Formenvariabilität besteht. Die Dichte des Pankreas liegt bei 40 HE und nimmt bei zunehmender Lipomatose ab. Wichtige Leitstrukturen sind die V. lienalis (Verlagerung, Infiltration, Thrombose etc.), die Abgrenzbarkeit der A. und V. mesenterica superior mit dem Konfluens zur Pfort-ader sowie die feine Fettlamelle zur V. cava inferior. Deshalb muss die Bolustech-nik auf diese Strukturen optimiert angewandt werden.

Die meisten Pankreasmalignome demarkieren sich in der frühen Bolusphase hypodens gegenüber dem kontrastierten Parenchym. Inselzelltumoren sind meist hypervaskularisiert. Zum Tumorstaging des Pankreaskarzinom gehört prinzipiell eine zusätzliche elektive Oberbauch-CT-Untersuchung. Die für das Pankreas optimierte Technik, speziell die Hydro-Pankreas-Spiraltechnik, erlaubt keine Leberbeurteilung in gleicher Qualität wie bei leberoptimierter Technik.

Bei akuter Pankreatitis ist in der Primärdiagnostik eine Nativserie unverzichtbar für die Beurteilung von Einblutungen. Nekroseareale bei akuter Pankreatitis sind hypodens demarkiert.

Bauchaorta

Bauchaortenaneurysma (BAA) mit CT-Angiographie der Nierenarterien

Vorbereitung:		Sonographie, Patient nüchtern, Kenntnis der TSH- und Kreatininwerte (Kap. 29, 30). Zur Darmkontrastierung Trinken von 500 ml oralem Kontrastmittel vor der Untersuchung über einen Zeitraum von 90 min; unmittelbar vor Scanbeginn weitere 250 ml Kontrastmittel
Körperposition:		Rückenlage, Arme über den Kopf
Atemphase:		tiefe Exspiration
Topogramm:	*Projektion:*	a.-p.
	Scanstrecke:	kraniokaudal
Gantrykippung:		0°
Nativserie[1]:	*Scanstrecke:*	kraniokaudal, von 2 cm supraaortal bis unter die Aortenbifurkation; bei Beteiligung der Iliakalarterien bis zur Leiste
	Programm:	Abdomen
	Schichtdicke:	10 mm
	Tischvorschub:	20 mm bis auf Höhe der Visceralarterie danach weiter mit Schichtdicke: 5 mm Tischvorschub: 10 mm bis zur Aortenbifurkation weiter mit Schichtdicke: 10 mm und Tischvorschub: 20 mm bis zur A. femoralis (Leiste)
	Scanparameter:	120 kV, 280 mAs
Dynamisches CT:		dynamische Serie auf Höhe der A. mesenterica superior
	Bolus:	10 ml KM, Flow 4 ml/s 10 Scans, 6 s Cycle-Time Atemkommando intermittierend bei jedem 2. Scan Wenn das Delay 30 s überschreitet, kann eine manifeste Herzinsuffizienz vorliegen. Indikation nochmals überprüfen!

Dynamische		
Auswertung:		ROI: 1. Aorta, 2. A. mesenterica superior
Kontrastmittel-CT:	*Doppelspiral-technik:*	**1. Spirale:** 120 kV, 210 mAs

Schichtdicke: 2 mm
Tischvorschub: 4 mm
offene Range, 1 cm cranial des Truncus coeliacus
beginnend
Scantime: 24 s
Vorbolus: entfällt
Delay: Peak der Aorta +2 s
100 ml KM, Flow 4 ml/s

2. Spirale: 120 kV, 210 mAs
Schichtdicke: 5 mm
Tischvorschub: 10 mm
offene Range, unmittelbar an 1. Spirale
anschließend
Scantime: 24 s
Vorbolus: entfällt
Delay: Peak der Aorta +2 s
Rohdaten beider Spiralen speichern!

Untersuchungsprotokolle Multislice – CT

Aufgeführt sind nur Parameter, die sich von den vorhandenen Parametern der Einzelschicht – Spiral – CT unterscheiden.

Pankreas:
Verdacht auf Tumor

Nativspirale:	*Kollimation:*	4 × 2,5 mm
	Tischvorschub:	15 mm
	Schichtdicke:	5 mm
	Rekonstruktions-inkrement:	5 mm
	Scanparameter:	120 kV, 100 mAs
Kontrastspirale:	*Scanstrecke:*	das gesamte Pankreas sowie die gesamte Leber einschließend
	Kollimation:	4 × 2,5 mm
	Tischvorschub:	15 mm
	Schichtdicke:	5 mm, für Vergößerung der Pankreasregion: 3 mm
	Rekonstruktions-inkrement:	5 mm, fürVergößerung: 2 mm
	Scanparameter:	120 kV, 130 mAs
Kontrastmittelinjektion:	130 ml KM, Flow 5 ml/s	
	Delay:	portalvenös automatische Kreislaufbestimmung, ROI im Leberparenchym, Triggerschwelle 40 HU, alternativ 40–60 s

Verdacht auf rupturiertes Bauchaortenaneurysma

Vorbereitung:		Sonographie, restliche Vorbereitung in Abhängigkeit von Zustand des Patienten
Körperposition:		Rückenlage. Arme über den Kopf
Atemphase:		tiefe Exspiration sofern möglich
Topogramm:	*Projektion:*	a.-p.
	Scanstrecke:	kraniokaudal, Beginn auf Höhe des Jugulums, dann 50 cm
Gantrykippung:		0°
Nativserie:	*Scanstrecke:*	kraniokaudal, von 2 cm supraaortal bis unter die Aortenbifurkation, ggf. bis zur Leiste
	Programm:	Abdomen
	Schichtdicke:	10 mm
	Tischvorschub:	20 mm supradiaphragmal, dann 10 mm bis unter die Nierenarterien und dann bis Scanende wieder 20 mm
	Feldgrenzen:	Nierenaußenkonturen beidseits
Dokumentation:	*Weichteilfenster:*	Mittellage: 30–50 HE Breite: 350 HE
Kontrastserie[1]:	*Scanstrecke:*	kraniokaudal, von 2 cm supraaortal bis unter die Aortenbifurkation, bei Beteiligung der Iliakalarterien bis zur Leiste
	Programm:	Abdomen
	Schichtdicke:	10 mm
	Tischvorschub:	20 mm bis auf Höhe der Visceralarterie danach weiter mit Schichtdicke: 5 mm Tischvorschub: 10 mm bis zur Aortenbifurkation weiter mit Schichtdicke: 10 mm und Tischvorschub: 20 mm bis zur A. femoralis (Leiste)
	Scanparameter:	120 kV, 280 mAs
Dynamisches CT:		dynamische Serie auf Höher A. mesenterica superior
	Bolus:	10 ml KM, Flow 4 ml/s 10 Scans, 6 s Cycle-Time Atemkommando intermittierend bei jedem 2. Scan Wenn das Delay 30 s überschreitet, kann eine manifeste Herzinsuffizienz vorliegen. Indikation nochmals überprüfen!
Dynamische Auswertung:		ROI: 1. Aorta, 2. A. mesenterica superior
Kontrastmittel-CT:	*Doppelspiraltechnik:*	**1. Spirale:** 120 kV, 210 mAs Schichtdicke: 2 mm Tischvorschub: 4 mm offene Range, 1 cm cranial des Truncus coeliacus

---

[1] Durchführung der Kontrastserie abhängig vom klinischen Zustand des Patienten. Bei nativ eindeutiger Diagnose eines rupturierten Aneurysmas keine Kontrastserie erforderlich!

beginnend
Scantime: 24 s
Vorbolus: entfällt
Delay: Peak der Aorta +2 s
100 ml KM, Flow 4 ml/s

2. Spirale: 120 kV, 210 mAs
Schichtdicke: 5 mm
Tischvorschub: 10 mm
offene Range, unmittelbar an 1. Spirale
anschließend
Scantime: 24 s
Vorbolus: entfällt
Delay: Peak der Aorta +2 s
Rohdaten beider Spiralen speichern!

Verdacht auf Blasenkarzinom

Vorbereitung:		Sonographie, Patient nüchtern, Kenntnis der TSH- und Kreatininwerte. Zur Darmkontrastierung Trinken von 500 ml oralem Kontrastmittel vor der Untersuchung über einen Zeitraum von 90 min; unmittelbar vor Scanbeginn weitere 250 ml Kontrastmittel. Vollfüllung der Harnblase über Blasenkatheter bis Blasendruckgefühl mit verdünntem ionischem Kontrastmittel. Rektale Applikation von negativem Kontrastmittel (z. B. Methyzellulosegemisch) und 2 Amp. Buscopan (positives Kontrastmittel problematisch wegen fehlender Differenzierbarkeit einer T-4-Situation)
Körperposition:		Rückenlage, Arme über den Kopf
Atemphase:		tiefe Exspiration
Topogramm:	*Projektion:*	a.-p.
	Scanstrecke:	kraniokaudal. Beginn auf Höhe des Xiphoids bis knapp unterhalb der Symphyse
Gantrykippung:		0°
Nativserie[1]:	*Scanstrecke:*	kraniokaudal, vom Leberhilus bis 2 cm unter die Symphyse
	Programm:	Abdomen
	Schichtdicke:	10 mm
	Tischvorschub:	20 mm (Doppelschritte)
	Feldgrenzen:	laterale Bauchwand beidseits
	Scanparameter:	120 kV, 280 mAs
Dokumentation:	*Weichteilfenster:*	Mittellage: 30–50 HE Breite: 350 HE

----

[1] Siehe Fußnote 1 S. 515.

Kontrastserie:	Scanstrecke:	kraniokaudal, vom Leberhilus bis 2 cm unter die Symphyse
	Programm:	Abdomen
	Schichtdicke:	10 mm
	Tischvorschub:	10 mm
	Feldgrenzen:	laterale Bauchwand beidseits
Kontrastmittelinjektion:	Doppelbolustechnik:	
	Vorbolus:	1. Injektion von 50 ml Kontrastmittel, Flow 2 ml/s nach 40 s
	Bolus:	2. Schnellinfusion von 80 ml, Flow 2 ml/sec Scanbeginn 70 s nach Infusionsbeginn
Dokumentation:	Weichteilfenster:	Mittellage: 30–50 HE Breite: 350 HE bzw. dem Organkontrast angepasst.
Anmerkung:		Dichte + Distanzmessungen

Untersuchungsprotokolle Multislice – CT

Aufgeführt sind nur Parameter, die sich von den vorhandenen Parametern der Einzelschicht – Spiral – CT unterscheiden.

Nativspirale:	Kollimation:	4 × 5 mm
	Tischvorschub:	30 mm/Rotation
	Schichtdicke:	10 mm
	Rekonstrukationsinkrement:	10 mm
	Scanparameter:	120 kV, 100 mAs
Kontrastspirale:	Kollimation:	4 × 2.5 mm
	Tischvorschub:	15 mm
	Schichtdicke:	5 mm, für MPR 3 mm
	Rekonstruktionsinkrement:	5 mm, für MPR 2 mm
	Scanparameter:	120 kV, 140 mAs
Kontrastmittel-CT:		1. Injektion von 50 ml Kontrastmittel, FIow 3 ml/s, nach 40 s
		2. Injektion von 80 ml Kontrastmittel Flow 3 ml/s. Scanbeginn 60 s nach Infusionbeginn

28.8
Skelettsystem

U. Mädler, G.M. Richter und M. Bahner

Zahlreiche traumatische, degenerative und insbesondere die malignen Läsionen des Skelettsystems können durch konventionelle Diagnostik allein nicht ausreichend diagnostiziert werden und bedürfen ergänzender Abklärung mittels Schnittbilddiagnostik. In der Gelenkdiagnostik und Abklärung von Knochen- oder Weichteiltumoren wird die Computertomographie zunehmend von der Magnetresonanztomographie verdrängt. Im Vordergrund bei der muskuloskelettalen CT steht die Beurteilung des Knochens. Die präoperative Planung vor unfallchirurgischen oder orthopädischen Rekonstruktionen am Skelettsystem wird durch die Computertomographie ganz wesentlich erweitert oder sogar erst ermöglicht. 3-D-Oberflächenrekonstruktionen haben der rehabilitativen Chirurgie ganz entscheidende Impulse gegeben; CAD-Techniken („computer aided design"), basierend auf computertomographisch generierten Bilddaten, erlauben mittlerweile die individuelle Fertigung prothetischer Materialien. Die Computertomographie des Skelettsystems kann in 3 unterschiedlichen Indikationsfeldern durchgeführt werden:

1. **Primäre Diagnostik:** Abklärung einer unklaren oder möglichen Läsion in einer anatomisch schwer einsehbaren Region; typische Beispiele: HWS-Verletzungen, Frakturen mit möglicher Gelenkbeteiligung, komplexe Frakturen etc.

2. **Deskriptive Diagnostik:** Weiterführende pathologisch-anatomische Charakterisierung einer bekannten Läsion zur Beurteilung notwendiger Konsequenzen; typisches Beispiel: Abklärung einer Instabilität an der Wirbelsäule nach Wirbelkörperfraktur.

3. **3-D-Diagnostik:** Gezielte Untersuchung zur Erzeugung von Bilddaten, die entweder direkt zur dreidimensionalen Darstellung einer Läsion zur besseren Illustration verwendet werden oder als Datensatz in entsprechende computergestützte Fertigungsprogramme z. B. von Gelenkprothesen eingebracht werden können. Typisches Beispiel: 3-D-Darstellung des kindlichen Gehirnschädels bei Kraniosynostosen zur Operationsplanung oder Hüftdarstellung vor prothetischem Ersatz. Maligne Knochentumoren sind mittlerweile nur noch seltene Indikationen zur Computertomographie, da hier die Magnetresonanztomographie mittlerweile einen höherer Stellenwert gewonnen hat.

Wirbelsäule

Trauma, Tumor, Entzündung

Vorbereitung:		Bei elektiver Untersuchung zur Differentialdiagnose Tumor oder Entzündung Patient nüchtern, Kenntnis der Harnstoff- und Kreatininwerte und der Schilddrüsenfunktion, TSH (Kap. 29, 30). Bei V.a. Trauma außer schmerzfreier Lagerung keine Vorbereitung
Körperposition:	*HWS:*	Rückenlage, Arme am Körper, Unterpolsterung der Beine
	BWS, LWS:	Rückenlage, Arme über Kopf, Unterpolsterung der Beine
Atemphase:		unerheblich
Topogramm:	*Projektion:*	seitlich
	Scanstrecke:	kraniokaudal, abhängig von Läsionshöhe und -typ. Allgemein HWS: Schläfenregion bis Sternoklavikulargelenk BWS: von 2 cm supraklavikulär kaudal 50 cm LWS: vom Xiphoid bis Beckeneingang
Gantrykippung:	*variabel:*	bei Fragestellung Trauma, Tumor, Spondylodiszitis: konstante Kippung adaptiert an hauptsächlich betroffene Wirbelkörper; bei Fragestellung Spondylarthrose, Bandscheibenprolaps: individuelle Kippung entsprechend der Querachse der betroffenen Wirbelkörper
Nativserie:	*Scanstrecke:*	kraniokaudal, Länge entsprechend Lokalisation und Ausdehnung **Grundregel:** angrenzende Wirbelkörper sind abzubilden

	Programm:	Knochen	
	(hohe Auflösung)	Schichtdicke:	1 mm
		Tischvorschub:	2–3 mm
		Rekonstruktionsinkrement:	1 mm
	(mittlere	Schichtdicke:	2–3 mm
	Auflösung)	Tischvorschub:	3–5 mm
		Rekonstruktionsinkrement:	2–3 mm

	Feldgrenzen:	bis 2 cm lateral der Gelenkfortsätze, bei großen Weichteiltumoren entsprechend angepasst
Dokumentation:	*Knochenfenster:*	Mittellage: 300 HE Breite: 2000 HE 2-D-Rekonstruktion in mehreren Ebenen v.a. bei Frakturen zur Beurteilung der Stabilität und der Integrität des Spinalkanals
	Fakultativ:	3-D-Rekonstruktion entsprechend vorhandener Software-Möglichkeiten
Kontrastserie[1]:	*Scanstrecke:*	kraniokaudal, entsprechend der Ausdehnung der

---

[1] Kontrastserien sind nur zur Dokumentation des Weichteilanteils eines Tumorbefalls und der Ausdehnung eines Senkungsabszesses bei Spondylodiszitis erforderlich.

		Läsion unter Einschluss benachbarter Wirbelkörper
	Programm:	Knochen
	Schichtdicke:	2–3 mm
	Tischvorschub:	3–5 mm
	Feldgrenzen:	bis 2 cm lateral der Gelenkfortsätze, bei großen Weichteiltumoren entsprechend angepasst
Kontrastmittelinjektion:	*Doppelbolustechnik:*	1. Injektion von 50 ml, Flow 3 ml/s nach 60 s: 2. Schnellinfusion von 80 ml, Flow 3 ml/s, Scanbeginn 45 s nach Infusionsbeginn
Dokumentation:	*Knochenfenster:*	Mittellage: 300 HE Breite: 2000 HE bei Weichteiltumor und Senkungsabszess zusätzlich Weichteilfenster mit Breite 350 HE und Lage 30–50 HE

Untersuchungsprotokolle Multislice – CT

Aufgeführt sind nur Parameter, die sich von den vorhandenen Parametern der Einzelschicht-Spiral-CT unterscheiden.

Gantrykippung:	0°

Nativspirale:

hohe Auflösung:	*Kollimation:*	4 × 1 mm
	Tischvorschub:	4–7 mm/Rotation
	Schichtdicke:	1.25 mm
	Rekonstruktionsinkrement:	0.8 mm
	Scanparameter:	140 kV, mAs je nach Region
Mittlere Auflösung:	*Kollimation:*	4 × 2.5 mm
	Tischvorschub:	12–17 mm/Rotation
	Schichtdicke:	3 mm
	Rekonstruktionsinkrement:	2 mm
	Scanparameter:	140 kV, mAs je nach Region
Kontrastspirale:		wie mittlere Auflösung
Bildrekonstruktion:		MPR je nach Fragestellung, bei Fragestellung Spondylarthrose oder Bandscheibenprolaps Rekonstruktion individueller Schichten entlang der Querachse des betroffenen Wirbelkörpers („Bandscheibenparallel")

Knöchernes Becken

Trauma, Tumor, Entzündung

Vorbereitung:		Bei elektiver Untersuchung zur Differentialdiagnose Tumor oder Entzündung Patient nüchtern, Kenntnis der Harnstoff- und Kreatininwerte und der Schilddrüsenfunktion (Kap. 29, 30). Bei V.a. Trauma außer schmerzfreier Lagerung keine Vorbereitung
Körperposition:		Rückenlage, Arme über Kopf, Unterpolsterung der Beine
Atemphase:		unerheblich
Topogramm:	*Projektion:*	a.-p.
	Scanstrecke:	kraniokaudal, Beckenkamm bis unter die Symphyse
Gantrykippung:		0°
Nativserie:	*Scanstrecke:*	kraniokaudal, Beckenkamm bis unter die Symphyse mit kompletter Abbildung des Sitzbeines
	Programm:	Knochen
	Schichtdicke:	5–8 mm
	Tischvorschub:	8–12 mm
	Rekonstruktionsinkrement:	5–8 mm
	Feldgrenzen:	laterale Bauchwand beidseits
Dokumentation:	*Knochenfenster:*	Mittellage: 300 HE Breite: 2000 HE 2-D-Rekonstruktion in mehreren Ebenen v.a. bei Frakturen zur Beurteilung der Stabilität
	Fakultativ:	3-D-Rekonstruktion entsprechend vorhandener Software-Möglichkeiten
Kontrastserie[1]:	*Scanstrecke:*	kraniokaudal, Beckenkamm bis unter die Symphyse
	Programm:	Knochen
	Schichtdicke:	5– 8 mm
	Tischvorschub:	8–12 mm
	Rekonstruktionsinkrement:	5–8 mm
	Feldgrenzen:	laterale Bauchwand beidseits
Kontrastmittelinjektion:	*Doppelbolustechnik:*	1. Injektion von 50 ml Kontrastmittel, Flow 3 ml/s nach 60 s: 2. Schnellinfusion von 80 ml, Flow 3 ml/s, Scanbeginn 45 s nach Infusionsbeginn
Dokumentation:	*Knochenfenster:*	Mittellage: 300 HE Breite: 2000 HE bei Weichteiltumor Weichteilfenster mit Breite: 350 HE und Lage 30–50 HE

---

[1] Kontrastserien sind nur zur Dokumentation des Weichteilanteils eines Tumorbefalls und der Ausdehnung eines Senkungsabszesses bei Spondylodiszitis erforderlich.

Untersuchungsprotokolle Multislice – CT

Aufgeführt sind nur Parameter, die sich von den vorhandenen Parametern der Einzelschicht-Spiral-CT unterscheiden

Nativspirale:	*Kollimation:*	4 × 2.5 mm
	Tischvorschub:	12–17 mm/Rotation
	Schichtdicke:	5–8 mm, für MPR/3D: 3 mm
	Rekonstruktions-	
	inkrement:	5–8 mm, für MPR/3D: 2 mm
	Scanparameter:	140 kV, 120 mAs
Kontrastspirale:	wie Nativspirale	

Schulter / Arm

Trauma, Tumor, Entzündung

Vorbereitung:		Bei elektiver Untersuchung zur Differentialdiagnose Tumor oder Entzündung Patient nüchtern, Kenntnis der Harnstoff- und Kreatininwerte und der Schilddrüsenfunktion (Kap. 29, 30). Bei V.a. Trauma außer schmerzfreier Lagerung keine Vorbereitung
Körperposition:		Rückenlage, Arme am Körper, ggf. Unterpolsterung
Atemphase:		Atemstillstand in Exspiration
Topogramm:	Projektion:	a.-p.
	Scanstrecke:	kraniokaudal, HWS-Mitte, dann 25–50 cm abhängig von der Läsionshöhe
Gantrykippung:		0°
Nativserie:	*Scanstrecke:*	kraniokaudal, ab höchstem Schulterpunkt dann entsprechend der Läsionsausdehnung
	Programm:	Knochen
	Schichtdicke:	3 mm
	Tischvorschub:	4 mm
	Rekonstruktions-	
	inkrement:	1–4 mm
	Feldgrenzen:	läsionsabhängig
Dokumentation:	*Knochenfenster:*	Mittellage: 300 HE Breite: 2000 HE 2-D-Rekonstruktion in mehreren Ebenen v.a. bei Frakturen zur Beurteilung der Stabilität
	Fakultativ:	3-D-Rekonstruktion entsprechend vorhandener Software-Möglichkeiten
Kontrastserie[1]:	*Scanstrecke:*	kraniokaudal, ab höchstem Schulterpunkt dann entsprechend der Läsionsausdehnung

---

[1] Kontrastserien sind nur zur Dokumentation des Weichteilanteils eines Tumorbefalls und Ausdehnung von Abszessen erforderlich.

Programm:	Knochen	
Schichtdicke:	5 mm	
Tischvorschub:	5 mm	
Rekonstruktions-inkrement:	5 mm	
Feldgrenzen:	laterale Bauchwand beidseits	

Kontrastmittelinjektion: *Doppelbolus-technik:*

1. Injektion von 50 ml Kontrastmittel,
Flow 3 ml/s nach 60 s:
2. Schnellinfusion von 80 ml, Flow 3 ml/s,
Scanbeginn 45 s nach Infusionsbeginn

Dokumentation: *Knochenfenster:* Mittellage: 300 HE   Breite: 2000 HE
bei Weichteiltumor Weichteilfenster mit
Breite: 350 HE und Lage 30–50 HE

Untersuchungsprotokolle Multislice – CT

Aufgeführt sind nur Parameter, die sich von den vorhandenen Parametern der Einzelschicht-Spiral-CT unterscheiden

Nativspirale: *Kollimation:* 4 × 2.5 mm
Tischvorschub: 12–17 mm/Rotation
Schichtdicke: 3 mm
Rekonstruktions-inkrement: 2 mm
Scanparameter: 140 kV, 120 mAs für Schulter

Kontrastspirale: wie Nativspirale

Hand

Trauma, Tumor, Entzündung

Vorbereitung: Bei elektiver Untersuchung zur Differentialdiagnose Tumor oder Entzündung (extrem seltene Indikation) Patient nüchtern, Kenntnis der Harnstoff- und Kreatininwerte (Kap. 29, 30) und der Schilddrüsenfunktion, ansonsten keine Vorbereitung

Körperposition: *1. Möglichkeit:* Hand über Kopf gerade in die Gantry längs des Tisches, horizontal gelagert (Bauchlage)
2. Möglichkeit: Hand über Kopf in die Gantry, im Ellbogengelenk so gebeugt, dass die Längsachse der Hand in 90 gegen Längsachse des Tisches ohne Verkippung gegenüber der Tischachse gebracht wird (Bauchlage)

Atemphase: unerheblich

Topogramm: Projektion: a.-p.

	Scanstrecke:	proximal-distal, Handgelenk bis Fingerkuppe
Gantrykippung:		0°
Nativserie:	*Scanstrecke:*	proximal-distal, abhängig von der Läsion
	Programm:	Knochen
	Schichtdicke:	1–2 mm
	Tischvorschub:	2–3 mm
	Rekonstruktions-inkrement:	1–2 mm
	Feldgrenzen:	Daumengrundgelenk – Metakarpophalangealgelenk V
Dokumentation:	*Knochenfenster:*	Mittellage: 300 HE Breite: 2000 HE
		2-D-Rekonstruktionen
	Fakultativ:	3-D-Rekonstruktion entsprechend vorhandener Software-Möglichkeiten
Kontrastserie[1]:	*Scanstrecke:*	proximal-distal, abhängig von der Läsion
	Programm:	Knochen
	Schichtdicke:	1–2 mm
	Tischvorschub:	2–3 mm
	Rekonstruktions-inkrement:	1–2 mm
	Feldgrenzen:	Daumengrundgelenk – Metakarpophalangeal-gelenk V
Kontrastmittelinjektion:	*Doppelbolus-technik:*	1. Injektion von 50 ml Kontrastmittel, Flow 3 ml/s nach 60 s:
		2. Schnellinfusion von 80 ml, Flow 3 ml/s, Scanbeginn 45 s nach Infusionsbeginn
Dokumentation:	*Knochenfenster:*	Mittellage: 300 HE Breite: 2000 HE
		bei Weichteiltumor Weichteilfenster mit Breite: 350 HE und Lage 30–50 HE

Beine

Trauma, Tumor, Entzündung

Vorbereitung:	Bei elektiver Untersuchung zur Differentialdiagnose Tumor oder Entzündung Patient nüchtern, Kenntnis der Harnstoff- und Kreatininwerte und der Schilddrüsenfunktion (Kap. 29, 30). Bei V.a. Trauma außer schmerzfreier Lagerung keine Vorbereitung
Körperposition:	Rückenlage, Hände am Körper
Atemphase:	unerheblich

---

[1] Kontrastserien sind nur zur Dokumentation des Weichteilanteils eines Tumorbefalls und Ausdehnung von Abszessen erforderlich.

Topogramm:	*Projektion:*	a.-p.
	Scanstrecke:	proximal-distal, entsprechend Läsionshöhe
Gantrykippung:		0°
Nativserie:	*Scanstrecke:*	proximal-distal, abhängig von der Läsion
	Programm:	Knochen
	Schichtdicke:	2–5 mm
	Tischvorschub:	2–5 mm
	Rekonstruktions-inkrement:	2–5 mm
	Feldgrenzen:	Beinquerschnitt
Dokumentation:	*Knochenfenster:*	Mittellage: 300 HE Breite: 2000 HE
		2-D-Rekonstruktionen
	Fakultativ:	3-D-Rekonstruktion entsprechend vorhandener
		Software-Möglichkeiten
Kontrastserie[1]:	*Scanstrecke:*	proximal-distal, abhängig von der Läsion
	Programm:	Knochen
	Schichtdicke:	2–5 mm
	Tischvorschub:	2–5 mm
	Rekonstruktions-inkrement:	2–5 mm
	Feldgrenzen:	Beinquerschnitt
Kontrastmittelinjektion:	*Doppelbolus-technik:*	1. Injektion von 50 ml Kontrastmittel, Flow 3 ml/s nach 60 s:
		2. Schnellinfusion von 80 ml, Flow 3 ml/s, Scanbeginn 45 s nach Infusionsbeginn
Dokumentation:	*Knochenfenster:*	Mittellage: 300 HE Breite: 2000 HE
		bei Weichteiltumor Weichteilfenster mit
		Breite: 350 HE und Lage 30–50 HE

Untersuchungsprotokolle Multislice – CT

Aufgeführt sind nur Parameter, die sich von den vorhandenen Parametern der Einzelschicht-Spiral-CT unterscheiden

Nativspirale:	*Kollimation:*	4 × 2.5 mm
	Tischvorschub:	12–17 mm/Rotation
	Schichtdicke:	3–8 mm, für MPR/3D: 3 mm
	Rekonstruktions-inkrement:	3–8 mm, für MPR/3D: 2 mm
Kontrastspirale:		wie Nativspirale

---

[1] Kontrastserien sind nur zur Dokumentation des Weichteilanteils eines Tumorbefalls und Ausdehnung von Abszessen erforderlich.

Sprunggelenke (mit Talus / Kalkaneus)

Trauma, Tumor, Entzündung

Vorbereitung:		Bei elektiver Untersuchung zur Differentialdiagnose Tumor oder Entzündung Patient nüchtern, Kenntnis der Harnstoff- und Kreatininwerte und der Schilddrüsenfunktion (Kap. 29, 30). Bei V.a. Trauma außer schmerzfreier Lagerung keine Vorbereitung
Körperposition:		Rückenlage, Füße maximal stabil in Längsachse des Tisches gelagert (Neutralstellung bis leichte Innenrotation), bei schweren Traumen oft seitliche Unterpolsterung erforderlich
Atemphase:		unerheblich
Topogramm:	*Projektion:*	a.-p.
	Scanstrecke:	proximal-distal, entsprechend Läsionshöhe
Gantrykippung:		0°
Nativserie:	*Scanstrecke:*	proximal-distal, abhängig von der Läsion
	Programm:	Knochen
	Schichtdicke:	2–5 mm (abhängig von der Läsionsausdehnung)
	Tischvorschub:	2–5 mm, ggf. variabel mit Doppelschritten und in Läsionshöhe mit Einzelschritten
	Rekonstruktionsinkrement:	2–5 mm
	Feldgrenzen:	von der rechten bis zur linken Fibula (beide Füße!)
Dokumentation:	*Knochenfenster:*	Mittellage: 300 HE Breite: 2000 HE 2-D-Rekonstruktionen
	Fakultativ:	3-D-Rekonstruktion entsprechend vorhandener Software-Möglichkeiten
Kontrastserie[1]:	*Scanstrecke:*	proximal-distal, abhängig von der Läsion
	Programm:	Knochen
	Schichtdicke:	2–5 mm (abhängig von der Läsionsausdehnung)
	Tischvorschub:	2–5 mm (abhängig von der Läsionsausdehnung)
	Rekonstruktionsinkrement:	2–5 mm
	Feldgrenzen:	von der rechten bis zur linken Fibula (beide Füße!)
Kontrastmittelinjektion:	*Doppelbolustechnik:*	1. Injektion von 50 ml Kontrastmittel, Flow 3 ml/s nach 60 s; 2. Schnellinfusion von 80 ml, Flow 3 ml/s, Scanbeginn 45 s nach Infusionsbeginn
Dokumentation:	*Knochenfenster:*	Mittellage: 300 HE Breite: 2000 HE bei Weichteiltumor Weichteilfenster mit Breite: 350 HE und Lage 30–50 HE

---

[1] Kontrastserien sind nur zur Dokumentation des Weichteilanteils eines Tumorbefalls und Ausdehnung von Abszessen erforderlich.

Untersuchungsprotokolle Multislice – CT

Aufgeführt sind nur Parameter, die sich von den vorhandenen Parametern der Einzelschicht-Spiral-CT unterscheiden

Nativspirale:	*Kollimation:*	4 × 1 mm
	Tischvorschub:	5–7 mm/Rotation
	Schichtdicke:	3–5 mm, für MPR/3D: 1.25 mm
	Rekonstruktions-inkrement:	3–5 mm, für MPR/3D: 0.8 mm
Kontrastspirale:	wie Nativspirale	

Fuß distal

Trauma, Tumor, Entzündung

Vorbereitung:		Bei elektiver Untersuchung zur Differentialdiagnose Tumor oder Entzündung Patient nüchtern, Kenntnis der Harnstoff- und Kreatininwerte und der Schilddrüsenfunktion (Kap. 29, 30). Bei V.a. Trauma außer schmerzfreier Lagerung keine Vorbereitung
Körperposition:		Rückenlage, Füße in maximaler Beugestellung im Kniegelenk gebeugt (allerdings auch abhängig von der Gantryöffnung) und flach auf den Tisch in die Gantry gestellt (bei schweren Traumen stabile Unterpolsterung)
Atemphase:		unerheblich
Topogramm:	*Projektion:*	a.-p.
	Scanstrecke:	proximal-distal, entsprechend Läsionshöhe
Gantrykippung:		variabel, ggf. Kippung zum Ausgleich von Schrägstellungen
Nativserie:	*Scanstrecke:*	proximal-distal, abhängig von der Läsion
	Programm:	Knochen
(hohe Auflösung)	*Schichtdicke:*	1 mm
	Tischvorschub:	2–3 mm
	Rekonstruktions-inkrement:	1 mm
(mittlere Auflösung)	*Schichtdicke:*	2–3 mm
	Tischvorschub:	3–5 mm
	Rekonstruktions-inkrement:	2–3 mm
	Feldgrenzen:	linkes und rechtes Metatarsophalangealgelenk (beide Füße!)
Dokumentation:	*Knochenfenster:*	Mittellage: 300 HE Breite: 2000 HE
		2-D-Rekonstruktionen

	Fakultativ:	3-D-Rekonstruktion entsprechend vorhandener Software-Möglichkeiten
Kontrastserie[1]:	*Scanstrecke:*	proximal-distal, abhängig von der Läsion
	Programm:	Knochen
(hohe Auflösung)	*Schichtdicke:*	1 mm
	Tischvorschub:	2–3 mm
	Rekonstruktionsinkrement:	1 mm
(mittlere Auflösung)	*Schichtdicke:*	2–3 mm
	Tischvorschub:	3–5 mm
	Rekonstruktionsinkrement:	2–3 mm
	Feldgrenzen:	linkes und rechtes Metatarsophalangealgelenk (beide Füße!)
Kontrastmittelinjektion:	*Doppelbolustechnik:*	1. Injektion von 50 ml Kontrastmittel, Flow 3 ml/s nach 60 s: 2. Schnellinfusion von 80 ml, Flow 3 ml/s, Scanbeginn 45 s nach Infusionsbeginn
Dokumentation:	*Knochenfenster:*	Mittellage: 300 HE Breite: 2000 HE bei Weichteiltumor Weichteilfenster mit Breite: 350 HE und Lage 30–50 HE

Untersuchungsprotokolle Multislice – CT

Aufgeführt sind nur Parameter, die sich von den vorhandenen Parametern der Einzelschicht-Spiral-CT unterscheiden

Nativspirale:	*Kollimation:*	4×1 mm
	Tischvorschub:	5–7 mm/Rotation
	Schichtdicke:	3–5 mm, für MPR/3D: 1.25 mm
	Rekonstruktionsinkrement:	3–5 mm, für MPR/3D: 0.8 mm
Kontrastspirale:		wie Nativspirale

---

[1] Kontrastserien sind nur zur Dokumentation des Weichteilanteils eines Tumorbefalls und Ausdehnung von Abszessen erforderlich

Sternum

Trauma, Tumor, Entzündung (Z.n. Sternotomie!)

Vorbereitung:		Bei elektiver Untersuchung zur Differentialdiagnose Tumor oder Entzündung Patient nüchtern, Kenntnis der Harnstoff- und Kreatininwerte und der Schilddrüsenfunktion (Kap. 29, 30). Bei V.a. Trauma außer schmerzfreier Lagerung keine Vorbereitung
Körperposition:		Rückenlage, Arme über den Kopf
Atemphase:		Atemstillstand in Exspiration
Topogramm:	*Projektion:*	a.-p.
	Scanstrecke:	kraniokaudal, 2 cm supraklavikulär, dann 25 cm abwärts
Gantrykippung:		0°
Nativserie:	*Scanstrecke:*	kraniokaudal, von 2 cm supraklavikulär bis Sternalende
	Programm:	Knochen
	Schichtdicke:	2–3 mm (abhängig von der Läsionsausdehnung)
	Tischvorschub:	3–5 mm (abhängig von der Läsionsausdehnung)
	Rekonstruktionsinkrement:	2–3 mm
	Feldgrenzen:	Klavikulamitte beidseits
Dokumentation:	*Knochenfenster:*	Mittellage: 300 HE Breite: 2000 HE bei Weichteiltumor bzw. Abszess Weichteilfenster mit Breite 350 HE und Lage 30–50 HE 2-D-Rekonstruktion in mehreren Ebenen bei Frakturen bzw. Luxationen im Sternoklavikulargelenk
	Fakultativ:	3-D-Rekonstruktion entsprechend vorhandener Software-Möglichkeiten
Kontrastserie[1]:	*Scanstrecke:*	kraniokaudal, von 2 cm supraklavikulär bis kaudales Sternalende
	Programm:	Knochen
	Schichtdicke:	2–3 mm (abhängig von der Läsionsausdehnung)
	Tischvorschub:	2–3 mm (abhängig von der Läsionsausdehnung)
	Rekonstruktionsinkrement:	2–3 mm
	Feldgrenzen:	Klavikulamitte beidseits
Kontrastmittelinjektion:	*Doppelbolustechnik:*	1. Injektion von 50 ml Kontrastmittel, Flow 3 ml/s nach 60 s: 2. Schnellinfusion von 80 ml, Flow 3 ml/s, Scanbeginn 45 s nach Infusionsbeginn

---

[1] Kontrastserien sind nur zur Dokumentation des Weichteilanteils eines Tumorbefalls und Ausdehnung von Abszessen erforderlich (vor allem nach Sternotomie).

Dokumentation: *Knochenfenster:*   Mittellage: 300 HE   Breite: 2000 HE
bei Weichteiltumor Weichteilfenster mit
Breite: 350 HE und Lage 30–50 HE

Untersuchungsprotokolle Multislice – CT

Aufgeführt sind nur Parameter, die sich von den vorhandenen Parametern der Einzelschicht-Spiral-CT unterscheiden

Nativspirale: *Kollimation:* 4×2.5 mm
Tischvorschub: 12–17 mm/Rotation
Schichtdicke: 3–5 mm, für MPR/3D: 3 mm
Rekonstruktions-
inkrement: 3–5 mm, für MPR/3D: 2 mm

Kontrastspirale: wie Nativspirale

KAPITEL 29

Allgemeine Vorsichtsregeln bei intravasaler Kontrastmittelgabe

M. Uhl, P.J. Hallscheidt und O. Hergesell

Bei Röntgenuntersuchungen werden meist jodhaltige Kontrastmittel verwendet, die über eine Verstärkung der Strahlenabsorbtion Kontraste erzeugen. Für die Magnetresonanztomographie werden Gadolinium-haltige Kontrastmittel eingesetzt, die nach intravasaler Applikation als paramagnetische Substanz einen Kontrast bewirken.

Jodhaltige Kontrastmittel bei Röntgenuntersuchungen

Die intravasale Gabe von jodhaltigen Kontrastmitteln ist mit Risiken verbunden, die auch durch Verwendung nicht ionischer Kontrastmittel nicht ganz ausgeschlossen sind. Ionische Kontrastmittel für die intravasale Anwendung sind vom Markt genommen worden. Einige internistische Krankheitsbilder sind als relative oder gar absolute Kontraindikationen einer Kontrastmittelgabe bekannt. Während der allergischen Kontrastmittelreaktion ein eigenes Kapitel gewidmet ist (siehe Kap. 30) sollen hier die anderen wesentlichen Kontraindikationen und Vorsichtsmaßnahmen erläutert werden.

Niereninsuffizienz

Das kontrastmittelinduzierte Nierenversagen resultiert aus einer Kombination aus einer direkten Tubulusepithel-Toxizität und einer Nierenmarkischämie. Bei etwa jedem dritten stationär aufgenommenen Patienten mit akutem Nierenversagen sind vorausgegangene Kontrastmitteluntersuchungen als Ursache – zumindest mitverantwortlich – beteiligt. Die Wahrscheinlichkeit, dass intravasal verabreichtes Kontrastmittel die Nierenfunktion bis hin zum Nierenversagen beeinträchtigen kann, ist bei einer präexistenten Niereninsuffienz besonders hoch. Als Risikofaktoren für eine kontrastmittelinduzierte Nierenfunktionsstörung gelten:

- Präexistente Niereninsuffizienz
- Zustände, die mit einer Reduzierung des effektiven arteriellen Volumens einhergehen:
  - Herzinsuffizienz
  - Leberzirrhose (hepatorenales Syndrom)
  - Nephrotisches Syndrom
  - Dehydratation

- Diabetes mellitus mit eingeschränkter Nierenfunktion (diabetische Nephropathie: jeder 2. Patient mit kontrastmittelinduziertem Nierenversagen ist Diabetiker)
- Diuretikamedikation (Schleifendiurektika, z.b. Furosemid (z. B. Lasix)
- Nephrotoxische Begleitmedikation: Die gleichzeitige Verabfolgung einer potentiell nephrotoxischen Begleitmedikation (nichtsteroidale Antirheumatika, ACE- Hemmer, Zytostatika, Aminoglycoside, Amphotericin B).
- Das Plasmozytom als eigenständiger Risikofaktor wurde in den letzten Jahren nach systematischen Auswertungen relativiert (Radiology, 1992:183:519–521).

Vor Kontrastmittelgabe sollten folgende Medikamente – nach Rücksprache mit den betreuenden Stationsärzten – abgesetzt werden: Furosemid, ACE Hemmer, Metformin[1] nicht stereoidale Antirheumatica, wenn möglich, unter Berücksichtigung der Halbwertszeit bei eingeschränkter Nierenfunktion.

Als brauchbarer, jedoch nicht sonderlich sensibler Parameter der Nierenfunktion ist die Bestimmung der Kreatininkonzentration (Beachte aber: abhängig von der Muskelmasse!) im Serum üblich. Die zusätzliche Bestimmung des Serumharnstoffs erbringt keine weiteren Informationen und ist erlässlich. Näherungsweise ist eine Kreatininkonzentration im Serum von über 1,5 mg % einer eingeschränkten Nierenfunktion gleichzusetzen, einen normalen Hydratationszustand und durchschnittliche Muskelmasse des Patienten vorausgesetzt. Überschreitet die Kreatininkonzentration diese Schwelle, ist üblicherweise eine 50 % Einschränkung der Nierenfunktion manifest. Umgekehrt schließt ein normaler Kreatininwert eine deutlich reduzierte Nierenfunktion allerdings nicht aus. Aufgrund des komplexen pathophysiologischen Mechanismus korreliert die Höhe des pathologisch veränderten Kreatininspiegels nur grob mit dem Risiko eines kontrastmittelinduzierten Nierenversagens. Für eine genaue Abschätzung der Nierenfunktion ist die Bestimmung der endogenen Kreatinin-Clearance indiziert.

Prophylaxe

Die Bestimmung des Serumkreatininspiegels ist vor jeder Kontrastmitteluntersuchung unerlässlich. Die oben angeführten Risikofaktoren müssen abgefragt werden. Unter Umständen sollte eine Rücksprache mit einem nephrologisch geschulten Internisten erfolgen. Im Zweifelsfall sind weitere Nierenfunktionstests anzufordern. Insbesondere Bestimmung der endogenen *Kreatininclearance* erfaßt einfach und doch früh Nierenfunktionseinbußen zu einem Zeitpunkt, an dem die Serumkreatininkonzentration noch im Normbereich liegt. Desweiteren sollte bei Risikopatienten die Bestimmung der 24h Eiweißausscheidung im Urin vorgenommen werden, da eine stärkere Proteinurie ebenfalls als potentieller Risikofaktor einer kontrastmittelinduzierten Nierenfunktionsstörung gilt.

Schließlich ist zur frühzeitigen Erkennung der diabetischen Nephropathie der Nachweis einer typischen Mikroalbuminurie (<300 mg/d) äußerst hilfreich. Fällt

---

[1] Gabe von Metformin (z.B. Glucophage) abfragen – Gefahr der Lactatacidose bei eingeschränkter Nierenfunktion!!!

einer dieser Spezialtests positiv aus, ist ein Nephrologe in die Indikation und Durchführung der Untersuchung einzubeziehen.

MERKE

- Vor prophylaktischen Maßnahmen steht die Sensibilität den potentiell niereninsuffizienten Patienten aufzuspüren.
- Immer an erster Stelle die ausreichende Hydrierung sehen!!!
- Bei eingeschränkter Pumpfunktion vorsichtige Hydrierung.
- Statt der „reaktiven" Dialyse nach die Nieren gefährdender KM-Applikation, sollte die kompetente nephrologische Planung des Eingriffes/Untersuchung stehen.
- Potentiell nephrotoxische Medikamente vor KM Gabe pausieren (s. o.)

Vorbereitung

Sorgfältige Überprüfung der Indikation und Limitierung der geplanten Kontrastmittelmenge. In Studien gesicherte und wirksame Prophylaxemassnahmen sind:
- Flüssigkeitsgabe: 0,45 % (oder 0,9 %)- Kochsalzlösung wird mit einer Rate von 1 ml/kg/h intravenös verabfolgt. Der Beginn der Infusion sollte idealerweise mindestens 6 Stunden vor der Kontrastmittelgabe (KM) erfolgen und über 12–24 Stunden weitergeführt werden. Als Richtwert gilt hier ca. 500 ml über 6 h vor der Untersuchung und 2 l über 48 h nach der Untersuchung. Wegen der häufigen Hyperkaliämie der Niereninsuffizienten sind kaliumhaltige Infusionslösungen nur unter Kenntnis des aktuellen Elektrolythaushaltes zu benutzen. Die ausreichende Hydrierung sorgt für eine gesteigerte Perfusion der Nieren, eine Verdünnung des nephrotoxischen Kontrastmittels in den Tubuli und Diuresesteigerung. Herzinsuffiziente Patienten bzw. Hypertoniker müssen selbstverständlich vorsichtiger hydriert werden.
- Verwendung von weiteren Substanzen (Kontrastmittel und nephroprotektive Medikamente):
- Nichtionische Kontrastmittel mit geringer Osmolarität zeigen ein dreifach geringeres Risiko des Nierenversagens als ionische Kontrastmittel.
- Alle Möglichkeiten auf andere angiographische Kontrastmittel wie CO_2 und Gadolinium-DTPA auszuweichen, sollten individuell überprüft werden.
- Zusätzlich wird die Gabe von Acetylcystein, Dopamin oder Theophyllin empfohlen.

Die Wirksamkeit der letztgenannten Substanzen ist lediglich für Acetylcystein (ACC) – allerdings nur in *einer* – Studie bewiesen. Ihre Wirksamkeit gilt nur für die Kombination mit ausreichender Hydratation. ACC ist eine antioxidante Substanz, die bei Patienten mit chronischer Niereninsuffizienz eine Schutzwirkung gegen das kontrastmittelinduzierte Nierenversagen entfaltet. Es sollte in einer Dosis von 2 × 600 mg am Vortag und am Tag der Untersuchung oral verabfolgt werden.

Auf Grund der derzeitigen Studienlage wurde keine eindeutige Wirksamkeit nachgewiesen bei:

- *Dopamin* soll über eine spezifische Rezeptorenstimulation die renale Perfusion durch Nierengefäßdilatation steigern. Es kann als weiteres nephroprotektives Medikament mit einem Perfusor kontinuierlich verabfolgt werden, die Richtdosis beträgt 0,5 bis 1,5 µg/kg/min i.v. Bei Diabetikern wurde dagegen in mehreren Studien ein negativer Effekt auf die Entwicklung einer Nephropathie beobachtet. Daher wird Dopamin derzeit bei Diabetikern nicht empfohlen (Renal Failure 15:61–68, 1993)
- *Theophyllin* (Dosis 5 mg/kg i.v. über 2 Tage, Beginn eine Stunde vor Kontrastmittelgabe) wird als nephroprotektiv angesehen. Ein zusätzlicher Benefit im Vergleich zur ausreichenden alleinigen Hydrierung der Patienten konnte in einer prospektiven Studie nicht nachgewiesen werden.
- *Prostaglandin E1* (Alprostadil, 20 mg/kg/min i.v.; beginnend 1 Stunde vor KM-Gabe und für insgesamt 7 Stunden applizieren) wird als nephroprotektive Substanz angesehen, die endgültige Wertung ist aber noch nicht abgeschlossen.

Die Gabe von Furosemid, Mannitol und Calciumantagonisten konnte in Studien keinen nützlichen Effekt in der Prophylaxe des Nierenversagens beweisen.

Zur nephrologischen Planung der i.v. Kontrastmittelapplikation beim potentiell gefährdeten Patienten gehören:

- *Flüssigkeitsgabe:* 0,45 % (0,9 %)-Kochsalzlösung wird mit einer Rate von 1 ml/kg /h intravenös verabfolgt. Der Beginn der Infusion sollte idealerweise 6 Stunden vor der Kontrastmittelgabe erfolgen und über 24 Stunden weitergeführt werden (Cave Herzinsuffizienz)
- Wahl des richtigen Kontrastmittels (eventuell einer Kombination)
- Limitierung der Menge des Kontrastmittels
- ACC kann zusätzlich in einer Dosis von 2 × 600 mg am Vortag und am Tag der Untersuchung oral verabfolgt werden.
- Medikamentenanamese: Schleifendiuretika (Furosemid) und ACE-Hemmer sollten rechtzeitig abgesetzt worden sein, da mit einem nephrotoxischen Effekt zu rechnen ist. Zusätzlich sollten orale Antidiabetika vermieden werden.
- Untersuchung verschieben: Im Einzelfall muss die elektive Untersuchung verschoben werden, bis eine nephrologische Abklärung einschließlich des Absetzens von Medikamenten geregelt ist. Das Risiko einer Kontrastmittelgabe sollte gegen das Risiko einer Verzögerung der Diagnostik individuell abgewogen werden.
- Im Zweifel: Nephrologen und/oder Kardiologen hinzuziehen.

Latente oder manifeste Hyperthyreose

Eine gesunde Schilddrüse kann sich in vielfältiger Weise an einen iatrogenen Jodexzess adaptieren ohne die Hormonabgabe zu steigern. Diese Autoregulationsmechanismen können jedoch bei präexistenten Schilddrüsenerkrankungen versagen, so dass es zu schweren endokrinen Entgleisungen bis hin zur lebensbedrohlichen thyreotoxischen Krise kommen kann.

Äthiopathogenetisch sind es zwei zur Hyperthyreose führende Krankheitsbilder, der M. Basedow und das Schilddrüsenadenom, welche nach exzessiver Jodzufuhr durch Kontrastmittelgabe ungeregelt große Mengen Hormone produzieren. Ob es nach jodhaltiger Kontrastmittelapplikation zur *hyperthyreoten Stoffwechselentgleisung* kommt, hängt von drei Größen ab:

- der Menge des verfügbaren Jodids
- dem Volumen an autonomen Gewebe
- dem Aktivitätsgrad dieses autonomen Gewebes.

In Jodmangelstrumen sind regelmäßig autonome Gewebebezirke in Form von autonomen (Mikro-)Adenomen nachweisbar. Führt man solchen klinisch noch kompensierten Strumapatienten exogen Jod in großen Mengen zu, so können diese – bisher latenten – Hyperthyreosen massiv exazerbieren.

Prophylaxe

1. Vor der jodhaltigen Kontrastmittelzufuhr muss es eine Selbstverständlichkeit sein, den Patienten nach anamnestisch bekannten Schilddrüsenerkrankungen zu befragen.
2. Da anamnestische Angaben bei einer latenten hyperthyreoten Schilddrüse nicht zuverlässig sind, sollte bei elektiven Untersuchungen das basale TSH (maximal 4 Wochen zurückliegend) bestimmt werden. Ist TSH supprimiert, müssen T3 und T4 nachbestimmt werden.
3. Suspekt auf eine Schilddrüsenautonomie sind zudem alle Knotenstrumen (nicht nur „alpenländische" Endemiegebiete!). Neben der Bestimmung des basalen TSH sollte in diesen Fällen eine sonographische und endokrinologische Abklärung der Schilddrüse erfolgen.
4. Eine Jodkontamination vor einer elektiven Schilddrüsenszintigrafie und Radiojodtherapie sowie während einer laufenden thyreostatischen Therapie hat zu unterbleiben.
5. Wenn eine diagnostische Jodexposition dringlich indiziert ist, bevor eine Hyperthyreose ausgeschlossen werden konnte, kann versucht werden, die Jodaufnahme und Hormonsynthese zu hemmen. Als medikamentöse Maßnahme verabreicht man:

Natriumperchlorat (z. B. Irenat – Tropfen, 1 ml entsprechen 300 mg), dreimal täglich 300 mg ein Tag vor und vierzehn Tage nach Kontrastmittelapplikation. Natriumperchlorat hemmt kompetitiv die Jodaufnahme in die Schilddrüse. Allerdings ist die Wirksamkeit dieser Medikation bei dieser Spezialindikation noch nicht abschließend gesichert. Die Perchloratmedikation sollte daher nur ein Notbehelf bei dringlicher Untersuchungsindikation sein und keinesfalls die Schilddrüsendiagnostik bei Hyperthyreoseverdacht vor einer elektiven Jodexposition ersetzen!

Die Kontrastmittelmenge sollte limitiert werden.

Ist das Hyperthyreoserisiko als besonders hoch anzusetzen, kombinieren wir die *Perchloratbehandlung* mit *Thiamazol* (Initialdosis 15–40 mg/d, Erhaltungsdosis 20 mg/d) in der Regel über 4 Wochen (Cave: Agranulozytose). Aus der Kombination der beiden Wirkstoffe resultiert ein synergistischer therapeutischer Effekt, weil die beiden Medikamente an verschiedenen Stellen des Jodstoffwechsels angreifen. Wichtig ist auch hier, dass der Radiologe den Kontakt zu einem Endokrinologen hält, der im Einzelfall die Medikation modifiziert und die weitere (konsiliarische) Mitbetreuung nach der Jodexposition übernimmt. Patienten mit schwerer jodinduzierter Hyperthyreose (bis zur thyreotoxischen Krise, Koma) sollten in einem endokrinologischen Zentrum intensivmedizinisch betreut werden. Die hohe Letalität der thyreotoxischen Krise (20–30 %) kann nur durch aufwendigstes Intensivmanagement und eine eventuelle Notfallthyreoidektomie gesenkt werden. Da eine jodinduzierte Hyperthyreose eine lange Latenzzeit von Wochen bis Monaten nach Kontrastmittelgabe aufweist folgt die Konsequenz, Risikopatienten über die folgenden Wochen bis Monate klinisch und klinisch-chemisch auf eine Hyperthyreosesymptomatik hin zu überprüfen (erste Kontrolle frühestens nach einer Woche, zweite Kontrolle nach vier Wochen).

Gerinnung vor Katheterangiographie

Die Blutgerinnung muß vor diagnostischen und therapeutischen invasiven Eingriffen (z.B. am Gefäßsystem) wegen der lokalen Nachblutungsgefahr kontrolliert werden. Intraarterielle Kontrastmittelgabe kann zu einer verzögerten Gerinnung führen. Kathetermanipulationen können andererseits Thrombose und Embolie fördern.

Folgende Werte sind zur Einstellung und Kontrolle der Gerinnungssituation geeignet:
- Leberzhirrhose-, Tumor-Patient: Thrombozyten, PT
- Marcumar-Patient: INR (international normalized ratio; in Bezug auf PT)
  INR: 1 normal
- Heparinisierter Patient: PTT

Folgende Gerinnungsparameter gelten als Grenze für elektive Eingriffe:
- Quick (PT) >60%
- INR 1–1,5[1]
- PTT <30 sec
- Thrombozyten <80000[2]

---

[1] In Einzelfällen (erhöhtes Thromboserisiko) kann unabhängig von der Heparingabe in der Spülflüssigkeit ein PT von 40% bzw. ein INR von 1,7–2 (Obergrenze 2,5) nötig werden.

[2] Bei heparininduzierter Thrombozytopathie (HIT) sollte die Gerinnungseinstellung mit Reflu-dan (Lepirudin) unter PTT-Kontrolle erfolgen (**Cave:** Spülflüssigkeit)

MERKE

- Bei Patienten mit Jodmangelstrumen sind regelmäßig autonome Gewebebe-zirke in Form von autonomen Adenomen nachweisbar. Führt man diesen klinisch noch kompensierten Strumapatienten Jod in großen Mengen zu, können diese latenten Hyperthyreosen massiv exazerbieren.
- Vor elektiven Untersuchungen mit jodhaltigen Kontrastmitteln hat eine TSH-Bestimmung (maximal 4 Wochen zurückliegend) vorzuliegen.
- Das Risiko einer thyreotoxischen Krise ist gegen das Risiko einer verzöger-ten Diagnostik und Therapie individuell abzuwägen.

Gefährdung von Patienten vor möglicher Radio-Jod-Therapie

Durch die Gabe jodhaltiger Kontrastmittel vergibt man auf Monate hinaus die Chance einer Radio-Jod-Therapie! Darum sollten Malignome, die einer Radio-Jod-Therapie (vor allem Schilddrüsenkarzinome) zugänglich sind, ausgeschlossen sein.

Gadoliniumhaltige Kontrastmittel bei MRT- und/oder Röntgenuntersuchungen

Gadolinium-DTPA ist eine paramagnetische Substanz welche die T1-Zeit des auf-nehmenden Mediums (Gefäß, Gewebe) konzentrationsabhängig verkürzt. Auf T1-gewichteten Aufnahmen erscheint eine Gd-reiche Region in der Regel hell (signal-reich). Gadolinium (Gd) – als Ion selbst toxisch – reichert sich in Leber, Milz und Knochen an. Es ist als Kontrastmittel fest an ein Chelatmolekül (Standardsubstanz *Gd-DTPA*,) gebunden. Es absorbiert – wie jodhaltige Kontrastmittel – Röntgen-strahlen.

Gadoliniumhaltige (Gd) intravasale Kontrastmittel werden für die Magnetre-sonanztomografie eingesetzt. In sehr seltenen Fällen werden sie bei Hochrisiko-patienten (Allergie, Niereninsuffizienz, Hyperthyreose) und zwingender Indika-tion (Katheterangiographie mit minimal invasivem therapeutischem Ansatz ohne KM-Alternativen wie CO_2) auch bei der DSA verwendet. Als mittlere Dosis kön-nen 25 ml bis zweimal verabreicht werden. Für das zuerst eingeführte Gd-DTPA liegen mittlerweile über 10 Millionen Anwendungsbeobachtungen vor. In Deutschland und den meisten europäischen Staaten ist dieses Kontrastmittel jetzt auch für Kleinkinder zugelassen. Gd-DTPA wie auch die Konkurrenzprodukte Gd-DTPA-BMA, Gd-HPDO3A und Gd-DOTA sind wässrige nierengängige Lösun-gen, die üblicherweise eine Halbwertszeit von etwa 60–120 min haben. Eine beste-hende Niereninsuffizienz oder Hyperthyreose wird durch die Gadolinium DTPA-Gabe nicht beeinflusst. Die Kontrastmittelgabe führt zu keiner Änderung von Nierenfunktionsparametern. Bei niereninsuffizienten Patienten wird allerdings die Ausscheidung von Gadolinium-DTPA verlangsamt. Gadolinium-DTPA ist voll-ständig dialysierbar.

KAPITEL 30

Kontrastmittelzwischenfälle 30

M. Uhl

Die Verabreichung von Röntgenkontrastmitteln in der diagnostischen Radiologie kann *Überempfindlichkeitsreaktionen* auslösen. Bislang sind nicht alle Teile der Unverträglichkeitsmechanismen aufgeklärt [2, 20, 21, 10, 11, 4]; neben (pseudo)allergisch-immunologischen Reaktionen spielt die Toxizität der chemischen Verbindung, ihre Osmolarität und ihre Enzymhemmungspotenz eine bedeutende Rolle. Die *anaphylaktische Reaktion* führt bekanntermaßen über eine Freisetzung von Mediatorsubstanzen wie etwa Histamin und Kallikrein aus Mastzellen, Granulozyten und Makrophagen zur Weitstellung der systemischen Widerstandsgefäße und der venösen Kapazitätsgefäße mit Abfall des systemischen Blutdruckes. Durch die von Histamin verursachte Zunahme der Kapillarpermeabilität kommt es zur Extravasation von Plasma und damit zu einer Minderung des zirkulierenden Blutvolumens. Eine Erhöhung des Pulmonalarterienwiderstandes und eine Drosselung der Koronarperfusion vermindern zusätzlich das Herzzeitvolumen. Das Vorkommen schwerer anaphylaktoider Kontrastmittelreaktionen konnte seit der Einführung nichtionischer – statt ionischer – Kontrastmittel um die Faktoren 5–30 reduziert, aber nicht eliminiert (!) werden [14].

Klinik

Die Überempfindlichkeitsreaktionen werden in 4 Schweregrade eingeteilt (Tabelle 30.1).

- **Schweregrad I** durch eine   Hautreaktion und leichtere Allgemeinsymptome gekennzeichnet,
- **Schweregrad II** wird durch   hämodynamische und gastrointestinale Symptome charakterisiert
- **Schweregrad III** entspricht dem   anaphylaktischen Schock und **Schweregrad IV** dem   Herz-/Atem-Stillstand.

Die Schweregrade verlaufen nicht regelhaft als nacheinanderfolgende Stadien ab, sondern können abrupt ohne Prodromi auftreten. Auch können wenige Symptome oder gar nur ein Einzelsymptom das Prodrom einer nachfolgenden schweren Reaktion sein, und sie können mit unterschiedlicher Geschwindigkeit aufeinander folgen. Schließlich kann eine schwere *Kontrastmittelreaktion* wie „ein Blitz aus heiterem Himmel" ohne jedes Prodrom schlagartig auftreten.

Tabelle 30.1. Schweregrade der Überempfindlichkeitsreaktionen

Schweregrad	Symptome
I	Erythem Flush, Urtikaria, Hautödeme Brennen und Juckreiz unter der Zunge, in den Handinnenflächen und am Skrotum Pelzigwerden der äußeren Mundpartie Schwindelgefühl und Kopfschmerz, Tremor
II	Steigerung der Herzfrequenz um 20 Schläge/min Abfall des systolischen Blutdrucks um 20 mm Hg Nausea, Diarrhöen, Emesis Angstzustände
III	Schockzeichen, evtl. mögliche schwere Bronchospastik, Lungenödem, Herzrhythmusstörungen Bewusstseinstrübung bis Bewusstlosgkeit
IV	Herz-/Atem-Stillstand

Vorbereitung

Weil schwere Kontrastmittelzwischenfälle so selten sind, muss die Strategie ihrer Behandlung regelmäßig geprobt werden. In der Klinik müssen die Telefonnummern des Notfallmediziners (z. B. Anästhesist) gut sichtbar in Telefonnähe notiert sein, in der Praxis erfolgt die Anforderung des Notarztwagens (NAW) über die Rettungsleitstelle.

Die meisten Kontrastmittelreaktionen treten innerhalb der ersten 20–30 min nach Applikation auf, 75 % der Kontrastmittelreaktionen sogar innerhalb der ersten 3–5 min nach Applikation. Nach unserer eigenen Erfahrung bei einigen Tausend intravasalen Kontrastmittelapplikationen pro Jahr halten wir ein Überwachungsintervall von 45 min nach der Kontrastmittelgabe für ausreichend.

Jeder Kontrastmittelzwischenfall muss protokolliert werden, der Patient und die behandelnden Ärzte müssen über die Problematik informiert werden. Nützlich ist die Ausstellung eines *Allergiepasses* und eine Kennzeichnung der Patientenakte bzw. Röntgenbildtüte.

Vorbereitung durch MTRA

Medikamentöse und apparative Mindestausstattung für Räume, in denen Kontrastmitteluntersuchungen durchgeführt werden.

Die empfohlene Präparateliste lehnt sich eng an die DIN-Norm für die medizinische Ausstattung für Rettungsfahrzeuge und Notfallarztkoffer (DIN 75080) an:

10 Amp. Suprarenin 1 : 1000 á 1 ml,
10 Amp. physiologische Kochsalzlösung á 10 ml,

10 Amp. Tavegil á 5 ml,
10 Amp. Tagamet á 4 ml (= 400 mg Cimetidin),
10 Amp. Fortecortin á 8 mg oder 10 Amp. Volon A 80 mg,
5 Flaschen Plasmaexpander wie Macrodex, Plasmasteril o. ä.,
5 Flaschen Vollelektrolytlösungen wie Sterofundin o. ä.,
10 Adalat-Kapseln,
1 Berotec-Dosier-Aerosol,
5 Amp. Dormicum 5 mg (Monitoring!),
5 Amp. Isoptin á 2 ml,
5 Amp. Lasix á 2 ml,
2 Nitrolingualspray oder 10 Zerbeißkapseln,
5 Amp. Atosil á 2 ml,
1 Adrenalin Dosier-Aerosol 0,35 mg/Hub,
5 Amp. Xylocain á 5 ml,
5 Amp. Paspertin á 2 ml,
5 Amp. Euphyllin á 10 ml,
2 Amp. Annexate 5 ml (Valium- und Dormicum-Antidot).

Die aufgeführten Präparate stellen Beispiele dar und können durch wirkungsgleiche Pharmaka substituiert werden. Die genannten Substanzen werden intravenös gegeben. Ausnahmen sind die Dosieraerosole sowie Adrenalin und Xylocain; diese beiden Substanzen können auch in verdünnter Form über einen liegenden Endotrachealtubus in nahezu voller Wirksamkeit intrabronchial gegeben werden. Adalatkapseln zur Behandlung einer hypertensiven Krise werden sublingual verabreicht.

Griffbereit müssen die notwendigen Kleinmaterialien wie Spritzen, Venenverweilkanülen, Pflaster, Infusionsbesteck, zentrale Venenzugänge, Stethoskop und Blutdruckmanschette etc. sein. Innerhalb einer Minute müssen ein Sauerstoffgerät, Intubationsbesteck mit Ambu-Beutel oder Beatmungsgerät, tragbare Absaugpumpe, Güdel- und Endotracheal-Tuben sowie Masken diverser Größen und ein EKG-Monitor erreichbar sein. Ein Pulsoxymeter zur Bestimmung der Sauerstoffsättigung ist hilfreich.

Neben diesen standardisierten Medikamenten wird ein *Notfallkoffer* nach Erfordernissen und Kompetenz der beteiligten Radiologen bzw. Intensivmediziner ergänzt, z. B. Substanzen zur Einleitung einer Intubation, starke Opiatanalgetika (z. B. Dolantin) und deren Antagonist (z. B. Narcanti), Ebrantil oder Catapresan zur Behandlung der hypertensiven Krise, Valiumsuppositorien für Kinder, Heparin usw.

Der Materialbestand ist regelmäßig zu überprüfen, Verbrauchtes sofort zu ersetzen. Für Betäubungsmittel gelten besondere gesetzliche Bestimmungen (Aufbewahrung, Dokumentation).

Leichte Kontrastmittelreaktionen

Schweregrad I

Bei lediglich leichten *Hautreaktionen* genügt das Abbrechen der Kontrastmittelinjektion, Sichern eines venösen Zuganges und klinische Überwachung wegen der Gefahr einer protrahiert verlaufenden Anaphylaxie für mindestens 2 h. Bei ausgeprägten Hauterscheinungen und leichten Allgemeinsymptomen werden *Histamin(H-)Rezeptorenantagonisten* über einen sicheren venösen Zugang (Braunüle o. ä.) intravenös injiziert:

H_1-Rezeptorantagonist: z. B. Clemastin (Tavegil) 0,03 mg/kg KG und
H_2-Rezeptorantagonist: z. B. Cimetidin (Tagamet) 5 mg/kg KG.

Beispiel: Ein 70 kg schwerer erwachsener Patient bekommt jeweils 2 Amp. Tavegil und Tagamet langsam i.v. injiziert Diese beiden Substanzen sind pharmakologisch voll kompatibel, dürfen jedoch nicht in Spritzen gemischt werden.

Mittelschwere Kontrastmittelreaktionen

Schweregrad II

Bei *hämodynamischen Veränderungen* müssen zusätzlich zur Injektion von H_1- und H_2-Rezeptorantagonisten *Kortikosteroide* intravenös verabfolgt werden. Als Richtdosis gilt 2–3 mg Prednisolon/kg KG. Relativ rasch wirksame Kortikosteroide mit geringer mineralkortikoider Nebenwirkung sind z. B. Dexamethason (Fortecortin) oder Triamcinolon (Volon A).

Über einen sicheren, möglichst großlumigen venösen Zugang (z. B. Braunüle 16 gg.) sollte zur Volumensubstitution eine Vollelektrolytlösung wie etwa 500 ml Sterofundin oder Ringer-Lösung rasch infundiert werden. Eine nachfolgende klinische Überwachung mit regelmäßiger Blutdruck- und Pulskontrolle ist notwendig. Zusätzlich immer Sauerstoffgabe über eine Maske.

Symptomorientiert ist evtl. eine weitergehende Medikation notwendig:

Erbrechen	1 Amp. *Paspertin* i.v.
Glottisödem	*Adrenalinspray, Fortecortin* 8 mg i.v.
Angst- und Unruhezustände	0,5–1 Amp. *Atosil* i.v. (**Cave:** Benzodiazepine wie Valium wirken atemdepressiv, daher sind niedrig potente Neuroleptika wie Atosil hier geeigneter)

Schüttelfrost[1]	500 mg Aspisol i.v. Blutkulturen abnehmen, Chargennummer an Kontrastmittelhersteller Kontrastmittelreste asservieren.
Bronchospasmus	5 mg/kg KG Theophyllin i.v. (Euphyllin®) unter Pulskontrolle *Berotec*-Dosier-Aerosol 2–5 Hübe, 500–1000 mg Prednisolonäquivalent i.v. Sauerstoff über Nasensonde oder Nase 2–4 l/min
Lungenödem	Aufrechte Körpersitzposition, Sauerstoffgabe 4 l/min, 40–80 mg *Lasix* i.v.
Schwere Urtikaria	*Tavegil* 0,03 mg/kg KG und *Tagamet* 5 mg/kg KG, 500 mg Prednisolonäquiva- lent i.v.
Ohnmacht[2]	Kopftieflagerung, evtl. zusätzlich Beine hochlagern
Thoraxschmerz[3] (pektanginöse Beschwerden)	*Nitrolingual* 2–2 Kps. zerkauen, EKG!

Bei diesen Ausprägungsformen ist eine stationäre Überwachung in der Klinik, evtl. sogar unter intensivmedizinischen Kautelen, unabdingbar.

Schwere Kontrastmittelreaktionen

Schweregrad III

Der anaphylaktische Schock ist ein hochdramatisches Geschehen mit Vitalgefährdung des Patienten!

Das Schicksal des Patienten entscheidet sich in wenigen Sekunden, entscheidend ist ein rasches, überlegtes und beherztes Eingreifen des Radiologen. Als parallele – nicht ersatzweise – Aktion ist der zuständige Notfallmediziner (im Krankenhaus meist der Anästhesist) zu verständigen. Die Dosis und Reihenfolge der verabreichten Medikamente sind – wie im folgenden beschrieben – streng einzuhalten:
1. Über die liegende Injektionsnadel bzw. den venösen Zugang wird *Adrenalin* (Epinephrin, Handelsname z. B. Suprarenin) langsam unter Pulskontrolle inji-

---

[1] Meist Reaktion auf pyrogene Substanzen, die einer bestimmten Chargennummer zuzuordnen sind.
[2] Keine Kontrastmittelreaktion, sondern meist vasovagal, z. B. bei Phlebographien.
[3] Keine Kontrastmittelreaktion, koronarer Spasmus?

ziert (**Cave!** Herzrhythmusstörungen). Die handelsübliche 1-ml-Adrenalinampulle muss mit Kochsalzlösung auf 10 ml verdünnt werden; diese Losung wird in 1-ml-Portionen langsam fraktioniert gespritzt. (Bei großer Eile kann die Adrenalinlösung notfalls durch anfängliche Aspiration von Patientenblut in die 1o-ml-Spritze verdünnt werden). Neuerdings sind auch bereits fertig verdünnte und gebrauchsfertige Adrenalinfertigspritzen im Handel (Adrenalin 1 : 10 000 Fertigspritze Braun-Melsungen). Die Adrenalingabe kann ggf. wiederholt werden.

Bei der Arteriographie darf keinesfalls über den liegenden Katheter injiziert werden, selbst dann nicht, wenn er in der Aorta plaziert ist. Eine subkutane oder intramuskuläre Injektion ist bei der Kreislaufzentralisation im Schock wenig erfolgversprechend; als Alternativen stehen bei schwierigen peripheren Venenverhältnissen neben einer zentralen Venenpunktion auch die intrabronchiale Applikation über einen Beatmungstubus beim komatösen und intubierten Patienten zur Verfügung.

2. *Sauerstoffgabe,* Freihalten der Atemwege, Güdel-Tubus einlegen, assistierte Beatmung mit Ambu-Beutel über Maske oder Intubation und kontrollierte Beatmung, je nach klinischer Symptomatik. Der tief bewusstlose, nichtintubierte Patient ohne Schutzreflexe muss zur Aspirationsprophylaxe in die stabile Seitenlage verbracht werden.

3a. *H₁- und H₂-Rezeptorenantagonisten* z. B. jeweils 2 Amp. Tagamet und Tavegil langsam i.v.
   Rezeptorantagonist: z. B. Clemastin (Tavegil) 0,03 mg/kg KG; und H_2-Rezeptorantagonist: z. B. Cimetidin (Tagamet) 5 mg/kg KG.

3b. *Glukokortikoide,* 200 mg Volon-A oder 100 mg Dexamethason (Fortecortin®) i.v.

4. Spätestens jetzt Anlage von mindestens einem, besser 2 großlumigen *Venenverweilkanülen* als sicherem Venenzugang. Großzügige Infusion von Plasmaexpandern unter Blutdruckkontrolle, z. B. Plasmasteril oder Macrodex 1000 ml i.v.

5. Kompetente Kollegen (Anästhesist, Intensivmediziner) sind so früh wie möglich zu verständigen (s. oben). Die Benachrichtigung eines Kollegen darf aber keinesfalls die eigenen Sofortmaßnahmen verzögern und sind kein Ersatz für die eigenen vordringlichen Erste-Hilfe-Maßnahmen.

6. In schweren Fällen lässt sich eine hämodynamische Stabilisierung nur durch eine intravenöse kontinuierliche *Infusion von Adrenalinlösung* erreichen, z. B. 5 Amp. Adrenalin á 1 ml in eine Elektrolytlösung von 500 ml geben, mischen und beschriften. Tropfendosierung so wählen, dass ein systolischer Blutdruck von 100 mm Hg erreicht wird. Vorteil der Adrenalintherapie ist der rasche Wirkeintritt, Nachteil die Steigerung der Herzfrequenz und des myokardialen Sauerstoffverbrauchs, was bei älteren Patienten mit koronarer Herzkrankheit zur Ischämie führen kann. Unter Adrenalingabe wächst zudem das Risiko von Herzrhythmusstörungen erheblich.

7. Intensivmedizinisches Monitoring mit Puls- und Blutdruckkontrolle, EKG, Sauerstoffsättigung, Auskultation, Therapieprotokoll etc.

Schweregrad IV

Bei einem *Herz-/Atem-Stillstand* gelten die allgemein gültigen Regeln der kardiopulmonalen Reanimation mit Beatmung und Herzdruckmassage, Adrenalingabe
und eventueller Defibrillation. In der folgenden Übersicht sind die Maßnahmen
schematisch zusammengefasst:

Maßnahmen beim anaphylaktischen Schock

- Kontrastmittelinjektion unterbrechen, Kanüle in der Vene belassen bzw. großlumigen venösen Zugang schaffen. Medikamentöse Sofortmaßnahme:
- Adrenalin i.v. Nach Verdünnen von 1 ml der handelsüblichen Adrenalinlösung
  auf 10 ml oder unter Verwendung einer bereits gebrauchsfertigen Adrenalin-
  fertigspritze wird diese Lösung, fraktioniert in 1-ml-Portionen, i.v. langsam
  unter Pulskontrolle injiziert.
- Volumensubstitution mit Plasmaexpandern.
- Histaminantagonisten, z. B. 2 Amp. Tavegil und 2 Amp. Tagamet langsam i.v.
- Glukokortikoide i.v., z. B. 200 mg Volon-A oder 100 mg Fortecortin.
  Beispiel: ein 70 kg schwerer Patient erhält 320 mg. Volon A oder alternativ
  32 mg Fortecortin i.v. Die Glukokortikoidgabe kann bei. Symptompersistenz
  nach 30 min wiederholt werden.
- Sauerstoffgabe, z. B. 6 l/min über Maske.
  Bei *tiefbewusstlosen* Patienten ohne Schutzreflexe:
  - stabile Seitenlagerung zum Freihalten der Atemwege,
  der Sachkundige
  - intubiert.
  Beim *nicht bewusstlosen* Patienten:
  - Kopf-Oberkörper-Tieflage, Beine hochlagern (Schocklage),
  - intensivmedizinisches Monitoring.

Kontrastmitteluntersuchungen
bei bekannter Unverträglichkeit

Ist bei einer vorausgegangenen Kontrastmittelinjektion eine mittelschwere oder
schwere Unverträglichkeitsreaktion aufgetreten, so ist eine erneute Kontrastmit-
telexposition grundsätzlich kontraindiziert. Würde jedoch das Unterlassen einer
Kontrastmitteluntersuchung schwere Gefahren für das Leben oder die Gesundheit
des Patienten mit sich bringen („vitale Indikation"), muss im Einzelfall eine Gü-
terabwägung zwischen der Gefährdung durch unterbliebene Diagnostik und der
Gefährdung durch die Kontrastmittelunverträglichkeit getroffen werden. Die Indikationsstellung muss in Zusammenarbeit mit einem kompetenten Kollegen unter Information des Patienten erläutert werden. Soll unter strenger Indikationsstellung eine Kontrastmittelinjektion vorgenommen werden, sind folgende Kautelen einzuhalten.

Tabelle 30.2. Medikamentöse Vorbereitung bei Kontrastmitteluntersuchungen bei bekannter Unverträglichkeit

---

● *Glucosteroide:*
50 mg Prednisolon oral/oder i.v. /z. B. Urbason®Tbl./Lsg.) 13 h, 7 h und 1 h vor Untersuchungsbeginn

● *Antihistaminika:*
H1- und H2-Rezeptorantagonisten i.v. 45 min vor der Kontrastmittelgabe, z. B. 2 Amp. Clemastin (Tavegil®) und 2 Amp. Cimetidin (Tagamet®) in einer Kurzinfusion (50 ml NaCl 0,9 %) über 15 min. einlaufen lassen [12, 13, 20, 21].

---

1. Der zuständige Notfall- bzw. Intensivmediziner ist rechtzeitig über die Problematik zu unterrichten, und der Untersuchungszeitraum ist mit ihm abzustimmen.
2. Durchführung einer vorbereitenden medikamentösen Behandlung. Die Wirksamkeit solcher medikamentösen Behandlungsschemata ist mittlerweile in großen plazebokontrollierten Studien gesichert, die beste Form der medikamentösen Prophylaxe ist allerdings noch nicht endgültig standardisiert [13, 7, 11, 12, 20], siehe Tabelle 2. Auch eine medikamentöse Prophylaxe schützt nicht immer vor einer schweren Kontrastmittelinjektion.
3. Unter einer *Allgemeinnarkose* sinkt möglicherweise die Unverträglichkeitsquote, eine gesicherte Indikation zur Allgemeinanästhesie während der Kontrastmitteluntersuchung ist nach jetzigem Kenntnisstand nicht gegeben [8].
4. Beim Aufklärungsgespräch muss diese vitale Bedrohung gegenüber dem Patienten sachlich und abwägend vertreten werden. Erwartungsangst des Patienten erhöht das Risiko für eine Kontrastmittelreaktion, deshalb ist eine behutsame und sachliche Risikoaufklärung notwendig.
5. Bei der Untersuchung soll der Intensivmediziner anwesend sein, alle erforderlichen apparativen und medikamentösen Hilfsmittel müssen für den Maximalfall einer Reaktion bereitstehen.
6. Verwendung von nicht-ionischen, niederosmolaren Kontrastmitteln.
7. Vor der Untersuchung müssen unter allen Umständen mindestens 2 (!) großlumige venöse Zugänge gelegt werden, bei schlechten peripheren Venenverhältnissen konsequenterweise auch zentrale Venenkatheter. Die Zugänge sind durch Infusion von Elektrolytlösungen offenzuhalten.
8. Auch nach komplikationslos beendeter Untersuchung ist eine spätere Reaktion keineswegs ausgeschlossen. Der Patient muss daher über 12 h so überwacht werden, dass stets eine gezielte Therapie möglich ist.

Allgemeine Prophylaxe bei Patienten ohne vorausgegangene Kontrastmittelunverträglichkeit

Vor jeder Kontrastmittelapplikation muss ein dokumentiertes *Aufklärungsgespräch* mit dem Patient stattfinden. In diesem Gespräch sollte man nach allgemein bekannten Risikofaktoren für eine Kontrastmittereaktion oder eine allergische Diathese fahnden. Besondere Risikofaktoren neben der anamnestisch bekannten Kontrastmittelunverträglichkeit für das Auftreten einer solchen sind:

- *Allergische Diathese.* Alle *Atopiker* haben ein erhöhtes Risiko für einen Kontrastmittelzwischenfall, das gilt insbesondere für Allergiepatienten, die in den Tagen zuvor einen immunogenen Kontakt zu ihren spezifischen Reizallergenen hatten. Das Immunsystem wird durch solche Kontakte unspezifisch stimuliert und reagiert viel eher auf neue Antigene.
  - z. B. Atopiker in der Pollenflugzeit (!),
  - Generell gilt die Regel, dass das relative Risiko für allergische Asthmapatienten 5fach erhöht ist.
- Erkrankungen, die mit *erhöhten Histaminserumspiegeln* einhergehen, wie extrinsisches *Asthma bronchiale*.
- Idiopathische *Urtikaria, Mastozytose* usw.
- Alter über 70 Jahre. Ältere Menschen haben zwar keine erhöhte Inzidenz für Kontrastmittelreaktionen, sie verlaufen jedoch heftiger und mit höherer Letalität.
- Sowohl eine nicht adäquat ausgeschlichene Kortisontherapie als auch eine langdauernde *Betablockertherapie* disponieren zur Reaktion.
- Ein erhöhtes Risiko tragen schließlich auch Patienten mit einer dekompensierten renalen, kardialen, respiratorischen oder hepatischen Grunderkrankung sowie
- Patienten, bei denen eine Erkrankung vorliegt, die die *Blut-Liquor-Schranke* beeinflusst. Schließlich wird auch dem Faktor
- *Angst* eine auslösende Rolle zugeschrieben.

Die anamnestische Angabe eines oder mehrerer der angeführten Risikofaktoren sollte Anlass für folgende zusätzliche Sicherungsmaßnahmen sein:

- Anlegen eines sicheren venösen Gefäßzugangs mittels Braunüle o. ä.
- Die Patienten sollten 45–60 min nach Kontrastmittelgabe in ärztlicher Überwachung bleiben, erst dann wird die Braunüle entfernt!
- Die Patienten (bzw. auch Angehörige) sollten über die seltene Möglichkeit der Kontrastmittelspätreaktion und deren Symptomatik aufgeklärt sein.

Anaphylaktoide Reaktionen bei Gadolinium (Gd)-haltigen Kontrastmitteln

Anaphylaktoide Reaktionen auf Gadolinium (Gd)-haltige Kontrastmitteln (Gd-DTPA, Gd-DTPA-BMA, Gd-DOTA und Gd-HPDO3A) sind wesentlich seltener als auf jodhaltige Kontrastmittel. Nach über 10 Millionen Anwendungsbeobachtungen von Gd-DTPA wird das Risiko einer Kontrastmittelreaktion mit 0,5–1 % angegeben. Schwere Kontrastmittelreaktionen sind sehr selten, in einer prospektiven

Studie an 15 500 Patienten konnte eine amerikanische Arbeitsgruppe (Nelson K.L. et al.) keine einzige schwere anaphylaktoiden Reaktionen beobachten.

Einige Risikofaktoren für die Entwicklung einer leichten oder mittelschweren Reaktion nach Gd-DTPA-Injektion konnten in dieser Studie eruiert werden:

Patienten mit einer Asthma-Anamnese oder Allergie-Anamnese zeigten ein erhöhtes Risiko von 3,7 %, Patienten mit einer bekannten Allergie auf jodhaltige Kontrastmittel zeigten ein Risiko von 6 % für die Entwicklung einer Gd-Kontrastmittelreaktion. In 45 % der Fälle traten diese Reaktionen später als eine Stunde nach der Kontrastmittelgabe auf.

Die Therapie einer Gd-Kontrastmittelreaktion ist identisch zu den Richtlinien der Jod-Kontrastmittelreaktion.

Literatur

1. Beyer-Enke SA, Zeider E, Schneider R (1992) Spätnebenwirkungen nach intravasaler Anwendung nichtionischer Röntgenkontrastmittel Radiologe 32:165–169
2. Bush WH, Swanson DP (1991) Acute reactions to intravascular contrast media: types, risk factors, recognition, and specific treatment. Am J Roentgenol 157: 1153–1161
3. Cohan RA, Dunnick NR (1988) Treatment of reactions to radiologic contrast material. AJR 151:263–267
4. Goldberg M (1984) Systemic reactions to intravascular contrast media. A guide for the anesthesiologist. Anesthesiology 60:46–56
5. Gottlieb A, Lalli AF (1982) Hypotension following contrast media injection during general anesthesia. Anaesth Analg 61:387 f
6. Greenberger PA, Halwig JM, Patterson R, Wallemark CB (1986) Emergency administration of radiocontrast media in high risk-patients. J Clin Immunol 77:630–634
7. Greenberger PA, Patterson R, Radin RC (1984) Two pretreatment regimens for high risk-patients receiving radiographic contrast media. J Allergy Clin Immunol 74:540–543
8. Jantzen JP, Wangeann B, Wisser G (1989) Adverse reaction to non-ionic iodinated contrast media do occur during general anesthesia. Anesthesiology 70:561 f
9. Lang DM, Alpern MB, Visintainer PF, Smith ST (1991) Increased risk for anaphylactoid reaction from contrast media in patients on beta-adrenergic blockers or with asthma. Ann Intern Med 115: 270–276
10. Lasser EC (1985) Etiology of anaphylactic responses. Invest Radiol 20:979–983
11. Lasser EC, Berry CC, Talner LB, Santini LC, Lang EK, Gerber FH, Stolberg HD (1988) Protective effects of corticosteroids in contrast material anaphylaxis. invest Radiol 23 (Suppl 1)193–194
12. Liebermann P (1990) The use of antihistamines in the prevention and treatment of anaphylaxis and anaphylactoid reactions. J Allergy Clin Immun 86: 684–686
13. Marshall GD, Lieberman PL (1991) Comparison of three pretreatment protocols to prevent anaphylactoid reactions to contrast media. Ann Allergy 67:70–74
14. Morris TW (1993) X-ray contrast media: Where are we now, and where are we going? Radiology 188:11–16
15. Peters PE, Zeitler E (Hrsg) (1991) Röntgenkontrastmittel. Springer, Berlin Heidelberg New York Tokyo
16. Reimann HJ, Tauber R, Kramann B, Gmeinwieser J, Schmidt U, Reiser M (1986) Prämedikation mit H1- und H2-Rezeptorantagonisten vor intravenöser Kontrastmitteldarstellung der ableitenden Harnwege. Röfo 144:169–173

17. Ring J, Rothenberger KH, Clauss W (1985) Prevention of anaphylactoid readions after radiographic contrast media infusion by combined histamine H1 and H2-receptor antagonists. Int Arch Allergy Appl Immunol 78:9–14

18. Ring J, Behrendt H (1990) H1 and H2 antagonists in allergic and pseudoallergic disesses. Clin Exp Allergy 20 (Suppl 2):43–49

19. Shehadi WH (1985) Death following intravascular administration of contrast media. Acta Radiol Diagn 26:457–461

20. Siegle RL, McGuire WL, Peters JE (1988) Development of polyclonal and monodonal antibodies to jodinated contrast media. Acta Radiol 29:737–740

21. Müller-Werdan K, Wrdan K (2000) Anaphylaxie und Allergie. Empfehlungen für die Notfalltherapie. Internist 41:363–373

22. Zeitler E (Hrsg) Neue Aspekte des Kontrastmittelzwischenfalls. Schering, Berlin

KAPITEL 31

Medikamente in der radiologischen Diagnostik   31

M. Uhl

Magen-Darm-Diagnostik

Chemische Bezeichnung	Handelsname	Indikation	Kontraindikation	Nebenwirkungen	Antidot
Extracta Sennae	X-Prep	Darmreinigung vor Röntgen-untersuchungen		enthält Ethanol 2,7 % Diarrhöen mit Wasser-Elektrolytverlust	Ausgleich des Wasser-Elektro-lyt-Haushaltes
Dimeticon	sab simplex	Meteorismus, vor Röntgen-untersuchungen		keine	
Butyl-scopolamin	Buscopan i.v.	Peristaltik-hemmung	Glaukom, Tachykardie, Harnverhalt bei Prostata-hyperplasie	Trockenheit der Schleimhäute, Tachykardie, Mydriasis, Harnsperre, motor. Unruhe, Delir	bei Krämpfen: Diazepam i.v., Betarezeptoren-blocker. Prostigmin i.v.
Glucagon	Glucagon i.v.	Ruhigstellung des Magen-Darm-Traktes bei Röntgen-untersuchungen	Hypoglykämie	Übelkeit, Anaphylaxie	Glukose i.v.

Vasodilatanzien

Chemische Bezeichnung	Handelsname	Indikation	Kontraindikation	Nebenwirkungen	Antidot
Nifedipin	Adalat (peroral, sublingual, i.a.)	Gefäßdilatation, Beseitigung von Gefäßspasmen bei akuter hypertensiver Krise, Angina pectoris	enthält Ethanol. Schock, hypotone Kreislaufregulationsstörung	negative Inotropie, Blutdruckabfall, periphere Vasodilatation, Herzrhythmusstörungen	Kalzium 10 % i.v.
Nitroglycerin	Nitrolingual	Gefäßdilatation, Angina pectoris, Links-Herzinsuffizienz, Lungenödem	hypotone Kreislaufregulationsstörung, Schock	Blutdruckabfall, Verwirrtheit, Methämoglobinbild	symptomatisch

Vasokonstriktiva

Chemische Bezeichnung	Handelsname	Indikation	Kontraindikation	Nebenwirkungen	Antidot
Noradrenalin	Arterenol	Pharmakoangiographie	Hypertonie, Gefäßspasmus, Herzrhythmusstörungen	Blutdruckanstieg, Kreislaufzentralisation, Kammerflimmern, Rhythmusstörungen	Vasodilatantien
Suprarenin	Epinephrin	Pharmakoangiographie, allergische Reaktionen	im Notfall keine, ansonst. Bluthochdruck, Herzrhythmusstörungen	Blutdruckanstieg, Kreislaufzentralisation, Herzrhythmusstörungen bis Kammerflimmern, Übelkeit	Betarezeptorenblocker, Vasodilatantien

Zytostatika

Chemische Bezeichnung	Handelsname	Indikation	Kontraindikation	Nebenwirkungen	Antidot
Carboplatin Doxorubicin Mitomycin 5-Fluorouracil	Cisplatin Adriblastin Mitomycin 5-Fluorouracil	Zytostase		Wenn systemische Wirkungen zu erwarten sind: Störungen der Hämatopoese, Nierenschäden und Schäden der ableitenden Harnwege, Hyperurikämie. Übelkeit, Diarrhö, Haarausfall	

Sedativa

Chemische Bezeichnung	Handelsname	Indikation	Kontraindikation	Nebenwirkungen	Antidot
Midazolam	Dormicum	Sedierung, Antikovulsivum, Anxiolyse, Amnesie, Muskelrelaxation	chronische Lungenerkrankungen	zentrale Atemlähmung, Kreislaufdepression, Hypotonie durch Verminderung des peripheren Gefäßwiderstandes, Koma mit Areflexie und Apnoe	Stabilisierung der respiratorischen Funktion bis hin zu Intubation und Beatmung, I.V.-Volumensubstitution mit Plasmaexpanderinfusion; direktes Antidot: Flumacenil (Annexate) 0,1–0,2 mg/min bis zum gewünschten Effekt; Flumacenil hat eine kürzere Halbwertszeit als Midazolam!
Rivotril	Clonazepam	zerebrale Krampfanfälle, Myoklonien, Status epilepticus	im Notfall keine	Bewußtseinsstörungen, Dyskinesien	wie bei Midazolam
Diazepam	Valium i.a.	Auftreten spinaler Reizerscheinungen; als Testsubstanz in der spinalen oder zerebralen Angiographie	wie Midazolam	wie Midazolam	wie bei Midazolam

Sonstige

Chemische Bezeichnung	Handelsname	Indikation	Kontraindikation	Nebenwirkungen	Antidot
Furosemid	Lasix	Diuretikum, Hypertonus, zur forcierten Diurese	Coma hepaticum, schwere Hypokaliämie oder Hyponatriämie, Hypovolämie, Hypotonie	Blutdruckabfall, Elektrolytstörungen, Hypovolämie, Hyperurikämie, Hörschäden, Blutzuckeranstieg, gastrointestinale Störungen	Elektrolysubstitution (Kalium!), Kreislaufhilfe
Mepivacain	Meaverin 1 % Scandicain 1 %	Lokalanästhesie, i.a. bei Embolisationen	dekompensierte Herzinsuffizienz, Herzreizleitungsstörungen	bei schneller Anflutung Schwindel, Erbrechen, Bradykardie, Rhythmusstörungen, Krämpfe	Symptomatisch
Patentblau	Patentblau	Markierung der Lymphgefäße vor Lymphographien	Allergie gegen Triphenylmethanfarbstoffe	Allergische Reaktionen möglich	symptomatisch
Heparin	Heparin	Blutgerinnungshemmung	hämorrhagische Diathese, Mangel an Gerinnungfaktoren, schwere Thrombozytopenie, Ulzera im Magen-	in Abhängigkeit von der Dosierung vermehrtes Auftreten von Blutungen; Therapieüberwachung mittels	bei Auftrten schwerer Blutungen Protamin (1 mg Protamin neutralisiert 100 IE Heparin)

Acetylsalicylsäure	Aspirin oral Aspisol i.v.	Analgetikum, Thrombose- und Embolieprophylaxe	Hämorrhaghische Diathese, Magen-Darm-Ulzera, vorgeschädigte Niere, genetischer Mangel an Glycose-6-Phosphat-Dehydrogenasemangel	Darm-Bereich, Hirnblutung, Retinopathien, Glaskörperblutungen, bakterielle Endokarditis vor Lumbalpunktionen	Thromboplastin (PTT)	gastrointestinale Blutungen, Überempfindlichkeitsreaktionen, Thrombozytopenie, Nierenschädigungen	bei Intoxikation Giftentfernung, Magenspülung, bei eingetretener metabolischer Azidose Natriumhydrogenkarbonatinfusion
Acetylcystein (ACC)		Antioxidans, nephroprotektiv Sekretolyse	keine			selten Magen-Darm-Beschwerden	symptomatisch

Sachverzeichnis

Druck (Computer to Film): Saladruck, Berlin
Verarbeitung: H. Stürtz AG, Würzburg